康复药理学

主编 林 羽

科学出版社

北 京

内 容 简 介

本教材共 35 章。前 4 章为总论，主要介绍康复药理学的基本概念、药效学、药动学的基本原理等。后 31 章为各论，包括中枢神经系统药物、影响骨骼肌的药物、镇痛和抗炎药、自主神经和心血管系统药物、呼吸和消化系统药物、内分泌系统药物及感染性疾病和肿瘤的药物治疗等。各章以常用代表药为重点，分别介绍药理学基础知识和康复治疗期间用药两方面的知识。药理学基础重点介绍药物的药理效应、临床应用、不良反应，以及相关病理生理学知识、药动学、作用机制等。病例分析从阐释药物如何影响物理治疗入手，融入康复治疗方案调整和实施的路径与方法，并在每一章末尾增加康复治疗期间特别关注的问题，开展该类药物药效学和康复治疗关系的要点总结，提出康复治疗期间保障用药合理性和安全性的注意事项。

本教材适合医学生和研究生、临床医生、康复药理学研究人员、药师、对康复药理学感兴趣的公众使用。

图书在版编目（CIP）数据

康复药理学 / 林羽主编. -- 北京：科学出版社，2024. 6. -- ISBN 978-7-03-078743-9

Ⅰ. R96

中国国家版本馆 CIP 数据核字第 2024H4S710 号

责任编辑：李　媛　鲍　燕／责任校对：刘　芳
责任印制：徐晓晨／封面设计：陈　敬

科 学 出 版 社 出版

北京东黄城根北街 16 号
邮政编码：100717
http://www.sciencep.com

北京九州迅驰传媒文化有限公司印刷
科学出版社发行　各地新华书店经销
*

2024 年 6 月第　一　版　　开本：787×1092　1/16
2024 年 6 月第一次印刷　　印张：21 1/2
字数：636 000
定价：128.00 元
（如有印装质量问题，我社负责调换）

《康复药理学》编写委员会

前　言

党的二十大报告指出，要"推进健康中国建设"，"把保障人民健康放在优先发展的战略位置"。人民健康是现代化最重要的指标，在以中国式现代化全面推进中华民族伟大复兴的伟大历史进程中，发展卫生健康事业始终处于基础性地位。推进健康中国建设，需要精准对接人民群众更加重视生命质量和健康安全的新需求新期盼。康复医学是现代医学的重要组成部分，帮助患者更快、更好恢复功能的效果尤为突出，在维护群众身心健康，提高人民生活品质等方面发挥着越来越重要的作用。党的十八大以来，在党和国家的高度重视下，康复医学得以迅速发展，从理念、内容到功能，从知识、技术到服务模式都产生了巨大变化，其治疗对象包括残疾者、慢性病患者、伤病亚急性期有导致残疾可能的患者、手术后需要积极康复者，以及老年人和亚健康人群等，需综合运用康复治疗和训练，以及药物治疗等多种手段。康复医疗的对象多数是疾病与障碍并存，康复治疗的慢性病患者大多同时接受着药物治疗。一方面药物对机体产生作用后会影响康复治疗方案的评估与实施；另一方面康复治疗中使用的治疗方法对某些药物的作用产生影响。药理学是指导临床合理用药的重要学科，药物对机体产生影响后会进一步影响康复治疗方案的评估与实施，因此，药理学对康复医学人才培养的重要程度不亚于人体解剖学、生理学和病理学等，但目前针对康复医学人才培养的药理学教材相对偏少。为适应康复医学人才培养对药理学教学的需求，团队积极总结多年来将药理学知识融入康复医学专业教育教学实践与课程改革的探索经验，组织编写了《康复药理学》教材，除了介绍药理学基础知识外，专门增加了药物对机体产生作用后的康复治疗方案评估及调整等内容，根据患者疾病状态调整、制订和实施康复方案，减少药物滥用，避免给患者带来不良后果，突出药理学在康复医学人才培养中的针对性和实效性。

本教材共 35 章。前 4 章为总论，主要介绍康复药理学的基本概念、药效学、药动学的基本原理等。后 31 章为各论，包括中枢神经系统药物、影响骨骼肌的药物、镇痛和抗炎药、自主神经和心血管系统药物、呼吸和消化系统药物、内分泌系统药物，以及感染性疾病和肿瘤的药物治疗等。各章以常用代表药为重点，分别介绍药理学基础知识和康复治疗期间用药两方面的知识。药理学基础重点介绍药物的药理效应、临床应用、不良反应，以及相关病理生理学知识、药动学、作用机制等，以图示解释疑难知识点、类似的列表对比、相关知识的拓展等，优化基础知识的表现形式。病例分析从阐释药物如何影响物理治疗入手，融入康复治疗方案调整和实施的路径、方法，并在每一章末尾增加患者康复治疗期间关注的问题，开展该类药物药效学和康复治疗关系的要点总结，提示康复治疗期间保障用药合理性和安全性的注意事项，详细介绍康复治疗期间需要关注的问题，强调药物在康复治疗中的重要性。

附录有病例分析及相关问题等内容，可作为学生课后作业，有利于加强教学互动，以及开展情景模拟等。

教材编写过程中参考了《临床药理学》（李俊主编，第 6 版）、《药理学》（杨宝峰主编，第 9 版）、《药理学》（孙建宁主编，第 4 版）、*Pharmacology for Rehabilitation Professionals*（2nd edition）、*Pharmacology for the Physical Therapist*（2nd edition）、*Practical Pharmacology in Rehabilitation*、*Pharmacology in Rehabilitation*（5th edition）等著作。

上海中医药大学徐宏喜教授和湖北医药学院汪选斌教授提出了宝贵的建议和意见，在此致以诚挚谢意。

各位编者群策群力，反复讨论修改，付出了辛勤的劳动，确保了编写任务保质保量完成。编者所在的学校、教研室也给予了大力支持，在此一并表示衷心的感谢！由于编写水平有限，教材中不妥之处在所难免，恳请各位师生及读者批评指正，以便下一版教材修正和完善。

编　者

2023 年 3 月

目　　录

第一部分　总　　论

第二部分　中枢神经系统药物

第三部分　影响骨骼肌的药物

第四部分 镇痛和抗炎药

第五部分 自主神经和心血管系统药物

第六部分　呼吸和消化系统药物

第七部分　内分泌系统药物

第八部分　感染性疾病和肿瘤的药物治疗

第一部分
总　　论

第一章 绪 论

一、概 述

药物（drug）是指可以改变或查明机体的生理功能及病理状态，用于预防、诊断和治疗疾病的物质，包括原料药和药品。根据《中华人民共和国药品管理法》，药品是指用于预防、治疗、诊断人的疾病，有目的地调节人的身体功能并规定有适应证、用法和用量的物质。药物和药品的区别在于药品是经国家食品药品监督管理部门审批，允许其上市销售的药物，不包括正在上市前临床试验中的药物。药物则涵盖的范围更广，未获得国家批准前的物质属于药物范畴。药物与毒物无严格界限，药物只有在适当的剂量时才能对机体产生治疗作用，但任何药物用量过大都可能对机体产生毒害作用、损害健康。

康复药理学（rehabilitation pharmacology）是基于药理学和康复医学理论，以恢复及重建人体功能为目的，研究药物与人体之间相互作用及规律，为康复治疗技术专业人员提供药学指导的一门学科。

康复医学是运用康复治疗技术最大程度地恢复病、伤、残者功能障碍的一门新兴学科，与临床医学、预防医学、保健医学组成四大医学，是现代医学体系中的重要组成部分。康复医学近年来得到迅速发展，康复治疗技术成为继药物治疗、手术治疗等之后的重要医疗手段，物理治疗技术、作业治疗技术和言语治疗技术是其三大核心技术。康复医学的初期服务对象主要是战伤、车祸等意外事件导致身体残疾和先天性缺陷的患者；随着社会的发展，康复医学的服务对象已逐渐扩展到久治不愈的慢性病、中老年病、生活方式病和心理精神障碍等特殊患者群体。由于康复医疗的对象多数伴有疾病与功能障碍，患者在疾病初期常需手术或药物等临床医学手段进行救治，故康复治疗师的主要职责是结合医嘱，通过各种操作手法促进患者恢复健康。大多数接受康复治疗的慢性病患者也常同时接受着药物治疗，而药物对机体产生作用后会进一步影响康复治疗方案的评估与实施，治疗师在整个诊疗过程中需要注意密切观察病情、药物治疗效果及不良反应。所以，掌握药理学专业知识有助于分析药物对机体的影响，当发生药物不良反应时，治疗师能及时处理，并应立即与临床医师讨论治疗方案提出合理化建议，从而更为有效地辅助医师诊疗。

伴随社会的发展，康复医学逐渐呈现多极化趋势并向各临床学科延伸，康复药理学作为临床药理学和康复医学的交叉学科，可增强药理学的基础知识与康复医学专业知识的联系性和实用性，在辨析患者对药物的反应及药物对康复治疗过程的影响中发挥重要作用，从而有助于优化制订和实施康复方案，以确保康复治疗期间用药的安全性和有效性。

二、任务与职能

药物对机体产生作用后会影响康复治疗方案的评估与实施，而康复治疗中使用的治疗方法亦会对某些药物的作用产生影响，研究药物与康复治疗的相互作用，可根据具体情况及时调整给药方案和康复治疗计划，以提高康复期间临床用药的合理性，防治不良反应发生，并可更好地与患者进行有效沟通，提高患者治疗的依从性。

1. 指导康复期间用药的合理性　在患者出院后，康复治疗师较临床医师有更多的时间和机会治疗患者。因此，必须了解药物的作用，以预测药物可能对患者参与康复治疗产生的影响。如在治疗前康复治疗师需要对控制平衡的视觉、前庭和本体感觉进行综合评估，以预测患者摔倒的风险。而某些药物如镇静剂、阿片类镇痛药和骨骼肌松弛药可引起疲劳和镇静，从而干扰认知，损害运动功能，增加患者在运动中摔倒的风险，需要治疗师适当调整康复计划，以提高患者参与康复治疗的能力。如果没有考虑到患者服用药物的影响，那么这种摔倒预测往往会落空。另外，康复治疗师还应了解用药后发挥药效的时间，并将康复训练安排在产生最佳药效的时间，以提高患者的参与能力和康复治疗效果。如将帕金森病患者安排在服药后震颤得到最佳控制时进行运动治疗，可获得最好的治疗效果。此外，还应注意药物相互作用对康复治疗的影响。如帕金森病患者正在服用心宁美以控制震颤，但同时服用丙氯拉嗪止吐，则前药控制震颤的作用就会被大大降低，干扰了患者参与康复治疗的能力。治疗师应主动向患者的医生传达这一信息，医生可根据具体情况来调整患者的药物治疗方案。

2. 防止康复期间用药的不良反应　康复治疗师最关注的问题是不利于康复目的的、非预期的药物反应。一些物理治疗方法可提高药物的疗效，减少药物的不良反应，但同时也要清楚地认识到可加剧药物的不良反应，如对胰岛素注射部位附近进行按摩和强化训练时，可增加胰岛素的吸收，提高胰岛素的降糖作用，但也可能引起低血糖反应。康复治疗师应具有预测康复治疗中使用的治疗方法（有氧及无氧运动治疗、电疗、手法治疗等）对某些药物产生影响的能力，并通过调整治疗方案，以防止药物不良反应的发生。如漩涡水疗及其他与热疗相关的物理疗法可使外周血管舒张，会加重某些抗高血压药引起的体位性低血压，从而导致患者晕厥。治疗师可通过鼓励患者在站立之前进行脚踝和膝关节周围肌肉的收缩活动，如踝泵运动（踝关节主动背屈和跖屈）、坐姿弯曲和伸展膝关节等方法增加静脉回流，让患者从坐姿慢慢转到站立姿势，此外，弹力袜和腹部绑带也可帮助患者升高血压，以防止血压急剧下降所致的摔倒发生。许多药物的不良反应是可以预防的，故治疗师在观察药物疗效的同时，密切监测相关指标，以便及时发现药物的不良反应，立即向临床医师报告，做出及时的处理，并为患者制订或调整治疗方案。另外，治疗师还需具有临床诊断分析推理能力，在首次问诊中，审查患者正在服用的所有药物，以确定任何潜在的不利影响和药物反应，包括药物名称、剂量、如何服用及服用时间、明显的副作用、药物之间的相互作用、未被发现的重复药物治疗、药物滥用及不遵守药物治疗的情况等。此外，还需确保患者了解如何正确服药和遵从医嘱服药，并应该了解药物在患者运动过程中的药动学反应。

3. 医学教育　随着现代医疗技术的发展，人们对于医疗卫生的需求不断增加。康复医学作为现代医学的重要组成部分，在国内快速发展，培养康复治疗技术专业人员的重要性也日渐凸显。目前中国康复医学大多数采用药物与康复手段相结合的治疗方案，学习药物的合理应用、作用机制及不良反应可为今后医疗中的康复治疗方案评估与实施提供帮助。通过康复药理学的教学培养符合社会需求的康复治疗技术专业人员，使他们具有能根据个体化用药方案，来调整、制订和实施康复方案，减少药物滥用，避免给患者带来不良后果的能力；同时，使他们具有协助教育患者及其家属安全有效用药，监测和协助改善患者依从性，从多方面提高用药合理性和康复治疗效果的能力。这既是适应患者的整体医疗需求，也是适应康复治疗技术专业人员可持续发展的需要。

第二章　药物效应动力学

药物效应动力学简称药效学，是研究药物对人体的作用及作用机制的学科。药物治疗是临床最常用的治疗方法，因此，康复治疗师掌握药物的作用和作用机制对辨析患者对药物的反应及药物如何影响康复治疗过程是非常关键的。因康复治疗的干预措施，既可提高某些药物对患者有益的治疗作用，也可减少药物的不良反应。但也要清楚地认识到这些干预措施也有可能加剧药物的一些不良反应，因此，需要根据药物的作用特点及时调整康复的治疗方案，以确保康复期间安全有效的用药。

第一节　药物作用的基本规律

一、药物作用的性质与方式

（一）药物作用的性质

1. 兴奋作用和抑制作用　药物可调节机体的生理、生化功能状态，使机体原有功能提高或增强的作用称为兴奋作用，如去甲肾上腺素升高血压。药物使机体原有功能降低或减弱的作用称为抑制作用，如吗啡镇痛。

2. 抗病原体及抗肿瘤　即杀灭或抑制病原体，治疗感染性疾病；抑制肿瘤细胞生长繁殖或破坏肿瘤细胞达到治疗癌症的目的。

3. 补充不足　机体某些物质（如激素、维生素、微量元素、蛋白质等）不足，可引起多种疾病。补充体内缺乏的营养成分或活性物质而防治疾病，称为替代疗法，如缺铁性贫血患者补充铁剂。

（二）药物作用的方式

1. 局部作用和全身作用　局部作用（local action）是指药物无须吸收而在用药部位直接发挥作用，如口服硫酸镁在肠道不易吸收产生导泻作用。全身作用（general action）是指药物被吸收入血后分布到机体各部位而产生的作用，如硫酸镁注射给药，吸收后产生抗惊厥作用。

2. 直接作用和间接作用　直接作用（direct action）是指药物直接对它所接触的器官、组织、细胞所产生的作用。间接作用（indirect action）是指在药物直接作用后所引起的进一步作用。如去甲肾上腺素升高血压是直接作用，而减慢心率则是血压升高反射性兴奋迷走神经所引起的间接作用。

二、药物作用的选择性

多数药物在适当剂量时，只对少数器官或组织发生明显作用，而对其他器官或组织的作用较小或不发生作用的特性，称为药物作用的选择性。药物的选择性高低与药物剂量、对组织细胞的亲和力、机体各器官与组织对药物的敏感性密切相关。如治疗量的洋地黄对心肌有较高的选择性，但中毒量时还会影响中枢神经系统和消化系统等。选择性高的药物,使用针对性强;选择性低的药物,作用广泛,应用时针对性不强,副作用较多。临床用药一般应尽可能用选择性高的药物,但也有例外,如选择广谱抗生素治疗混合感染。但药物的选择性是相对的,只是程度不同。

三、药物作用的两重性

药物对机体既能产生预防和治疗作用,同时也会出现不良反应,称为药物作用的两重性。

(一)治疗作用

凡符合用药目的,具有防治疾病效果的作用,称为治疗作用。根据用药目的不同分为如下两类。

1. 对因治疗(etiological treatment) 用药目的在于消除原发致病因子,彻底治愈疾病。如青霉素杀灭肺炎链球菌治愈大叶性肺炎。

2. 对症治疗(symptomatic treatment) 用药目的在于改善疾病症状,减轻患者痛苦。如阿司匹林降低高热患者的体温。对症治疗可解除患者痛苦、维持生命体征、赢得对因治疗时间,两者相得益彰,在临床实践中,应遵循"急则治其标,缓则治其本"和"标本兼治"的原则。

(二)不良反应

1. 药品不良反应的定义 我国《药品不良反应报告和监测管理办法》规定药品不良反应(adverse drug reactions,ADR)是指合格药品在正常用法用量下出现的与用药目的无关的有害反应。药品不良反应是药品固有特性所引起的,任何药品都有可能引起不良反应。严重药品不良反应是指因使用药品引起以下损害情形之一的反应:①导致死亡;②危及生命;③致癌、致畸、致出生缺陷;④导致显著的或者永久的人体伤残或者器官功能的损伤;⑤导致住院或者住院时间延长;⑥导致其他重要医学事件,如不进行治疗可能出现上述所列情况的。

不良事件(adverse event,AE)是药物治疗期间所发生的任何不利的医疗事件,该事件不一定与药物有因果关系。

药源性疾病(drug induced disease)是指因药物不良反应致使机体器官或局部组织产生功能性或器质性损害而出现的一系列临床症状与体征,其实质是药物不良反应的结果,如庆大霉素引起的神经性耳聋。

2. 药品不良反应的分类

(1)副作用(side effect) 是指药品按正常用法用量使用时所出现的与药品的药理学活性相关,但与用药目的无关的作用。一般较轻微,可以预知和预防,但是难以避免。产生副作用的原因是药品的选择性低。如阿托品用于解除胃肠痉挛时,可引起口干、心悸、便秘等反应。副作用可以随治疗目的不同而改变。将药品的某一作用作为治疗作用时,其他作用则成为副作用。如在麻醉时利用阿托品抑制腺体分泌作用,其松弛平滑肌、加快心率引起的腹胀、尿潴留、心悸等就属副作用。

(2)毒性作用(toxic effect) 是指由于患者的个体差异、病理状态、遗传多态性、合用其他药品引起敏感性或需要浓度增加在治疗量时造成的某种功能性或器质性损害。有意或无意的过量服用药品而产生的毒性作用不属于药品不良反应。毒性作用在性质和程度上都与副作用不同,对患者的危害性较大。药理作用较强,治疗剂量与中毒量较为接近的药品容易引起毒性作用。此外,肝、肾功能等不正常,在常规治疗剂量范围就能出现别人过量用药时才出现的症状。药物毒性作用可分为急性毒性(acute toxicity),如硝苯地平可引起头胀、面红、头痛及心悸等症状,这是它扩张血管引起的,减少用量或改用缓释制剂,上述症状可减轻或消失;药物的毒性也可能在较长期使用蓄积后逐渐发生,称为慢性中毒(chronic toxicity),如药物引起的肝、肾功能损害等。

(3)变态反应(allergic reaction) 又称过敏反应(hypersensitive reaction),是指少数人对某些

药物产生的病理性免疫反应。临床表现有药热、皮疹、哮喘、溶血性贫血、类风湿关节炎等，严重时也可引起休克。这种反应只发生在少数过敏体质的患者，与该药的作用、使用剂量及疗程无关，在远远低于治疗量时也可发生严重反应，不易预知，通常不发生于首次用药时。

（4）后遗效应（residual effect）　是指停药后机体血药浓度已降至阈浓度以下时残存的药理效应。如服用长效巴比妥类催眠药后，次晨仍有困倦、头晕、乏力等宿醉现象。

（5）首剂效应（first dose effect）　是指一些患者在初服某种药物时，由于机体对药物作用尚未适应而引起不可耐受的强烈反应。如哌唑嗪等按常规剂量开始治疗常可致血压骤降。

（6）继发反应（secondary effect）　又称治疗矛盾，是指药物治疗作用发挥后所引起的不良后果。继发反应并不是药品本身的效应，而是药品主要作用的间接结果。如长期应用四环素类广谱抗生素引起的二重感染；又如噻嗪类利尿药引起的低血钾使患者对强心苷不能耐受。

（7）停药综合征（withdrawal syndrome）　是指长期用药后，机体对药物产生了适应性，若突然停药或减量过快易使机体调节功能失调而发生功能紊乱，导致原有疾病或临床症状加剧的现象，又称为停药反应。如长期应用β受体拮抗药控制血压，突然停药则血压回升。因此，易出现停药反应的药物在停药时应逐渐减量缓慢停药。

（8）特异质反应（idiosyncratic reaction）　是指少数患者对某些药物特别敏感，其产生的作用性质可能与常人不同，但反应性质与药物的固有药理作用相关，且严重程度与剂量成正比。目前认为，这是一类先天性遗传异常所致的反应。特异质反应大多是由于机体缺乏某种酶所致。如遗传性葡萄糖-6-磷酸脱氢酶（G-6-PD）缺乏的患者，使用磺胺类药物后可突发急性血管内溶血；又如假性胆碱酯酶缺乏者，应用琥珀胆碱后，由于肌松作用延长而常出现呼吸暂停反应。

（9）药物依赖性（drug dependence）　是指长期应用某种药物后，机体对这种药物产生生理性或精神性的依赖和需求。药物依赖性可分为精神依赖性（psychological dependence）和生理依赖性（physical dependence）。

1）精神依赖性：又称心理依赖性，或习惯性（habituation），是指使用某些药物后可产生快乐满足的感觉，并在精神上形成周期性不间断使用的欲望。

2）生理依赖性：又称躯体依赖性，或成瘾性（addiction），是指反复使用某些药物后可造成的一种身体适应状态。其特点是一旦中断用药，即可出现强烈的戒断症状（abstinence syndrome），使人非常痛苦和难以忍受，甚至有生命危险。其原因可能是机体已产生了某些生理生化的变化。

具有依赖性特性的药物主要包括麻醉药品和精神药品，反复大量使用与医疗目的无关的有依赖性特性的药物，导致发生精神依赖性或生理依赖性，造成精神错乱和产生一些异常行为，称为药物滥用（drug abuse）。因此，对麻醉药品和精神药品必须严格依据相应法规管理与使用。

（10）特殊毒性（special toxicity）　包括致癌作用（carcinogenesis）、致畸作用（teratogenesis）和致突变作用（mutagenesis），为药物引起的三种特殊毒性，均为药物和遗传物质或遗传物质在细胞的表达发生相互作用的后果。由于这些特殊毒性发生延迟，在早期不易发现，而且由于其表现可能与非药源性疾病相似，很难将它与引起的药物联系起来，因此应特别引起注意。

1）致癌作用：指化学物质诱发恶性肿瘤的作用。人类恶性肿瘤80%~85%为化学物质所致。有些药物长期服用后，可导致机体某些器官、组织及细胞的过度增生，形成良性或恶性肿瘤，这就是药物的致癌作用。致癌作用的出现往往有数年或数十年的潜伏期，且与药物剂量和用药时间有关。但因总的发生率低，要确定与用药的因果关系往往需要进行大量、长期的监测。

2）致畸作用：指药物影响胚胎发育而形成畸胎。畸胎的发生取决于遗传因素和胚胎组织接触致畸原的数量、时间等多方面因素，以及遗传基因和致畸原等危险因素相互作用的结果。药物是重要的致畸原之一，药源性先天性畸形约占整个先天性畸形的1%。

妊娠第3~8周（器官形成期）是药物致畸作用的敏感期，胚胎对药物等大多数致畸原都很敏感，此时致畸原对胚胎的影响主要表现为结构畸形并伴随胚胎死亡和自发性流产。因此，此期应避免使用药物。畸胎有一定自然发生率，因果判断困难，一般通过估计危险度指导临床用药。

3）致突变作用：指药物可能引起细胞的遗传物质（DNA、染色体）异常，从而使遗传结构发生永久性改变（突变），为实验室结论，可能是致畸、致癌作用的原因，一般仅有参考价值。如果突变发生在精子或卵子等生殖细胞，即可导致遗传性缺损。这种缺损可以出现在第一代子代，也可能仅仅成为隐形性状，只有当两个具有由药物引起的突变的个体结婚后，其子代才有明显表现。因此，药物的致突变作用不是几个月或几年可以发现的。间隙期越长，越难找到致病药物，故应特别警惕。如果突变发生在体细胞（即非生殖细胞），则可使这些组织细胞产生变异而导致恶性肿瘤。如骨骼细胞的突变可导致白血病。药物流行病学研究比实验室研究对发现药物的致突变作用有更重要的作用，它可以发现已经出现的不良反应，而实验室结果只是预测可能会出现的不良反应。

第二节　药物剂量与效应关系

药物的效应在一定剂量范围内，随着剂量的增加而增强，这种剂量与效应的关系称为量效关系（dose-effect relationship）。

一、剂　　量

剂量一般是指药物每天的用量，是决定血药浓度和药物效应的主要因素，可根据需要分次使用（图 2-1）。

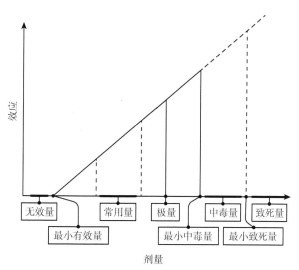

图 2-1　药物剂量与效应关系

1. 无效量（no-effect dose）　指不出现效应的剂量。

2. 最小有效量（minimal effective dose）　或称阈剂量（threshold dose），指刚引起药理效应的剂量。

3. 最大有效量（maximum effective dose）　又称极量（maximum dose），指引起最大效应而不出现中毒反应的剂量。

4. 治疗量（therapeutic dose）　又称常用量，指比阈剂量大而又小于极量之间的剂量。临床使用时对大多数患者有效而又不出现中毒反应。

5. 最小中毒量（minimal toxic dose）　指刚引起中毒反应的剂量。

6. 致死量（lethal dose）　指引起死亡的剂量。

二、量 效 曲 线

以药物剂量或浓度为横坐标，药理效应为纵坐标，得到的曲线即量效曲线（dose-effect curve）。药理效应按性质可分为量反应（graded response）和质反应（quantal response）。药理效应可用连续性数量值表示的反应，称为量反应，如血糖升降、心率快慢等。质反应是指药物的效应不能计量，仅有质的差别，只有"阳性"或"阴性"及"全"或"无"之分，如存活与死亡、有效或无效等，常用阳性反应的频数或阳性反应率表示。

1. 量反应的量效曲线　以效应强度为纵坐标，以剂量或浓度为横坐标作图，可获得直方曲线（图 2-2A）；如将横坐标的剂量或浓度改用对数值作图，则呈典型的对称 S 形曲线（图 2-2B）。量效曲线包含如下几个特征性的变量。

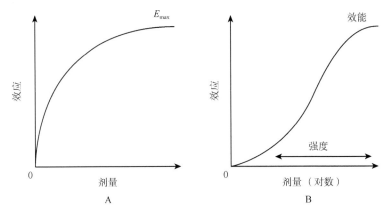

图 2-2　量反应的量效关系曲线

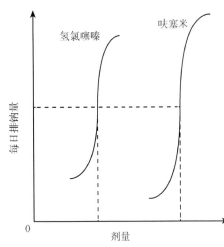

图 2-3　利尿药的效价强度及效能的比较

（1）**效能**（efficacy）　是指药物所能产生的最大效应（maximum efficacy，E_{max}）。此时已达最大有效量，若再增加剂量或浓度，效应不再增加。

（2）**效价**（potency）　又称效价强度，是指药物达到一定效应时所需的剂量。能引起同等效应的两个药物的剂量称"等效剂量"，等效剂量大者效价强度小，等效剂量小者效价强度大。

效能和效价都用于评价药物作用的强弱，但是，两者并非平行关系，效能高比效价高的药物更具临床意义。如氢氯噻嗪与呋塞米的利尿作用，前者效价高，后者效能高，治疗重症水肿宜选用后者（图 2-3）。

2. 质反应的量效曲线　以阳性反应百分率为纵坐标，剂量或浓度为横坐标作图，也可得到与量反应相似的曲线。如果按照药物浓度或剂量的区段出现阳性反应频率作图得到呈常态分布的曲线。如果按照剂量增加的累计阳性反应百分率作图，则可得到典型的 S 形量效曲线（图 2-4）。从质反应的量效曲线也可以获得用于衡量药理作用的几个参数。

（1）**半数有效量和半数致死量**　半数有效量（median effective dose，ED_{50}）指能引起 50%的实

验动物出现阳性反应的剂量。能引起半数动物死亡的剂量称为半数致死量（50% lethal dose，LD_{50}）。

（2）治疗指数　通常将动物的 LD_{50}/ED_{50} 称为治疗指数（therapeutic index，TI），用于表示药物的安全性。TI 越大，药物的安全性越大。但以 TI 来评价药物的安全性并不完全可靠。如某药的 ED 和 LD 两条量效曲线的首位有重叠，即有效剂量与其致死剂量之间有重叠（图 2-5）。因此，结合安全范围（margin of safety）评价药物的安全性更好。安全范围用最小有效量到最小中毒量之间的距离或 1%致死量（LD_1）与 99%有效量（ED_{99}）的比值或 5%致死量（LD_5）与 95%有效量（ED_{95}）之间的距离表示。

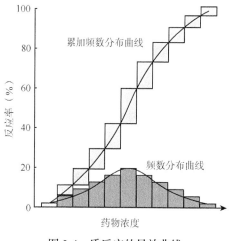

图 2-4　质反应的量效曲线

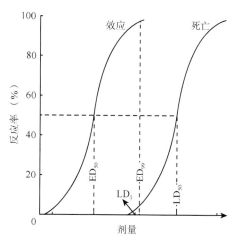

图 2-5　药物效应和毒性的量效曲线

第三节　药物特异性作用机制

药物的作用机制可分为非特异性作用机制和特异性作用机制两方面。少部分药物可通过改变细胞内外环境的理化性质而发挥非特异性作用，如腐蚀、抗酸、脱水等；而大多数药物则是通过参与或干扰靶器官（细胞）的特定生理或生化过程而发挥特异性作用。药物特异性作用的靶点主要包括受体、酶、离子通道、核酸、载体、基因等，其中超过 50%的药物是以受体为作用靶点，受体学说成为药物作用的理论基础。

一、受体的概念

受体（receptor）是一类存在于细胞膜、细胞内介导细胞信号传导的功能蛋白质，能特异识别并结合生物活性分子，并通过中介的信息放大系统，触发后续的生理反应或药理效应。受体上与配体特异性结合的部位称为受点（receptor site）。能与受体特异性结合的物质称为配体（ligand）。神经递质、激素、自体活性物质属内源性配体，能与受体结合的药物则是外源性配体。

二、受体的特性

1. 特异性　受体对配体具有高度的识别能力，只能与特定分子大小、形状、电荷的配体结合，产生特定的生物效应。受体对配体的高度选择，体现药物作用的特异性。

2. 敏感性　受体只需与很低浓度的配体结合，经细胞内信号传递和放大，能产生显著的效应。

3. 饱和性　受体及受点的数量是有限的，受体与配体的结合随配体数量增加而饱和，此时再增加配体浓度，受体的效应也不会再增加。作用于同一受体的配体之间存在竞争，从而可以改变效应性质与程度。

4. 可逆性　受体与配体的结合是可逆的，受体-配体复合物解离时，配体为原型而非代谢物，受体也恢复为原有状态。

5. 多样性　指同一受体可广泛分布在不同细胞而产生不同的效应，为受体亚型分类的基础。

三、作用于受体的药物分类

按照受体理论，药物与受体结合能否产生效应及效应强弱取决于亲和力（affinity）和内在活性（intrinsic activity），亲和力是指药物与受体结合的能力；内在活性是指药物与受体结合后产生效应的能力。

根据亲和力及内在活性的不同，可将药物分为激动药（agonist）、部分激动药（partial agonist）和拮抗药（antagonist）三类。

1. 激动药　指与受体结合既有较强的亲和力，又有较强的内在活性（α=1）的药物，称为受体的激动药或完全激动药（full agonist）。

2. 部分激动药　指与受体结合既有较强的亲和力，又有较弱的内在活性（0<α<1）的药物，称为受体的部分激动药。部分激动药与激动药的作用性质相同，但前者效应低于激动药。与激动药合用时，部分激动药小剂量时表现为激动效应，大剂量时与激动药竞争受体结合而表现为拮抗效应。如喷他佐辛为阿片受体部分激动药，单独应用有较强的镇痛作用，但与吗啡（阿片受体激动药）合用时，则减弱吗啡单用时的镇痛作用。

3. 拮抗药　又称阻滞药（blocker），指与受体结合有较强的亲和力，但无内在活性（α=0）的药物。这些药物本身不能引起效应，但拮抗激动药或内源性配体发挥作用。如纳洛酮（阿片受体拮抗药）拮抗吗啡激动阿片受体的作用，可用于解救吗啡急性中毒。依据拮抗药与受体结合是否可逆，可分为竞争性拮抗药和非竞争性拮抗药。

（1）竞争性拮抗药　可与激动药竞争相同受体，其结合是可逆的，通过增加激动药的剂量与拮抗药竞争结合部位，激动药仍可达到其单用时的最大效应；即竞争性拮抗药可使激动药的量效曲线平行右移，E_{max} 不变（图 2-6）。

（2）非竞争性拮抗药　能不可逆地作用于某些部位而妨碍激动药与受体结合，并拮抗激动药的作用，但激动药增加剂量，仍不能达到其单用时的最大效应；即非竞争性拮抗药可使激动药的量效曲线下移，E_{max} 降低（图 2-6）。

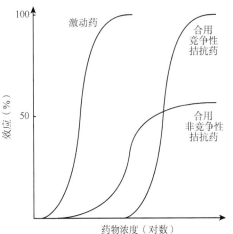

图 2-6　不同药量激动药与不同类型拮抗药相互作用的量效曲线

四、受体的调节

受体虽是遗传获得的固有蛋白，但并不是固定不变的，而是经常代谢转换处于动态平衡状态，其数量、亲和力及效应力经常受到各种生理及药理因素的影响。受体调节是维持机体内环境稳定的一个重要因素，其调节方式有以下两种类型。

1. 受体脱敏（receptor desensitization）　是指长期使用激动药，组织或细胞对激动药的敏感性和反应性下降的现象。受体脱敏是产生耐受的原因之一，如长期使用 $β_2$ 受体激动药沙丁胺醇治疗支气管哮喘时，β受体的敏感性降低，疗效下降。若脱敏只涉及受体数量或密度的下降，称之为受体的下调（down-regulation）。

2. 受体增敏（receptor hypersensitization）　是指长期使用拮抗药，组织或细胞对激动药的敏感性和反应性增强的现象。受体增敏是产生停药反应的原因之一，如长期使用β受体拮抗药普萘洛尔控制高血压时，β受体的敏感性增高，突然停药可致心动过速、血压回升。若增敏只涉及受体数量或密度的增高，称之为受体的上调（up-regulation）。

第三章　药物代谢动力学

药物代谢动力学简称药动学，是研究药物的体内过程（包括吸收、分布、代谢、排泄），并运用数学原理和方法定量描述药物在体内血药浓度随时间动态变化规律的一门学科。药动学具有广泛的实用意义，可以帮助我们了解不同给药途径、不同组织器官及疾病状态对药物代谢的影响；能为临床合理用药提供参考，为临床治疗所需的有效血药浓度选择最适剂量、给药周期、负荷剂量。在康复期间，康复治疗师可以通过药物的体内过程来预测血药浓度，从而更好地了解药物对患者康复过程的影响，由此可以帮助患者更好地改善治疗方案。

第一节　药物的跨膜转运

药物在体内的吸收、分布、代谢、排泄都必须通过各种生物膜才能完成，因此药物的跨膜转运直接影响药物的体内过程。生物膜是细胞膜和细胞内各种细胞器膜（如核膜、线粒体膜、内质网膜和溶酶体膜等）的总称，主要组成为蛋白质和液态的脂质双分子层（主要是磷脂）。流动的脂质双分子层为骨架，脂质双分子层可伸缩活动，具有胞饮、胞吐作用；蛋白质分布在脂质层的两侧，组成生物膜的酶、受体、载体及离子通道等，有些贯穿膜两侧的蛋白构成孔膜，有一些特殊的跨膜蛋白控制药物进出细胞称为药物转运体。药物转运体分布于体内各组织脏器，如肠道、大脑、肝脏和肾脏等，可影响药物在体内的各个环节。

药物跨膜转运的方式可分为被动转运、主动转运和膜动转运（图 3-1）。

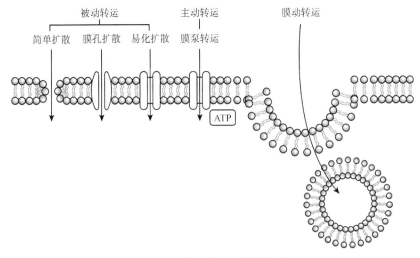

图 3-1　药物转运方式模式图

一、被 动 转 运

被动转运（passive transport）是指存在于膜两侧的药物借助细胞膜两侧存在的浓度梯度，从高浓度侧向低浓度侧扩散。被动转运是大多数药物的转运方式，特点为顺浓度差、不耗能，由于不需要载体，被动转运的药物无饱和限速和竞争抑制现象。包括简单扩散、膜孔扩散和易化扩散。

1. 简单扩散（simple diffusion）　又称脂溶扩散，是指药物由于其脂溶性可通过细胞膜的脂质双分子层顺浓度差跨膜转运，是药物转运中最常见、最主要的转运方式。影响药物脂溶扩散的因素除与细胞膜的高脂质结构及膜两侧浓度差有关外，主要与药物的理化性质有关：①分子量的大小：与转运速率成反比。②药物的脂溶性：是每个药物固有的属性，可以用药物油/水分配系数表示，分配系数越大，即脂溶性越大，在脂质层的溶解度越高，跨膜转运速度越快；但由于药物必须首先溶于体液才能到达细胞，所以药物在具备脂溶性的同时，仍需具有一定的水溶性才能迅速通过脂质膜。③药物的解离度，是最重要的影响因素。大多数药物属于弱酸性或弱碱性化合物，在体液中仅部分解离。通常只有非解离部分才能以简单扩散的方式通过生物膜，而解离部分一般较难通过而被限制在膜的一侧，形成离子障（ion trapping）的现象。药物的解离度即解离型和非解离型的比值取决于药物的 pK_a 及药物所在环境的 pH。

药物所在体液的 pH 对药物的跨膜转运的影响可用 Handerson-Hasselbalch 公式说明：

弱酸性药物

$$HA = H^+ + A^-$$

$$K_a = \frac{[H^+][A^-]}{[HA]}$$

$$pK_a = pH - \log\frac{[A^-]}{[HA]}$$

$$pH - pK_a = \log\frac{[A^-]}{[HA]}$$

$$\therefore 10^{pH-pK_a} = \frac{[A^-]}{[HA]} = \frac{[离子型]}{[非离子型]}$$

当 $pH = pK_a$ 时，$[HA] = [A^-]$

弱碱性药物

$$BH^+ = H^+ + B$$

$$K_a = \frac{[H^+][B]}{[BH^+]}$$

$$pK_a = pH - \log\frac{[B]}{[BH^+]}$$

$$pK_a - pH = \log\frac{[BH^+]}{[B]}$$

$$\therefore 10^{pK_a-pH} = \frac{[BH^+]}{[B]} = \frac{[离子型]}{[非离子型]}$$

当 $pH = pK_a$ 时，$[B] = [BH^+]$

pK_a 即解离常数 K_a 的负对数，为弱酸性或弱碱性药物在 50%解离时所在溶液（体液）的 pH。体液 pH 可以明显地影响弱酸性或弱碱性药物的解离度，进而影响其跨膜转运（图 3-2）。例如，阿司匹林为弱酸性药物，$pK_a=3.5$，在 pH 为 1.4 的胃液中约解离 0.8%；在 pH 为 7.4 的血浆中解离度为 99.99%。因此弱酸性药物在酸性环境中，非解离型多，可通过胃黏膜吸收到血浆中，在酸化的尿液中也易被肾小管重吸收；而弱酸性药物在碱性环境中，解离型多，不容易透过生物膜，在碱化的尿液中从肾小管重吸收将减少，排泄加速，因此可用作弱酸性药物过量中毒的解救措施。

在生理 pH 变化范围内，弱酸性或弱碱性药物大多数呈非解离型，被动扩散快。而 pK_a 在 3.0～7.5 的弱酸性药物及 pK_a 在 7.0～10.0 的弱碱性药物受 pH 影响较大。

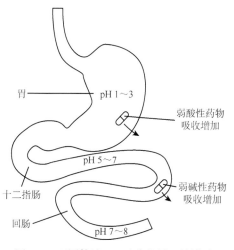

图 3-2　不同体液 pH 对药物转运的影响

强酸、强碱，以及极性强的季铵盐因可全部解离，故不易通过简单扩散透过生物膜。

2. 膜孔扩散（diffusion through pores）　也称膜孔滤过（filtration through pores）或水溶扩散（aqueous diffusion），是指分子直径小于膜孔的水溶性药物通过细胞膜孔顺浓度差跨膜转运。膜孔是细胞膜上的亲水性孔道，由嵌入脂质双分子层的蛋白质的亲水性氨基酸构成。如肠道上皮细胞和肥大细胞的膜孔直径为 4Å（1Å=10nm），肾小球毛细血管约 40Å，分子量 60 000Da 以下的物质均可通过肾小球滤过，乙醇、尿素等通过肾小球滤过均属于膜孔扩散。

3. 易化扩散（facilitated diffusion）　是通过细胞膜上某些特异性蛋白即转运体的参与，药物顺浓度差扩散的一种跨膜转运方式，此过程不耗能，但需要转运体介导，故具有饱和性、竞争性抑制和特异性现象。易化扩散的速度比简单扩散快，亲水性物质主要通过易化扩散转运，如氨基酸、葡萄糖等的吸收都属于此种转运方式。

二、主 动 转 运

主动转运（active transport）也称膜泵转运（pump transport），是药物从低浓度一侧跨膜向高浓度一侧转运，又称逆流转运，其转运需要膜上的特异性载体，是少数药物采用的转运方式。特点有：①逆浓度差转运；②需要转运体协助，具有特异性，因此可使药物在体内富集于某一器官或组织中；③消耗能量；④具有饱和性；⑤需用相同转运体转运时，药物间存在竞争性抑制现象；⑥当一侧药物转运完毕后转运即停止。

主动转运是人体内重要物质的转运方式，肌细胞的肌质网膜上的 Ca^{2+} 泵、肾小管上皮细胞的 Na^+ 泵都属于这种转运方式。此外，有的药物通过神经元细胞、脉络丛、肾小管上皮细胞和肝细胞时也是以主动转运方式进行的，如去甲肾上腺素能神经末梢对去甲肾上腺素的再摄取、有机阴离子转运体（OATs）介导青霉素肾小管主动分泌均属于主动转运。

三、膜 动 转 运

大分子物质的转运伴有膜的运动，称膜动转运（cytosis）。极少数的药物通过膜动转运方式转运。膜动转运有胞纳（endocytosis）和胞吐（exocytosis）两种形式。

1. 胞纳（endocytosis）　指细胞外的大分子物质或团块（如细菌、病毒等）进入细胞的过程。如果进入的物质是固体，称为吞噬。如进入的是液体，则称为胞饮（pinocytosis），某些液态蛋白质或大分子物质可通过生物膜的内陷形成小泡进入细胞内，如脑垂体后叶粉剂从鼻黏膜给药的吸收过程。

2. 胞吐（exocytosis）　又称胞裂外排或出胞，是指胞内的大分子物质以外泌囊泡的形式从细胞内转运到细胞外，如腺体的分泌或递质的释放过程。

第二节　药物的体内过程

药物在体内的过程是机体对药物处置（disposition）的过程，可概括为吸收、分布、代谢（生物转化）和排泄。其中吸收、分布及排泄过程称为药物转运（transportation of drug）；药物的代谢和排泄合称为消除（elimination）。

一、吸　　收

吸收是指药物从给药部位进入全身血液循环的过程。除静脉注射等血管内给药外，其他血管外给药途径均存在吸收过程。药物吸收的程度和速度受多种因素影响，其中给药途径的影响最大，不同给药途径吸收的快慢顺序依次为静脉注射给药＞吸入给药＞舌下给药＞直肠给药＞肌内注射给药＞皮下注射给药＞口服给药＞经皮给药。

（一）消化道给药

1. 口服给药　口服给药方便、安全，是最常用的给药途径，其吸收部位为胃肠道。大多数药物在胃肠道是以简单扩散的方式被吸收。因此，除药物本身的性质外，胃肠道 pH、胃排空速率、肠蠕动快慢、胃肠内容物的多少和性质均可影响药物的吸收。

（1）药物方面　①药物的理化性质如药物的解离度、分子量、水溶性、脂溶性等均可影响药物的吸收，如水溶性与脂溶性均差的药物很难被人体吸收；②剂型如药物粒径的大小、赋型剂的种类等因素均能影响药物的吸收。

（2）机体方面

1）胃肠道 pH：药物的解离程度因消化道 pH 不同而变化，因此消化道 pH 会影响药物吸收。一般情况胃液 pH 为 1.0 左右，餐后受食物和水影响，胃内 pH 可增加至 3.0～5.0。某些疾病如十二指肠溃疡患者的胃液 pH 显著下降；而无酸症患者胃液 pH 显著增高。胃排出的酸液在十二指肠与胰液中的碳酸氢根中和，使小肠液 pH 达到 5.0～7.0。弱酸性药物易在胃吸收，弱碱性药物易在小肠吸收。

小肠是绝大多数药物吸收的主要场所，小肠内酸碱度适中，对药物解离影响较小，pH 能满足绝大多数药物吸收的要求；同时小肠肠道表面薄，吸收面积大，血流丰富；药物在小肠中移动缓慢，停留时间长，这些均有利于药物的吸收。

2）胃排空速率和肠蠕动：药物从胃幽门排至小肠上部的速度称作胃排空速率。胃排空和肠蠕动的快慢能显著影响药物在小肠的吸收。一些在小肠被动吸收的药物，若胃排空速率快，药物迅速出现在吸收部位，吸收提前且快，疗效强而迅速；另一些易在胃中分解的药物，胃排空速率低则意味着药物在胃中滞留时间长，分解得更多。肠蠕动增加能促进固体药物的崩解，使溶解的药物更好地与黏膜接触，使药物吸收增加。但对溶解性差的药物如地高辛，则是相反的，由于药物溶解相对较慢，胃排空和肠蠕动的减慢会增加吸收的量。

3）胃肠内容物：胃肠中食物可使有些药物吸收少，这可能与食物的稀释、吸附药物或延缓胃排空有关。如果药物与胃肠内容物的理化性质相互作用，如钙与四环素形成不可溶解的络合物则会引起吸收障碍。

4）首过效应（first pass effect）：又称首关效应或首过消除，也是影响药物口服吸收的重要因素。是指某些经胃肠道给药的药物到达全身血液循环之前，在肠黏膜和肝脏被部分代谢，致使进入体循环的药量减少的现象。涉及首过效应的部位主要有肠腔、肠壁和肝脏。肠腔内的消化液、消化道酶，甚至肠道菌丛产生的酶，均可使某些药物失活，如胰岛素口服经蛋白水解酶作用几乎完全失活，肠壁中的单胺氧化酶的作用可使酪氨酸失效。肝首过效应受到酶浓度及血流速度的影响，肝脏内酶浓度越高，血流速度越快，首过效应就越明显，进入体循环的药物就越少。

首过效应明显的药物（如硝酸甘油，首过灭活 90%）不宜口服。但首过效应也有饱和性，若剂量加大，口服仍可使血中药物浓度明显升高，但是同时代谢产物也会明显增加，可能出现代谢产物的毒性反应，因此，在应用首过效应明显的药物需要大剂量口服时，应先了解其代谢产物的毒性作用和消除过程。为了避免首过效应，通常可采用舌下或直肠下部给药，以使药物不经过胃肠道和肝脏吸收，直接进入全身血液循环。

2. 舌下给药　舌下吸收面积虽小，但舌下黏膜有丰富的静脉丛，血流量丰富，有利于药物的迅速吸收。该处药物经舌下静脉吸收入血，不经肝脏而直接进入体循环，避免首过效应，因此破坏较少，起效较快。特别适合经胃肠道吸收时易于被破坏或首过效应明显的药物，如硝酸甘油、异丙肾上腺素等。

3. 直肠给药　直肠给药的优点在于：①防止药物对上消化道的刺激。②部分药物可避开肝脏的首过效应，从而提高药物的生物利用度。药物经下痔静脉和中痔静脉吸收后进入下腔静脉，可避开首过效应，但药物被吸收后如进入上痔静脉，仍可经过门静脉入肝而不能避开首过效应。但是直肠给药时，因吸收表面积小，吸收不规则，肠腔液体量少，pH8.0 左右，对许多药物溶解不利，可使用直肠给药的药物较少。

（二）注射给药

注射给药的方式有静脉、肌内、皮下、鞘内和关节腔。除关节腔内注射及局部麻醉外，注射给药一般产生全身作用。注射给药相比口服给药具有以下优点：①适用于在胃肠道中易破坏或不易吸收的药物，如青霉素、庆大霉素；②适用于肝中首过效应明显的药物，如利多卡因；③使药物的效应产生更快。但也有少数药物因在注射部位发生理化性质的变化，而导致吸收障碍和注射部位的不适及疼痛，吸收反而比口服差（如地西泮、苯妥英钠、地高辛等）。

静脉注射（intravenous injection，iv）时药物直接通过静脉进入全身血液循环，可使药物迅速达到有效的血药浓度。狭义的静脉注射指的是静脉推注，广义上的静脉注射除了静脉推注外，还包括静脉滴注。静脉滴注是通过输液管，将大量液体和药物由静脉输入体内的方法。静脉推注就是把药液抽到适当规格的注射器里，将药液推到静脉血管里，静脉推注的药液量比较小。

皮下注射（subcutaneous injection，sc）和肌内注射（intramuscular injection，im）是最常用的两种注射给药途径，注射后药物可沿结缔组织迅速扩散，再经毛细血管及淋巴内皮细胞进入血液循环。毛细血管具有微孔，细胞间隙较大，药物常以简单扩散及滤过方式转运，吸收快且较完全。药物的吸收速率常与注射部位的血流量有关，肌肉组织的血流量比皮下组织丰富，故肌内注射一般比皮下注射吸收快。

有时为了使治疗药物靶向至特殊组织器官，可采用动脉注射（intra-arterial injection，ia），但动脉给药危险性大，一般较少使用。注射给药还可将药物注射至身体任何部位发挥作用，如局部麻醉药。将局部麻醉药注入皮下或手术视野附近组织可产生浸润麻醉作用，注入外周神经干附近可产生区域麻醉作用。

（三）吸入给药

小分子脂溶性、挥发性的药物通过喷雾或气雾方式给药由呼吸道黏膜或肺泡上皮细胞吸收。由于肺泡表面积大，肺泡上皮薄，且血流丰富，故药物通过肺泡吸收极其迅速。气体及挥发性药物（如吸入麻醉药及亚硝酸异戊酯等）可直接进入肺泡被迅速吸收；液体药物及固体药物则需要经过雾化成为极细颗粒（一般很难达到）方能有效吸收，一般颗粒直径小于 2μm 才可进入肺泡，通过肺泡吸收发挥作用；颗粒直径 3～10μm 可到达细支气管，如异丙肾上腺素气雾剂用于治疗支气管哮喘；粒径较大（大于 10μm）者大多滞留在鼻咽部或支气管黏膜，所以一般意义上的喷雾给药，都以局部治疗为主要目的（如抗菌、消炎、祛痰、通鼻塞等）。

（四）经皮给药

完整的皮肤吸收药物的能力较差，对多数药物均不易吸收，仅脂溶性极强的药物可经完整皮肤吸收，皮肤薄的部位（如耳后、心前区）吸收略强于皮肤厚的部位。药物通过皮肤吸收进入血液循环产生全身治疗作用，如使用硝苯地平贴皮剂以达到稳定持久的抗高血压疗效，硝酸甘油制成缓释贴皮剂预防心绞痛发作。康复治疗师通常可采用超声透入疗法和离子电渗疗法将镇痛药或抗炎药传输到皮下组织（如肌肉、肌腱或黏液囊），这些方法可以增加药物透过皮肤的吸收量。在皮肤给药时，应注意药物是否可以吸收入血、吸收的量多少，特别是当病变面积大、使用激素类药物、毒性较大的药物或小儿用药（儿童皮肤含水量高，经皮肤吸收比成年人快）的情况下，应特别注意。

二、分　　布

分布是指药物吸收进入血液循环后随着血流转运到机体各组织器官的过程。药物吸收后可分布到多个组织器官，各个组织器官药物的分布是不均匀的。药物的分布不仅影响药物的储存及消除速率，也影响药效和毒性。药物在体内的分布通常都进行得很快，可迅速在血液和各组织脏器之间达到可逆的平衡，也有一些药物分布到作用部位需要一定的时间。分布速度主要取决于组织器官的血液灌流速度和药物与血浆蛋白、组织细胞的结合能力。此外，药物载体转运蛋白的数量和功能状态、生理屏障作用，体液 pH，以及药物的分子量、化学结构、脂溶性等都能影响药物的体内分布。

（一）组织器官血流量

人体各组织器官的血流量是不均一的，血流量丰富的组织和器官，药物的分布速度快而且转运量较多，相反时，则分布速度慢和转运量较小。肝、肾等组织器官血管丰富，血流量大，药物浓度较高，有利于发挥作用，也易引起这些组织器官损害。吸收进入血液中的药物通过血液循环系统首先迅速向血流量大的器官（心、脑、肾等）分布，然后向血流量小的组织（脂肪、肌肉）转移，这种现象称为再分布（redistribution），如硫喷妥钠静脉注射后首先分布到血流量大的脑组织，随后由于其脂溶性高又向血流量少的脂肪组织转移，从而实现再分布，所以起效迅速，但维持时间短。

（二）药物与血浆蛋白结合

药物吸收入血后，可与血浆蛋白可逆结合成结合型药物，与游离型药物同时存在于血液中。弱酸性药物主要与清蛋白结合，弱碱性药物主要与 α_1-酸性糖蛋白结合，脂溶性强的药物主要与脂蛋白结合。游离型药物与结合型药物按一定结合率维持动态平衡。游离型药物分子量小，易跨膜转运，参与分布、代谢和排泄，是药物的活性形式；结合型药物分子量大，不易跨膜转运，不参与分布、代谢和排泄，是药物暂时的储存形式。

血浆蛋白及其结合位点数量有限，给药剂量增至一定程度，药物与血浆蛋白结合可达饱和状态，若再增加剂量，游离型药物浓度迅速上升，易引发毒性反应。药物与血浆蛋白的结合是非特异性的，多种药物与相同的血浆蛋白结合时可发生竞争性置换现象。例如，抗凝药华法林血浆蛋白结合率为99%，当与阿司匹林合用时，结合型的华法林从血浆蛋白结合部位被置换出来，使其游离型药物浓度明显增高，可引起自发性出血。此外，年老体弱、慢性肾小球肾炎及肝硬化等患者，血浆蛋白含量减少，用药后游离型浓度增高，也会使药物的作用增强或毒性增加。

（三）药物与组织细胞的亲和力

某些药物对某些组织细胞具有特殊的亲和力，与分布组织中存在的蛋白质、脂肪、酶及黏多糖等发生可逆的非特异性结合，使药物聚集在该器官组织细胞中，从而使药物分布表现出一定的选择性。如碘在甲状腺组织中的浓度比血浆高 1 万倍，抗疟药氯喹在肝内及红细胞内的浓度均高于血浆。

（四）体液的 pH 和药物的解离度

在生理情况下，细胞内液的 pH 为 7.0，细胞外液为 7.4。由于弱酸性药物在较碱性的细胞外液中解离增多，因而在细胞外液的浓度高于细胞内液，升高血液 pH 可使弱酸性药物由细胞内向细胞外转运，降低血液 pH 则使弱酸性药物向细胞内转移；弱碱性药物则相反。口服碳酸氢钠碱化血液可促进巴比妥类弱酸性药物由脑细胞向血浆转运；同时碱化尿液，可减少巴比妥类弱酸性药物在肾小管的重吸收，促进药物从尿中排出，这是临床上抢救巴比妥类药物中毒的措施之一。

（五）体内特殊屏障

人体各组织器官的血流量差异明显，大部分药物通过细胞外液迅速分布。然而，脑、胎盘及眼部等组织还具有特殊的屏障，药物能否分布到这些组织中则取决于药物通过屏障的能力。

1. 血脑屏障（blood-brain barrier）　是指血液与脑细胞、血液与脑脊液、脑脊液与脑细胞之间的屏障，脑组织的毛细血管内皮细胞紧密相连，形成了连续无膜孔的毛细血管壁，且外表面几乎全为星形胶质细胞包围，这种结构特点决定了某些大分子、水溶性或解离型药物难以进入脑组织。血脑屏障是保护大脑的生理屏障，只有脂溶性高及小分子药物才能以被动扩散的方式通过血脑屏障进入脑组织。但是在某些病理状态下（如脑膜炎）血脑屏障的通透性增大，一般不易进入中枢神经系统的大多数水溶性药物及在血浆 pH 为 7.4 时能解离的抗生素（氨苄西林、青霉素、林可霉素和头孢噻吩钠等）透入脑脊液的量明显增多，可达到有效的抗菌浓度，发挥治疗作用。新生儿血脑屏障发育尚未完善，药物容易透过而影响新生儿的大脑发育。

2. 胎盘屏障（placental barrier）　是指胎盘绒毛与子宫血窦之间的屏障，其能将母体和胚胎的血液隔开。胎盘屏障对药物的通透性与一般生物膜没有明显差别，几乎所有的药物都能穿透胎盘进入胎儿体内。药物进入胎盘后，即在胎儿体内循环，并很快在胎盘和胎儿之间达到平衡。因此，孕妇用药应特别谨慎，禁用可引起畸胎或对胎儿有毒性的药物，尤其是妊娠前 3 个月和分娩前期更应避免或减少用药。

3. 血眼屏障（blood-eye barrier）　吸收入血的药物在房水、晶状体和玻璃体等组织的浓度远低于血液，此现象是由血眼屏障所致。全身给药时，药物在眼内难以达到有效浓度，故作用于眼的药物多以局部应用为好。与血脑屏障相似，脂溶性或小分子药物比水溶性或大分子药物容易通过血眼屏障。

三、代　　谢

代谢是指药物吸收进入体内后，经酶或其他作用后会发生化学结构上的改变，即生物转化。生物转化的能力反映了机体对外来物质或药物的处置能力。绝大多数药物在体内被转化为极性更大的代谢物，有利于药物排出体外。药物在体内发挥作用后，需转化为无活性的形式来终止其作用及防止药物蓄积。体内药物代谢的主要场所是肝脏，也可发生在血浆、肾、肺、肠及胎盘。

（一）药物代谢的意义

药物经过代谢后其药理活性或毒性发生改变。大多数药物被灭活，药理作用降低或完全消失，但也有少数药物被活化而产生药理作用或毒性。需经活化才产生药理效应的药物称为前药（pro-drug），如可的松须在肝脏转化为氢化可的松而生效。药物的代谢产物与药物毒性作用有密切关系。如对乙酰氨基酚在治疗剂量时，95%的药物经葡萄糖醛酸化和硫酸化生成相应结合物，然后由尿排泄；另 5%则在细胞色素 P_{450} 单加氧酶系催化下与谷胱甘肽发生反应，生成巯基尿酸盐而被排泄，因此对乙酰氨基酚在治疗量时是很安全的。但如长期或大剂量使用，葡萄糖醛酸化和硫酸化途径被饱和，较多药物经细胞色素 P_{450} 单加氧酶催化反应途径代谢，因为肝脏谷胱甘肽的消耗量超过再生量，毒性代谢产物 N-乙酰对位苯醌亚胺便可蓄积，与细胞内大分子（蛋白质）上的亲核基团发生反应，引起肝细胞坏死。

（二）药物代谢的方式

生物转化过程一般分为两个时相进行。

Ⅰ相反应（phase Ⅰ reactions）通过氧化、还原、水解在药物中引入或脱去功能基团（—OH、

—NH$_2$、—SH）使原型药生成极性增高的代谢产物。这些代谢产物大多为无活性的，不再产生药理作用。这一过程主要由肝微粒体混合功能氧化酶（细胞色素 P$_{450}$）及存在于细胞质、线粒体、血浆、肠道菌丛中的非微粒体酶催化。若 Ⅰ 相反应产物具有足够的极性，则易被肾脏排泄。但许多 Ⅰ 相代谢物并不被迅速排泄，而是进入 Ⅱ 相反应。

Ⅱ 相反应（phase Ⅱ reactions）为结合反应，该过程在药物分子结构中暴露出的极性基团与体内的化学成分如葡萄糖醛酸、硫酸、甘氨酸、谷胱甘肽等经共价键结合，生成易溶于水且极性高的结合物从尿液排出体外。大量药物的代谢是经 Ⅰ、Ⅱ 两相反应先后连续进行，但也有例外，如异烟肼代谢时，是先由其结构中的酰肼部分经 Ⅱ 相反应（乙酰化）生成氮位乙酰基结合物（N-乙酰异烟肼）后再进行 Ⅰ 相反应（水解），生成肝毒性代谢产物乙酰肼和乙酸。药物不同代谢的程度受个体、种族、剂量、药物作用、肝肾功能状态的影响。

（三）药物代谢酶

体内绝大多数药物是需要特异性细胞酶催化的，这些酶位于内质网、线粒体、胞质液、溶酶体、核膜和质膜上，可分为两类。

1. 专一性酶 如胆碱酯酶、单胺氧化酶等，它们只能转化乙酰胆碱和单胺类等一些特定的药物或物质。

2. 非专一性酶 可以催化多种药物代谢的酶系统，称为药物代谢酶（简称肝药酶），包括 Ⅰ 相代谢酶系统（如细胞色素 P$_{450}$、环氧化物水合酶、水解酶、黄素单加氧酶、醇脱氢酶和醛脱氢酶）和 Ⅱ 相代谢酶系统（如葡萄糖醛酸转移酶、谷胱甘肽转移酶、硫酸转移酶、乙酰转移酶和甲基转移酶）。根据这些酶在细胞内的部位分为微粒体酶和非微粒体酶，前者更为重要。在肝脏中参与药物代谢的代谢酶中以细胞色素 P$_{450}$ 最为重要。

细胞色素 P$_{450}$（cytochrome P$_{450}$，CYP）为肝脏混合功能氧化酶系中最主要的酶，主要存在于肝细胞内质网中，结构与血红蛋白相似，属于可自身氧化的亚铁血红素蛋白家族，因其在 450nm 有特异吸收峰被称为 P$_{450}$ 酶。CYP 能催化 60 种以上的代谢反应，促进数百种药物的代谢。现已在人体中分离出 70 余种 CYP 亚型酶，在人类肝脏中与药物代谢密切相关的 CYP 主要是 CYP1A2、CYP2A6、CYP2B6、CYP2C9、CYP2C19、CYP2D6、CYP2E1 和 CYP3A4。近年还发现在肾上腺、肾、肺、胃肠黏膜及皮肤等组织中也有少量存在。

CYP 催化底物的选择性低，不同的 CYP 能催化同一底物，而同一种底物又被不同的 CYP 代谢，其作用的变异性大，可受多种因素影响。

（四）影响药物代谢的因素

1. 遗传因素 药物代谢的个体差异主要由药物代谢酶的个体差异引起，而遗传因素对药物代谢酶的个体差异起着重要的作用，多与微粒体酶活性差异有关。肝脏药酶系特别是 P$_{450}$ 的基因多态性，造成人体对某些药物代谢强弱与速度不同，可将人群分为强（快）代谢者和弱（慢）代谢者。不同种族间由于药物代谢酶的遗传特性差异可以导致药物代谢酶活性的差异，同一种族不同个体间由于药物代谢酶遗传基因的多态性也可以导致药物代谢酶活性差异，致使药物代谢差异。遗传因素是药物代谢差异的决定因素。这种差异会影响药物的药理作用、不良反应和致癌的易感性等。如人群对异烟肼的乙酰化有快型和慢型两种表型，慢型乙酰化个体服异烟肼后易发生周围神经病变，而快型乙酰化个体服异烟肼后易发生肝脏损伤。因此，临床用药时需考虑药物代谢酶的基因多态性。

2. 药物代谢酶的诱导与抑制 细胞色素 P$_{450}$ 一个重要的特性就是可以被诱导或抑制。许多药物长期应用时可使药物代谢酶发生变化，改变药物作用的持续时间与强度。能使药物代谢酶合成减少或活性降低的药物称作酶抑制剂（enzyme inhibitor）；能使药物代谢酶合成增加或活性增高的药物称作酶诱导剂（enzyme inducer）。苯巴比妥是典型的酶诱导剂，诱导药酶作用强，可加速抗凝血药双香豆素的代谢，使凝血酶原时间缩短。苯巴比妥还可以使自身代谢也加快，这一作用称自身诱导。自身诱导作用是药物产生耐受性的重要原因。可发生自身诱导的药物包括苯巴比妥、格鲁米特、苯妥英钠、保泰松等。药物代谢酶的被诱导程度受其表型和基因型遗传多态性的影响，野生型纯合子的可诱导性显著高于野生型杂合子，更高于突变型纯合子。有些药物可抑制肝微粒体酶的活性，导致同时应用的一些药物代谢减慢，如氯霉素可抑制甲苯磺丁脲和苯妥英钠的代谢。还有一些药物对某一药物的代谢来说是诱导剂，对另一药物的代谢却可能是抑制剂，如保泰松对洋地黄毒苷等药物的代谢起诱导作用，而对甲苯磺丁脲和苯妥英钠的代谢起抑制作用。因此，合用药酶诱导剂或抑制剂，是导致药物失效或中毒的原因之一，需要调整用药剂量以保证用药安全有效。常见的药酶诱导剂和药酶抑制剂及受影响药物见表 3-1。

表 3-1　常见的药酶诱导剂和药酶抑制剂及受影响的药物

药酶诱导剂	受影响的药物	药酶抑制剂	受影响的药物
苯巴比妥	苯巴比妥、可的松、苯妥英钠、地高辛、甲苯磺丁脲、香豆素类	异烟肼	安替比林、香豆素类、丙磺舒、甲苯磺丁脲
水合氯醛	口服避孕药、氯丙嗪、氨茶碱、多西环素	西咪替丁	地西泮、氯氮䓬
苯妥英钠	可的松、地塞米松、地高辛、茶碱	香豆素类	苯妥英钠
利福平	可的松、口服避孕药、甲苯磺丁脲	环丙沙星、依诺沙星	氨茶碱
乙醇	华法林、口服避孕药、甲苯磺丁脲	氯霉素	苯妥英钠、甲苯磺丁脲、香豆素类
保泰松	可的松、地高辛	保泰松	华法林、苯妥英钠、甲苯磺丁脲

3. 其他影响因素

（1）年龄　胎儿和新生儿肝微粒体中药物代谢酶活性很低，对药物的敏感性比成人高，常规剂量就可能出现很强的作用。老年人的药物代谢功能也会降低。

（2）疾病状态　肝脏疾病会影响代谢酶，当肝功能严重低下时，会对经肝脏代谢转化的药物产生较大的影响。此时，经肝脏代谢活化的药物，如可的松、泼尼松等的代谢激活作用被减弱，其疗效也被减弱；而主要经肝脏代谢失活的药物如甲苯磺丁脲、氯霉素等的代谢减弱，作用则被加强。

四、排　泄

药物原型及其代谢物通过排泄器官或分泌器官排出体外的过程称为排泄。大多数药物排泄属于被动转运，少数属于主动转运。肾是排泄药物的主要器官，非挥发性药物主要由肾脏随尿液排出；气体及挥发性药物则由肺随呼气排出，某些药物还可以由胆道、肺、乳腺分泌和排泄。

（一）肾排泄

肾脏的基本功能单位称为肾单位，每侧肾脏大约有 100 万个肾单位。药物的代谢物或结合物到达肾单位后，首先在肾小球滤过，之后依次通过近曲小管、髓袢、远曲小管和集合管。药物及其代谢产物经肾脏排泄的方式有 3 种：肾小球滤过、肾小管分泌和肾小管重吸收。

1. 肾小球滤过　肾小球毛细血管的膜孔较大，滤过压也较高，通透性大。因此除了与血浆蛋白结合的药物外，游离型药物及其代谢产物可水溶扩散，其过滤速度受血浆内药物浓度、肾小球滤过率及分子大小的影响。

2. 肾小管分泌　肾小管的近曲小管细胞能以主动分泌方式将少数的药物自血浆分泌进入肾小管随尿液排泄到体外。在肾小管上皮细胞内有两类转运系统，即有机酸分泌系统与有机碱分泌系统。有机酸分泌系统通过有机阴离子转运体家族[如 OATs、有机阴离子多肽转运体（OATPs）、寡肽转运体（PEPTs）、MRPs]主要转运弱酸性药物，如丙磺舒、青霉素、氢氯噻嗪等。有机碱分泌系统通过有机阳离子转运体家族[如有机阳离子转运体（OCTs）、OCTNs、多药及毒性化合物外排转运蛋白（MATEs）、P-gp]主要转运弱碱性药物，如普鲁卡因胺、奎宁等。这些转运体的选择性不高，当两个弱酸性药物合用时，可发生竞争性抑制。如丙磺舒与青霉素合用时，两者均可由阴离子转运体 OAT3 介导分泌，丙磺舒的转运较慢，可抑制青霉素的分泌，减少其从肾脏排泄，从而使青霉素的血药浓度提高、作用时间延长。

3. 肾小管重吸收 脂溶性高、非解离型的弱酸性药物和弱碱性药物及其代谢产物可经肾小管上皮细胞以简单扩散的方式被动重吸收进入血液。药物重吸收的程度取决于药物本身的理化性质如 pKa 和环境的 pH。改变尿液 pH 影响药物的解离度，从而改变药物的重吸收程度。弱酸性药物在碱性尿液中的解离型增加，脂溶性减小，不易被肾小管重吸收，排泄加快。如苯巴比妥、水杨酸等弱酸性药物中毒时，碱化尿液可使药物的重吸收减少，而增加排泄以解毒。

药物通过过滤或分泌到达肾单位，极性代谢产物停留在肾单位中最终被排泄，非极性代谢产物重吸收回组织间液（图 3-3）。

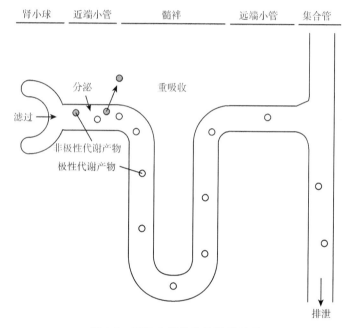

图 3-3 药物在肾单位的排泄过程

（二）胆汁排泄

部分药物在肝脏代谢后，转化为极性较强的水溶性代谢产物，可经胆道随胆汁转运至十二指肠，然后随粪便排出体外。肝损伤时胆汁分泌会减少，同时降低药物代谢速率，易导致药物中毒，如地高辛。

有些药物经胆汁排入十二指肠后经肠黏膜上皮细胞重吸收，经门静脉、肝脏重新进入体循环，此过程称为肠肝循环（hepato-enteric circulation）。肠肝循环的临床意义视药物经胆汁的排出量而定。如红霉素、利福平等大量从胆道排泌，并在胆汁中浓缩，在胆道内形成较高的药物浓度，有利于肝胆系统感染疾病的治疗。而强心苷中毒时，口服考来烯胺可在肠内和强心苷形成络合物，中断强心苷的肠肝循环，加快其粪便排泄，为急救措施之一。

（三）其他排泄途径

药物还可通过唾液、胃液、肠液、乳汁、汗液、泪液等排泄。乳汁 pH 略低于血浆，因此弱碱性药物在乳汁中的浓度可能高于血浆，如吗啡、阿托品可以较多地自乳汁排泄，故哺乳期妇女用药应注意，避免药物因乳汁分泌给新生儿带来不良影响。胃液酸度高，某些生物碱（如吗啡等）即使注射给药，也可向胃液扩散，洗胃是该类药物中毒的治疗措施和诊断依据。某些药物可自唾液排泄，如茶碱、安替比林等。由于唾液中的药物浓度与血药浓度有一定相关性，同时唾液样本采集方便，因此临床上有的药物可以通过唾液代替血液标本进行血药浓度的监测，如普鲁卡因胺。

第三节　药动学基本概念

　　药物的吸收、分布、代谢和排泄使体内药物浓度不断发生变化，而血液把体内过程的四个环节连接起来。血液中药物浓度变化反映了吸收、分布、代谢和排泄的动态变化，这种动态过程称为动力学过程。在药动学的研究中，常通过测定血药浓度的变化，选择合适的速率方程进行分析，计算药动学参数，从而定量描述药物在体内的动态变化规律，为临床制订给药方案提供依据。

一、药物浓度-时间曲线

　　在给药后一系列的时间采集血样，测定血药浓度，以时间为横坐标，以血药浓度为纵坐标，绘出药物浓度-时间曲线（concentration-time curve，C-T 曲线，又称药-时曲线或时量曲线），见图3-4。

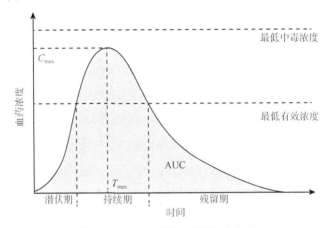

图 3-4　单次血管外给药药-时曲线

　　药-时曲线可分为三期：潜伏期（latent period）是指用药后到开始产生疗效的一段时间，静脉给药无明显潜伏期。持续期（persistent period）是指维持药物疗效的浓度或维持药物基本疗效的时间，其长短与药物的吸收及消除速率有关。残留期（residual period）是指药物浓度虽已降至最小疗效或最低有效浓度以下，体内药物尚未完全消除，此期与药物排泄缓慢有关，可产生蓄积作用，反复用药可产生蓄积中毒。药-时曲线反映了药物体内过程的动态变化。血管外单次给药的药-时曲线上升段表示药物吸收的快慢，吸收快，则升段坡度陡。药-时曲线高度表示药物吸收与消除达到平衡时血药浓度达最高峰。同一药物剂量越大，则峰值越高。曲线降段表示药物消除的快慢。

　　药峰浓度是指药-时曲线上的最大血药浓度值，即用药后所能达到的最高血浆药物浓度，常见的符号是 C_{max}，单位以 μg/mL 或 mg/L 表示。药物血浆峰浓度与其临床应用密切相关，即直接关系到疗效与安全性。药峰浓度达到有效浓度才能显效，浓度越高效果越强，但如超出了安全范围则可显示出毒性反应。

达峰时间是指给药后药-时曲线上达到药峰浓度所需的时间，常以符号 T_{max} 表示，单位以 h 或 min 表示。达峰时间短，表示药品吸收快，起效迅速，同时消除也快；而达峰时间长，表明药品吸收和起效较慢，作用持续时间较长。达峰时间是应用药物和研究药品制剂的一个重要指标。

药-时曲线与时间轴共同围成的面积称为曲线下面积（area under curve，AUC），可以反映药物吸收进入血液循环的相对量，与药物吸收的总量成正比。血管内给药如静脉给药的 AUC 最大。

二、药物消除动力学

药物的消除指药物进入血液循环后，其血药浓度不断衰减的过程。药物消除动力学过程反映药物在体内消除速率的特点。药物消除过程的动态规律，均可用速率方程表达：$dC/dt = -K_e C^n$。式中 C 为血药浓度，t 为时间，dC/dt 为消除速率，K_e 为消除速率常数，负号表示血药浓度随时间延长而降低。

在药物动力学研究中，通常将药物消除动力学分为如下三种类型。

（一）一级消除动力学

一级消除动力学（first-order elimination kinetics）也称恒比消除，体内药物按恒定比例消除，在单位时间内的消除量与血浆药物浓度成正比。血药浓度与时间呈指数曲线，血药浓度的对数时间图为直线（图 3-5）。

一级消除动力学方程：

$$\frac{dC}{dt} = -K_e C \ (n=1)$$

式中，C 为血药浓度；t 为时间；K_e 为消除速率常数，反映体内药物的消除速率；负号表示药物经消除血药浓度随时间降低。

t 时的血药浓度 C_t 与初始血药浓度 C_0 的关系：$C_t = C_0 e^{-K_e t}$，计算 $t_{1/2}$：因 $C_t = 1/2 C_0$ 可得 $t_{1/2} = 0.693/K_e$，因此 $t_{1/2}$ 为恒定值（图 3-6A）。

当机体消除能力正常，用药量又未超过机体最大消除能力时，绝大多数药物都属于一级动力学消除。该过程具有以下特点：半衰期为恒定值，与给药剂量无关；一次给药的药-时曲线下面积与剂量成正比；一次给药情况下，尿排泄量与剂量成正比。

（二）零级消除动力学

零级消除动力学（zero-order elimination kinetics）也称恒比消除，药物的消除速率在任何时间都恒定，与药物浓度无关。当机体消除能力低下，或用药量过大，超过机体最大消除能力时，药物按零级消除动力学消除，即不论血浆药物浓度高低，单位时间内消除等量药物。此时体内药物浓度（C）的消除速率（dC/dt）为一常数。在对数坐标图上其药-时曲线呈曲线（图 3-5），故称非线性动力学（nonlinear kinetics）。

其方程式是：

$\frac{dC}{dt} = -K_0 \ (n=0)$，此处的 K_0 为零级消除动力学常数。

t 时的血药浓度 C_t 与初始血药浓度 C_0 的关系：$C_t = -K_0 + C_0$，为一直线方程，表明体内的消除速率与初始浓度无关。

该过程具有以下特点：消除速度为常数；$t_{1/2}$ 不是恒定值，与初始血药浓度有关；具饱和性，多次用药时血药浓度可超比例升高，易致蓄积性中毒。

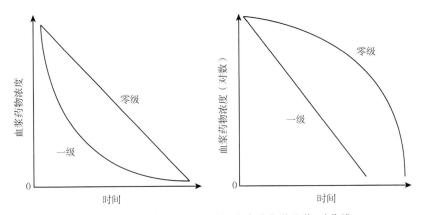

图3-5 一级消除动力学和零级消除动力学的药-时曲线

（三）混合消除动力学

一些药物（如苯妥英钠、阿司匹林、乙醇等）在体内可表现为混合消除动力学，低浓度或低剂量时按一级动力学消除，达到一定高浓度或高剂量时，按零级动力学消除（图3-6B），符合酶动力学的米氏动力学（Michaelis-Menten kinetics）过程。符合此类消除的药物常以主动转运或易化扩散方式转运或主要经代谢消除，当药物达到一定浓度后，转运体和代谢酶会出现饱和现象，消除速率恒定，即零级消除，在浓度降低时再以一级动力学消除。认识和理解非线性动力学对于指导临床用药具有重要的意义，如阿司匹林的剂量从0.3g增加至10g时，$t_{1/2}$将会由0.25h增加至20h，因此阿司匹林大剂量应用时注意消除减慢导致蓄积中毒的可能性。

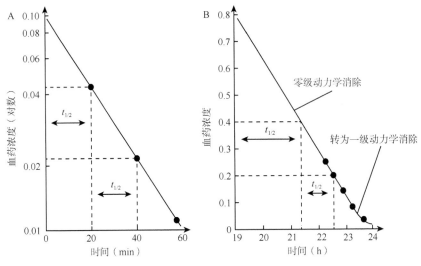

图3-6 一级消除和非线性消除

三、药动学基本参数及意义

（一）生物利用度

生物利用度（bioavailability，F）是指药物经血管外途径给药时，药物制剂实际吸收进入血液循环的相对量和速度。吸收进入血液循环药物的相对量以 AUC 表示，而药物进入全身循环的速度以达峰时间表示。一般来说，应用不同剂型的药物后，血药浓度达峰时间的先后可反映生物利用度的速度差异。

$$F = \frac{A}{D} \times 100\%$$

式中，A 为体内药物总量；D 为用药剂量。

生物利用度可分为绝对生物利用度和相对生物利用度。

绝对生物利用度可用于评价同一药物不同途径给药的吸收程度。静脉注射时的生物利用度应为 100%，如以血管外给药（如口服）的 AUC 和静脉注射的 AUC 进行比较，则可得药物的绝对生物利用度：

$$F = \frac{AUC血管外给药}{AUC静脉注射} \times 100\%$$

相对生物利用度是判定两种药物制剂是否具有生物等效性（bioequivalence）的依据。如对同一血管外给药途径的某一种药物制剂（如不同剂型、不同药厂生产的相同剂型、同一药厂生产的同一品种的不同批产品等）的 AUC 与相同标准制剂的 AUC 进行比较，则可得相对生物利用度：

$$F = \frac{AUC受试制剂}{AUC标准制剂} \times 100\%$$

不同药厂生产的同一种剂型的药物，甚至同一个药厂生产的同一种药品的不同批产品，生物利用度可能有很大的差别，其原因在于晶型、颗粒大小或药物的其他物理特性、处方和生产质量控制情况，均可影响制剂的崩解和溶解，从而改变药物的吸收速度和程度。如不同厂家生产的地高辛生物利用度可以相差 4 倍以上（图 3-7）。临床上应重视不同药物制品的生物不等效性，特别是治疗指数低或量-效曲线陡的药物，如苯妥英钠、地高辛等。

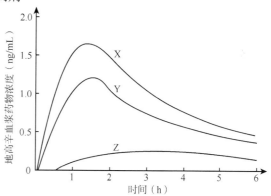

图 3-7　三个不同厂家地高辛的药-时曲线图

（二）表观分布容积

表观分布容积（apparent volume of distribution，V_d）是指当血浆和组织内药物分布达到平衡时，体内药物按血浆药物浓度在体内分布所需体液容积。$V_d = A/C$，单位为 mL 或 mL/kg（体重）。A 为体内药物总量，C 为血浆和组织内药物达到平衡时的血浆药物浓度。由于药物在体内的分布并不是均匀的，因此 V_d 并不是一个生理的容积空间，只是假定当药物在体内按血浆药物浓度均匀分布时所需容积。根据 V_d 的大小可以推测药物在体内的分布情况。如体重 70kg 的男子（总体液量约为 42L，占体重 60%）给予 0.5mg 地高辛时，血浆浓度为 0.78ng/mL，V_d 为 641L，提示其主要分布于血浆以外的组织。实际上，地高辛因为疏水性强，主要分布于肌肉和脂肪组织，血浆内仅有少量药物。

脂溶性低、与血浆蛋白结合率高及与组织蛋白结合率低的药物则表观分布容积小；相反，药物脂溶性高则有利于药物从血液进入组织，表观分布容积大。表观分布容积虽然是一个理论容量，但可反映药物分布的广泛程度或与组织中生物大分子结合的程度。可用于推测药物分布范围：$V_d = 5L$ 左右，表示药物大部分分布于血浆；$V_d = 40L$，表示药物分布于全身体液及各组织器官；$V_d = 100 \sim 200L$，表示药物在体内某器官集中分布。V_d 是药物的分布特征参数，对于某一具体药物来说，V_d 值恒定，其值可以反映该药物的分布特征。一般水溶性或极性大的药物，不易进入细胞内或脂肪组织中，血药浓度较高，表观分布容积较小；亲脂性药物在血液中浓度较低，表观分布容积通常较大，往往超过体液总体积。

（三）半衰期

半衰期（half time，$t_{1/2}$），通常是指消除半衰期，为血浆药物浓度下降一半所需要的时间。其长短可反映体内药物消除速度，$t_{1/2}$ 短，药物消除快。

根据半衰期可确定给药间隔时间，通常给药间隔时间约为 1 个 $t_{1/2}$。$t_{1/2}$ 过短的药物，若毒性小时，可加大剂量并使给药间隔时间长于 $t_{1/2}$，这样既可避免给药过频，又可在两次给药间隔内仍保持较高血药浓度。如青霉素的 $t_{1/2}$ 仅为 1h，但通常每 6～12h 给予大剂量治疗。根据 $t_{1/2}$ 可以估计连续给药后达到稳态血浆药物浓度的时间和停药后药物从体内消除所需要的时间。

同时，康复治疗师可通过药物的 $t_{1/2}$ 来判断患者在康复治疗时出现的某些症状是否与药物有关。如一个药物的 $t_{1/2}$ 是 2h，10h（即 5 个 $t_{1/2}$）左右 95% 的药物将被消除。如果患者在停药 72h 后出现了持续的头痛和头晕等症状，那么应考虑是药物以外的其他因素（如神经肌肉骨骼或前庭损伤等）引起这些症状，此时需要对患者进行相应的检查进一步明确影响因素。

但同一药物用于不同个体时，由于生理与病理情况不同，$t_{1/2}$ 可能发生变化，为此，根据患者生理与病理情况下不同的 $t_{1/2}$ 制订个体化给药方案，对治疗浓度范围小的药物是非常必要的。联合用药时可因药酶诱导或抑制作用而改变药物的 $t_{1/2}$，此时也要调整给药方案以保证临床用药的安全与有效。

绝大多数药物的消除按一级动力学消除，血药浓度越高，单位时间消除药量越多。按一级消除动力学方程式计算 $t_{1/2} = \dfrac{0.693}{K_e}$，$t_{1/2}$ 为常数，不受药物初始浓度和给药剂量影响，仅取决于 K_e 值。因此，按一级动力学消除的药物，一次用药后经 4～5 个 $t_{1/2}$，体内药量可消除 96% 以上，也就是说经过 5 个 $t_{1/2}$ 药物可以从体内基本消除。反之，若按固定剂量、固定间隔时间给药，或恒速静脉滴注，经 4～5 个 $t_{1/2}$ 体内药物浓度基本达到稳态血液浓度（图 3-8）。

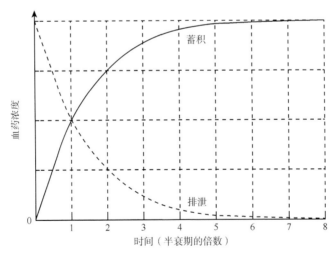

图 3-8　药物在体内蓄积、排泄与半衰期的关系

按零级动力学消除的药物，计算 $t_{1/2}$：因 $C_t = -K_0 t + C_0$，$C_t = 1/2 C_0$ 得 $t_{1/2} = 0.5 \dfrac{C_0}{K_e}$。提示，药物按零级动力学消除时，$t_{1/2}$ 和血浆药物初始浓度成正比，即给药剂量越大时 $t_{1/2}$ 越长。

在临床用药中，$t_{1/2}$ 具有重要意义：①药物分类的依据。根据药物的 $t_{1/2}$ 将药物分为短效类、中效类和长效类。②可确定给药间隔时间。$t_{1/2}$ 越长，给药间隔时间越长。③可预测药物基本消除时间。停药 4～5 个 $t_{1/2}$，即可认为药物基本消除。④可预测药物达稳态血药浓度时间。以 $t_{1/2}$ 为给药间隔时间，分次恒量给药，经 4～5 个 $t_{1/2}$ 可达稳态血药浓度。

（四）清除率

清除率（clearance，CL）也称血浆清除率，指单位时间内有多少毫升血浆中的药物被机体（体内诸消除器官）所清除，是肝、肾及其他途径清除率的总和。计算公式为：

$$CL=V_d \times K_e \quad 或 \quad CL=\frac{D}{AUC}$$

式中，V_d 为表观分布容积，K_e 为消除速率常数，D 为体内药物量，AUC 为血药浓度曲线下面积。清除率以单位时间的容积（mL/min 或 L/h）表示。

肾脏疾病或心排血量减少时，通常会降低依赖肾脏清除药物的清除率。当清除率降低时，药物的 $t_{1/2}$ 将增加，药物的作用时间更长，给药剂量要相应调整。康复期间与患者保持沟通，及时了解患者的生理功能状态，可有效降低药物不良反应的发生率。

四、药物剂量的设计与优化

（一）多次给药的稳态血药浓度

在临床治疗中为维持有效血药浓度，常采用等量连续多次给药法。大多数药物按一级动力学规律消除，体内药物总量随着不断给药而逐步增多，直至从体内消除的药物量和进入体内的药物量相等，从而达到平衡，这种状态的血浆药物浓度称为稳态血药浓度（steady-state plasma concentration，C_{ss}）。稳态时，药物进入体内的药量与消除量达到动态平衡，血药浓度在稳态高限（$C_{ss,\,max}$）和低限（$C_{ss,\,min}$）之间水平波动（图 3-9），水平波动的平均值称为坪值，稳态血浆浓度又称坪值浓度（plateau concentration）。

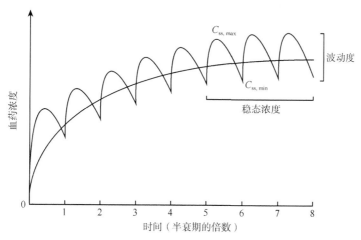

图 3-9 等量等间隔给药的药-时曲线

多次给药后药物达到稳态血浆浓度的时间仅取决于药物的消除半衰期，需 4～5 个 $t_{1/2}$。提高给药频率（缩短给药间隔时间）或增加给药剂量均不能使稳态血浆浓度提前达到，而只能改变体内药物总量（即提高稳态浓度水平）或峰浓度与谷浓度（坪值浓度上下限）之差。C_{ss} 的高低与剂量成正比，剂量大，稳态血药浓度高；剂量小，稳态血药浓度低（图 3-10A、C）；在每个半衰期用药总量不变的情况下，减小剂量增加给药频率，则 C_{ss} 的波动幅度减少（图 3-10A、B），但血药浓度趋坪时间不变。如果药物的安全范围较窄，则应仔细估计给药剂量和频率可能产生的峰浓度与谷浓度值。给药途径不同，血药浓度变化过程有差异，C_{ss} 波动范围不一。

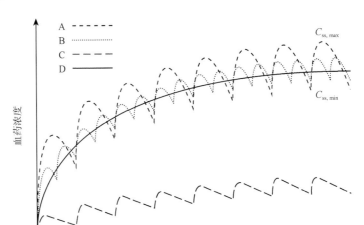

图 3-10　多次给药的药-时曲线

A：800mg，每个 $t_{1/2}$ 给药一次；B：400mg，每 0.5 个 $t_{1/2}$ 给药一次

C：200mg，每个 $t_{1/2}$ 给药一次；D：800mg，每个 $t_{1/2}$ 恒速静脉滴注

（二）靶浓度

靶浓度（target concentration）是指采用合理的给药方案使稳态血药浓度（C_{ss}）达到一个有效而不产生毒性反应的治疗浓度范围（即 C_{min} 高于最小有效浓度，C_{max} 低于最小中毒浓度）。根据治疗目标确立要达到的靶浓度（即理想的 C_{ss} 范围），再根据靶浓度计算给药剂量，制订给药方案。给药后还应及时监测血药浓度，以进一步调整剂量，使药物浓度始终准确地维持于靶浓度水平。

在大多数情况下，临床多采用多次间歇给药或是持续静脉滴注，以使稳态血药浓度维持于靶浓度。

（三）负荷剂量

按维持剂量给药时，通常需要 4～5 个 $t_{1/2}$ 才能达到稳态血药浓度，增加剂量或者缩短给药间隔时间均不能提前到达稳态血药浓度，只能提高血浆药物浓度，因此如果患者急需达到稳态血药浓度以迅速控制病情时，可用负荷剂量（loading dose）给药法（图 3-11）。负荷剂量是指首次剂量加大，然后再给予维持剂量，使稳态血药浓度（即靶浓度）提前产生。如心肌梗死后的心律失常需利多卡因立即控制，但利多卡因的 $t_{1/2}$ 是 1h 以上，采用静脉滴注，患者需等待 4～6h 才能达到治疗浓度，因此必须使用负荷剂量。

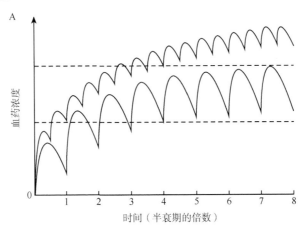

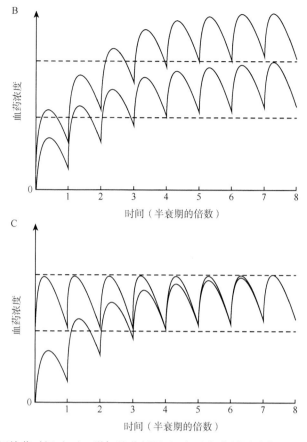

图 3-11　缩短给药时间（A）、增加给药剂量（B）及负荷剂量给药（C）的药-时曲线

如果口服间歇给药采用每隔 1 个 $t_{1/2}$ 给药一次，负荷剂量可采用首剂加倍；持续静脉滴注时，负荷剂量可采用 1.44 倍第 1 个 $t_{1/2}$ 的静脉滴注剂量静脉推注。

但使用负荷剂量也有明显的缺点：①如果是特别敏感的患者，可能会突然产生一个毒性浓度；②如果所用的药物有很长的 $t_{1/2}$，则在药物浓度过高时需较长的时间降低到合适浓度；③负荷量通常很大，而且常为血管给药，或是快速给药，容易在和血浆浓度迅速达到平衡的部位产生毒性作用。

（四）给药方案个体化

在制订一个药物的合理治疗方案时，必须熟悉所用药物的药动学参数 F、V 和 $t_{1/2}$，了解药物的吸收速度和分布特点，并且要根据可能引起这些参数改变的患者情况对剂量进行调整。通常参考书中所提供的药动学参数（$t_{1/2}$、V_d 等），大多是人群的平均值，个体差异很大，另外一些病理、生理方面的原因也会改变这些参数。临床用药过程中，除参考人群的药动学参数外，还应根据患者的体质、病情、并发症、疗效和不良反应等，选择最适宜的剂量或用药间隔，即给药方案个体化（individualization）。个体差异导致服用药物后，可能会不同程度地影响机体功能和康复治疗效果。而康复治疗师通常比其他医护人员拥有更多与康复患者相处的时间，因此康复治疗师更需要熟悉药物的药动学参数，帮助患者制订个体化的给药方案。这样，更能提高疗效、减少不良反应，保证安全有效地用药。

第四章　影响药物作用的因素

药物在机体内产生的药理作用是药物和机体相互作用的结果，受药物和机体的多种因素影响，故临床用药除了依据药物固有的药理作用之外，还应考虑各种药物因素、机体因素等对药物作用的综合影响，根据个体的情况，选择合适的药物和剂量，做到用药个体化。

第一节　药物因素

影响药物作用的药物因素除了药物的剂量，即量效关系之外，还与药物剂型、给药途径、给药时间与次数、连续用药、联合用药引起的药物相互作用等相关。

一、药物制剂与给药途径

药物可制成多种剂型，采用不同的给药途径，其效应也会有差异。如不同剂型的同种药物，口服吸收率：水溶液>散剂>胶囊剂>片剂，如将片剂溶解变成为水溶液，则更易吸收；注射剂的水溶液比油剂和混悬剂吸收快，但作用维持时间短。控释剂是一种可以控制药物缓慢释放的制剂，其作用更为持久和温和。

给药途径影响药物的吸收、起效快慢和作用维持时间的长短。不同给药途径药物起效时间通常是静脉注射>气雾吸入>腹腔注射>舌下含服>肌内注射>皮下注射>口服给药>皮肤给药。同一制剂药物可有不同的给药途径，有些药物给药途径不同，其作用性质发生相应改变。例如，硫酸镁溶液口服可产生导泻和利胆作用，而肌内注射则呈现抗惊厥作用。

给药途径在某些细节上不符合规范，有可能带来严重后果。如舌下含片应放在舌下，而吞服硝酸甘油舌下含片则无即刻缓解心绞痛的作用；肠溶片嚼碎后吞服会降低疗效或增加上消化道刺激性；缓释或控释片剂嚼碎后吞服将明显改变制剂预期的体内过程，易增强作用甚至引发中毒。

二、药物相互作用

药物相互作用（drug interaction）是指联合应用两种或两种以上药物时，药物之间的相互影响可改变药物的体内过程及机体对药物的反应性，从而使药物的药效或毒性发生变化。因此，充分了解联用药物的药理作用和用药目的及药物间相互作用，有利于避免配伍禁忌，实现疗效协同、拮抗不良反应、延缓耐药性的联合用药目的。

1. 配伍禁忌（incompatibility）　指两种或两种以上药物调配在一起时，发生的物理或化学变化，如浑浊、沉淀、产生气体及变色等，降低疗效，甚至产生毒性而影响药物的使用。例如，乳糖酸红霉素先用灭菌注射用水溶解稀释后，才可进一步稀释于生理盐水，直接用生理盐水溶解易发生沉淀；去甲肾上腺素在碱性溶液中易氧化而失效。

2. 药动学相互作用　当某一药物影响另一药物的体内过程时，就形成了药动学相互作用。

（1）影响吸收 有些药物可改变胃肠道的 pH 而影响其他药物的解离度，进而影响其吸收。硫酸亚铁与四环素同时口服，在肠道内可形成难溶性的络合物，两药吸收都减少，既达不到前者治疗缺铁性贫血的目的，又达不到后者抗感染的效果。

（2）竞争血浆蛋白结合 阿司匹林与血浆蛋白结合力强，可将双香豆素类从血浆蛋白结合部位置换出来，抗凝作用增强。新生儿服用磺胺类或水杨酸类药物，可将胆红素从血浆蛋白置换出来，引起胆红素脑病。

（3）影响生物转化 许多药物诱导或抑制肝药酶而影响其他药物在体内的生物转化，从而使其药理作用、不良反应等发生改变。如抗真菌药咪康唑抑制肝药酶，可抑制同时合用的口服抗凝剂华法林在肝脏的生物转化，导致抗凝作用增强，引起机体出血。

（4）影响药物排泄 尿液呈酸性时可使弱碱性药物解离型增多，使弱碱性药物在肾小管的重吸收减少，排出量增加；同样，尿液呈碱性时可使弱酸性药物排出量增多。许多弱酸性药物及其代谢产物可从肾近曲小管主动转运分泌，如水杨酸类、丙磺舒、呋塞米、青霉素等，当这些药物合用时，可竞争转运载体，使排泄减少，导致作用或毒性增加。

碳酸氢钠解救巴比妥类口服中毒时，碳酸氢钠碱化吸收环境、血液和尿液，从而阻止巴比妥类从消化道吸收、促进巴比妥类从中枢神经系统转移至血浆而减少其在作用部位的分布，同时，阻止巴比妥类在肾小管重吸收而加速排泄。

3. 药效学相互作用

（1）协同作用（synergism） 地西泮与氯丙嗪联用时两者中枢抑制作用协同。磺胺药抑制二氢叶酸合成酶，甲氧苄啶抑制二氢叶酸还原酶，两药联用则双重阻断叶酸代谢，抗菌活性由单用时抑菌变为联用时杀菌。

（2）拮抗作用（antagonism） 纳洛酮可拮抗吗啡的作用。抗凝药肝素带强负电荷，过量可引起出血，而鱼精蛋白带强正电荷，能与肝素形成稳定的复合物，静脉注射后，可使肝素抗凝作用迅速消失。苯巴比妥能诱导肝药酶，可使联用药物的代谢加速，作用减弱。

三、给药时间

许多药物给药时间有相应要求，可根据：①出现所需效应的时间，如急救时即刻用药，催眠药临睡前口服，短效胰岛素餐前半小时皮下注射；②减少影响因素的干扰，如口服易受食物影响，一般而言，饭前服药，吸收较好且起效快；③减少药物不良反应，如对胃肠道有刺激性的药物宜饭后服用；④顺应生物节律，如糖皮质激素类药物长期使用时，根据内源性激素的昼夜分泌节律，采用每日或隔日上午 8 时一次顿服，既能达到疗效，又可减轻对下丘脑-垂体-肾上腺皮质轴的负反馈抑制所引起的不良反应。

四、长期用药

长期反复用药可引起机体（包括病原体）对药物反应发生变化，主要表现为耐受性、耐药性和依赖性（见第二章）。还可因长期用药突然停用而发生停药综合征。

（一）耐受性

耐受性（tolerance）是指机体在连续多次用药后对药物的反应性降低。增加剂量可恢复反应，停药后耐受性可消失。根据耐受性的产生时间或表现形式可分为两种情况。

1. 快速耐受性（tachyphylaxis） 在短期内连续用药数次后立即发生的耐受现象。如短期内反复使用麻黄碱、间羟胺等间接作用的肾上腺素受体激动药，由于囊泡内的去甲肾上腺素迅速耗竭而导致作用的减弱。

2. 交叉耐受性（cross tolerance）　机体对某药产生耐受性后，对同类的另一药敏感性也降低。

（二）耐药性

耐药性（resistance）是指病原体或肿瘤细胞对反复应用的化疗药物的敏感性降低，也称抗药性。此时往往需加大剂量才能有效，或不得不改用其他药物。抗菌药物剂量、疗程不足是导致病原体产生耐药性的重要原因。

第二节　机 体 因 素

1. 年龄　儿童和老年人体内药物代谢与肾脏排泄功能较低，大部分药物可能会产生较强和更持久的作用。

儿童对药物的敏感性与成人有显著的不同，且体液占体重比例较成人高，水盐代谢率较快，其血浆蛋白总量较少，药物与血浆蛋白的结合率较低，因此，影响药物的吸收、分布和消除。随着肝脏、肾脏和其他器官系统的开始成长与成熟，药物剂量须根据机体变化做出相应调整。

随着年龄的增长，老年人在机体生理和生化功能等方面会出现一些改变，多数老年人常患有多种慢性疾病，需服用更多的药物，发生药物相互作用的概率相应增加。因药物作用相近或不良反应相近的药物合并应用，会加重不良反应，因此，一般合用药不宜超过 3 或 4 种。

老年人体内水分、肌肉组织、血浆蛋白减少，重要器官如心、肝、肾功能减退，药物消除率减慢，$t_{1/2}$ 明显延长，血浆游离的药物浓度相对增高。所以老年人原则上使用最少的药物进行治疗，且应用最小有效剂量，或者是由小剂量逐渐增大，直至找到最适宜的剂量。老年人一般采用成人剂量的 1/2～2/3 或 3/4 为宜，最好是剂量个体化，这对主要经肾排泄而且治疗指数较小的药物尤为重要。

2. 性别　女性有月经、妊娠、分娩、哺乳期等特点，用药时应注意。女性脂肪比例比男性高，而水的比例男性比女性低，可影响药物的分布和作用。女性长期应用性激素类药物可造成内分泌紊乱等不良反应。月经期和妊娠期禁用抗凝血药和作用强烈的泻药，以免月经过多、流产、早产或出血不止。有些药物能通过胎盘进入胎儿体内，对胎儿生长发育和活动造成影响，严重者导致畸胎，故妊娠期用药应十分慎重。

3. 遗传因素　遗传是药物代谢和效应的决定因素。基因是决定药物代谢酶、转运蛋白和受体活性及功能表达的结构基础，基因的突变可引起所编码的药物代谢酶、转运蛋白和受体蛋白氨基酸序列及功能异常，成为产生药物效应个体差异的主要原因。

如双香豆素的血浆 $t_{1/2}$ 在同卵双生个体之间相差无几，而在异卵双生个体间可相差几倍。许多药物如异烟肼需在肝乙酰基转移酶作用下经乙酰化灭活。乙酰化速度在人群中有快乙酰化型和慢乙酰化型，在服用同样剂量的异烟肼后，前者的血药浓度较低，$t_{1/2}$ 较短，因此其多发性外周神经炎的发生率也较少。华法林耐受者，由于肝内维生素 K 环氧化还原酶的受体与华法林亲和力降低，使临床用药药效下降。

特异质反应是一种性质异常的药物反应，通常与遗传变异有关。红细胞缺乏葡萄糖-6-磷酸脱氢酶（G-6-PD）是人类最常见的遗传缺陷，G-6-PD 可维持红细胞内的谷胱甘肽（GSH）的含量，而 GSH 是防止溶血所必需的。G-6-PD 缺乏的患者服用治疗量的对乙酰氨基酚、阿司匹林、磺胺类药、伯氨喹等可减少红细胞中的 GSH，引起溶血性贫血。琥珀酰胆碱是一种神经肌肉阻滞剂，正常人注射后，迅速被血浆和肝中的假性胆碱酯酶水解，肌松作用只能维持数分钟，但某些遗传性假性胆碱酯酶缺乏者，肌松作用可持续数小时，甚至引起呼吸肌麻痹。

4. 疾病状态　疾病本身可导致药效学和药动学的改变。如肝肾功能损伤易引起药物体内蓄积，产生过强或过久的药物作用，甚至发生毒性反应。回肠或胰腺疾病、心力衰竭或肾病综合征均可导致回肠黏膜水肿，吸收障碍而使药物吸收不完全。肾病综合征、营养不良可使血浆蛋白含量下降，血中游离型药物浓度增加。此外，营养不良还可导致肝药酶活性降低，药物代谢减慢，且因脂肪组织减少，可影响药物的储存，使药物效应增强，$t_{1/2}$延长，甚至引起毒性。心肌细胞内钙离子浓度下降，使强心苷类药物增强心肌收缩力的作用下降，而缺氧、低血钾是强心苷中毒的诱发因素。

第三节　其他因素

1. 精神因素　医护人员的语言、态度，以及患者的情绪等均可影响药物的疗效，医护人员应充分调动精神因素中乐观积极的一面以提高药物的疗效。安慰剂（placebo）是指无药理活性的物质，对一些慢性疾病，如高血压、心绞痛等能产生一定的疗效，就是精神因素所致。但另一方面，在评价药物的疗效时，应尽量排除精神因素的干扰。

2. 饮食　饮食会影响药动学及机体对药物的反应性。但是，大多数食物与药物的相互作用并不会明显改变药物的临床效果。然而，有一些食物-药物组合，会发生严重的相互作用，应注意避免，如柚子可抑制代谢某些药物的酶，与药物一起口服时提高药物的生物利用度，从而增加出现不良反应的风险。发酵奶酪和葡萄酒等食品，因含有酪胺，在体内会释放出大量儿茶酚胺，如与单胺氧化酶抑制剂一起食用，儿茶酚胺不能被灭活，致血压升高，甚至出现高血压危象。

3. 其他　长期饮酒或吸烟可诱导肝药酶，加速药物代谢，但急性酒精中毒可改变肝血流或抑制肝药酶活性而抑制药物代谢。生活与工作环境中的各种物质如粉尘、尾气、水中的重金属离子、农作物中的杀虫剂等长期与人接触，最终都会改变肝药酶的活性，影响药物代谢。

第二部分
中枢神经系统药物

第五章 中枢神经系统药理概述

中枢神经系统（central nervous system，CNS）是人类智力和行为能力的中心，负责支配和调控人类行为。中枢神经系统内的神经元以高度复杂的模式通过突触相互作用介导信息传递。临床上使用中枢神经系统药物来调节这些神经元的活动，以治疗特定的疾病或改变中枢神经系统的兴奋水平。本章简要介绍中枢神经系统的组织结构和用来改变大脑、脊髓活动的药物策略。

第一节 中枢神经系统组织

中枢神经系统可以大致分为脑和脊髓（图 5-1）。脑又可根据解剖学或功能进行细分。以下是对脑和脊髓组织的简要概述，并在某些方面说明了特定的中枢神经系统药物倾向发挥其疗效的部位。

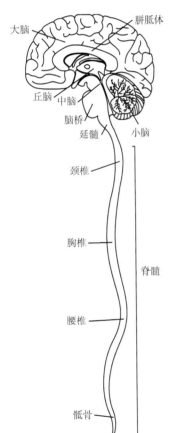

图 5-1　中枢神经系统构成简图

一、脑

（一）大脑

大脑是整个脑中的最大和最靠端头的部分。大脑由两个半球组成，每个半球按解剖学分为额叶、颞叶、顶叶和枕叶。大脑的最外侧，也称为皮质，是中枢神经系统的最高级部分，也是中枢神经系统信息传递整合的部分。特定皮质区域与感觉、运动功能、智力和认知能力密切相关，部分皮质区域也与短时记忆和言语有关。大脑皮质还在某种程度上对下层大脑功能进行监控，并可能影响其他神经活动的进行，如自主神经系统。

大多数中枢神经系统治疗药物往往通过改变大脑和脊髓的结构与功能来间接影响皮质功能。但也存在例外，如抗癫痫药通常直接针对大脑皮质的兴奋性神经元，抗阿尔茨海默病等增强认知功能的药物也可能在大脑皮质中发挥其主要作用。

（二）基底神经节

基底神经节是位于大脑半球深处的一组特定区域，由尾状核、壳核、苍白球和豆状核构成，主要参与运动行为的调节；基底神经节功能障碍在帕金森病和亨廷顿舞蹈病等运动障碍疾病中非常明显，某些治疗这些运动障碍的药物正是通过调节基底神经节结构而发挥作用。

（三）间脑

间脑是包围大脑第三脑室的区域，它由丘脑和下丘脑等几个重要的部分组成。丘脑含有不同的核团，这些核团对某些类型的感觉的整合及其与大脑其他区域（如体感皮层）的联系至关重要。下丘脑参与多种身体功能的控制，包括温度控制、食欲、液体平衡和某些情绪反应。此外，下丘脑在控制垂体激素释放功能方面也很重要。一些影响感觉和控制身体功能的中枢神经系统药物可能通过作用于丘脑和下丘脑发挥作用。

（四）中脑和脑干

中脑是大脑高级区域（大脑和间脑）与脑干之间的桥梁。脑干由脑桥和延髓组成。除了作为高级大脑和脊髓之间的通道外，中脑和脑干是负责控制呼吸和心血管功能的中心（血管运动中心）。网状结构也位于中脑和脑干。网状结构由一组神经元组成，这些神经元从上脊髓的网状物质延伸到中脑和丘脑。网状结构监测和控制意识，在调节大脑皮质的觉醒或警觉性方面很重要。因此，影响个体觉醒状态的中枢神经系统药物往往会对网状结构产生影响。镇静催眠药和一般麻醉剂往往会通过降低网状结构的活性而发挥作用，而某些中枢神经系统兴奋剂（如咖啡因、安非他明）可能会通过影响网状结构神经元的递质增加而诱发觉醒。

（五）小脑

小脑位于脑干背侧，由第四脑室与脑干隔开。从解剖学上讲，它分为两个半球，每个半球由三个叶（前叶、后叶和小叶结节）组成。小脑在维持身体平衡、调节肌肉张力和协调随意运动方面起着重要的作用，小脑还控制着负责维持平衡和姿势的前庭机制。药物通常不直接作用于小脑，但如果药物对小脑产生有毒副作用，可能会导致协调失衡和其他运动障碍。

（六）边缘系统

以上所描述的所有结构主要是根据它们与大脑的解剖关系进行划分的，而边缘系统则有所不同。边缘系统由分散在整个大脑中的若干结构组成，但通常被视为中枢神经系统中的一个功能单元或系统。边缘系统的主要组成部分包括皮质结构（如杏仁核、海马和扣带回）、下丘脑、某些丘脑核、乳突体、透明隔及其他一些结构。这些结构涉及对情绪和行为活动的控制。动机、攻击性、性行为和本能反应的某些方面可能也会受到边缘系统活动的影响。影响这些行为的中枢神经系统药物，包括一些抗焦虑和抗精神病药物，被认为主要通过改变边缘结构的活动发挥其有效作用。

二、脊　髓

脊髓位于脑干的尾端，作为中枢神经系统在远端延伸。脊髓呈圆柱形，由中央灰质组成，周围环绕着白质。灰质是不同神经元之间突触连接的区域。白质主要由上、下传导的纵行的有髓鞘神经纤维组成。某些中枢神经系统药物通过改变灰质特定区域的突触传递发挥部分或全部作用，而其他中枢神经系统药物，如麻醉性镇痛药，可能会影响脊髓灰质的突触传递及大脑其他区域的突触。有些药物可能会特别针对脊髓白质，如局部麻醉剂等药物可阻断白质中动作电位的传播，从而中断上行或下行信息（如脊髓阻滞）。

第二节 血 脑 屏 障

血脑屏障是中枢神经系统毛细血管的独特结构，通过选择性过滤方式限制进入大脑和脊髓的物质来保护中枢神经系统。血脑屏障在临床药物治疗中起着重要作用。针对中枢神经系统的药物必须能够通过血脑屏障从血液进入大脑和脊髓来发挥作用。一般来说，非极性脂溶性药物较易通过被动扩散方式透过血脑屏障，而极性和水溶性化合物通常较难进入大脑。通过药物化学修饰，包括纳米技术的使用，可以增加药物的亲脂性，从而使药物通过被动脂质扩散进入大脑，这让许多以前不能穿过血脑屏障的药物得以发挥作用。血脑屏障上也存在着几种主动转运系统，负责清除大脑中的药物和毒素。也就是说，某些药物可以通过被动扩散或其他方式进入大脑，但这些药物随后会迅速地从大脑中运出并返回到体循环中，这就使得某些药物在中枢神经系统内无法达到治疗浓度。对此，已经有大量研究探索抑制药物从中枢转出的方法，以确保这些药物在中枢能达到有效的治疗量。

第三节 中枢神经系统递质

神经元通常会释放一类特定的化学物质，将信号传递给中枢神经系统中的另一个神经元，这些化学物质被称为神经递质。脑和脊髓中的大多数神经连接都以化学突触为特征，这意味着化学神经递质可以通过两个神经元之间的间隙传播神经冲动。多种化学物质已被确定为大脑和脊髓内的神经递质。某些药物可使特定的神经递质在信号通路中的传递改变，而对其他递质通路几乎没有影响，这使得该药物能够对中枢神经系统产生相当特殊的作用，因此许多疾病可以在不改变其他中枢神经系统功能的情况下得到改善。有些药物可能具有更广泛的作用，并可能改变许多中枢神经系统区域的传播。中枢神经系统神经递质的主要种类包括乙酰胆碱、单胺类、氨基酸和多肽等。

1. 乙酰胆碱 乙酰胆碱存在于大脑的许多区域和外周组织（如骨骼神经肌肉接头和一些自主神经突触）。乙酰胆碱在大脑皮质中含量丰富，在认知和记忆中起着关键作用。起源于运动皮质大锥体细胞的神经元和许多起源于基底节的神经元也从终末轴突分泌乙酰胆碱。一般来说，中枢神经系统中的乙酰胆碱突触具有兴奋性。

2. 单胺类 单胺类是一组结构相似的中枢神经系统神经递质，包括儿茶酚胺（多巴胺、去甲肾上腺素）和5-羟色胺。多巴胺在大脑的不同部位发挥不同的作用。在基底节内，多巴胺由起源于黑质并投射到纹状体的神经元分泌。因此，它在调节运动控制方面很重要，这些多巴胺能神经元的缺失通常会导致与帕金森病相关的症状。多巴胺还影响心情和情绪，主要是通过其存在于下丘脑和边缘系统内的组织而发挥作用。虽然多巴胺在大脑中的作用非常复杂，但它通常会抑制释放多巴胺的神经元的兴奋性。

去甲肾上腺素由起源于脑桥蓝斑的神经元分泌，并投射到整个网状结构。去甲肾上腺素通常被视为中枢神经系统内的抑制性递质，但去甲肾上腺素突触活动后的总体效应通常是大脑的普遍兴奋，可能是因为去甲肾上腺素直接抑制其他产生抑制作用的神经元，这种去抑制现象通过消除抑制神经元的影响而引起兴奋。

5-羟色胺（5-hydroxytryptamin，5-HT）由起源于脑桥和脑干中线的细胞释放，并投射到许多不同的区域，包括脊髓背角和下丘脑。5-羟色胺被认为是中枢神经系统大多数区域的强抑制剂，并被认为在介导对疼痛刺激的抑制方面很重要。它还涉及控制情绪和行为的许多方面，5-羟色胺与包括抑郁和焦虑在内的几种精神障碍有关。

3. 氨基酸 一些氨基酸，如甘氨酸和γ-氨基丁酸（gamma aminobutyric acid，GABA），是大脑

和脊髓中重要的抑制性递质。位于脊髓各处的某些中间神经元似乎以甘氨酸作为抑制性递质,这种氨基酸也会导致大脑某些区域的抑制。同样,GABA 遍布中枢神经系统,被认为是主要的神经递质,抑制大脑和脊髓的突触前、突触后神经元。其他氨基酸,如天冬氨酸和谷氨酸,在整个大脑和脊髓中的浓度很高,这些物质引起中枢神经系统神经元的兴奋。近年来,这些兴奋性氨基酸受到了广泛的关注,因为其在中枢神经系统损伤和某些神经系统疾病(如癫痫、神经病理性疼痛、肌萎缩侧索硬化等)期间被大量释放,可能因此产生神经毒性作用。

4. 多肽 多种多肽类物质是中枢神经系统的神经递质。一种重要的肽是 P 物质,它是一种兴奋性递质,参与传递疼痛脉冲的脊髓通路。脊髓中 P 物质突触的活性增加可以调节疼痛感觉的传递。某些药物,如阿片类镇痛剂,可能会降低这些突触的活性。其他具有重要药理意义的肽类包括三个化合物家族:内啡肽、脑啡肽和强啡肽。这些肽也称为内源性阿片类物质,是某些大脑突触中的兴奋性递质,可抑制疼痛感觉,从而在体内产生疼痛时降低中枢对疼痛的感知。

最后,在中枢神经系统的各个区域都发现了甘丙肽、瘦素、神经肽 Y、血管活性肠肽和垂体腺苷酸环化酶激活肽。这些肽和其他肽类可通过直接作为神经递质或协同调节其他神经递质的作用,影响各种中枢神经系统功能。

5. 其他递质 除了这些众所周知的物质外,其他化学物质也被不断确认为潜在的中枢神经递质。嘌呤,如腺苷和三磷腺苷,现在被认为是大脑特定区域和自主神经系统中神经传递的递质或调节剂。许多其他传统上与中枢神经系统外功能相关的化学物质被确定为可能的中枢神经系统递质或神经调节剂,包括组胺、一氧化氮和某些激素(如加压素、缩宫素)。随着这些化学物质和其他新的递质的功能越来越清楚,影响这些递质相关突触的药物的药理学意义无疑将得到考虑。

第四节 中枢神经系统药物的作用机制

大多数中枢神经系统药物通过改变突触传递发挥作用。图 5-2 显示了在中枢神经系统中发现的典型化学突触。大多数改善中枢神经系统相关疾病的药物都是通过增加或减少特定突触的传递来实现的。如以多巴胺作为神经递质的中枢突触的过度活跃与精神病行为有关。这种情况下的药物治疗主要是减少中枢神经系统多巴胺突触活动。相反,帕金森病是由于特定部位的多巴胺突触活动减少所致。抗帕金森病药物试图增加这些突触的多巴胺能传递,并将突触活动恢复到正常水平。

改变突触传递的药物必须以某种方式改变突触前末端释放的神经递质的数量,或影响突触后膜受体的兴奋性,或两者兼而有之。当考虑典型的突触时,如图 5-2 所示,药物可能会在几个不同的部位改变突触的活动。还有一些药物可以改变突触传递的特殊方式。

1. 突触前动作电位 动作电位到达突触前末端,启动神经递质释放。某些药物,如局部麻醉剂,会阻止神经轴突的传播,使动作电位无法到达突触前末端,从而有效地消除了特定突触的活动。鉴于到达突触末梢的去极化量或动作电位高度与释放的递质量直接相关,因此任何限制突触前末端去极化量的药物或内源性化学物质都会减少神经递质而抑制突触。在某些情况下,这被称为突触前抑制。内源性神经递质 GABA 被认为通过这一机制发挥抑制作用。

2. 神经递质的合成 阻止神经递质合成的

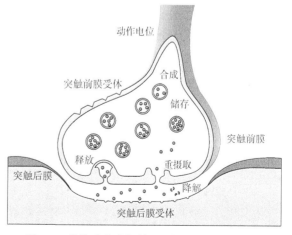

图 5-2 药物改变中枢神经系统突触传递的方式

药物最终会耗尽突触前末端递质而影响传递。如甲酪氨酸抑制突触前末端儿茶酚胺生物合成所必需的酶，用甲酪氨酸治疗时会导致多巴胺和去甲肾上腺素等递质的合成减少。

3. 神经递质的储存　化学递质储存在突触前囊泡中。影响这种储存能力的药物会降低突触长时间持续传输信息的能力。如抗高血压药利血平，它会影响肾上腺素在突触前小泡中储存去甲肾上腺素的能力。

4. 神经递质的释放　某些药物会通过直接增加突触前末端神经递质的释放来增加突触活动。苯丙胺主要通过增加儿茶酚胺神经递质（如去甲肾上腺素）的突触前释放对中枢神经系统产生影响；相反，有些化合物可能通过直接减少每个动作电位期间释放的递质量来抑制突触。如肉毒杆菌毒素可以用作骨骼肌松弛剂，因为它能够破坏骨骼神经肌肉连接处乙酰胆碱的释放。

5. 神经递质的重摄取　神经递质释放后，一些化学突触主要通过递质重摄取来终止活动。重摄取涉及递质分子返回突触前末端的运动。一种抑制递质重摄取的药物可以使更多的递质留在突触间隙中并继续发挥作用。因此，阻断重摄取实际上增加了突触的活动。如三环类抗抑郁药抑制了将单胺类神经递质泵回突触前末端的再摄取机制，这使得递质可以继续发挥作用，延长突触的活动。

6. 神经递质的降解　一些突触主要依靠释放酶分解递质来终止突触活动。抑制终止递质的酶可以使更多的活性递质留在突触间隙中，从而增加突触的活性。如抑制胆碱酯酶可作为治疗重症肌无力的方法。在重症肌无力患者中，骨骼神经肌肉连接处的活动功能下降。新斯的明和吡啶斯的明等抗胆碱酯酶药抑制乙酰胆碱分解，使更多释放的神经递质继续在神经肌肉突触发挥作用。

7. 突触后受体　化学拮抗药可以阻断突触后受体，从而减少突触传递。最著名的例子就是使用β受体拮抗药，这些药物是心肌β受体的特异性拮抗药，常用于治疗高血压、心律失常和心绞痛。有些药物可通过直接影响受体来改善突触传递，如增加神经递质结合，或改善受体效应，或两者兼而有之；苯二氮䓬类药物可以增强抑制性神经递质 GABA 的突触后效应。

8. 突触前受体　除了突触后受体外，在某些类型的化学突触的突触前末端也存在受体，这些突触前受体可通过负反馈调节控制神经递质释放。在高水平的突触活动期间，突触间隙中神经递质的积累可能允许部分神经递质与突触前受体结合，并抑制化学递质的进一步释放。某些药物也可能通过突触前自身受体减弱突触活动。如可乐定可通过与交感节后神经元上的突触前受体结合并抑制去甲肾上腺素在外周血管上的释放而发挥降压作用。然而，通过与这些自身受体结合来改变突触活动的药物的使用仍有待深入确定。

9. 膜效应　药物可能通过影响膜组织和流动性来改变突触传递。膜流动性是指脂质双层的柔韧性或流动性。改变突触前膜流动性的药物可能会影响突触前小泡与其神经递质融合和释放的过程。药物诱导的突触后膜变化会影响受体环境，从而改变受体功能。膜修饰会导致突触传递增加或减少，这取决于所讨论的药物及膜改变的类型和程度。乙醇和全身麻醉剂最初被认为是通过使中枢神经元细胞膜的流动性和组织发生可逆变化来发挥作用的。

中枢神经系统药物不仅仅依附于这些突触调节方法中的一种，一些药物可能通过两种或多种方式影响突触。例如，抗高血压药胍乙啶会抑制去甲肾上腺素的突触前储存和释放。其他药物如巴比妥类药物可能影响中枢神经系统突触的突触前末端和突触后受体。

小　结

治疗性中枢神经系统药物往往对特定的中枢神经系统结构产生作用，药物需要穿过血脑屏障才能到达中枢神经系统。神经递质对神经元产生兴奋或抑制。影响大脑和脊髓的药物通常通过某种方式改变突触传递来发挥作用。在某些情况下，药物可能针对特定的突触，试图改善特定突触的某些传递问题。有些药物可能会增加或减少中枢神经系统神经元的兴奋性，对个体的整体意识水平产生更普遍的影响。

第六章　镇静催眠药和抗焦虑药

病例

李某，男，72 岁，在最近的一次台风导致的停电期间，为吊起一台大型发电机造成腰椎劳损。患者最初在紧急护理机构就诊。一位骨科医生建议进行脊柱影像检查，但没有发现任何骨骼异常。骨科医生建议进行物理治疗。在初步检查时，理疗师注意到患者表现出向前弯曲的姿势，躯干在所有平面上的活动范围有限，末端疼痛。触诊时，李某背部脊柱旁肌肉组织有压痛。患者在床上活动、从坐姿到站姿的转换和上下楼梯时出现明显疼痛。李某也无法协助台风后的房屋和财产清理。他觉得自己一无是处，因为他必须依靠他人来解决这些问题，这使他非常焦虑，晚上无法入睡。急诊医生为他的背部肌肉痉挛开了一种苯二氮䓬类药物，李某发现它有助于睡眠。他表示，他一直在晚上偶尔服用地西泮（10mg），以帮助他入睡并度过一个平静的夜晚。

镇静催眠药是临床上广泛应用的药物，这些药物可以使患者平静放松。中剂量有催眠作用，高剂量有麻醉作用。由于中枢抑制作用，一些镇静催眠药还可以用于癫痫和肌肉松弛。在产生镇静作用的同时，许多药物也会减轻患者的焦虑程度。因此小剂量（低于催眠剂量）时具有抗焦虑作用。

据统计，失眠在人群中的影响范围在 10%～15%。镇静催眠药有助于患者正常睡眠和生活。另外，当人们生病或者改变医疗环境时，通常会出现失眠症状，这时就需要镇静催眠药的介入。受伤或患病的人会过度担心自己的健康状态，如有必要，可以通过使用抗焦虑药，在康复过程中一定程度上控制这种担忧和恐惧的情绪。

作为康复医生，你会遇到许多服用镇静催眠药和抗焦虑药的患者。因此，理解这些药物的基本药理作用及其不良反应对于康复医生是非常重要的。

第一节　镇静催眠药

镇静催眠药分为巴比妥类、苯二氮䓬类和其他类（表 6-1）。

表 6-1　常见的镇静催眠药

通用名	成人镇静口服剂量	成人催眠口服剂量
巴比妥类		
异戊巴比妥	30～50mg，每日 2 次或每日 3 次	65～200mg
戊巴比妥	30～50mg，每日 3 次或每日 4 次	100mg
苯巴比妥	15～40mg，每日 2 次或每日 3 次	100～320mg
司可巴比妥	30～50mg，每日 3 次或每日 1 次	100mg

续表

通用名	成人镇静口服剂量	成人催眠口服剂量
苯二氮䓬类		
艾司唑仑		1～2mg
氟西泮		15～30mg
夸西泮		7.5～15mg
替马西泮		7.5～30mg
三唑仑		0.125～0.25mg
其他类		
水合氯醛	250mg，每日 3 次	500～1000mg
艾司佐匹克隆		2～3mg
雷美替胺		8mg
扎来普隆		5～20mg
唑吡坦		10mg

一、药理作用与作用机制

（一）苯二氮䓬类

苯二氮䓬类药物（BZD）是具有相同结构母核和药理作用的一类药物，可用于抗焦虑和催眠，与非苯二氮䓬类药物有类似的作用，但是毒性偏小，安全性更高。同时也存在后遗效应和依赖性等不良反应。

苯二氮䓬类药物可以通过增强中枢神经系统的抑制性递质 GABA 的作用来产生放松和催眠的作用。苯二氮䓬类药物与位于中枢神经系统网状结构的某些抑制性突触上的受体结合产生作用。受体含有三种主要结构：①GABA 的结合位点；②苯二氮䓬类药物的结合位点；③一种特定的氯离子通道（图 6-1），GABA-苯二氮䓬-氯离子通道复合受体主要参与苯二氮䓬类药物的作用机制。苯二氮䓬类药物与苯二氮䓬类的结合位点的苯二氮䓬受体结合，促进 GABA 与 GABA 受体的结合，增加氯离子通道的开放速度和开放频率，从而产生中枢抑制作用。

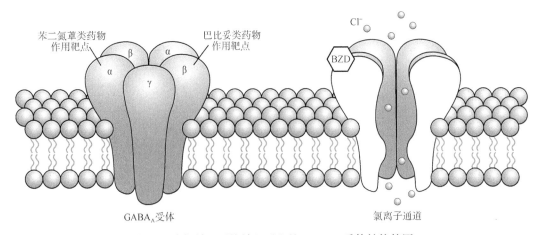

图 6-1　中枢神经系统神经元上的 GABA_A 受体结构简图

（二）巴比妥类

巴比妥酸盐是一类中枢神经系统抑制剂，这些药物的强效镇静催眠特性已经被用于临床多年。然而巴比妥类药物相对较小的治疗指数，且容易上瘾，长期使用往往会导致药物滥用。因此，目前一些巴比妥类药物偶尔被用于催眠（表6-1）。

尽管巴比妥类药物在过去被广泛使用，但其确切机制仍不清楚。当用于镇静催眠时，巴比妥类药物可能以类似于苯二氮䓬类药物的方式发挥作用，增强GABA的抑制作用。但巴比妥类药物在不同于GABA或苯二氮䓬类药物结合位点的位点直接与GABA$_A$受体结合（图6-1）。巴比妥类药物也可能发挥非通过GABA-苯二氮䓬-氯离子通道复合受体介导的作用。例如，在较高剂量下，巴比妥类药物可直接增加甘氨酸等抑制性递质的释放，并减少兴奋性递质（谷氨酸等）的影响。无论其确切机制如何，巴比妥类药物都是有效的镇静催眠药，因为它们对网状结构中脑部分的神经元及一些边缘系统结构具有特异性。在较高剂量下，巴比妥酸盐也会抑制大脑和脊髓其他区域的神经元兴奋性。

（三）其他类

药理学家已经开发了几种药物，包括唑吡坦（zolpidem）、扎来普隆（zaleplon）和艾司佐匹克隆（eszopiclone）作为镇静催眠药（表6-1）。这些药物在化学结构上不同于苯二氮䓬类药物，但它们与GABA$_A$受体结合，从而促进氯离子内流和增加神经元中的抑制水平。大脑某些区域的抑制作用增强，导致觉醒减少，促进睡眠。这些药物产生某些副作用的风险较低。这种差异可能是由于这些药物优先与GABA$_A$受体的α_1亚单位结合。刺激这一特定亚单位似乎可以调节镇静作用，而不会产生其他副作用。与传统的苯二氮䓬类药物相比，这些药物的作用时间也较短，因此减少了第二天残留或"宿醉"效应的发生。因此，可以使用唑吡坦、扎来普隆和艾司佐匹克隆等药物代替苯二氮䓬类药物治疗睡眠障碍。

雷美替胺（rlamelteon）是另一种可以替代传统镇静催眠药苯二氮䓬的药物。雷美替胺在结构和功能上与褪黑素相似。褪黑素是松果体中产生的一种内源性神经激素，与下丘脑中的褪黑素受体结合。褪黑素似乎通过影响睡眠开始在控制睡眠周期方面起着关键作用。

二、体内过程

苯二氮䓬类和非苯二氮䓬类药物脂溶性很高，口服容易吸收并进入中枢发挥作用，主要通过氧化酶在肝脏进行代谢。由于药物具有再分布过程，即部分储存在脂肪组织中的药物会在中枢分布的药物代谢后慢慢释放出来继续发挥作用，这种情况可以解释这类药物的后遗效应。最后这些代谢产物通过肾脏排泄。

三、不良反应

1. 后遗效应 服用镇静催眠药的患者第二天早晨还会出现头晕、嗜睡的症状。因此服用此药后第二天要避免驾驶和从事高空作业或需要反应度高的工作。为了尽量避免此不良反应，可以给患者服用短效镇静催眠药，如唑吡坦、扎来普隆、艾司佐匹克隆等。

2. 顺行性遗忘 患者经常会遗忘服药前的一些事情的细节，虽然不是很严重，但是会加重患者本身就存在的记忆损伤问题，如老年人。

3. 耐受性和依赖性 长期服用镇静催眠药的患者会出现耐受性和依赖性,耐受性即需要更大剂量的药物来产生相同的效果，依赖性即停药后出现戒断症状。通常在服用几周后出现。戒断症状的表现和严重程度与药物类型有关，短期服用苯二氮䓬类药物会出现睡眠障碍（如失眠反弹），尤其是对患有糖尿病相关精神障碍或有药物滥用史的患者要格外关注其用药情况。

总之,尽量避免长期服用此类药物,可以用其他非药物治疗方法来减轻压力和放松精神(如冥想、认知治疗等)。长期用药患者需逐渐减量停药,而不能突然停药。

第二节 抗 焦 虑 药

焦虑可以描述为对个人感到威胁的情况或事件的恐惧或担忧。这些事件的范围包括工作生活的变化到对日常事件的某种非理性恐惧。焦虑障碍也可以分为几个临床类别,包括广泛性焦虑症、社交焦虑症、恐慌症、强迫症和创伤后应激综合征。抗焦虑药可以帮助减少与许多此类综合征相关的紧张情绪。包括镇静催眠药在内的许多药物都有降低焦虑水平的能力。下面我们讨论了苯二氮䓬类药物和其他非苯二氮䓬类药物治疗焦虑的策略。

一、药理作用与临床应用

(一)苯二氮䓬类药物

由于其相对安全性,苯二氮䓬类药物通常是治疗多种形式焦虑症的主要药物。地西泮是典型的抗焦虑的苯二氮䓬类药物(图6-2)。当以抗焦虑剂量使用时,地西泮和某些其他苯二氮䓬类药物将缓解焦虑,而基本不会产生镇静作用(表6-2)。然而,有些药物即使在抗焦虑剂量下也可能出现镇静作用。

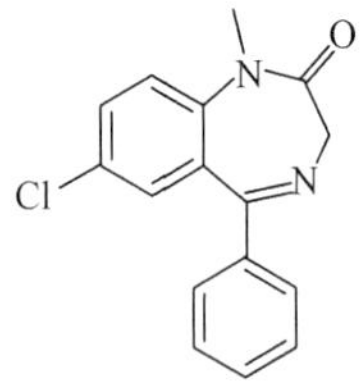

图 6-2　地西泮的结构

表 6-2　苯二氮䓬类抗焦虑药

药物	抗焦虑剂量	相对半衰期
阿普唑仑	0.25~0.5mg,每日2次或每日3次	短-适中
氯氮䓬	5~25mg,每日3次或每日1次	长
氯硝西泮	0.5mg,每日3次	适中
二钾氯氮	7.5~15mg,每日2次或每日1次	长
地西泮	2~10mg,每日2次或每日1次	长
劳拉西泮	1~3mg,每日2次或每日3次	短-适中
奥沙西泮	10~30mg,每日3次或每日1次	短-适中

苯二氮䓬类药物的抗焦虑作用机制与它们的镇静催眠药的作用(即增强 GABA 能传递)相似或相同。苯二氮䓬类药物也会增加脊髓的抑制作用,作为骨骼肌松弛药产生一定程度的骨骼肌松弛效应,使患者感到更放松,有助于发挥抗焦虑作用。

(二)丁螺环酮

丁螺环酮(buspirone)用于治疗广泛性焦虑症。丁螺环酮是一种5-羟色胺受体激动药,特别是5-HT$_{1A}$亚型,激动受体后利于治疗一般性焦虑症和可能的恐慌症、强迫症、创伤后应激障碍。丁螺环酮比传统的抗焦虑药副作用更小。与苯二氮䓬类药物相比，它产生的镇静和精神运动损伤更少，对药物产生耐受性和依赖性的风险要小得多。但丁螺环酮药效有限，在严重焦虑症患者中可能不会很快生效。尽管如此，丁螺环酮是比苯二氮䓬类药物等传统安眠药更安全的替代品，尤其是当患者需要接受更长时间的治疗时。丁螺环酮也可能有助于治疗抑郁症，减少帕金森病治疗的副作用，并有助于减少与注意缺陷多动障碍、痴呆和创伤性脑损伤相关的行为问题。

（三）抗抑郁药

许多焦虑症患者也有抑郁症状。因此，将抗抑郁药作为这些患者药物治疗方案的一部分是合理的。帕罗西汀（paroxetine）、文拉法辛（venlafaxine）和类似药物（表 6-3）等抗抑郁药通常被视为长期治疗广泛性焦虑和其他焦虑问题（如恐慌症和社交焦虑症）的一线药物。

表 6-3　用于治疗焦虑症的抗抑郁药

通用名	批准用途	其他用途
度洛西汀	广泛性焦虑症	—
艾司西酞普兰	广泛性焦虑症	恐慌症，强迫症，创伤后应激障碍，社交焦虑障碍
帕罗西汀	广泛性焦虑症、强迫症、社交焦虑症、创伤后应激障碍	—
舍曲林	惊恐障碍、强迫症、创伤后应激障碍、社交焦虑障碍	广泛性焦虑症
文拉法辛	广泛性焦虑症、社交焦虑症、恐慌症	

抗抑郁药影响大脑中的 5-羟色胺或 5-羟色胺-去甲肾上腺素平衡。虽然目前尚不清楚这些对血清素和去甲肾上腺素的影响如何帮助重新解决焦虑症，但有充分证据表明这些药物对许多患者有效。因此，表 6-3 中列出的某些抗抑郁药现在被认为是治疗某些焦虑症的主要药物。虽然苯二氮䓬类药物可能起效更快，常用于治疗急性焦虑症状，但抗抑郁药的副作用更少，身体依赖和上瘾的风险也更低。因此，本文所述的抗抑郁药已成为治疗慢性焦虑问题的更有效和可耐受的方法。未来的临床研究将继续阐明抗抑郁药在缓解特定焦虑障碍症状时如何单独使用或与其他抗焦虑药联合使用。

（四）其他抗焦虑药

理想的抗焦虑药是安全的，与其他药物相互作用较少，并且与任何不良特性无关。β受体拮抗药可以在不产生镇静的情况下减少情境焦虑。特别是一些经历强烈怯场的音乐家和其他表演艺术家使用β受体拮抗药，如普萘洛尔，以减少心悸、肌肉震颤、过度换气和其他在重要表演之前出现的焦虑表现。β受体拮抗药可能通过其减少交感神经系统活动的能力发挥其抗焦虑作用。普萘洛尔等β受体拮抗药也被用于治疗创伤后应激障碍相关的焦虑，这些药物可能为患有各种创伤相关焦虑症的患者提供一种更传统的抗焦虑药的有效替代品。

其他几种药物，包括喹硫平等抗精神病药、加巴喷丁和普瑞巴林等抗惊厥药、羟嗪等抗组胺药可作为治疗特定焦虑症患者的替代药物。这些药物以不同的方式降低大脑中的兴奋水平，可能对那些对传统的抗焦虑药无效的患者有帮助。

二、不 良 反 应

苯二氮䓬类抗焦虑药出现的大多数问题与上述这些药物作为镇静催眠药的问题相似。镇静仍然是抗焦虑药苯二氮䓬最常见的副作用，尽管这种作用不如其镇静催眠药的副作用明显。短期使用这些药物也会造成精神运动障碍，尤其是在需要人们保持特别警觉的活动中，例如开车。成瘾和滥用是长期使用苯二氮䓬的问题，停用这些药物可能是一个严重的问题。此外，当苯二氮䓬类药物突然停药时，焦虑可以恢复或超过预处理水平，这是一个被称为反弹焦虑的问题。

丁螺环酮相关的问题和副作用包括头晕、头痛、恶心和躁动。帕罗西汀和文拉法辛等抗抑郁药也会产生一些副作用。尽管如此，这些非苯二氮䓬类抗焦虑药往往产生较少的镇静作用，成瘾的可能性较低。因此这些药物可能是一种有价值的替代药物，尤其是在易于镇静的患者（如老年人）、有药物滥用史的患者或需要长期抗焦虑治疗的患者中。

康复治疗期间特别关注的问题

虽然镇静催眠药和抗焦虑药不直接影响肌肉骨骼或其他躯体疾病的康复，但其在患者群体中的使用率很高。每当患者受伤或住院治疗疾病时，都存在一些担忧的情绪。同样，老年人经常有睡眠障碍，使用镇静催眠药很常见，尤其是在疗养院或其他机构的患者中。参与康复计划的患者，无论是住院患者还是门诊患者，由于担心自己的健康情况和恢复正常功能的能力，也可能有相当高的焦虑情绪。急性和慢性疾病会对患者未来的家庭和工作产生不确定性，并对其自身产生怀疑，由此产生的紧张和焦虑可能需要药物治疗。服用抗焦虑药后，患者会更加平静和放松，从而在物理治疗或作业治疗干预期间获得患者的充分合作。例如，抗焦虑药苯二氮䓬类药物通常在口服 2~4 h 后达到峰值血药水平，因此在此期间安排康复治疗可能会提高患者参与治疗的配合度。当然，如果这种药物产生显著的催眠作用，那么这种理论将适得其反。如果患者极度困倦，则要求患者积极参与步态训练或治疗性运动等活动的治疗课程基本上是无用的，甚至是危险的。因此对于某些类型的康复应避免在服用镇静催眠药或镇静类抗焦虑药后数小时内进行康复。苯二氮䓬类药物和其他用于治疗睡眠障碍和焦虑的药物通常与跌倒和随后的创伤有关，包括髋部骨折，尤其是在老年人中。有跌倒史的人或有其他容易跌倒的问题（如前庭障碍、视力受损等）的人跌倒的风险更大。治疗师可以关注这些人，并通过平衡训练、环境改造（如移除杂乱的家具、扔地毯等）和类似活动进行干预，以帮助预防这种情况。最后，治疗师可以帮助计划和实施非药物干预，以帮助减少焦虑和改善睡眠。经常锻炼、按摩、放松、瑜伽和其他补充疗法等干预措施可能对降低压力水平、减少焦虑和促进正常睡眠非常有帮助。治疗师还可以检查患者的睡眠习惯，并建议改善睡眠卫生，如减少咖啡因摄入，建立一个一致的睡前常规。通过帮助患者探索解决失眠和减少焦虑的非药理学方法，临床医生可以通过减少药物相关副作用来帮助减少药物需求，提高患者的生活质量。

病例分析

李某开始了物理治疗干预，包括器械、手法治疗和运动疗法。康复治疗师注意到，当他一大早来治疗时，他对自己的运动方案不太注意，看起来很疲倦。李某也表示他感到困倦，很难集中注意力。康复治疗师对他的这种行为表示担忧，并再次询问他正在服用的药物。很明显，在李某出现这些症状和体征的情况下，他在前一天晚上服用了地西泮来帮助入睡。多次给药后，地西泮的活性代谢产物去甲基地西泮半衰期可能长达 80 h。康复治疗师推测由于活性代谢产物的半衰期较长而产生宿醉效应，考虑到患者的年龄，半衰期可能更长。康复治疗师建议李某就目前的睡眠问题咨询他的主治医生。与此同时，康复治疗师鼓励李某尽量减少或消除夜间服用这种药物的情况，因为苯二氮䓬类药物可能会导致早晨宿醉，比如他正在经历的宿醉症状。而且这些症状可能会导致严重后果，比如他正开车去治疗。康复治疗师还为李某提供了有关睡眠卫生基本原则的口头和书面教育。李某联系了他的主治医生，医生指示他晚上睡觉时不要服用地西泮，并加强了非药物睡眠卫生实践。如果他的背痛妨碍入睡，医生建议李某睡前服用非处方止痛药，如布洛芬或对乙酰氨基酚。李某遵循了这些建议，并报告说，他能够得到一个安静的夜晚，早上不再出现混乱或嗜睡的症状。李某继续康复，最终完成了所有目标。

◎ 小　结

　　镇静催眠药和抗焦虑药在当今社会发挥着重要作用。日常生活的正常压力通常会导致紧张和压力，这会影响个人放松或处理问题的能力。当出现某种类型的疾病或伤害时，这些问题就更加复杂了。苯二氮䓬类药物长期以来一直是治疗睡眠障碍和焦虑症的首选药物。它们增强了GABA 在中枢神经系统中的抑制作用。苯二氮䓬类药物，如氟西泮和三唑仑，由于其镇静催眠作用，通常用于促进睡眠。虽然苯二氮䓬类药物通常比其前身更安全，但它们也存在一些副作用。非苯二氮䓬类镇静催眠药，如唑吡坦、扎来普隆、艾司佐匹克隆和雷美替胺也可有效治疗睡眠障碍，并且这些药物可能比苯二氮䓬类药物更安全。苯二氮䓬类药物如地西泮也经常用于减轻焦虑，但丁螺环酮等新型药物和特定抗抑郁药（帕罗西汀、文拉法辛）为治疗焦虑提供了一种有效且更安全的选择。由于潜在的生理和心理依赖性，镇静催眠药和抗焦虑药不应无限期使用。这些药物应作为辅助药物权衡使用，以帮助患者解决问题的根源。

第七章　治疗情感性精神障碍的药物

病　例

李某，男，44岁，机动车事故中诊断为右胫骨截肢。截肢后，患者在膝盖远端留下 20.32cm 的残肢。在医院期间，李某接受了物理治疗、职业治疗和社交服务。他出院回家，立即开始物理治疗，以进一步促进截肢康复，包括永久假体装配和步态训练。初步检查时，患者显示右下肢中度无力，残余肢体压痛和敏感性增加。他需要护工协助进行从坐姿到站姿的转移，并用假肢和前轮助行器进行行走。患者表示在所有负重活动中，他的右残肢明显疼痛。患者目前无法从事草坪维护和景观美化业务。这让他非常焦虑，晚上无法入睡。他偶尔会在晚上服用地西泮来帮助睡眠，并服用曲马多来缓解疼痛。最初的康复干预包括侧重于双侧下肢、骨盆和躯干肌肉组织的治疗性锻炼，以及渐进式步态训练。有几次，康复治疗师注意到患者抱怨自己无法深呼吸，胸部出现灼热和挤压感。在进一步询问后，患者表示，这种情况几乎每天傍晚都会发生，偶尔也会发生在白天。他表示，晚上很难入睡，但不喜欢服用地西泮类药物，因为这会让他早上感到头晕。在患者的同意下，康复治疗师联系了患者的医生，告知患者的主要诉求。

情感性精神障碍（情感障碍）是一类包含抑郁症、双相情感障碍（躁狂-抑郁症）和其他以患者情绪明显障碍为特征的疾病。情感障碍患者常表现出不合理的举动、无缘由的悲伤和沮丧情绪（如重度抑郁症）或在抑郁与过度兴奋得意（双相情感障碍）之间波动。

上述的精神疾病较为常见，康复专家很可能遇见正在接受情感障碍药物治疗的患者。此外，严重的损伤或疾病亦可导致正在接受康复治疗的患者产生抑郁。因此，本章将讨论情感障碍的药物治疗，以及抗抑郁药和抗躁狂药如何影响参与物理治疗和作业治疗的患者。

第一节　抗　抑　郁　药

抑郁症是一种以心境低落为主要特征的情感性精神障碍综合征，是由持续的环境应激与多种易感基因相互作用引起的以抑郁为主要症状的情感障碍性疾病，其主要临床表现为情绪低落、精力不足、思维迟钝、意志行为减退、主观能动性降低甚至丧失，患者常有自杀倾向。其他症状还包括厌食、睡眠障碍（过多或过少）、疲劳、缺乏自尊、躯体主诉和非理性内疚。抑郁症已经成为最常见的一类精神病，在青少年中发病率更高，女性发病率约为男性的 2 倍。虽然一定程度的失望和悲伤情绪是日常生活的一部分，但临床上抑郁症患者的异常感受在强度和持续时间上都增加到了令人无法忍受的程度。反复出现的自杀倾向也可作为抑郁症确诊的标准。抑郁症应避免与其他可能影响情绪和行为的精神障碍（如精神分裂症）混淆。

抑郁症的病因往往十分复杂，近期的应激事件、不幸或疾病都会加重抑郁症状的发作，但一些患者可能会因不明显原因而变得抑郁。在过去的几十年里，有人提出中枢神经系统神经递质失衡可能是抑郁症和其他精神疾病的潜在成因，相关发现与药物治疗的重要性将在下文论述。然而，引起中枢神经系统功能改变的因素尚不清楚。目前认为，抑郁症是由遗传、环境和生化因素的复杂相互作用引起的。

　　抑郁症的治疗对于最大限度地减少这种疾病对患者生活质量及其与家人和工作关系的破坏性影响至关重要。抑郁症的有效治疗也有助于改善背痛、卒中等其他疾病的疗效。根据抑郁症的严重程度和类型，治疗包括从心理治疗到电休克治疗的各种程序。然而，抗抑郁药是缓解和预防重度抑郁症发生的主要药物。

一、抑郁症的病理生理和发病机制

　　抑郁症与中枢神经系统单胺类神经递质传递障碍有关，这类递质包括 5-羟色胺、去甲肾上腺素和多巴胺。单胺类神经递质存在于大脑的许多区域，在控制情绪和行为的许多方面起到重要作用。

　　中枢神经系统单胺类递质传递与抑郁症的成因仍然是一个有争议的话题。早期的理论认为抑郁症可能是由突触前膜或突触后膜受体对这些递质的敏感性增加引起的（图 7-1）。也就是说，大脑的神经化学发生了某种改变，使单胺受体对各自的单胺神经递质（去甲肾上腺素、5-羟色胺和较小程度的多巴胺）更敏感。这种受体敏感性理论主要是基于抗抑郁药降低大脑中单胺神经传递的活性，从而引起单胺受体敏感性的代偿性下降。

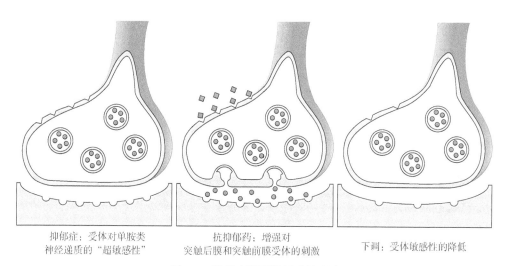

抑郁症：受体对单胺类神经递质的"超敏感性"　　抗抑郁药：增强对突触后膜和突触前膜受体的刺激　　下调：受体敏感性的降低

图 7-1　抑郁症的受体敏感性理论

　　抗抑郁药通过多种途径增加单胺递质的传递，从而使突触后受体过度兴奋，进而导致受体的代偿性下调和敏感性下降，这种下调是对内源性或外源性激动药过度兴奋的正常反应。随着受体敏感性的降低，抑郁症的临床症状可能随之消退。

　　其他研究表明，抑郁症的主要成因是位于突触前末梢上的受体敏感性增强。这些突触前"自身受体"通常调节并限制突触前末梢释放胺类递质，如去甲肾上腺素或 5-羟色胺。它们的敏感性增强可能导致这些突触无法释放相对足够的神经递质。抗抑郁药通过引起这些突触前受体的过度刺激，使其敏感性正常化，来恢复对这些突触的适当控制和调节。

　　最近有学说假设抑郁症可能是由海马区等大脑区域新生神经元的形成（神经发生）减少和突触连接的形成受损引起的（图 7-2）。这意味着压力、创伤、环境干扰和遗传倾向等因素可能抑制海马体的神经发生，从而导致抑郁症状。同样，糖皮质激素如皮质醇可能损害海马的神经发生和突触功能，从而导致抑郁。事实上，在某些抑郁症患者的血液中经常发现高水平的皮质醇。这是说得通的，因为在应激反应中，皮质醇通常从肾上腺皮质中释放，长期或严重的应激可能是某些形式抑郁症的促发因素。因此，抑郁症的"神经发生"假说是基于情绪、环境和激素因素共同作用导致易感个体海马神经元生长和功能受损的观点。

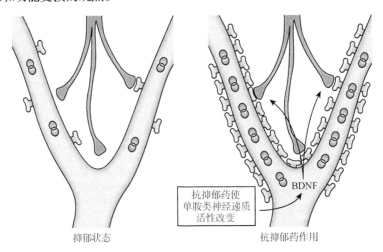

抑郁状态　　　　　　　　　　　　抗抑郁药作用

抗抑郁药使单胺类神经递质活性改变

BDNF

图 7-2　抑郁症的神经发生假说

BDNF，脑源性神经营养因子

二、常 用 药 物

根据化学结构或功能标准，将目前用于治疗抑郁症的药物分为以下五类：选择性 5-羟色胺再摄取抑制剂、5-羟色胺-去甲肾上腺素再摄取抑制剂、三环类抗抑郁药、单胺氧化酶（MAO）抑制剂及其他化合物。

（一）药理作用

这些药物都能够增加单胺传递，但机制不同（图 7-3）。下文将对几类主要抗抑郁药的药理作用进行讨论。

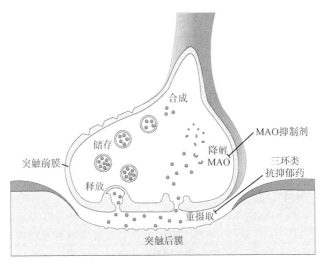

图 7-3　抗抑郁药对单胺突触的影响

1. 选择性 5-羟色胺再摄取抑制剂 5-羟色胺是有助于调节情绪和减轻抑郁的关键胺类神经递质之一。因此，人们开发出了对 5-羟色胺相关突触具有选择性的药物，而不涉及其他两种主要胺类神经递质（即去甲肾上腺素、多巴胺）的突触。这些药物统称为选择性 5-羟色胺再摄取抑制剂（selective serotonin reuptake inhibitors, SSRI），已成为治疗抑郁症的主要药物，如氟西汀（fluoxetine）、帕罗西汀（paroxetine）和舍曲林（sertraline）。SSRI 可通过阻断大脑内关键位置的突触前膜对 5-羟色胺的再摄取而发挥作用。在这些突触中，50%～80%释放的递质通过"再摄取"从突触间隙中清除，这一过程发生在神经递质主动转运回突触前膜时。通过抑制负责这种主动转运（再摄取）的酶的功能，SSRI 使释放的 5-羟色胺得以保留在突触间隙中，并继续发挥作用。5-羟色胺的长期作用将导致受体敏感性或神经元生长和功能发生有益变化，因此，SSRI 与其他抗抑郁药的区别在于其对 5-羟色胺的选择性作用。与非选择性药物相比，患者使用 SSRI 可能会出现更强效的抗抑郁作用，可推测这类患者的主要病因为 5-羟色胺紊乱。同理，SSRI 用药所产生的副作用可能比非选择性药物更少，从而改善患者依从性和药物治疗依从性。不过，SSRI 副作用又具有高度变异性。因此，SSRI 虽是治疗抑郁症时的首选药物，但为特定患者选择最佳药物时仍将取决于许多因素，包括该患者用药时发生的副作用及药物减轻抑郁症的有效性。

2. 5-羟色胺-去甲肾上腺素再摄取抑制剂 可以降低 5-羟色胺和去甲肾上腺素的再摄取，却不会对多巴胺相关突触产生明显作用的药物称为 5-羟色胺-去甲肾上腺素再摄取抑制剂（serotonin-norepinephrine reuptake inhibitors，SNRI），包括度洛西汀（duloxetine）、文拉法辛（venlafaxine）和去甲文拉法辛（desmethylvenlafaxine）。通常情况下，SNRI 在安全性和抗抑郁作用方面与其他常见的抗抑郁药相似。但与 SSRI 或三环类抗抑郁药相比，某些患者似乎使用 SNRI 可获得最佳疗效。同样，抑郁症的治疗在不同患者之间存在高度特异性，在重度抑郁症患者的特定亚群中，将 SNRI 作为首选药物是合理的。SNRI 在治疗其他疾病，特别是与骨关节炎相关的慢性疼痛、周围神经病变和纤维肌痛方面的作用也受到相当多的关注。

3. 三环类抗抑郁药 这一类药物具有共同的三环化学结构，因此命名为三环素。这些药物通过阻断突触前末梢对胺类神经递质的再摄取而发挥作用。然而，它们的选择性作用不强，对三种单胺（5-羟色胺、去甲肾上腺素和多巴胺）都能产生作用从而影响突触。阿米替林、去甲替林等三环类抗抑郁药是最常用的抗抑郁药，也是测定其他抗抑郁药疗效的标准。使用三环类抗抑郁药作为抑郁症的初始治疗在一定程度上减少了一些较新的、选择性更强的药物的使用，如 SSRI 和 SNRI。由于其相对非选择性作用，三环类抗抑郁药往往相比其他药物有更多的副作用，过量时也可能危害更大。然而，三环类抗抑郁药仍然是抑郁障碍治疗的重要组成部分，通常用于其他抗抑郁药（如 SSRI）无效的患者。

4. 单胺氧化酶抑制剂 单胺氧化酶（monoamine oxidase，MAO）是一种可清除已释放的递质的酶。抑制这种酶的药物可以让更多的递质留在突触间隙中，继续发挥效应。与三环类抗抑郁药一样，MAO 抑制剂可直接增加突触的活性，使这些突触的受体敏感性和神经元功能发生有益变化。然而，MAO 抑制剂通常不是抑郁症的首选药物；这与它们具有相对较高的副作用发生率有关，如果与含有酪胺的食物一起服用，可能产生危害。尽管如此，其他药物（SSRI、SNRI、三环类抗抑郁药）如果对患者无效，MAO 抑制剂仍不失为一种选择。药理学家开发了可经皮给药的 MAO 抑制剂，为传统口服 MAO 抑制剂提供了一种更安全有效的替代药物。临床研究将继续评估这类较新的经皮 MAO 抑制剂在治疗抑郁症时是否优于其他药物。影响 MAO 抑制剂使用的另一个问题是 MAO 酶以两种主要形式或亚型存在：MAO-A 型和 MAO-B 型，药物可以根据对两种酶的选择性不同而区分成不同类别。初步证据表明，选择性抑制 MAO-A 型可能是治疗抑郁症的理想选择，而抑制 MAO-B 型可能在延长多巴胺对帕金森病的作用方面更为显著。无论如何，目前用作抗抑郁药的 MAO 抑制剂选择性相对较差，这意味着它们对 MAO-A 和 MAO-B 的抑制作用基本无异。开发新的 MAO 抑制剂应从可能产生对 MAO-A 亚型选择性更强的药物入手，从而取得更少的不良反应与更好的抗抑郁作用效益。

5. 其他抗抑郁药 除上述的可用于治疗抑郁症的化合物外，曲唑酮（trazodone）和奈法唑酮（nefazodone）可阻断 5-羟色胺受体，同时抑制 5-羟色胺再摄取。这些作用对 5-羟色胺平衡有复杂的影响，因此这类药物可恢复 5-羟色胺对大脑的正常作用，帮助减轻患者的抑郁症状。曲唑酮通常用于治疗失眠和各种其他疾病，如焦虑、慢性疼痛、性功能障碍和进食障碍。另一种非典型抗抑郁药是安非他酮（amfebutamone）。它是唯一一种对 5-羟色胺没有显著作用的抗抑郁药，作为多巴胺和去甲肾上腺素再摄取抑制剂发挥作用。同样，这种作用可能对主要由多巴胺和去甲肾上腺素失衡引起的抑郁症患者亚组有帮助。安非他酮还用作帮助人们戒烟和克服尼古丁成瘾的辅助药物。这些其他类抗抑郁药通常在治疗抑郁症中起辅助作用，它们通常不是首选药物，但当其他药物治疗无效，且它们可能有效时，可以纳入考量。研究人员正在努力开发其他非典型抗抑郁药，并评估这些新药如何最有效地治疗特定类型的抑郁症。过去，拟交感神经兴奋剂如苯丙胺类药物也被有限地用于治疗抑郁症。然而，这些药物可产生强大的中枢神经系统兴奋作用，成瘾和用药过量的风险较高。因此，苯丙胺样药物在治疗抑郁症方面基本上已被上述更安全的替代品所取代。

（二）体内过程

抗抑郁药通常口服给药。剂量因药物和个体而异。初始通常从较低剂量开始，并在治疗范围内缓慢增加，直至观察到有益作用。在体内的分布也随抗抑郁药的种类而变化，但最终都到达大脑发挥其作用。代谢主要发生在肝脏，几种药物的代谢产物继续表现出显著的抗抑郁活性。这可能是延长药物作用的原因，即使在其发生肝脏生物转化后也是如此。抗抑郁药通过生物转化和肾脏排泄进行消除。

（三）不良反应

1. SSRI 和 SNRI 胃肠道症状（如恶心、呕吐和腹泻或便秘）是与 SSRI 和 SNRI 相关的最常见副作用。然而，与三环类抗抑郁药、曲唑酮和奈法唑酮等药物相比，这些药物引起的镇静作用往往较小。同样，SSRI 和 SNRI 的心血管问题（如心律失常、体位性低血压）和抗胆碱能作用（如口干、便秘、尿潴留、意识模糊）的发生率相当低。因此，与传统药物三环类抗抑郁药和 MAO 抑制剂相比，SSRI 和 SNRI 通常具备更好的耐受性。但是 SSRI 和 SNRI 可能会引起一种被称为 5-羟色胺综合征的严重和潜在致命的不良反应。因为它们抑制 5-羟色胺再摄取，引起 5-羟色胺在脑组织中蓄积，表现出一系列症状，如出汗、激越、坐立不安、颤抖、心动过速和神经肌肉过度兴奋（即震颤、阵挛、反射亢进、肌束震颤、强直）。这些症状通常在停药后消失，但应尽早发现，否则该综合征可能发展为癫痫发作、昏迷和死亡。

2. 三环类抗抑郁药 三环类抗抑郁药的第一个主要副作用是镇静。一些躁狂和抑郁的患者需要一定程度的镇静，但困倦和呆滞可能会损害患者对药物治疗的依从性，并导致无法正常服用药物。第二个主要副作用是这些药物往往具有显著的抗胆碱能特性，可阻断中枢和外周乙酰胆碱受体。中枢乙酰胆碱传递障碍可引起意识模糊和谵妄。外周抗胆碱能特性可产生多种症状，包括口干、便秘、尿潴留、意识模糊和心动过速。其他心血管问题包括心律失常和体位性低血压，后者在老年患者中尤其常见。这些药物也会增加癫痫发作的可能性，必须慎用于有发生癫痫发作风险的患者。最后，三环类抗抑郁药因高剂量导致致死性心律失常的发生率最高。当人们评估抑郁症患者的自杀倾向时，对有自杀想法或自杀行为史的患者必须慎用这些药物。

3. MAO 抑制剂 与三环类抗抑郁药相反，MAO 抑制剂倾向于产生中枢神经系统兴奋作用，可导致坐立不安、易激惹、激越和睡眠不足。这些药物也会产生一些中枢和外周抗胆碱能作用（如震颤、意识模糊、口干和尿潴留），但这些作用的程度往往低于三环类抗抑郁药。由于全身性 MAO 抑制，外周交感神经肾上腺素能神经末梢的过度活动可能导致血压显著升高，引发高血压危象。如果同时服用其他增加交感神经活性的药物，这种情况会加剧。此外，用作抗抑郁药的 MAO 抑制剂（即 MAO-A 型抑制剂）与某些食物（如奶酪和葡萄酒）之间存在明显的相互作用。这些发酵食品含有酪胺，可刺激内源性肾上腺素和去甲肾上腺素的释放。儿茶酚胺释放增加（由于摄入的酪胺）和儿茶酚胺分解减少（由于 MAO 抑制）的累加效应可导致儿茶酚胺浓度过高，从而引起高血压危象，导致心脏病发作或卒中。

三、展望：抗抑郁药与慢性疼痛

如果将抗抑郁药纳入许多慢性疼痛综合征（如神经性疼痛、纤维肌痛、慢性腰痛等）的治疗方案，这些病症可以得到更有效的治疗，因为许多慢性疼痛患者都存在临床抑郁症状。抑郁症状的减轻肯定会使患者感觉病情好转，使其他干预措施锦上添花。然而，有相当多的证据表明，即使不存在抑郁症状，抗抑郁药也会帮助慢性疼痛患者缓解病情——也就是说，即使未观察到对患者情绪的影响，也可观察到疼痛的改善。

传统的三环类抗抑郁药如阿米替林和去甲替林一直被认为是慢性疼痛药物治疗中有价值的选择。对于一些伴有肌痛、神经病变和其他形式的慢性疼痛的患者，也可考虑使用新的药物，如 SSRI（如帕罗西汀）和 SNRI（如度洛西汀、文拉法辛）。

第二节　治疗双相情感障碍药物

前文讨论的抑郁症的形式通常被称为重度抑郁障碍或单相抑郁，与双相抑郁或躁狂抑郁障碍形成对比。双相情感障碍即双相综合征或躁狂抑郁障碍，与情绪从一个极端（躁狂）到另一个极端（抑郁）的波动有关。躁狂发作表现为欣快感、多动和健谈，抑郁发作与前述相似。双相情感障碍也可细分为双相 I 型障碍和双相 II 型障碍，前者表现为躁狂和抑郁症交替发作，后者表现为抑郁发作时伴有轻微的躁狂症状，即轻躁狂。

一、双相情感障碍的病理生理及治疗策略

与单相抑郁症一样，双相情感障碍的确切病因尚不清楚。一种理论认为，遗传和环境因素共同改变了大脑中的神经递质平衡。然而，究竟哪种神经递质在引起双相情感障碍综合征中起重要作用仍待商榷。双相情感障碍可能是由抑制性神经递质（5-羟色胺、GABA）和兴奋性神经递质（去甲肾上腺素、多巴胺、谷氨酸盐、天冬氨酸）之间的不平衡引起的。其他神经递质（乙酰胆碱）、激素（甲状腺激素、皮质醇）、膜离子（钠离子、钾离子、钙离子）和神经元第二信使系统功能障碍也被认为在双相综合征的病理生理学中发挥作用。显然，双相情感障碍的病因是复杂的，尚不完全清楚。尽管如此，双相情感障碍的治疗通常侧重于通过预防躁狂发作来防止这些摆动样情绪波动的开始。因此，用于双相情感障碍长期管理的药物通常是心境稳定剂或"抗躁狂药物"。用于稳定情绪和预防或治疗双相情感障碍综合征的经典策略包括给予锂盐（即碳酸锂、柠檬酸锂）。

二、碳　酸　锂

（一）药理作用

60 多年来，锂盐一直是治疗双相情感障碍的主要药物。

1）锂盐可通过与其他阳离子（包括钠离子、钾离子和钙离子）竞争影响神经兴奋性。

2）锂盐可影响神经元功能的许多其他方面，包括对蛋白激酶 C、糖原合成酶激酶-3β 和肌醇单磷酸酶等酶的影响；涉及环磷酸腺苷（cAMP）和磷酸肌醇的第二信使系统的调节；对神经递质如 5-羟色胺、去甲肾上腺素释放的直接影响。

3）锂盐可促进神经元生长和神经营养因子的产生，如脑源性神经营养因子。

上述一种或多种作用阻止神经元变性，维持大脑某些区域的神经元功能。锂盐的神经保护作用可防止潜在的双相情感障碍情绪波动的神经元损伤。

锂盐具有神经保护作用的观点有助于统一关于双相情感障碍病因和治疗的理论。医学研究人员已经确定了双相情感障碍的许多神经元变化，这些变化共同造成大脑中某些神经元的损伤。通过对抗这种神经元损伤，锂盐可以预防躁狂发作，并在长期治疗过程中稳定情绪。然而，锂盐究竟如何发挥神经保护作用仍有待确定。

（二）体内过程

锂剂口服给药，胃肠道吸收好；然后完全分布在体内所有组织中。在急性躁狂发作期间，需要给予相对较高的剂量，以达到 1～1.5mmol/L 的血清浓度。维持剂量略低，0.6～1.2mmol/L 的血清浓度通常足以控制双相情感障碍症状。

（三）不良反应

锂无法代谢，药物消除几乎完全通过肾排泄进行。因此，锂倾向于在体内蓄积，给药期间通常可达到毒性水平。表 7-1 总结了锂中毒的症状，这些症状与血液中锂的含量有关。当血清水平接近治疗范围上限（1.5mmol/L）时，可能出现轻度毒性症状；然而，当血清浓度超过 1.5mmol/L 时，达到中度至重度毒性水平；当血清浓度超过 2mmol/L 时，通常需要医疗干预。锂的进行性蓄积可导致严重的神经系统并发症，包括癫痫发作、昏迷，甚至死亡。

表 7-1　锂中毒症状

部位	症状	
	轻度毒性	中、重度毒性
中枢神经	震颤，疲劳，头晕，模糊视觉，言语不清	共济失调，眼球震颤，肌肉痉挛，昏迷
胃肠道	恶心、呕吐、口干、腹痛	呕吐、腹泻
心血管	心电图改变（T 波变平，U 波出现）	晕厥、心动过缓、房室传导阻滞、其他房性和室性心律失常
肾脏	多尿、多饮（尿液浓缩能力下降）	肾功能不全；可能为永久性肾损伤和肾小球滤过率下降

因此，临床医生应警惕服用锂盐的患者行为的任何变化，如果出现中毒症状，请尽快提醒医生，以便测量体液中的锂水平。临床医生可以通过调整剂量或使用缓释锂剂来消除毒性。此外，临床医生可以定期监测患者的血清锂浓度，以确保血药浓度保持在治疗范围内，尤其是老年人或其他有锂中毒风险的患者。

三、其他药物

尽管锂盐仍然是双相情感障碍治疗的基石，但目前其他药物也能起到治疗作用，尤其是在躁狂发作期间。抗癫痫药，如卡马西平、丙戊酸、加巴喷丁和拉莫三嗪有助于稳定情绪和限制躁狂症状。抗精神病药，尤其是新型"非典型"抗精神病药，如阿立哌唑、氯氮平和利培酮，也有抗躁狂作用。

抗精神病药和抗癫痫药直接作用于中枢神经系统神经元，抑制促发躁狂症状的神经元兴奋。因此，这些药物最初可与锂盐一起使用，以减少躁狂情绪波动或将情绪稳定在基线水平，并预防双相情感障碍的情绪波动。当情绪稳定时，这些辅助药物可停用，也可单独给药或与锂盐治疗联合作为维持治疗，尤其是对仅用锂盐治疗效果不佳的患者。

康复治疗期间特别关注的问题

治疗师必须认识到，抑郁症是一种严重而复杂的心理障碍，有效治疗非常困难。即使进行最佳的药物和心理干预，据估计，高达 1/3 的抑郁症患者无法达到最佳疗效。药物治疗的效果也因个体而异。因此，医生和其他医疗保健专业人员必须与患者及其家属密切合作，找到效果最佳且副作用最小的药物。同样，这一任务因许多问题而变得复杂，包括引起每例患者抑郁的复杂因素的相互作用和对每种类型抗抑郁药的不可预测的反应。

然而，抗抑郁药和抗躁狂药在帮助改善患者对康复过程的展望方面极为有益。患者会对未来变得更加乐观，并在康复过程中承担更积极的作用和兴趣。这种态度在增加患者合作和提高对康复目标的依从性方面是非常有价值的。但是，在康复治疗过程中，某些副作用可能会影响康复训练，如三环类抗抑郁药和锂盐可发生镇静、嗜睡和肌无力。其他的副作用，如恶心和呕吐，在治疗过程中也可能令人不安。一个更常见且更严重的问题是体位性低血压，主要发生在三环类抗抑郁药治疗时。如果患者在步态训练期间跌倒，这种低血压可引起晕厥和随后的损伤。相反，MAO 抑制剂可升高血压，应注意避免高血压危象，尤其是在某些倾向于升高血压的运动训练期间。因此，还应定期监测患者血压的变化。

康复专家也应该意识到，开始抗抑郁药治疗和患者实际注意到情绪改善之间可能存在实质性延迟。尽管在开始抗抑郁药治疗后 2 周内可能会出现一些情绪改善，但在症状出现明显改善之前，这些药物通常必须给药 1 个月或更长时间。可能需要提醒患者这一事实，特别是如果他们因此变得沮丧，对药物丧失信心。

在初始治疗期间，药物治疗实际上可能引发抑郁加重，包括自杀倾向增加。当抗抑郁药用于儿童、青少年及 20 岁以上的青年时，评估自杀行为的风险尤其重要。对于双相情感障碍，患者处于抑郁阶段时，自杀风险也会显著增加。因此，康复专家应警惕患者变得抑郁和自杀加重的任何倾向，尤其是在开始抗抑郁药治疗后的前几周，以及关注高风险人群，如年轻个体和有自杀倾向病史的患者。

最后，康复治疗师可以帮助指导患者进行非药物治疗措施，将有助于预防和治疗抑郁症。如有规律的运动已被证明对减轻许多个体的抑郁非常有效。治疗师可以设计和实施相应的运动计划或将患者转诊给其他具有该领域专业知识的运动专家。治疗师还可以建议和鼓励患者参加咨询、支持小组及认知行为疗法等。这些手段将有助于减少对抗抑郁药的需求，并最终作为治疗抑郁症和改善各种患者人群生活质量的有效非药物方式。

 病例分析

李某随后进行了系统的心脏检查，结果证明为阴性。医生推测其患有继发性抑郁症，其原因是车祸、部分肢体创伤性丧失、无法执行先前的工作及对所有这些新情况的适应。医生为患者开了帕罗西汀和埃索美拉唑（质子泵抑制剂）。患者对该药物方案无严重不良反应。他继续接受康复治疗，在接下来的几周内，他报告说自己的睡眠模式有所改善，胸部的灼热感和挤压感也停止了。康复治疗师注意到患者对康复的态度及对锻炼计划和假肢训练的依从性有所改善。最终患者可以独立功能活动的身份出院，包括坐着、跪着、从不同高度的表面转移及用永久假体爬楼梯。他最终得以重返工作岗位。

◎ 小 结

　　情感障碍，如抑郁症和双相情感障碍常见于一般人群和康复患者。治疗单相抑郁症的常用药物包括选择性 5-羟色胺再摄取抑制剂和 5-羟色胺-去甲肾上腺素再摄取抑制剂，以及传统药物，如三环类抗抑郁药和 MAO 抑制剂。锂盐是治疗双相情感障碍的首选药物。这些药物主要通过改变中枢神经系统突触中胺类神经递质的传递和神经元生长/功能发挥作用。

　　针对抑郁症和双相情感障碍的有效治疗，可以改善患者康复过程中的态度和参与度。同时，治疗师应该意识到，药物反应往往因患者而异，某些药物副作用可能会改变患者的身心行为。

第八章 抗精神分裂症药

病例

李某，男，56岁。因多次跌倒和越来越严重的平衡问题后被医生转诊康复。该患者有精神分裂症病史，已通过药物控制。最近的影像学和临床诊断测试排除了任何神经或中枢神经系统病理变化。患者目前正在服用泮托拉唑（一种质子泵抑制剂）和喹硫平。在患者访谈中，患者报告说在2个月前的精神病发作后他的医生增加了喹硫平的剂量。患者还反映说最近出现几次头晕，感到极度僵硬，行动不便。在物理治疗检查中，患者似乎没有出现严重的身体问题。当从坐姿转为站姿时，患者表示他变得有点头晕，视物边缘模糊。治疗师在从坐姿到站姿的转换过程中证实了体位性低血压，收缩压和舒张压分别下降24mmHg和18mmHg。尽管患者所有肢体都有正常的运动范围和力量，但由于对被动拉伸的抵抗，他表现出一些明显的姿势僵硬，这在下肢更为严重。患者没有表现出静息震颤。患者在迷你BES基本共情量表测试中的表现显示动态平衡有中度损伤。

精神病是指一组以明显的思维障碍和对现实的感知受损为特征的严重的精神障碍。目前，最常见的精神病形式是精神分裂症，总发病率达1%。其他形式的精神病包括分裂情感障碍、妄想症、短暂性精神障碍和共有型精神障碍。过去，强效镇静药物是治疗精神病的主要方法。目标是安抚患者，使他们减少攻击性。但是，被镇静的患者认知和运动能力会明显受损。

随着研究人员更多地了解精神病相关的神经化学变化，药理学家开发了针对性的治疗药物，而不再是简单地给患者镇静。这些抗精神病药，也称为神经安定药，代表了精神分裂症和其他精神病治疗的重大突破。

不论是在收治精神病患者的专业机构，还是非精神病学医疗场所，物理治疗师和作业治疗师经常遇到服用抗精神病药的患者，如服用抗精神病药的髋关节骨折患者就诊于骨科。因此，抗精神病药的药理学知识的学习将有助于所有康复工作者。鉴于精神分裂症的发病率明显高于其他形式，本章集中于精神分裂症的药物治疗。其他形式精神病的发病机制和随后的治疗与精神分裂症相似。

第一节 精神分裂症

精神分裂症的诊断标准包括症状学诊断标准、病程标准、严重程度标准、排除标准等。患者具有明显的妄想、幻觉、言语紊乱和严重无组织或紧张的行为，工作、社会关系和自我护理能力水平有不同程度的下降，排除器质性精神病、精神活性物质和非成瘾物质所致精神障碍后，可诊断为精神分裂症。

一、精神分裂症的发病机制

精神分裂症的确切病因至今未明。研究表明遗传因素（即引起大脑结构和功能偏差的染色体变化）在精神分裂症的发生中起着重要作用。这些遗传因素可能是由于DNA序列的变异导致神经递质受体和其他特定细胞蛋白的表达改变。同样，其他在不改变基因序列的情况下改变基因表达的因素（表观遗传因素）被认为是精神分裂症的潜在原因。表观遗传因素包括化学修饰，如在 DNA 或帮助包装染色体内 DNA 的蛋白质（组蛋白）上甲基化。具有这些遗传和表观遗传因素的个体在暴露于特定的环境触发因素时，如产前或儿童期脑损伤、其他形式的儿童期或成人创伤、社会压力等，则有患精神分裂症的风险。确切的遗传变化和特定的环境触发因素因人而异。因此，精神分裂症是由遗传和环境因素之间复杂的相互作用引起的，确切方式仍有待阐明。

二、精神分裂症的神经递质变化

精神分裂症是由大脑某些部位（如边缘系统）的多巴胺通路过度活跃引起的。这一假说主要是基于大多数抗精神分裂症药在一定程度上阻断多巴胺受体，减少中脑边缘通路和其他边缘结构的多巴胺功能亢进。多巴胺功能亢进可由突触前神经元过度合成和释放多巴胺、突触间隙的多巴胺分解减少、突触后膜多巴胺受体敏感性增加等引起。因此，边缘系统等区域的多巴胺传递增加是与精神分裂症和其他精神病综合征相关的主要神经递质变化。

鉴于中枢神经递质相互作用的复杂性，边缘系统中多巴胺活性的变化肯定与大脑其他区域的其他神经递质的变化有关。大量证据表明，5-羟色胺（5-HT）活性的增加也可能在精神分裂症的病理生理学中发挥关键作用。这一观点是基于新发现的抗精神分裂症药除了拮抗多巴胺受体，还影响5-HT 受体，而 5-HT 可调节大脑特定部位的多巴胺亢进所致的精神分裂症的发生。

谷氨酸和 GABA 等其他神经递质可能与精神分裂症的发病机制有关。谷氨酸是中枢神经系统中的一种兴奋性氨基酸，GABA 是一种抑制性神经递质，可调节谷氨酸的作用。证据表明，GABA调节谷氨酸能力缺陷可导致神经系统过度兴奋，产生精神病的症状。同样，研究人员发现乙酰胆碱的敏感性降低也是精神病的发病因素之一，乙酰胆碱的失衡会导致精神分裂症和相关疾病的复杂神经递质变化。

从本质上讲，边缘系统中多巴胺活性的增加是精神分裂症和其他形式精神病的关键因素。然而，多巴胺活性增加并不是精神病的唯一神经递质变化，过多的多巴胺可能会导致 5-HT、氨基酸和其他神经递质的后续变化。反之，多巴胺活性增加也可能是 5-HT 活性改变、氨基酸失衡或其他神经化学物质变化的结果。无论起始因素如何，解决所有这些神经递质变化最终可能为精神分裂症和其他形式精神病患者提供最佳治疗。然而，目前抗精神分裂症药的作用机制主要集中在使大脑特定部位的多巴胺和 5-HT 活性正常化。

第二节　精神分裂症常用药物

一、作　用　机　制

最初开发用于治疗精神分裂症的药物都作为大脑边缘通路中特异性多巴胺受体的强拮抗药。人类多巴胺受体分为 D_1、D_2、D_3 亚型。在介导精神分裂症作用中最重要的受体是 D_2 受体亚型，因此典型或第一代抗精神分裂症药对位于边缘系统内的 D_2 受体具有高亲和力，这些药物具有一定的阻断 D_2 受体的能力。特定抗精神分裂症药的临床疗效和副作用与其影响多巴胺受体的能力有关（图 8-1）。

20 世纪 90 年代起，第二大类抗精神分裂症药陆续出现在市场上。与传统药物相比，其药理作用和副作用不同，这些药物称为非典型抗精神分裂症药或第二代抗精神分裂症药。非典型抗精神分裂症药只是 D_2 受体的弱拮抗药，但通常是特异性 $5-HT_2$ 受体的强阻滞剂，一些较新的药物也可能影响其他亚型 5-HT 受体。与典型抗精神分裂症药相比，非典型抗精神分裂症药产生抗精神病作用的同时，副作用的风险较低。

目前临床上使用的许多抗精神分裂症药具有阻断多巴胺受体或同时阻断脑内 5-HT 和多巴胺受体的能力。谷氨酸、GABA 和乙酰胆碱等其他神经递质活性的变化在精神分裂症中也很重要，相应药物目前正在研究中。

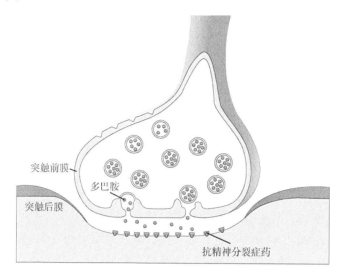

突触前膜

多巴胺

突触后膜

抗精神分裂症药

图 8-1　抗精神分裂症药对多巴胺能神经元突触的作用

二、分　类

抗精神分裂症药在化学结构和效能方面具有一定的多样性。除了化学结构上的差异外，根据其对神经递质通路的作用及副作用不同，可分为典型抗精神分裂症药和非典型抗精神分裂症药。

（一）典型抗精神分裂症药

典型抗精神分裂症药比非典型抗精神分裂症药有更多的副作用，如运动障碍等相关副作用的发生率增加。这可能是由于典型药物倾向于与中枢神经系统多巴胺受体结合，包括影响基底神经节运动功能的受体。对于氟哌啶醇（haloperidol）和氟奋乃静（fluphenazine）等高效典型药物来说，尤其如此。这些药物对中枢神经系统的多巴胺受体有很强的亲和力，低剂量时即可发挥药理作用。氯丙嗪（chlorpromazine）和硫利达嗪（thioridazine）等典型药物的效价较低，高剂量使用才能发挥抗精神分裂症作用。这些低效价药物较少引起运动功能障碍，但镇静和抗胆碱能等其他方面副作用的发生率会增加，如口干、便秘、尿潴留。典型药物的可预测性也略低，这些药物的抗精神病疗效往往因患者而异。一般而言，新型非典型药物更安全，更易预测。

（二）非典型抗精神分裂症药

区别于典型药物，药理学家开发了非典型抗精神分裂症药，包括氯氮平（clozapine）、利培酮（risperidone）和其他药物。它们最显著的特征是副作用更少，包括运动障碍等的风险降低。

如前所述，非典型药物对多巴胺和 5-HT 受体亚型的影响与典型药物不同。非典型药物对 D_2 受体的阻断作用不如典型药物强，而是特异性阻断边缘系统通路中的 5-HT_2 型受体。当然，多巴胺在控制大脑其他区域（如基底神经节）的运动功能方面也很重要。非选择性强效拮抗边缘系统多巴胺受体的抗精神分裂症药也会影响基底神经节的多巴胺受体，从而产生运动障碍。由于非典型药物对多巴胺受体的拮抗作用较弱，它们影响基底神经节多巴胺活性的倾向较低，因此产生运动障碍的风险较低。有研究表明，这些药物对其他神经递质（谷氨酸、GABA 和乙酰胆碱）亦有作用。这些附加的作用可能通过改善认知和减少社交退缩等其他问题的发生率，增加其抗精神病作用。

三、体 内 过 程

本类药物通常口服给药，在症状发作的急性期，每日剂量常分为 3~4 次。维持剂量通常较低，每日给药一次。可肌内（intramuscularly，IM）给药，比口服给药更快到达血浆。如果患者自我依从性差，无法定期服药，可用 IM 缓释给药的方法。如长效制剂癸氟奋乃静注射液和癸酸氟哌啶醇注射液分别每 3~4 周注射一次，并作为精神病维持期缓慢、持续释放的方法。

抗精神分裂症药的代谢通过两种机制：与葡萄糖醛酸结合和被肝微粒体酶氧化。代谢和随后的失活均发生在肝脏中。长期使用抗精神分裂症药会产生一定程度的酶诱导作用，增加药物代谢率。

四、临 床 应 用

（一）精神分裂症

非典型药物与典型药物对精神分裂症同样有效，但非典型药物复发风险更低，耐受性更好。患者如果不受到运动障碍等的影响，可继续定期服用非典型药物。尽管如此，关于哪些药物应该是精神分裂症的首选或"一线"治疗仍存在相当大的争议。目前，非典型和典型抗精神分裂症药在减轻精神病症状的能力方面没有明显优劣，因此，药物选择主要基于潜在的副作用。非典型药物副作用小，常被用作首选药物。如果药物应用无效，或者有不良反应，医生可以考虑转换为典型药物。

（二）双相情感障碍

抗精神分裂症药可单独或与锂盐联合，用于双相情感障碍的急性躁狂期。如阿立哌唑（aripiprazole）在治疗双相情感障碍方面受到了相当大的关注。它与其他非典型药物有些不同，部分激活多巴胺和 5-羟色胺受体（即 D_2、D_3 和 5-HT_{1A} 亚型），同时阻断 5-HT_{2A} 受体。这些复杂的作用将有助于解释为什么这种药物能治疗双相情感障碍和类似的情绪障碍。

（三）呕吐

一些典型抗精神分裂症药，如丙氯拉嗪（prochlorperazine）能有效减少恶心和呕吐，用于癌症化疗或多巴胺激动药和前体药物治疗帕金森病所致的呕吐。当多巴胺刺激时，多巴胺受体兴奋，会引起呕吐，抗精神病药的止吐作用是通过阻断位于脑干上的多巴胺受体实现的。

（四）痴呆

阿尔茨海默病和其他痴呆患者可以应用抗精神分裂症药，以帮助控制攻击性和激惹。但需要注意的是应谨慎使用，尤其老年人。因为服用抗精神分裂症药时有发生运动障碍的风险，会增加老年人因卒中和其他心血管事件导致的死亡率。因此，阿尔茨海默病和痴呆患者应短期使用抗精神分裂症药来控制急性或严重的攻击行为。临床医生可以指导患者进行非药物干预，帮助患者平静并尽可能减少攻击行为。如用熟悉的物品包围患者减少定向障碍和疏离感。同样，让患者全天参与结构化活动有助于减少激惹，从而减少对抗精神病药的需求。

五、不 良 反 应

（一）锥体外系症状

使用抗精神分裂症药的一个严重的问题是产生运动异常。运动异常与锥体外系病变患者相似，常被称为锥体外系反应。运动异常和多巴胺有关。多巴胺是运动通路中的重要神经递质，尤其是在基底神经节发生的运动功能整合中。抗精神分裂症药可阻断中枢神经系统多巴胺受体，同时累及运动整合区域多巴胺受体，导致神经递质失衡，产生不同类型的运动问题。

大多数典型抗精神分裂症药对中枢神经系统多巴胺受体选择性低，故运动障碍风险增加。另外，非典型药物，如氯氮平和利培酮几乎无锥体外系反应，但确切原因尚不清楚。一些患者在服用典型抗精神分裂症药时仍可能出现运动问题。

锥体外系反应仍然是抗精神分裂症药的主要缺点之一。锥体外系反应的主要类型、各类型的表现及其发生的相对时间见图 8-2。

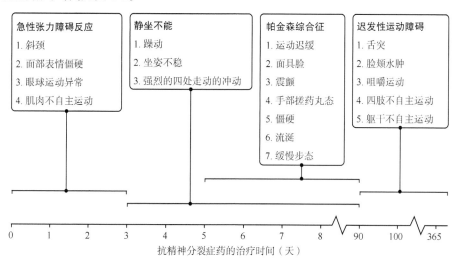

图 8-2　抗精神分裂症药治疗开始后锥体外系反应及其相对发病率

1. 迟发性运动障碍　是抗精神分裂症药最令人担忧的副作用，因为它难以治疗。迟发性运动障碍的特征是不自主的刻板运动，如口腔、舌头和下巴会有节奏地运动，患者经常会产生不自觉的吸吮和拍打声。由于这种情况通常涉及舌头和口面部肌肉，也可能发生严重的吞咽困难。其他症状包括广泛性舞蹈样手足徐动症及颈部和躯干肌张力障碍。锥体外系反应（包括迟发性运动障碍）常见于典型抗精神分裂症药。抗精神分裂症药引起的迟发性运动障碍可能是由多巴胺受体的"超敏"引起的。尽管突触前神经元仍然完好无损，但药物可以阻断突触后神经元受体通过"上调"受体的数量或敏感度来诱导突触后神经元做出反应。受体敏感性的增加导致多巴胺能神经元功能增强，导致多巴胺和其他中枢神经递质（如乙酰胆碱和 GABA）之间的神经递质失衡。

2. 帕金森综合征　帕金森病的运动症状是由基底节多巴胺传递不足引起的。由于抗精神分裂症药阻断多巴胺受体，一些患者可能会出现与帕金森病相似的症状，包括静止性震颤、运动迟缓和僵硬。老年患者更容易出现这些药物诱发的帕金森病样症状，可能是因为老年人的多巴胺含量往往较低。抗精神分裂症药诱导的帕金森综合征，当剂量调整或停药时，这些症状通常会消失。也可以使用抗胆碱能药物（如苯扎托品）来处理帕金森综合征。左旋多巴及多巴胺激动药等抗帕金森病药物不能用于治疗这些副作用，因为它们往往会加剧精神分裂症症状。

3. 静坐不能　服用抗精神分裂症药的患者可能会感觉到坐立不安，并抱怨无法静坐或躺着，称为静坐不能。患者也可能出现躁动，在地板上踱步，或失眠。静坐不能通常可以通过改变药物剂量或药物类型来缓解。如果效果不佳，β_2 受体拮抗药（普萘洛尔）可帮助减少与静坐不能相关的躁动。医生也可以使用抗胆碱能药物治疗静坐不能，但尚待进一步证实。

4. 肌张力障碍　患者的手臂、腿部、颈部和面部可能会出现各种各样的运动，包括斜颈、角弓反张。这些运动是非自主和不协调的，可能在药物开始治疗后很快出现（即使在单剂量之后）。如果运动障碍在治疗过程中持续，可以使用其他药物，如抗帕金森病辅助药物或苯二氮䓬类药物（如地西泮）来尝试对抗异常运动症状。

5. 恶性综合征　服用相对高剂量的抗精神分裂症药的患者可能会出现一种称为恶性综合征（neuroleptic malignant syndrome，NMS）的严重疾病。NMS 的症状包括昏迷、肌肉强直、震颤和发热。如果患者在康复过程中出现这些症状，尤其是症状突然出现或迅速恶化，临床医生应寻求紧急医疗护理。治疗通常包括停药和提供支持性护理。NMS 的确切原因尚不清楚，但在躁动、精神功能受损的患者中，或在高剂量或通过肌内注射典型抗精神分裂症药的患者中，发生该综合征的风险增加。

（二）非运动反应

1. 代谢异常　非典型抗精神分裂症药可引起代谢异常，导致一些患者体重显著增加、血脂升高和糖尿病。代谢异常的风险因药物而异，氯氮平和奥氮平相关的风险最高；伊洛哌酮、帕利培酮、喹硫平和利培酮呈中度风险；阿立哌唑、卢拉西酮和齐拉西酮的风险最低。代谢异常的原因尚不清楚，可能是因为遗传因素与这些药物影响 5-HT、多巴胺和其他中枢神经系统受体的能力之间存在复杂的相互作用。虽然这些非典型药物产生运动症状的风险较低，但可能导致严重的心血管和内分泌问题。应在开始服用非典型抗精神分裂症药之前对患者进行心血管或代谢水平筛查，对于既往患有代谢性疾病或心血管疾病的患者，应避免使用这些药物。

2. 镇静　抗精神分裂症药有不同程度的镇静作用。镇静剂本身并不能提高这些药物的抗精神分裂症疗效。因此，镇静的副作用对患者的治疗没有益处，甚至有害。

3. 抗胆碱能反应　一些抗精神分裂症药也会降低机体各生理系统中的乙酰胆碱功能。这些抗胆碱能反应表现为各种症状，如视物模糊、口干、便秘和尿潴留。幸运的是，这些问题通常是自限性的，因为许多患者对抗胆碱能副作用具有耐受性，同时对抗精神病特性保持反应。

4. 其他　体位性低血压是抗精神分裂症药治疗初期的常见问题。通常在治疗数天后消失。某些抗精神分裂症药（如氯丙嗪）会发生光敏反应，当患者暴露于紫外线时应小心。最后，长期服用抗精神分裂症药后突然停药会导致恶心和呕吐，应逐渐减少剂量，而不是突然停药。

康复治疗期间特别关注的问题　

　　在过去的 50 年中，抗精神分裂症药对精神分裂症治疗产生了重大影响，使许多人能够从入住精神病院转移到社区。对许多人来说，由于行为和现实感知的改善，这种转变提供了更好的生活质量。抗精神分裂症药对在各种康复机构就诊的患者也有很大的益处。无论这些人被转诊到物理治疗和作业治疗的原因如何，药物治疗将有望增强患者在康复过程中的合作性。因为这些药物使患者行为趋于正常化，孤僻的患者往往会变得更加活跃和友好，激越的患者会变得更加平静和投入。此外，缓解一些意识模糊和思维受损将使患者更容易遵循说明。有偏执症状的患者可能会有较少的迫害妄想，并会感觉较少受到治疗环境的威胁。

　　必须权衡抗精神分裂症药的获益与其副作用风险。在治疗期间，不太严重的副作用（如过度镇静）和一些抗胆碱能作用（如视物模糊、口干、便秘）可能会带来困扰。应警惕体位性低血压，尤其是在药物治疗开始后的前几天。然而，抗精神分裂症药的锥体外系运动障碍应重点关注。康复治疗师应警惕运动受累的早期体征。康复治疗师可能是第一个注意到姿势、平衡或不自主运动变化的人，这是很好的机会。即使是运动功能的细微问题也应立即引起医务人员的注意。这种早期干预可降低长期甚至永久性运动功能障碍的风险。

病例分析

　　康复治疗师致电患者的处方医生，并评估了患者的情况，包括有症状的体位性低血压、僵硬、无静止性震颤、平衡受损，跌倒风险增加。在与患者医生的咨询中，确定患者可能正在经历与高剂量喹硫平的使用相关的不良反应。由于喹硫平剂量的增加有效地控制了患者的精神病症状，医生不建议对药物进行任何突然的改变。因此，康复治疗师对患者和他的妻子进行了体位性低血压的教育，制订了预防晕厥发作的策略。物理治疗干预针对功能平衡和步态训练。患者和他的妻子、理疗师和开处方的医生同意密切监测患者的症状，并在 3 个月内重新评估他的病情。

小　结

　　抗精神病药代表了精神疾病治疗的重大进展之一。目前有减轻精神病症状和提高患者与他人合作与自我护理能力的药物。尽管其化学结构多样，抗精神分裂症药似乎都通过阻断中枢多巴胺受体发挥治疗作用。因此，精神分裂症等精神病可能是由中枢神经系统多巴胺能通路的过度活动引起的。其他神经递质如 5-HT 也可能在精神病中发挥作用，非典型抗精神分裂症药可调节大脑中的 5-HT 活性。

　　由于阻断中枢神经系统多巴胺受体的作用，抗精神分裂症药会产生一系列不良反应，其中最严重的是迟发性运动障碍、帕金森综合征和其他与锥体外系相关病变的运动障碍。在某些情况下，这些异常的运动障碍可能变得不可逆，甚至在药物治疗终止后仍持续存在。康复专家可在识别这些运动异常的早期发作中起关键作用。如果早期发现，潜在的严重运动问题可以通过改变抗精神分裂症药的剂量或类型来处理。

第九章　抗癫痫药

病例

李某，男，60岁。15个月前经历了右侧脑血管意外，导致左侧偏瘫。他最初接受了4周的康复治疗，随后被转移到认知康复中心约8周。患者的认知能力和言语能力有了显著的改善，但出院回家后，他的运动功能仍然没有改善。为了帮助运动功能恢复，他被推荐进行物理治疗。他的药物包括艾司唑仑（抗抑郁药）、泮托拉唑（质子泵抑制剂）、氨氯地平（钙通道阻滞剂）、华法林（抗凝剂）、丙戊酸（抗癫痫药）和拉莫三嗪（抗癫痫药）。患者告诉门诊理疗师，他在脑卒中后出现癫痫发作，最初只接受丙戊酸治疗。然而，他出现了突发性癫痫发作，并补充了拉莫三嗪。患者每3个月检查一次血液中的华法林和丙戊酸水平。在门诊治疗2个月后，康复治疗师观察到，连续几次治疗中，患者嗜睡程度要高得多。在治疗期间，他开始需要多次休息。与患者的沟通很困难，因为他的讲话柔和而低沉。值得注意的是，没有新的感觉或运动神经症状提示可能是另一次的脑卒中。

癫痫（epilepsy）是一种反复发作的慢性神经疾病。癫痫发作是由脑局部病灶的神经元兴奋性过高而产生阵发性的异常高频放电，并向周围组织扩散，导致大脑功能短暂失调。在某些癫痫发作中，运动皮质的神经元被激活，通过下行神经元通路导致不自主、阵发性骨骼肌收缩，即肌阵挛。然而，肌阵挛并不与所有类型的癫痫有关，其他类型的癫痫发作以各种感觉或行为异常为特征。

癫痫病因复杂，发病机制尚未完全阐明。癫痫与大脑局灶神经元具有"易兴奋性"有关，这些易兴奋神经元的自发放电引发癫痫发作。这些局灶神经元兴奋性改变的原因，即是导致癫痫的原因。

癫痫是常见的神经系统疾病之一，因此康复治疗师会经常遇到相关患者。同时，一些特定疾病的患者，如创伤性脑损伤、中风和脑瘫患者继发癫痫的可能性高于其他人群，医师必须制订相应的治疗方法，以防止癫痫发作。此外，患者在康复过程中也可能癫痫发作，医师必须知晓处理方法。总之，癫痫发作是一种常见而重要的共病，它会影响癫痫或其他发作性疾病患者的康复工作。

尽管有报道称手术、神经刺激和饮食控制等手段可以用于癫痫，但药物治疗仍然是主要方法。必须通过患者的临床表现并使用脑电图（electroencephalography，EEG）等来确定癫痫的类型以更好地选择药物。

第一节　癫痫发作的类型

癫痫由于异常高频放电神经元发生部位及扩散范围的不同，临床表现出不同程度的短暂运动、感觉、意识及精神异常，反复发作。根据癫痫发作的临床表现，可将其分为全身性发作和局灶性发作（过去称为部分性发作）（表9-1）。在局灶性癫痫发作中，病灶位于单侧脑皮质。而在全身性癫痫发作中，双侧大脑半球同时受累（图9-1）。扩散到整个大脑的局灶性发作称为局灶性全身性发作或继发性全身性发作。

表 9-1 癫痫的分类

癫痫类型与亚类	典型症状
全身性发作	
强直阵挛发作（大发作）	全身剧烈抽搐；所有肌肉的持续收缩（强直期），强烈的节律性收缩（阵挛期）；意识丧失
失神发作（小发作）	突然、短暂的意识丧失；运动迹象消失，或可能从快速眨眼到全身对称抽动
肌痉挛发作	面部和躯干或一个或多个肢体肌肉的突然、短暂、"冲击性"收缩；收缩可以是单次或多次；意识可能受损
阵挛发作	全身有节奏的同步收缩；意识丧失
强直发作	全身肌肉普遍持续收缩；意识丧失
失张力发作	头部和颈部、一条腿或全身肌张力突然丧失；意识可能短暂维持或丧失
局灶性发作	
单纯部分性发作	意识完好，但存在可观察到的运动或自主反应，包括单侧肢体痉挛或特定的感觉
复杂部分性发作	不同程度的意识障碍，可能包括各种各样的其他表现和奇怪的行为
继发性全身性发作	症状逐渐增加至双侧痉挛性发作，包括强直性、阵挛性或强直阵挛性
未知类型	

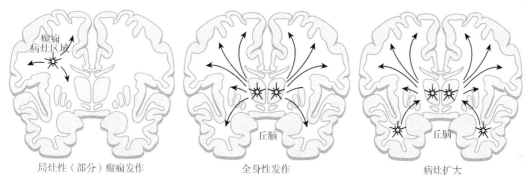

图 9-1　脑内癫痫活动的发生和扩散

通常，癫痫发作的临床表现取决于所涉及的大脑区域。如局限于右手运动皮质内的局灶性癫痫发作可能仅引起右手的不自主痉挛样运动。其他局灶性发作会产生运动和感觉异常，也会影响意识和记忆。如果患者在癫痫发作期间意识保持完好，则局灶性癫痫发作称为单纯部分性发作；如果患者在癫痫发作期间意识障碍，则称为复杂部分性发作。

根据运动受累的类型和程度及 EEG 等其他因素，对全身性癫痫进行亚分类。最广为人知的全身性发作是强直阵挛发作，也称"大发作"。失神发作，即"小发作"也属于全身性发作类别。

第二节　癫痫常用药物

抗癫痫药共同的治疗目标是抑制引起癫痫发作的神经元的兴奋性。抗癫痫药的作用机制包括增加中枢神经系统抑制性神经元的活性，降低中枢神经系兴奋性神经元的活性，或控制神经元钠或钙通道的开启和关闭（图 9-2）。

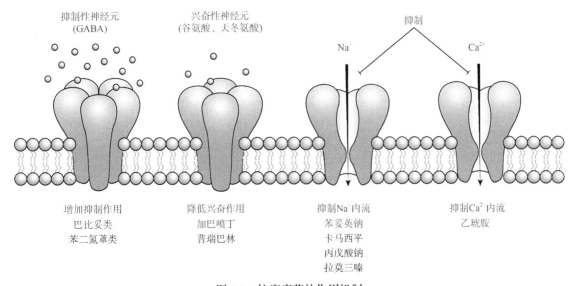

图 9-2　抗癫痫药的作用机制

当用于长期控制癫痫时，这些药物通常口服。每种药物的剂量因具体药物和癫痫发作的严重程度而异。抗癫痫药体内分布广泛，所有药物最终都会到达大脑发挥其有益作用。药物生物转运通常通过肝微粒体氧化酶形成，这是药物代谢的主要途径。

一、第一代抗癫痫药

第一代药物主要通过抑制大脑神经元的放电，增加 GABA 的抑制作用，减少兴奋性氨基酸（谷氨酸、天冬氨酸）的作用，或通过改变离子（Na^+、Ca^{2+}）在神经元膜上的运动发挥作用（图 9-2）。

（一）巴比妥类

由于其极易产生镇静和其他不良反应，治疗指数也很小，服用过量会导致死亡，因此使用受限。然而，巴比妥类药物在控制癫痫发作方面仍然非常有效，如对其他药物无效的癫痫。由于其成本相对较低，本类药物通常用于不发达国家。

1. 临床应用　苯巴比妥（phenobarbital）是用于治疗癫痫的主要巴比妥类药物。这种药物对几乎所有类型的成人癫痫发作都有效，并且对全身强直阵挛、单纯部分性及复杂部分性发作（局灶性发作）特别有效。戊巴比妥（pentobarbital）作用强大，有时通过静脉注射来阻止对其他药物无效的严重、不受控的癫痫发作。扑米酮（primidone）可用于多种类型的癫痫，如全身强直阵挛发作、复杂部分性发作和对其他药物无效的局灶性发作。

2. 作用机制　巴比妥类药物可以增加 GABA 的抑制作用，这可能是这些药物降低癫痫发作的主要途径。巴比妥类药物还可能通过抑制钙进入兴奋性突触前神经末梢，从而减少兴奋性神经递质（如谷氨酸）的释放，进而产生抗癫痫作用。

3. 不良反应　最常见的不良反应是镇静。大剂量时可产生眼球震颤、共济失调。偶见叶酸缺乏和皮肤反应。一些儿童可能引起反常兴奋，出现癫痫发作增加和多动症增加的现象。

（二）苯二氮䓬类

由于镇静和耐受性问题，苯二氮䓬类药物中大多数使用有限，仅部分药物对治疗癫痫有效。

1. 临床应用　地西泮（diazepam）和劳拉西泮（lorazepam）主要用于癫痫持续状态的急性治疗。

氯硝西泮（clonazepam）推荐用于失神发作，也可用于轻微的全身性癫痫发作中作为辅助药物使用。

2. 作用机制　增强 GABA 在大脑中的抑制作用，从而产生抗癫痫作用。

3. 不良反应　镇静、共济失调和行为变化。

（三）乙内酰脲类

1. 临床应用　苯妥英钠（dilantin）是临床使用的主要乙内酰脲类抗癫痫药。它常是治疗多种类型癫痫的首选药物，对治疗部分性发作和全身强直阵挛发作尤其有效。此外，也用于治疗神经性疼痛，如三叉神经痛。磷苯妥英钠（cerebyx）可短期（≤5 天）通过肌内或静脉注射给药，以帮助控制重度癫痫发作，或用于癫痫持续状态的急性治疗。其他乙内酰脲类药物乙基苯妥英（peganone）和美芬妥英（mesantoin）因其毒性相对较高而不再被广泛使用。

2. 作用机制　苯妥英钠通过减少 Na⁺进入快速放电神经元来稳定神经膜和降低神经元兴奋性。药物抑制钠通道在神经元产生动作电位后复活的能力（从无活性状态重置到活性状态）。通过抑制钠通道的再激活，苯妥英钠延长了绝对不应期，因此神经元必须将其放电速率减慢到正常水平。

苯妥英钠还可能通过增加 GABA 的作用和影响钾、钙在神经膜上的运动而降低神经元的兴奋性。这些非钠效应通常发生在高剂量（高于控制癫痫发作的药物剂量）水平下。具体的分子机制尚不清楚，但它们可能通过对钠通道的类似作用而发挥效应。

3. 不良反应　常见齿龈增生，儿童发生率高。长期服用可见恶心、呕吐甚至胃炎。神经系统不良反应常见眩晕、头痛，严重时可引起眼球震颤、共济失调、语言不清和意识模糊，偶见头晕、失眠。

身体和面部毛发增多（多毛症）、皮肤疾病亦有发生。

（四）亚氨芪类

亚氨芪类药物常用的是卡马西平（carbamazepine）和奥卡西平（oxcarbazepine）。

1. 临床应用　卡马西平已被证明对治疗除失神发作外的所有类型的癫痫有效，是治疗部分性发作和强直阵挛发作的主要药物。卡马西平在疗效和副作用方面与苯妥英钠相当，根据患者的反应，可以替代该药物。

奥卡西平可以单用或与其他抗癫痫药一起用于治疗成人部分性癫痫发作；单独用于治疗 4～16 岁儿童的部分性癫痫发作；并可作为 2 岁及以上儿童的癫痫治疗辅助药物。奥卡西平也用于治疗三叉神经痛。

2. 作用机制　作用机制与苯妥英钠类似，通过迅速地减缓钠通道的恢复来稳定神经细胞膜。卡马西平也能抑制去甲肾上腺素的突触前摄取和释放，这种作用可能与其抗癫痫作用有关。

3. 不良反应　头晕、嗜睡、共济失调、视物模糊、贫血、液体潴留（抗利尿激素释放异常）、心律失常和充血性心力衰竭。

（五）琥珀酰亚胺类

琥珀酰亚胺类药物的代表药是乙琥胺（ethosuximide）。

1. 临床应用　主要用于治疗失神发作。

2. 作用机制　乙琥胺通过减少 Ca²⁺进入某些丘脑神经元来发挥抗癫痫作用。与钠一样，钙进入神经元可以使神经元去极化，并使其产生动作电位。重复和过量的钙进入丘脑神经元可能是引发失神发作的原因，乙琥胺可以通过减弱钙内流来预防癫痫发作。

3. 不良反应　胃肠道不适（恶心、呕吐）、头痛、头晕、疲劳、嗜睡、运动障碍（异动症、运动迟缓）、皮疹和瘙痒等。

（六）丙戊酸类

丙戊酸类药物常用的有丙戊酸钠（sodium valproate）。

1. 临床应用 此类为广谱抗癫痫药。可以单用或与其他药物一起用于治疗单纯性和复杂性失神发作、复杂部分性发作，或作为多种发作类型患者的辅助药物。也用于治疗双相情感障碍（躁狂抑郁症），尤其是在急性躁狂期；亦可用于治疗偏头痛。

2. 作用机制 丙戊酸钠以类似于苯妥英钠的方式发挥其部分或大部分作用，即抑制 Na^+ 进入神经元。高浓度丙戊酸钠通过增加大脑中 GABA 水平发挥抗癫痫作用。然而，较低浓度仍能有效地限制癫痫发作，不会增加中枢神经系统 GABA，这就提出了对 GABA 的影响是否具有临床重要性的问题。还可能增加某些神经元的钾传导和外流，从而使神经元超极化并降低其兴奋性。因此，丙戊酸钠影响癫痫发作的确切方式仍有待确定。

3. 不良反应 胃肠道不适、暂时性脱发、体重变化及血小板功能受损。

二、第二代抗癫痫药

第一代抗癫痫药已经上市多年，并被常规用于癫痫治疗。自 1993 年推出非尔氨酯（felbamate）以来，一系列新的或称为"第二代"药物已获得批准并正在临床使用（表9-2）。在大多数情况下，第二代抗癫痫药并不比第一代抗癫痫药更有效。然而，它们通常具有良好的药代动力学特征（如吸收、分布、代谢等），并且副作用相对轻微，可以与第一代抗癫痫药一起使用，不会给患者带来过度并发症和风险。对于对单一传统抗癫痫药无效的患者，联合用药通常可以实现较好的治疗效果。随着对这些新型药物的了解越来越多，这些药物可被单独用作初始治疗或用于对其他药物无效的癫痫发作。

表9-2 第二代抗癫痫药

通用名	适应证
非尔氨酯	单独使用或作为成人部分性癫痫发作的辅助药物；儿童伦诺克斯-加斯托综合征相关部分性和全身性癫痫的辅助治疗
加巴喷丁	成人和3岁以上儿童部分性癫痫的辅助治疗
拉科酰胺	成人部分发作性癫痫的辅助治疗
拉莫三嗪	16岁以上成人部分性癫痫单独使用或作为辅助治疗；成人和2岁以上儿童伦诺克斯-加斯托综合征相关全身性癫痫的辅助治疗
左乙拉西坦	成人部分发作性癫痫、6岁及以上患者全身强直阵挛发作和成人肌阵挛癫痫的辅助治疗
普瑞巴林	成人部分发作性癫痫的辅助治疗
托吡酯	单独使用或作为成人部分发作性癫痫的治疗辅助，或作为成人和儿童部分发作、全身强直阵挛发作和伦诺克斯-加斯托综合征相关癫痫的辅助治疗
氨己烯酸	成人复杂部分性癫痫的辅助治疗
唑尼沙胺	成人部分性癫痫的辅助治疗

第三节 抗癫痫药的使用注意事项

一、癫痫患者妊娠期治疗

大多数患有癫痫的女性在怀孕后会继续服用抗癫痫药，并最终生下健康的婴儿。尽管如此，与非癫痫母亲的孩子相比，癫痫母亲的孩子出生缺陷的发生率增加。据统计，在孕期服用单一抗癫痫药的婴儿中，发生重大先天性畸形的风险大约是正常婴儿的两倍，如果在整个孕期服用多种抗癫痫药，则发生畸形的风险可能会高出三倍。此类先天性畸形包括腭裂、心脏缺陷、小头畸形和神经管缺陷。其他问题如发育迟缓、智力低下和婴儿癫痫发作也常出现。这些问题可能与子宫内接触抗癫痫药有关，而不是母亲癫痫的后遗症。

因为担心致胎儿畸形的药物副作用，母亲可能会选择在怀孕期间停止药物治疗。但是，这种行为会使母亲面临不受控制的癫痫发作的风险，可能对母亲和未出生的孩子更有害。因此，服用抗癫痫药的女性应与其家人和医生讨论潜在风险，并考虑是否继续服用药物。如果孕妇继续服药，以最低有效剂量使用一种药物（单药疗法），将有助于降低对胎儿有害影响的风险。某些药物，如丙戊酸钠，也与先天性缺陷的高风险相关，应尽可能避免使用。此外，母亲应接受最佳产前护理（即补充叶酸、适量锻炼、休息等），以帮助确保婴儿的健康。分娩后，婴儿应首先监测药物相关的影响，如戒断症状，随后应评估神经发育情况，如有神经发育迟缓，将可能在儿童期后期变得更加明显。

二、抗癫痫药的停用

许多癫痫患者一生都需要坚持抗癫痫药治疗方案，但是，一旦癫痫发作得到控制，有一定比例的患者可以停药。据统计，60%～70%的患者在停药后可以保持无癫痫发作。成功停药的相关因素包括服药期间至少2年没有癫痫发作，癫痫发作开始后1年内癫痫发作得到良好控制，停药前进行正常的神经系统检查。当然，有些患者不适合停药，在停药前必须考虑患者癫痫复发的风险和后果。

停药必须在严密的医疗监督下进行。药物治疗通常会在一段较长的时间内（3～6个月）逐渐减少，而不是突然停药。只要癫痫发作得到适当的药物控制，很大比例的癫痫患者能够保持无癫痫发作状态。

康复治疗期间特别关注的问题

康复治疗师必须始终认识到他们的患者有癫痫发作史并正在服用抗癫痫药。因患与癫痫无关的疾病且接受治疗的患者（如患有腰痛的门诊患者）应在治疗期间被确定为具有癫痫发作的潜在风险。这些知识将使治疗师更好地识别和处理此类事件。因此，治疗师要清楚患者的所有病史。

治疗师也可以帮助确定抗癫痫药治疗的疗效。任何服用抗癫痫药的患者的主要目标是将药物剂量维持在治疗窗内。剂量必须足够高，以充分控制癫痫发作活动，但不能高到引起严重的副作用。通过不断观察和监测患者的进展，康复治疗师可以帮助确定是否达到了这一目标。

通过记录癫痫发作频率或副作用的变化，物理治疗师、作业治疗师和其他康复人员可以帮助医务人员制订有效的给药方案。这些信息对于实现最佳的患者护理和最小的不良反应方面是非常宝贵的。

一些常见的副作用可能会影响物理治疗和其他康复程序。治疗期间，头痛、头晕、镇静剂和胃部不适（恶心、呕吐）可能会引起困扰。通常，治疗师可以通过在一天中这些问题相对轻微的时候安排治疗。最佳治疗时间因患者而异，具体取决于特定药物、给药方案和患者年龄。关于小脑的副作用（如共济失调）也经常发生，并可能损害患者参与各种功能活动的能力。如果共济失调在改变药物剂量或选用其他药物替代后仍然存在，协调训练可能有助于解决这个问题。皮肤异常（如皮炎、皮疹等）是长期抗癫痫治疗中另一个常见问题。治疗师应停止任何可能加剧这些情况的治疗方式。

最后，在一些患者中，癫痫发作往往由灯光和声音等环境刺激引发。在此类患者中，在繁忙、嘈杂的诊所进行治疗可能会导致癫痫发作，尤其是在药物治疗对癫痫控制不佳的情况下。此外，某些患者可能在一天中的某些时间有癫痫发作活动增加的病史，这可能与服用抗癫痫药的时间有关。因此，如果在癫痫发作概率最低时，在相对安静的环境中进行治疗，患者将会受益。

病例分析

　　康复治疗师询问患者的运动水平；其家人证实患者在家里活动少了很多。当治疗师询问患者的妻子最后一次检查血液水平是什么时候时，她表示现在是进行血液水平检查的时候了。康复治疗师联系了患者的医生，讨论患者的当前状态。医生安排当天做血液检查。医生报告说，患者血中丙戊酸浓度高于治疗水平，这可能是患者嗜睡的原因，因为丙戊酸显著增加了拉莫三嗪的半衰期。医生随后降低了患者每日丙戊酸的剂量。几天后，患者开始恢复之前的精神和身体状态，并继续进行治疗，没有出现新的问题了。

小　结

　　癫痫是一种以反复发作为特征的慢性病，病因复杂。根据癫痫发作期间出现的临床表现和电生理检查对癫痫发作进行分类。大多数癫痫患者可以使用抗癫痫药成功治疗。尽管这些药物不能治愈疾病，但减少或消除癫痫发作将防止进一步的中枢神经系统损伤。

　　与药物治疗的任何领域一样，抗癫痫药的不良反应成为康复患者关注的问题，因此治疗师根据这些副作用改变治疗时间和类型。同样，这些药物可增加出生缺陷的风险，妊娠期女性应与其医师讨论这些风险。物理治疗师和其他康复工作者也应警惕患者因药物治疗而出现的任何行为或功能变化，这些变化可能表明药物治疗中存在问题。药物治疗不足（表现为癫痫发作增加）或可能的药物毒性（表现为副作用增加）应引起医生的注意，以便纠正这些问题。

第十章 抗帕金森病药

病 例

李某，男，78 岁，7 年前诊断为帕金森病，患者自诉最初不需要药物治疗，但 6 个月前，患者的全身僵硬、运动缓慢、手和手臂的静息性震颤等症状逐步加重，食欲急剧减退，体重减轻 10 多千克，自感无力，神经科医生嘱患者开始服用左旋多巴和卡比多巴。在最初的评估中，康复治疗师注意到患者腰部有一个轻微的前屈姿势，并且在屈曲、外展和外旋时，双侧髋关节和上肢的被动、主动活动范围受限。患者的整体功能力量随着年龄的增长而减弱，耐力极差。在与康复治疗师面谈后，建议其接受物理康复治疗。

帕金森病（Parkinson disease，PD）是一种以静止震颤、运动迟缓、肌肉强直和共济失调为特征的运动障碍疾病。帕金森病会造成基底神经节中某些分泌多巴胺（dopamine，DA）的神经元出现缓慢的进行性退化，帕金森病的确切病因仍不清楚，现有几种假说，一般认为遗传因素和环境因素共同参与了帕金森病的发生与发展。最常见的原因是患者出现自发性、选择性神经元缓慢变性。其他引起帕金森综合征（即肌肉强直、运动迟缓）的因素有外伤、传染性病原体、抗精神病药、脑血管疾病和各种形式的皮质退化包括阿尔茨海默病。

帕金森病多发于 50~60 多岁，病程发展 10~20 年，并逐渐恶化，是老年人最常见的神经系统退行性疾病之一。除了运动迟缓和肌肉强直的症状外，晚期患者还会呈躯干前倾，说话低沉细微（微音症），如不及时治疗会导致运动能力完全丧失，以及多种非运动性症状，如抑郁、认知障碍、记忆力减退、睡眠障碍、冲动、疲劳和慢性疼痛。

有效的药物治疗能显著地提高患者参与康复治疗的积极性，有助于改善运动功能，积极参与血管调节、平衡训练、精细运动及其他各种康复干预。本章内容将阐述帕金森病的发病原因，抗帕金森病药物的基本作用原理、药理作用、临床应用和不良反应，以及对抗帕金森病药物和非药物治疗进行展望。

第一节 帕金森病的病理生理学基础

在过去的 50 年里，研究人员确定了帕金森病的症状与基底神经节中特定的神经元变化或相关的神经递质失衡有关。基底神经节是位于大脑的核群，参与协调运动功能，黑质包含的神经元细胞可投射到壳核和尾状核（统称纹状体），构成黑质纹状体通路。DA 是在黑质-纹状体通路中主要的神经递质，黑质-纹状体中的多巴胺能神经元细胞变性，DA 递质减少，这是导致帕金森病发生的主要神经生化机制。

纹状体 DA 的减少是帕金森病相关症状发作的起始因素，导致基底神经节内神经元活动的变化，进而使基底神经节到丘脑和皮质的神经通路也发生变化（图 10-1）。

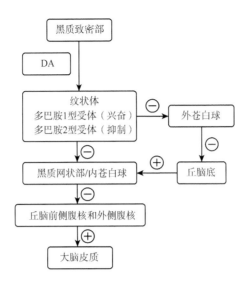

图 10-1　基底神经节到丘脑和皮质的神经通路简化图

"+" 代表兴奋；"−" 代表抑制

　　除了 DA 外，帕金森病还涉及其他几个神经通路，这些神经通路中的神经递质也对帕金森病产生影响。纹状体的中间神经元释放乙酰胆碱（acetylcholine，ACh），起到了调节神经元通路活动的作用，因此纹状体 DA 和 ACh 之间的失衡可能是导致帕金森病中某些症状的原因。

　　综上所述，当基底神经节中 DA 减少，会导致一系列多米诺骨牌效应，最终发生帕金森病，这种效应还会破坏其他几种神经递质的神经通路。应使用使基底神经节中 DA 恢复正常水平的药物。同样，一些抗帕金森病的药物也可直接影响 ACh 等神经递质，从而维持运动通路中 DA 和其他神经递质之间的平衡。

第二节　帕金森病的治疗药物

一、左旋多巴类药物

　　治疗帕金森病的主要药物是左旋多巴（L-dopa）。多巴胺受体激动药、抗胆碱能药物、单胺氧化酶 B 型（MAO-B）抑制药、儿茶酚胺-O-甲基转移酶（COMT）抑制剂和金刚烷胺等药物也可用于治疗帕金森病，根据患者症状，上述药物可以单独使用也可与左旋多巴合用。下面将分别讨论这些药物的作用。

左 旋 多 巴

　　左旋多巴（L-dopa）是 40 多年来抗帕金森病药物治疗的基础，可显著改善帕金森病的所有症状，特别是运动迟缓和肌肉强直的症状。在治疗有效的患者中，药物能显著地减轻帕金森病的症状和提高功能的修复。长期使用左旋多巴会带来一些副作用，但其在帕金森病的治疗中效果显著，对于大多数帕金森病患者仍然是最有效的药物。

　　【体内过程】　基底神经节中 DA 不足是帕金森病发病的主要原因，补充 DA 可进行治疗，但 DA 不能穿过血脑屏障，口服或胃肠道外给药均无效。不过，DA 的前体二羟基苯丙酸（多巴）容易透过血脑屏障（图 10-2），左旋多巴是多巴的左旋异构体，可以通过主动转运穿过大脑毛细血管内皮细胞进入大脑，再通过多巴脱羧酶的脱羧作用转为 DA（图 10-3）。

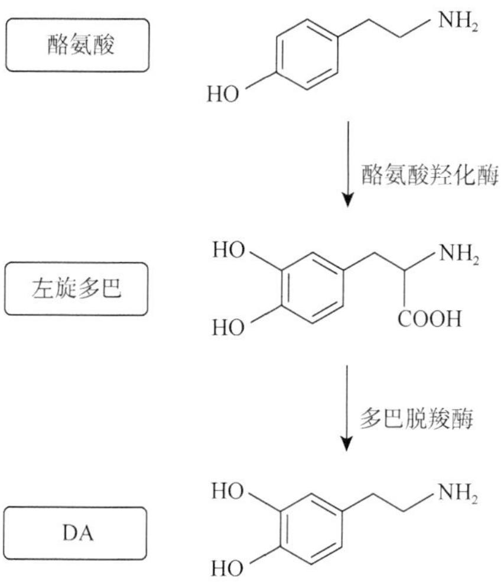

图 10-2 DA 的合成

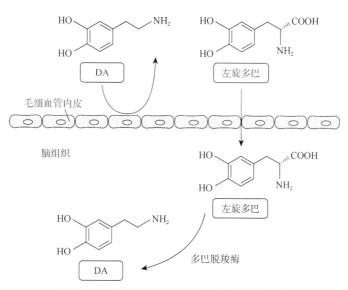

脑毛细血管

毛细血管内皮

脑组织

图 10-3 血脑屏障对左旋多巴的选择性通透

左旋多巴口服给药，不同患者每日用药剂量不同，也可以与外周组织 *L*-芳香族氨基酸脱羧酶（*L*-amino acid decarboxylase，ADCC）抑制药如卡比多巴共同使用以降低左旋多巴的剂量。左旋多巴的给药剂量可逐渐增加，直到症状明显得到缓解或开始出现副作用时停止加量。通常每日给药 2～3 次，随餐服用，以减少药物对胃肠道的刺激。口服后，极大部分左旋多巴在肝脏、肠黏膜、肾脏和骨骼肌等外周组织被 ADCC 脱羧成为多巴胺，只有不到 1% 的左旋多巴进入脑内转化为 DA 发挥疗效，在外周过早转化为 DA 的左旋多巴对帕金森病症状缓解无效，只会增加不良反应，因此需要与外周 ADCC 抑制剂合用。

【临床应用】 在进行抗帕金森病治疗时，不建议单用左旋多巴，因为单用需要较大剂量以确保有足够的药物穿过血脑屏障发挥疗效，但大部分左旋多巴在外周组织中转化成多巴胺，易引起胃肠道和心血管的副作用。若同时合用 ADCC 抑制药（如卡比多巴）（图 10-4），选择性抑制中枢神经系统外的多巴脱羧酶可减少外周 DA 生成，使左旋多巴更多地到达大脑，转化为 DA 而生效。联合用药能显著减少左旋多巴的用量。另一种 ADCC 抑制药苄丝肼也能抑制左旋多巴在外周中转化为 DA。

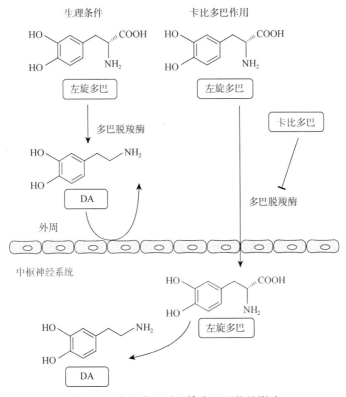

图 10-4 卡比多巴对左旋多巴吸收的影响

ADCC 抑制剂

卡比多巴和左旋多巴通常以 1∶4 或 1∶10 的比例制备成复方制剂,商品名心宁美(sinemet)(苄丝肼和左旋多巴复方制剂称为美多巴),帕金森病发病早期使用含有 25mg 卡比多巴和 100mg 左旋多巴的心宁美进行治疗,每日 2～3 次,能使 ADCC 被快速有效抑制,当症状加重时需用 10∶100 或 25∶250mg 较大剂量的卡比多巴和左旋多巴复方制剂进行治疗。

还有一种由左旋多巴和卡比多巴制备的控释制剂,可延长药物作用时间,适用于服药初始有效但仍出现运动障碍和反应波动的患者,如剂量末期运动障碍和开关现象。

【不良反应】

(1)胃肠道反应 外周 DA 过量引起恶心、呕吐,用药初期特别明显,与外周脱羧酶抑制药(如卡比多巴)联合使用,将会减轻症状。

(2)心血管反应 服用左旋多巴的患者可能会出现一些心律失常问题,不过,除非患者有心律失常病史,否则通常相当轻微。接受左旋多巴治疗的心脏病患者应密切关注,尤其是在运动期间。

体位性低血压(患者突然坐起或站起时血压迅速下降)也可能是服用左旋多巴患者的一个非常麻烦的问题。同样,当外周脱羧酶被抑制并且外周 DA 水平未显著增加时,这种副作用通常会减少。因此,患者在接受物理治疗或类似方案时,如果改变姿势,应仔细观察,并应指导其避免突然的姿势调整,尤其是开始或恢复左旋多巴治疗的患者。

(3)运动障碍 长期服用左旋多巴的患者会出现各种运动障碍,约 80%接受左旋多巴治疗的患者会表现出各种运动障碍,如舞蹈手足徐动症、运动过多症、肌张力障碍、肌阵挛、抽搐和震颤。

运动障碍通常发生在患者接受左旋多巴治疗 3 个月至数年之后。在一些患者中,发生异常的运动可能只是由药物引起的基底神经节多巴胺能通路过度刺激引起的，减少用药剂量将减轻这种反应。还有可能是因为左旋多巴半衰期短，吸收不稳定，间歇性刺激多巴胺受体，给药后快速流入大脑，与内源性神经元多巴胺释放结合，引起过度刺激，导致了各种运动障碍。

但一些患者发生运动障碍的原因复杂，当血浆中左旋多巴水平升高或下降，甚至处于最低水平时，仍会发生运动障碍。

左旋多巴的治疗目标是希望在不引起运动障碍的情况下，治疗帕金森病。减少运动障碍的方法可以通过调整左旋多巴的剂量、使用左旋多巴缓控制剂或与其他抗帕金森病药联用进行治疗。除DA外其他神经递质也可能促进左旋多巴引起运动障碍，这使得谷氨酸、血清素等其他神经递质也可能成为未来药物治疗的选择。

（4）精神症状 多巴胺对情绪和行为会产生影响，在服用左旋多巴的患者中较多人发生精神症状的改变，伴随抑郁、焦虑、困惑、冲动等各种心理和行为方面的副作用，精神障碍和痴呆发病率很高。

与胃肠道反应和血管反应不同，左旋多巴与卡比多巴联合使用时，前者在外周的转化被抑制，大量左旋多巴进入大脑后才被转化成多巴胺，脑内多巴胺含量上升，使患者精神和行为症状加重。这种副作用非常难以改善，因为多巴胺通路与精神病的发作密切相关，传统的抗精神病药往往抑制DA作用加重帕金森病的症状，目前有一些非典型的抗精神病药如氯氮平有助于减轻用药后精神病的症状且不会加重帕金森病。

（5）左旋多巴失效 左旋多巴在服用过程中逐渐失效是治疗过程中最严重的问题之一。许多患者在连续使用左旋多巴 3～4 年后，药物缓解帕金森病的能力逐渐减弱，最终失效。有两种理论对此进行了解释，一种理论认为患者对药物产生耐受性，另一种理论认为患者病症加重导致药物疗效下降。

（6）症状波动 大多数患者使用左旋多巴后会出现以下三个明显的波动反应。

1）剂末现象：药效在下一次服药前已经消失，可通过调整左旋多巴给药剂量和时间或者使用缓释型药物来减轻症状。

2）开关现象：左旋多巴有效性突然自发降低，导致病情恶化（"关"），随后患者自发或服用一剂左旋多巴后症状得到缓解（"开"），这一现象称为开关现象。开关现象可能会在一天内出现多次或数天出现一次，原因尚不明确，与胃肠道蠕动不良延迟吸收或者药物与氨基酸竞争肠黏膜转运导致停药期左旋多巴血药浓度降低直接相关。通过静注连续给予左旋多巴可消除停药期药物血浆水平降低，但这并不是一个长期的解决方案，需改变口服给药方案将血药浓度保持在相对恒定的水平，如与蛋白质含量相对较低的食物和膳食一起服用，可增加左旋多巴的吸收。还可使用缓控制剂维持更稳定的血药浓度。

3）步态冻结：患者突然莫名其妙地出现停止行走和僵立的状态，对这种现象人们知之甚少，可能与左旋多巴反应性波动无关而与脑血流量变化或对称运动控制中断有关。目前认为这一反应可能与患者的感知有关，患者可以通过语言或视觉感知做出反应，以恢复行走能力。临床医生可以探索利用患者的感知和其他感知技术同时结合运动训练（跑步机、自行车等），帮助患者预防或克服步态冻结的发生。

【药物相互作用】

1）维生素 B_6 是 AADC 的辅酶，加速左旋多巴在外周脱羧转化成 DA，加重其外周的不良反应，降低其疗效。

2）利血平可耗竭纹状体中的 DA，降低左旋多巴疗效，故不能合用。

3）吩噻嗪类（如氯丙嗪）和丁酰苯类（如氟哌啶醇）等抗精神病药能引起帕金森综合征，又能阻断中枢多巴胺受体，所以能对抗左旋多巴的作用。

4）某些抗抑郁药能引起体位性低血压，合用可加重左旋多巴的不良反应。

二、抗帕金森病的其他药物

多巴胺受体激动药

帕金森病是由黑质纹状体中 DA 缺乏引起的，与 DA 功能相似的药物可以用于治疗帕金森病。然而许多多巴胺受体激动药有严重的不良反应，阻碍了其临床应用，仅有少数的如溴隐亭、普拉克索、罗替高汀和罗匹尼罗不会引起严重的不良反应，这些药物经常用于长期治疗帕金森病。

多巴胺受体激动药一般与左旋多巴联合使用，可以用于伴随有左旋多巴药效下降、剂末现象和开关现象的患者。左旋多巴与多巴胺受体激动药同时给药，可以相对较小的剂量获得最佳效果。

多巴胺受体激动药也可单独用于轻中度帕金森病的早期阶段，为其他抗帕金森病药（如左旋多巴）耐受性差的患者提供一种替代药物。因为其中一些药物的半衰期比左旋多巴长，对多巴胺受体的作用更稳定和持久，单独使用不会引起左旋多巴治疗时出现的运动障碍和症状波动。目前也有经皮给药剂型，可持续给药有助于防止血浆药物水平发生突然波动。某些多巴胺受体激动药可选择性激活 D_2 受体，从而减少运动障碍。

多巴胺受体激动药也会产生副作用，如恶心、呕吐及体位性低血压，如果长期使用，可能会引起中枢神经系统相关的副反应，如意识混乱和幻觉。

中枢抗胆碱药

纹状体多巴胺的缺乏也与基底神经节某些胆碱能通路的相对亢进有关，抗胆碱药可以通过阻断基底神经节中的乙酰胆碱受体缓解帕金森病的症状，在发生震颤和僵硬时可单独使用。抗胆碱能药仅能发挥轻度到中度治疗效果，通常与左旋多巴和其他抗帕金森药联合使用，以获得最佳的治疗效果，但能预防和缓解由抗精神病药物所引起的震颤麻痹等帕金森综合征。

抗胆碱能药是非选择性的药物，会阻断全身各个组织中的乙酰胆碱受体，产生多种副作用，在老年人中较为常见且较为棘手。中枢神经系统的副作用包括情绪变化、意识混乱、幻觉、认知能力下降和嗜睡。此外，心功能不全、视物模糊、口干、恶心/呕吐、便秘和尿潴留也较为常见。

由于抗胆碱能药的局限性，目前在帕金森病患者中较少使用。

金 刚 烷 胺

金刚烷胺最早用于抗病毒治疗，偶然用于治疗伴有流感的帕金森病患者时，发现患者的震颤和僵硬得到了明显的改善，可用于帕金森病的治疗，通常与左旋多巴同时服用。金刚烷胺特别适用于左旋多巴治疗引起运动障碍和其他运动并发症的晚期帕金森病患者。

金刚烷胺阻断大脑中的 N-甲基-D-天冬氨酸受体发挥抗帕金森病的作用，从而抑制谷氨酸等兴奋性氨基酸的作用。如前所述，谷氨酸活性提高在帕金森病相关运动并发症中起到重要作用，金刚烷胺能抑制谷氨酸活性，减少谷氨酰胺能的影响，改善运动功能，这说明谷氨酸有助于这些异常运动，且金刚烷胺治疗帕金森病不会产生运动障碍的副作用。未来的研究可能会发现控制兴奋性神经递质（如谷氨酸）的其他方法，从而为晚期帕金森病患者提供额外的治疗方法。

金刚烷胺主要的不良反应是体位性低血压、中枢神经系统紊乱（如抑郁、精神错乱、幻觉）和下肢皮肤变色斑（网状活斑），与其他抗帕金森药相比，这些不良反应相对较轻，可通过改变药物剂量逆转。

MAO-B 抑制药

单胺氧化酶（monoamine oxidase，MAO）分成 A、B 两型，MAO-A 主要分布在肠道，MAO-B 主要分布于黑质-纹状体，能够分解大脑中的多巴胺，司来吉兰和雷沙吉兰对其有选择性抑制作用，药物抑制后能延长多巴胺在中枢神经系统突触的局部作用。因此在帕金森病早期使用该种药物能延长基底神经节内源性多巴胺的作用，缓解运动症状，直到病程后期才需要开始服用左旋多巴。此类药物也可以与左旋多巴联合治疗，以减少左旋多巴的剂量。

司来吉兰和雷沙吉兰属于选择性单胺氧化酶抑制药，短期内应用不良反应相对较轻，常见不良反应包括头晕、头痛、镇静和胃肠道反应，但不会引起高血压。与司来吉兰相比，雷沙吉兰不会引起睡眠和情绪等苯丙胺样作用的问题，且药效更强。所以雷沙吉兰作为许多患者治疗的首选药。

COMT 抑制药

恩他卡朋（entacapone）和托卡朋（tolcapone）是可以抑制儿茶酚胺-O-甲基转移酶（COMT）的药物。COMT 可将左旋多巴转化为无活性代谢产物 3-O-甲基多巴，而儿茶酚胺-O-甲基转移酶抑制药可抑制左旋多巴在外周组织中转化，从而使更多的左旋多巴可透过血脑屏障发挥作用，可用作左旋多巴治疗帕金森病的辅助用药，减少左旋多巴用量。此外，左旋多巴与 COMT 抑制药联合应用时可减少左旋多巴开关现象等副作用的发生。

COMT 抑制药还可以与外周多巴脱羧酶抑制剂（如卡比多巴）和左旋多巴联合应用，减少左旋多巴被 ADCC 和 COMT 代谢，促进左旋多巴进入中枢发挥作用，三类药物联合使用达到最佳疗效。

COMT 抑制药主要的不良反应是运动障碍，这可能是 COMT 抑制药促进更多左旋多巴进入大脑发挥作用，适当降低左旋多巴剂量可缓解。其他不良反应包括恶心、腹泻、头晕、肌肉疼痛和抽搐。

康复治疗期间特别关注的问题

帕金森病康复治疗师通常希望将治疗过程与药物治疗的血药浓度峰值相协调。在进行左旋多巴治疗的患者中，给药后 1h 血药浓度通常能达到峰值。从最大的药物疗效和较低疲劳水平衡量，可以将老年患者的主要治疗时间安排在早餐之后服用一剂左旋多巴，往往会产生最佳的治疗效果。

在医院或其他机构工作的康复治疗师有时会面临暂时停药的患者，这些患者为了从左旋多巴的不良反应中恢复，需住院数天密切观察停用抗帕金森病药期间的身体症状。在没有抗帕金森病药的帮助下，让患者保持与药物治疗期间相同的活动能力相当困难，许多患者已经进入疾病的晚期，即使停药几天也会产生严重的症状，因此在暂停药物期间保持关节活动和心血管健康是至关重要的，这有助于患者在恢复药物治疗后恢复活动。

临床医生需要重视对服药的患者进行血压监测，大部分抗帕金森病药会引起体位性低血压，尤其是在药物治疗开始的几天。当患者站起来时，血压突然出现下降，常常引起头晕和晕厥，且帕金森病患者更容易跌倒，增加了服用药物产生低血压导致摔倒的风险，对此，临床医生需要特别注意。

康复治疗师也会对患者的健康和药物治疗效果产生直接和积极的影响，积极的步态训练、平衡活动训练和其他适当的锻炼对促进帕金森病患者恢复健康及运动功能非常有帮助。康复治疗在维持运动功能的同时可以减少患者对抗帕金森病药的需求，康复治疗和抗帕金森病药的协同作用结果要好于单独使用其中一种治疗的结果。

病例分析

康复治疗师认为，患者的体重减轻是由于左旋多巴引起的食欲下降。尽管联合服用左旋多巴和卡比多巴，亦无明显降低左旋多巴相关的胃肠道反应，导致患者出现体重下降。康复治疗师联系了转诊单位，并告知该患者的身体状况。医生随后会见了患者，并对患者的药物治疗方案做了一些调整：减少左旋多巴剂量，加入普拉克索（一种多巴胺激动药），并建议患者在饭后立即服药。同时，配合新的用药方案，康复治疗师为患者制订了一项康复计划，包括神经肌肉再训练、治疗性锻炼和患者健康教育等。几周后，患者自我感觉结实了不少，体重开始回升，康复治疗师注意到患者在肌肉力量方面也有了明显改善。

◎ 小　结

　　帕金森病（PD）的病因尚不清楚，可能与遗传因素和环境因素有关，但确切病因仍有待探究，不过，已明确其产生运动障碍相关症状与神经元变化有密切联系，黑质多巴胺能神经元的变性导致多巴胺缺乏，随后基底神经节的其他神经递质发生改变。抗帕金森病药试图补充多巴胺的缺失（左旋多巴，多巴胺受体激动药），延长多巴胺的作用（MAO-B 抑制药）或使其他神经递质如乙酰胆碱和谷氨酸的作用恢复正常化。虽然目前还没有完全治愈帕金森病的方法，但药物治疗可以减少帕金森病的致残和缓解临床症状。

　　左旋多巴能使晚期帕金森病患者保持活动，仍是最有效的药物，在早期也常常能显著改善运动功能。然而左旋多巴有一些难以解决的不良反应，同时其疗效会随着时间的推移而逐渐减弱。多巴胺受体激动药、MAO-B 抑制药、金刚烷胺、中枢抗胆碱药、COMT 抑制药等药物可以单独使用，也可与左旋多巴联合使用，以维持患者的功能状态。物理康复治疗师和康复治疗师可以通过协调治疗和药物管理来使治疗达到最佳效果。当药物治疗效果开始减弱时，康复治疗师在维持帕金森病患者的功能方面可发挥至关重要的作用。

第十一章　全身麻醉药

病　例

安某，女，72岁，她在去看医生做年度体检的路上，上台阶时失去平衡，从医疗办公楼外的第八级台阶上跌落导致右股骨近端骨折。安某紧急入院接受右股骨切开复位内固定术（ORIF）。术后24h开始物理治疗评估。在系统检查时，康复治疗师注意到手术报告无异常，外科医生确定右下肢无负重状态。麻醉报告显示，患者接受吸入 N_2O 的平衡麻醉诱导，然后使用地氟烷、咪达唑仑和芬太尼静脉麻醉。术后，安某根据需要接受止痛药。经评估，康复治疗师注意到安某难以唤醒且嗜睡。护理人员报告说，患者晚上休息得很好，没有要求进行额外的止痛治疗。康复治疗师多次尝试让安某坐在床边，但都没有成功。康复治疗师在三名助手的协助下，将患者独立转移到康复轮椅上，缓慢移动到直立姿势。在这个过程中，安某处于昏睡状态，无法与康复治疗师进行交谈。患者被悬吊式电动转移机送回床上。在阅读了康复治疗师的初步评估后，医院护师与康复治疗师说，她认为安某应该出院送到成熟的护理机构，但康复治疗师认为患者应推迟一天出院。

麻醉药（anesthetics）的发现和发展是外科技术进步中最重要的贡献之一。在使用麻醉药之前，手术仅作为最后的手段，通常在患者有意识且身体被几名助理医师控制的情况下进行。过去的一个世纪，麻醉药物使外科医生能够以一种更安全、对患者创伤更小的方式进行手术，并允许进行操作时间更长、更复杂的外科手术。

麻醉药分为全身麻醉药（general anesthetics）和局部麻醉药（local anesthetics），这取决于患者在施用麻醉药时是否需保持清醒。一般麻醉药通常用于大范围的外科手术。当需要在一个相对较小、边界清晰的区域进行镇痛时，或当患者需要在手术期间保留意识时，可使用局部麻醉药。

大多数康复治疗师通常不参与全身麻醉患者的治疗。然而，了解这些药物的特点将有助于康复治疗师了解麻醉药的后遗效应，这可能会直接影响术后进行的康复治疗。

第一节　全身麻醉的要求

全身麻醉是一种可逆的无意识状态。在大型手术期间（如剖腹手术、胸廓切开术、关节置换术、截肢术），患者在整个手术过程中都处于无意识的状态，醒来后也不记得手术过程。理想的麻醉药需要符合以下特点。

1）快速起效（失去意识和感觉）。

2）骨骼肌松弛（合用肌松药物可满足）。

3）抑制感觉和自主反射。

4）在手术过程中易于调整麻醉药剂量。

5）不良反应小，安全性高。

6）停药后迅速、平稳地恢复。

7）顺行性遗忘（即麻醉期间记忆缺失）。

目前临床使用的全身麻醉药，只要剂量适当，均能很好地满足以上标准。

第二节　全身麻醉的诱导

全身麻醉诱导期间，随着麻醉药量和深度逐渐增加，患者通常会经历四个不同的麻醉阶段。

第一期：镇痛期。患者开始出现感觉丧失，但仍有意识。

第二期：兴奋期。患者意识丧失、遗忘、焦虑不安，应尽快完成这一阶段并进入第三阶段。

第三期：外科麻醉期。从规律的深呼吸开始，此阶段为手术期，同时应密切监测患者呼吸频率和反射活动，根据需要随时调整麻醉药物剂量与深度。

第四期：延髓麻痹期。此期的特点是患者的自主呼吸停止，因为延髓的呼吸中枢被过度抑制；延髓血管舒缩中枢调节血压的能力也受到影响，随后出现循环衰竭。如果在麻醉期间达到此期，必须提供呼吸和循环支持，否则患者将死亡。

因此，麻醉师可以通过同时使用静脉和吸入麻醉药尽快使患者进入第三期，并在手术过程中保持患者处于此期。麻醉药的使用时间不宜过长，手术结束时开始逐渐减少剂量，使患者在手术完成时就可以从麻醉中苏醒。

第三节　全身麻醉的药物

一、根据给药途径的分类和临床应用

根据两种主要给药途径（静脉注射或吸入）对全身麻醉药进行分类。

静脉注射麻醉药具有起效快的优点，可以让患者很快通过麻醉的前两个阶段。但如果药物注射过多，则麻醉深度不易控制。吸入麻醉药则提供了一种更容易在手术过程中调整剂量的方法，但需要相对较长的时间才能达到适当的麻醉深度。如果外科手术时间较长，通常会依次使用注射和吸入麻醉药的组合。首先，静脉注射麻醉药使患者迅速进入第三期，再用吸入剂，维持手术麻醉阶段。此外，在整个手术过程中，静脉注射和吸入的药物可以有多种组合，以达到最佳的麻醉效果和最小的不良反应，称为平衡麻醉（balanced anesthesia）。最终，选择使用哪种药物取决于手术的类型和时长、外科医生的偏好、患者的状况、基础疾病、药物的相互作用，甚至患者在手术过程中的体位。

（一）吸入麻醉药

吸入麻醉药既可以是气体，也可以是挥发性液体，易于与空气或氧气混合。管道和阀门系统通常用于通过气管插管或面罩直接向患者输送麻醉药（图 11-1）。此给药系统的最大优点是可以将药物集中在患者身上，而避免其他人被动吸入。此系统还具备方便调节吸入药物的输送速率和浓度的特性。目前一些输送系统已经结合了计算机反馈系统，有助于监测麻醉深度并在整个手术过程中调整麻醉药输送。目前使用的吸入麻醉药包括卤化挥发性液体，如恩氟烷（enflurane）、氟烷（halothane）、异氟烷（isoflurane）及较新的药物地氟烷（desflurane）和七氟烷（sevoflurane）。它们在化学结构上都相似，但通常首选异氟烷和七氟烷，因为与氟烷等较老的药物相比，在麻醉过程中起效更快、苏醒更快、控制更好。这些挥发性液体就是吸入麻醉药的主要形式。目前广泛使用的唯一气体麻醉药是 N_2O，它通常用于相对短期的手术（如拔牙）。早期吸入麻醉药，如乙醚（ether）、三氯甲烷和环丙烷，因为它们具有爆炸性或其他特殊毒性反应，现已不用。

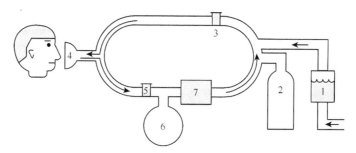

图 11-1 封闭式麻醉系统示意图

1. 麻醉气体挥发罐；2. 压缩气源；3. 单向吸气阀；4. 面罩；5. 单向呼气阀；6. 储气囊；7. 二氧化碳吸收罐

（二）静脉麻醉药

当给予适当剂量时，静脉注射中枢神经系统抑制剂，也可以提供全身麻醉（表 11-1）。巴比妥类药物，如硫喷妥钠和美索比妥，因其起效快和相对安全，被用于诱导麻醉。现今，巴比妥类药物在麻醉诱导方面的应用有所下降，而新型药物如丙泊酚更受欢迎。

表 11-1　全身麻醉药

麻醉药	代表结构
吸入麻醉药	
挥发性液体：	
地氟烷	
安氟烷	
氟烷	F—Br F—C—C—H F　Cl 氟烷
异氟烷	
七氟烷	
气体：	O N＝N 氧化亚氮
氧化亚氮	
静脉麻醉药	
巴比妥酸盐：	硫喷妥钠
美索比妥	
硫喷妥钠	
苯二氮䓬类：	咪达唑仑
地西泮	
劳拉西泮	
咪达唑仑	

续表

麻醉药	代表结构
阿片类： 布托啡诺 芬太尼衍生物 哌替啶 环丁甲羟氢吗啡 氧吗啡酮 喷他佐辛	哌替啶

其他几类药物，包括苯二氮䓬类药物（如地西泮、劳拉西泮、咪达唑仑）和阿片类镇痛药（如芬太尼、哌替啶等），也被用于诱导及维持全身麻醉。尽管这些药物通常被用作术前镇静，但在短期手术或诊断过程中，或在其他全身麻醉药出现禁忌证（如心血管疾病）时，可以单独使用或与其他全身麻醉药联合使用，以产生麻醉效果。

氯 胺 酮

另一种静脉麻醉药是氯胺酮（ketamine）。氯胺酮临床剂量可产生一种独特的麻醉状态，表现为木僵、镇静、遗忘和显著镇痛。氯胺酮不会引起呼吸或循环障碍，在相对短时的诊断性检查（如内镜检查）或外科手术期间，以及在儿童或某些高危患者（如一些老年人或低血压或支气管痉挛性疾病患者）的侵入性手术期间是可用的。

阿片类镇痛药

阿片类镇痛药芬太尼与抗精神失常药物氟哌利多复合使用，使患者产生痛觉消失、精神恍惚、对环境淡漠，被称为神经安定镇痛术。通常用于短时外科手术，包括内镜检查或烧伤敷料，或用于病情严重且可能无法耐受传统方法的全身麻醉患者。随着速效麻醉药或阿片类药物与丙泊酚或咪达唑仑（一种苯二氮䓬类药物）联合使用的安全方案的发展，神经安定镇痛术不再常规使用。目前，氟哌利多主要用作止吐药，以防止术中和术后呕吐。

丙泊酚（propofol）是一种短效催眠药，起效迅速，通常是全身麻醉诱导的首选药物。这种药物在一些短期侵入性手术中也可用作全身麻醉药，或在较长的手术中作麻醉维持。丙泊酚的作用维持时间短，可适用于短时的门诊手术。麻醉医师可以使用丙泊酚持续滴注来安定重症监护病房（ICU）中的气管内插管的危重病患者。但是，持续滴注可能会产生丙泊酚输注综合征，这是一种罕见但可能致命的综合征，其特征是心动过缓、代谢性酸中毒、高脂血症、横纹肌溶解和肝脏增大。

其 他

其他静脉麻醉药包括依托咪酯（etomidate）和磷丙泊酚（tospropofol）。依托咪酯是一种镇静催眠类药物，能迅速引起全身麻醉，对心肺功能影响小。因此，这种药物可用于心血管或呼吸功能障碍的患者。磷丙泊酚在体内转化为丙泊酚，在小手术和诊断检查（如支气管镜检查、结肠镜检查）中，它主要用作丙泊酚的替代品。

右美托咪定（dexmedetomidine）是一种新型麻醉药，主要用于 ICU 气管内插管患者的短期（少于 24h）镇静。麻醉医师可以在手术期间使用其作为辅助药物，以使用相对较低剂量的基础麻醉药提供足够的麻醉。右美托咪定在化学和功能上与传统麻醉药不同，它能刺激大脑中的某些 α 受体。

二、体 内 过 程

全身麻醉药的脂溶性高，注射或吸入后可广泛均匀地分布在全身。因此，可能有部分麻醉药会暂时储存在脂肪组织中，并在患者苏醒时逐步被消除。如果患者的麻醉时间较长且有大量脂肪沉积，这种清除可能需要较长时间。其间，患者出现困惑、迷失方向和嗜睡，可能是因为药物重新分布到中枢神经系统。患者的年龄也会影响麻醉药的用量和分布，老年人需要的麻醉药浓度较低，因此在手术过程中易出现麻醉药过量，恢复延迟的情况。同样，新生儿使用麻醉药也很复杂，幼儿体重小，器官功能不成熟，但随着年龄的增长变化迅速。因此，必须根据孩子的年龄和肝肾及其他器官功能，调整麻醉药的剂量。全身麻醉药的消除主要通过肺部排泄、肝脏代谢或这两种方法组合进行。如果患者有任何肺或肝功能障碍，麻醉药的消除将进一步延迟。

三、作 用 机 制

尽管全身麻醉药已经广泛使用了 150 多年，但其作用机制仍不明确。目前已知的是，全身麻醉药抑制整个中枢神经系统的神经元活动，降低大脑网状激活系统中神经元的活动，产生镇静、催眠和遗忘的作用；同时会抑制脊髓神经元的功能及对疼痛刺激的运动反应，使患者出现木僵。

第四节 全身麻醉的辅助用药

在手术过程中，单独使用全身麻醉药可能不能给患者提供最佳舒适度和安全性。此时可使用麻醉辅助药物来平衡麻醉效果。这些辅助药物包括麻醉前药物和骨骼肌松弛药。

一、麻醉前药物

通常情况下，患者在进行全身麻醉前 1~2h，在病房或术前准备区时，通过口服或肌内注射术前镇静剂。这样可以让患者在到达手术室时放松，减少焦虑。有的镇静药还能使患者遗忘某些过程中发生的事情，如结肠镜检查（顺行性遗忘）。术前常用的镇静药包括巴比妥类药物、阿片类药物和苯二氮䓬类药物。根据患者情况、拟用的麻醉方法和医生的偏好选择镇静药。同样，术中和术后可以继续使用止痛药与其他镇静药，以补充基础麻醉药的作用，帮助患者从手术中恢复。

抗 组 胺 药

抗组胺药（如异丙嗪、羟嗪）在术中和术后具有镇静、止吐的双重作用。降低胃酸的药物，如 H_2 受体阻断药西咪替丁（cimetidine）和雷尼替丁（ranitidine），可以在麻醉前服用，以降低在普外科手术中吸入胃液时发生严重肺损伤的风险。术前服用抗感染性类固醇，如地塞米松，有助于控制术后症状，如疼痛和呕吐。

5-HT₃受体阻断药

同样，昂丹司琼（ondansetron）和格拉司琼（granisetron）等药物也可以通过阻断与胃肠功能相关的某些中枢神经系统 5-HT₃ 受体来减少术后恶心和呕吐。抗胆碱药如阿托品和东莨菪碱也有助于减少术后恶心和呕吐。在过去，抗胆碱药通常用于减少支气管分泌物和协助气管插管。但当前的全身麻醉药不再会造成过多的气道分泌物，因此术前使用抗胆碱药以减少气道分泌物不再重要。

二、骨骼肌松弛药

在手术过程中，骨骼肌松弛是必不可少的，以便在手术台上正确定位，并防止肌肉自主收缩妨碍外科手术。手臂肌肉痉挛会对神经修复或肢体复位等精细过程产生严重影响。神经肌肉麻痹后胸壁顺应性更佳，使患者更容易施行机械通气，因为骨骼肌松弛药使用后不会产生患者与麻醉机对抗。

因此，这些药物被用作全身麻醉和其他需要机械通气的情况下的临时药物（如 ICU）。

目前使用的大多数全身麻醉药也能使骨骼肌松弛，不过，要产生满意的骨骼肌松弛效果，需要比达到意识丧失和遗忘效应更高的剂量。那么，在骨骼肌松弛完成之前，患者不但已进入第三期，甚至会触及第四期麻醉。因此，可以将骨骼肌松弛药与全身麻醉药联合使用，骨骼肌松弛药通过阻断位于神经肌肉接头突触后的乙酰胆碱受体发挥骨骼肌松弛作用，从而降低全身麻醉药用量。

骨骼肌松弛药是全身麻醉的辅助手段；骨骼肌松弛药单独使用时不会引起麻醉或镇痛。当使用骨骼肌松弛药时，麻醉医师必须在整个手术过程中为患者提供足量的全身麻醉药。如果患者在手术期间被骨骼肌松弛药麻痹，而麻醉不充分，患者将会出现意识清醒，但无法移动或对疼痛刺激做出表达的情况，这会给患者带来心理阴影。

根据与胆碱受体结合或与胆碱受体结合时骨骼肌细胞是否除极化，骨骼肌松弛药目前分成两类。

（一）非除极化型骨骼肌松弛药

非除极化型骨骼肌松弛药是 N_M 受体拮抗药，与受体结合，不激活受体，但妨碍 ACh 与受体结合，使肌肉麻痹。这些药物在结构上都与筒箭毒碱相似，其对骨骼肌神经肌肉接头处 N 受体具有一定亲和力和相对选择性。

（二）除极化型骨骼肌松弛药

除极化型骨骼肌松弛药也能阻滞神经肌肉接头兴奋传递，但其机制不同于非除极化型骨骼肌松弛药。除极化型骨骼肌松弛药是 N_M 受体激动药，其与受体结合后产生与 ACh 相似但较持久的除极化作用（因 AChE 对其水解较慢），此为 I 相阻滞。若大剂量或长时间使用除极化型骨骼肌松弛药，突触后膜上的受体不能对 ACh 起反应，演变为持久的去极化，此为 II 相阻滞，可能与受体构型改变有关。临床上，首次服用除极化型骨骼肌松弛药时，通常会出现不同程度的肌肉震颤和痉挛（因为初始去极化），随后会出现一段时间的肌肉松弛。虽然有几种药物可以作为除极化型骨骼肌松弛药，但目前临床使用的唯一药物是琥珀胆碱。

康复治疗期间特别关注的问题

当患者尚未完全苏醒时，康复治疗师开展工作较为困难。患者会因为麻醉而感到头晕，因此在手术后的第二天甚至当天与患者交流可能很困难。一些麻醉药会在恢复期产生精神错乱或类似精神病的行为，特别是在老年人和某些手术后，如心脏手术或关节置换术。手术过程中使用了神经肌肉阻滞剂，患者会出现肌无力。当然，患者健康状况相对较好、手术的时间相对较短或小手术，后遗效应就会很小。然而，身体虚弱或有疾病都可能影响药物消除，患者可能会持续几日表现出麻醉后遗效应，但这些问题会随着时间的推移而消失，因此临床医生必须相应地实施治疗，直到身体恢复正常。

康复工作者经常处理的另一个问题是全身麻醉恢复的患者支气管分泌物在肺部的积聚。全身麻醉药会抑制气道内的黏液纤毛的黏液清除活动，导致黏液聚集，这可能会产生呼吸道感染和肺不张。康复治疗师可通过鼓励患者开展一些早期活动和实施呼吸康复方案（即呼吸练习和体位引流）进行有效改善。

最后，有人担心全身麻醉可能会对记忆、注意力和其他认知方面造成长期的有害影响。特别是在手术后的几周和几个月内，认知能力可能会出现轻微而渐进性的下降。术后认知功能下降可能在老年人和术前已经有一定程度认知功能障碍的患者中尤其普遍。同样，术后立即出现精神错乱的患者在术后第一年内可能更容易发生认知功能的变化。导致认知功能下降的确切原因尚不清楚，可能与以下几个因素有关，包括手术类型、使用的麻醉药、麻醉时间及患者在手术中被麻醉的深度。因此，临床医生应提醒患者在全身麻醉后可能发生的认知、智力或记忆方面的任何变化，同时应该记录认知功能下降的证据，并报告给医生。

病例分析

　　物理康复治疗师在最初的评估中记录道，由于深度镇静作用，患者难以被唤醒，并且服从指令的能力有限。术后第2天，安某清醒，并在康复治疗师的指导下积极参与起床活动和步态训练。患者表示她不记得前一天与康复治疗师的任何互动。康复治疗师安抚患者，并得出结论，患者仍在麻醉影响的恢复过程中。在最初的物理治疗中，有几个因素导致了患者的机体和认知功能下降，包括她接受的平衡麻醉方案，由于患者年龄太大导致麻醉药的消除时间延长，并且重大骨科手术的创伤也可导致认知功能下降。今天的治疗结束后，患者几乎不需要帮助就能起床，使用前轮助行器行走，并在不负重的情况下行走15m。康复治疗师记录了患者的恢复情况，并与医院护师一同跟进，建议患者出院回家，并提供家庭健康服务。

小　结

　　目前有多种不同的全身麻醉药，对患者能产生适度而安全的麻醉。全身麻醉药根据其两种主要给药途径进行分类：吸入麻醉药和静脉注射麻醉药。关于其如何引起全身麻醉仍有争议，但吸入和静脉注射全身麻醉药的麻醉作用是由位于中枢神经系统神经元上的特定受体介导的。全身麻醉药具有高脂溶性，可以暂时储存在脂肪组织中。当患者从手术中恢复时，麻醉药从储存部位释放有助于解释其长效的镇静作用。特定麻醉药和麻醉辅助药（如术前镇静剂、神经肌肉阻滞剂等）是根据许多因素选择的，包括手术过程的类型、外科医师的偏好和患者的整体状况。不同的麻醉药和麻醉辅助药经常结合在一起使用，确保在手术过程中提供安全稳定的麻醉。医务工作者应该意识到，患者需要一些时间才能从全身麻醉的影响中完全恢复，故应该相应地调整他们的术后护理。

第十二章　局部麻醉药

病　例

彭某，男，71岁，退休会计。昨天下午接受了右全膝关节置换术（TKA）。为了更好地控制疼痛和帮助患者早期活动，医院针对接受关节置换的患者的围手术期制订了多模式镇痛方案。该方案包括非甾体抗炎药对乙酰氨基酚，布比卡因用于股神经阻滞，以及控制疼痛所需的阿片类药物。在术后的第一天，康复治疗师来病房对患者进行评估时，彭某正巧坐在床边，试图利用前轮助行器站起来。康复治疗师走上前为患者讲解关于膝关节固定器的使用方法，希望能够给予其更多的帮助。但是，患者看起来心烦意乱，觉得是在浪费时间。此时，康复治疗师耐心地解释说，使用了股神经阻滞药的情况下，如果没有佩戴膝关节固定器，站起来后摔倒的风险较大。

局部麻醉能使局部组织失去知觉，常用于较小的外科手术。主要通过在周围神经附近注入一种麻醉药物，阻断沿周围神经的传入神经传递，使手术变得无痛。当在脊髓附近注入局部麻醉药（local anaesthetics）时，冲动的传递可能在脊髓的特定水平被有效阻断，从而应用于广泛的外科手术（如剖宫产）。

相比于全身麻醉药，局部麻醉药有以下优点：①半衰期短、无残余效应；②不会出现眩晕和精神不振；③手术完成后，患者一般就能离开医院；④手术过程中，对心血管、呼吸和肾功能影响不明显。应用在特殊患者身上有着独特的优势。例如在分娩过程中，使用局部麻醉对母亲和新生儿的危害要比全身麻醉小得多。

局部麻醉的主要缺点是起效慢，以及手术过程中止痛作用不完全、不充分；在相对较小的手术时，常通过增加局部麻醉药的剂量来强化麻醉效果或在手术中出现紧急情况时，改用全身麻醉。

在非手术情况下，局部麻醉药也常用来止痛。这些药物可用于短期止痛，如骨骼肌和关节疼痛（如滑囊炎、肌腱炎），或用于长期治疗的情况，如癌症止痛或治疗慢性疼痛。此外，在复杂的区域疼痛综合征等情况下，可使用局部麻醉药来阻断外周交感神经活动。

尤其要说明的是，康复工作者往往经常参与到局部麻醉药的非手术应用中，比如，物理康复治疗师可以通过超声导入或直流电离子导入疗法等来实施局部麻醉。因此，康复工作者应当十分熟悉局部麻醉药的药理学知识。

一、分　类

常用的局部麻醉药见表12-1。目前临床常用局部麻醉药的化学结构相似，由一个中间链连接一个亲脂的芳香环或杂环和一个亲水的烷氨基（图12-1）。临床上局部麻醉药的选择受多种因素影响，包括手术地点和手术性质、所需麻醉的类型（如单一的周围神经阻滞或脊髓麻醉）、患者的年龄和体重、一般健康状况、局部麻醉药的作用时间等。

表 12-1　局部麻醉药

通用名称	起效时间*	持续时间*	主要用途
阿替卡因	快速	中效	周围神经阻滞
苯唑卡因	—	—	局部麻醉
丁二氨卡因	慢速到中速	长效	周围神经阻滞、硬膜外脊髓交感神经阻滞
氨苯丁酯	—	—	局部麻醉
纳塞卡因	快速	短效	周围神经阻滞、硬膜外注射、静脉局部阻滞
辛可卡因	—	—	局部麻醉
依替卡因	快速	长效	周围神经刺激、周围神经阻滞、硬膜外刺激
左布比卡因	慢速到中速	短效到长效	周围神经刺激、周围神经阻滞、硬膜外刺激
利多卡因	快速	中效	注射周围神经阻滞、硬膜外脊髓透皮局部交感神经阻滞、静脉局部阻滞
甲哌酰卡因	中速到快速	中效	周围神经阻滞、硬膜外注射、静脉局部阻滞
普拉卡因	—	—	局部麻醉
波瑞罗卡因	快速	中效	周围神经阻滞
普鲁卡因	中速	短效	周围神经阻滞
丁卡因	快速	中效到长效	局部麻醉、脊髓麻醉

*起效时间和持续时间的数值是在静脉注射的情况下得到的。作用的相对持续时间如下：短效为 30~60min，中效为 1~3h，长效为 3~10h。

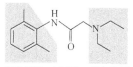

亲脂基团　中间链　亲水基团

图 12-1　利多卡因的分子结构图

二、体内过程

　　根据具体的临床情况，局部麻醉药可通过多种途径给药。局部麻醉时，局部麻醉药必须与神经组织直接接触后才发生作用。例如，在牙科手术过程中，减少局部血流，增加普鲁卡因在三叉神经区的停留时间，可增强局部麻醉作用。同样，如果药物注射到手术部位附近，例如，硬膜外或脊髓麻醉将局部麻醉药注射到脊髓周围区域将更加有效。因此，同时给予血管收缩药（如肾上腺素），可以减慢局部麻醉药从作用部位的吸收，降低局部麻醉药的剂量，延长局部麻醉药的作用时间，减少全身的不良反应。适当地使用单次、小剂量的局部麻醉药，通常不会引起毒性反应，但如果重复或连续使用大剂量的局部麻醉药来治疗急性或慢性疼痛，则应监测血药浓度防止毒性反应。局部麻醉药主要通过肝药酶或血浆假性胆碱酯酶水解，经肾脏排泄。

三、临床应用

　　局部麻醉药的作用方式基本相同，但它们的临床效果在很大程度上取决于给药方式。例如，对一小块皮肤或单个神经附近使用局部麻醉药会产生有限的麻醉区域，而在神经丛或脊髓附近使用相同的局部麻醉药可能会影响身体的更大部分或两条下肢。

　　1. 表面麻醉（topical anesthesia）　是局部麻醉药直接应用于皮肤表面、黏膜、角膜等部位产生止痛，用于缓解轻微的表面刺激和损伤（如轻微烧伤、擦伤、炎症）症状的一种局部麻醉方式。

局部麻醉药也可在小手术前使用以减轻疼痛，如伤口清洗、鼓膜切开、包皮环切术和白内障手术。局部麻醉可采用单一给药或两种及以上药物联用来实现（如利多卡因和普利洛卡因）。

局部麻醉还可用于改善某些因脑血管意外或头部创伤引起的肌强直患者的运动功能。在这种情况下，局部麻醉药（如 20%苯佐卡因）喷洒在高张力肌肉的皮肤上，同时进行各种锻炼，以增加和改善受影响肢体的灵活性。这种治疗的基本原理是暂时减少传出运动通路上皮肤感受器的异常或过度的兴奋性反馈，从而重建正常的运动功能整合和控制。

2. 透皮给药　将局部麻醉药涂在皮肤或其他组织的表面，使其被吸收穿透到皮下组织中。一些局部麻醉药可以使用超声发射装置或离子电渗装置，在超声导入、直流电离子导入疗法作用下加强透皮给药（transdermal administration）。因此，物理康复治疗师可以使用直流电离子导入疗法和超声导入局部麻醉药的方法，如利多卡因，以治疗某些骨骼肌损伤。

在进行某些皮肤科手术之前，医生也可以通过离子导入方法给患者注射局部麻醉药实行局部麻醉。例如，放置静脉导管、腰椎穿刺、使用肌电图法和类似的侵入性手术注射给药，在一小块皮肤上通过离子导入利多卡因，然后再进行小的外科手术。局部麻醉药的离子导入法能提供一种相对无创方式来减少皮肤感觉，减少与针头和手术相关的疼痛。

局部麻醉药可以通过透皮贴剂给药。例如，含有 5%利多卡因的透皮贴片，用于治疗骨骼肌疾病（如骨关节炎、腰痛、肌筋膜痛、骨折）和各种神经性疼痛（如带状疱疹后遗神经痛、糖尿病神经病变）的局限性疼痛。

3. 浸润麻醉（infiltration anesthesia）　是将局部麻醉药直接注入皮下或手术视野附近的组织中，使局部感觉神经末梢麻醉。例如，药物浸透皮肤裂伤等区域，以进行外科缝合修复。

4. 外周神经阻滞麻醉　将局部麻醉药注射到外周神经干附近，阻断周围神经的冲动传导。这种类型的局部麻醉在拔牙的牙科手术中很常见，也可以用来麻醉其他周围神经，从而方便医生进行手、脚、肩等的外科手术。在较大的神经（股神经、坐骨神经）附近或神经丛周围（臂丛）注射麻醉上肢或下肢的较大区域。当仅一根不同的神经（如尺骨、正中神经）被阻断时，神经阻滞为轻度传导阻滞；当涉及多条周围神经或神经丛（臂、腰骶神经）时，为重度传导阻滞。医师可以使用诊断超声来引导针头放置，以便将局部麻醉药注射到尽可能靠近特定神经的位置，而不会使针头穿透神经并造成神经损伤。

在手术完成后，也可以继续进行神经阻滞，以提供最佳的疼痛控制。在神经附近放置一根小导管，以便在手术后 24h 左右连续给予小剂量的局部麻醉药。患者在关节置换、韧带重建和各种其他骨科和非骨科手术后，经常使用连续的周围神经阻滞。不过，长期肌内注射局部麻醉药会导致局部肌肉疼痛和坏死。还有，当神经阻滞时，患者感觉和移动能力降低。例如，在股神经阻滞期间，患者可能无法自主控制股四头肌，如患者试图站起来，膝盖可能会弯曲，无法站立。因此，临床医师应在麻醉期间注意保护患者的肢体，并关注任何肌肉疼痛或感染症状。

5. 中枢神经阻滞麻醉　在脊髓周围的空间内注射局部麻醉药用于中枢神经阻滞麻醉（central neural blockade anesthesia）。具体而言，硬膜外麻醉（epidural anesthesia）是指将药物注射到硬膜外腔——骨性脊柱和硬脑膜之间的空间。麻醉医师有时会通过骶裂孔将局部麻醉药注入腰部硬膜外腔来进行硬膜外给药，称为骶管神经阻滞。脊髓麻醉（spinal anesthesia）也称为蛛网膜下腔麻醉或腰麻，是将麻醉药注入腰椎蛛网膜下腔——蛛网膜和软脑膜之间的空间内（图 12-2）。

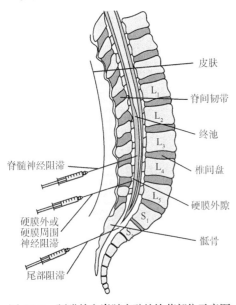

皮肤
脊间韧带
终池
椎间盘
脊髓神经阻滞
硬膜外隙
硬膜外或硬膜周围神经阻滞
骶骨
尾部阻滞

L_1　L_2　L_3　L_4　L_5　S_1　S_2

图 12-2　硬膜外和脊髓麻醉的给药部位示意图

6. 交感神经阻断　虽然交感神经功能的阻断通常发生在外周和中枢神经阻滞期间，但有时选择性地阻断交感神经传出放电是可行的。交感神经阻断对复杂区域疼痛综合征（complex regional pain syndrome，CRPS）或称为反射性交感神经营养不良综合征（reflex sympathetic dystrophy syndrome，RSDS）和灼痛症的病例治疗效果显著。这类疾病伴随上肢或下肢交感神经放电增加，会导致肢体远端剧烈疼痛和功能障碍。局部麻醉作为治疗方法之一，将局部麻醉药注射到相应的交感神经支配周围区域中止放电。例如，上肢受累时注射在星状神经节附近，而下肢 CRPS 则在 L_2 椎体水平的交感神经节周围注射，隔天注射，连续 5 次，以减弱交感神经放电，缓解 CRPS 发作。也可以采用皮下注射或使用区域静脉阻滞技术静脉注射将局部麻醉药注射到受影响的区域。因此，目前有几种技术被用于局部麻醉药促进交感神经阻滞，不过其目的不是缓解疼痛，而是减少交感神经兴奋的传导。

7. 静脉局部麻醉　在静脉局部麻醉期间，将局部麻醉药注射到选定手臂或腿部的外周静脉中，通过局部脉管系统输送到支配肢体的神经，从而产生麻醉。但必须在肢体近端使用止血带，使局部麻醉药限制在肢体内，防止进入体循环，对心脏和中枢神经系统造成毒性作用。

这种技术的使用也具有一定的局限性，因为如果止血带绑紧超过 2h，止血带会引起疼痛或增加缺血性神经病变的风险。静脉区域阻滞可用于短时间内麻醉前臂-手或远端腿-踝-足，开展某些外科手术或治疗 CRPS 等疾病。

四、作 用 机 制

局部麻醉药抑制位于神经膜上的钠通道的开放，从而阻断动作电位沿神经元轴突的扩布（图 12-3）。神经动作电位的产生是由于神经受刺激时膜通透性的改变，Na^+ 内流进入神经元使神经元去极化。如果钠通道被抑制，动作电位将不会传播超过该点。如果是感觉神经元，则此信息将不会到达大脑，并将导致由该神经元支配的区域麻醉。在较高浓度下，局部麻醉药还可能影响其他几种通道，包括钾通道。因此，在临床使用的剂量下，局部麻醉药快速有效地阻断钠通道，阻止动作电位沿感觉神经元传播，发挥麻醉作用。

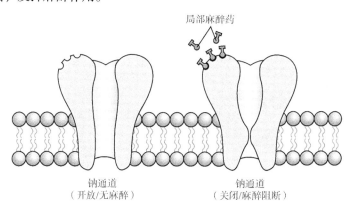

图 12-3　局部麻醉药对神经细胞膜的作用机制示意图

五、局部麻醉药的全身效应

使用局部麻醉药的目的是对特定神经元产生局部效应。然而，这些药物有时会被吸收到全身循环中，并对其他器官和组织产生毒性作用。局部麻醉药可以抑制动作电位在所有可兴奋组织中的启动和传播，可能会扰乱中枢和心脏组织的兴奋性。

　　局部麻醉药最初都会刺激大脑，可能会出现嗜睡、神志不清、激动、兴奋和癫痫等症状。中枢兴奋通常伴随着一段时间的中枢神经系统抑制。这种抑制可能导致呼吸功能受损，并可能导致死亡。同样，局部麻醉药对心血管系统的毒性作用包括心脏兴奋性、心率和收缩力降低，也可能会产生严重风险。

　　如果使用过量药物，或由于某种原因加速了药物在血液中的吸收，或者药物被意外注射到全身循环而不是血管外组织中，则更有可能发生局部麻醉药全身毒性反应。医师和相关护理人员应始终警惕局部麻醉药对患者的全身毒性反应。中枢神经系统毒性的早期症状通常包括耳鸣、躁动及舌头、口腔周围或皮肤其他区域感觉减弱。心动过缓、心电图异常或乏力、头晕可能表明心脏毒性。

　　脂质抢救或脂质复苏的策略可以治疗局部麻醉药全身毒性反应。这种策略包括静脉注射脂类化合物乳剂，这种乳剂能吸收脂类局部麻醉药分子，使它们无法与中枢神经系统、心肌和其他组织中的钠通道结合。因此，如果及早认识到局部麻醉药的全身毒性反应，并在出现中毒症状后立即给予脂肪乳剂，可以成为挽救生命的预防措施。

康复治疗期间特别关注的问题

　　临床医师可能会在几种特殊病情下使用局部麻醉药，例如，某些类型的骨骼肌疼痛。在这些情况下，麻醉师可以使用离子导入和声学导入技术，对局部麻醉药进行经皮给药。利多卡因等药物可以通过这种方法来治疗滑囊炎或肌腱炎的急性炎症等。

　　临床医师还应警惕任何使用局部麻醉药透皮贴剂的患者。这些贴片的目的是以缓慢、可控的方式给药，必须注意在运动、手动治疗或其他治疗干预期间不干扰贴片。此外，加热方式永远不能用于贴片或贴片附近，因为加热会加速药物的吸收，这可能导致全身吸收和毒性作用。临床医师应告知患者及其家人正确使用贴片的方法和注意事项。

　　临床医师也可以与正在接受局部麻醉药注射治疗 CRPS/RSD 的患者一起工作。由于这些患者通常会接受一系列的局部麻醉药注射，麻醉师可能希望在每次注射后立即安排康复治疗，以便他们可以在局部麻醉药仍然有效的情况下进行锻炼和其他康复活动。这种策略有助于重建正常的交感神经功能和血液流向受影响的肢体，从而获得最佳效果。

　　最后，医师会对正在接受硬膜外或脊椎注射形式的中枢神经阻滞的患者进行治疗。这些手术在自然分娩和剖宫产中很常见。将局部麻醉药注入脊髓周围也用于治疗严重和慢性疼痛，如术后、癌症患者或顽固性疼痛患者。这些患者可能会在硬膜外或蛛网膜下腔留置导管，以便反复或持续地给予脊髓麻醉。

　　当使用中枢神经阻滞时，医师应该特别意识到，感觉可能会降低到硬膜外或脊椎给药的水平以下。当中枢阻滞起作用时，对热剂和电刺激的感觉就会减少。同样，当局部麻醉药脊髓或硬膜外注射时，肢体的运动功能可能会受到影响。因此，康复治疗师在对使用局部麻醉药的中枢神经阻滞患者实施物理治疗和下地行走之前，应测试其感觉和运动强度。

 病例分析

　　已有报道，在全膝关节置换术（TKA）后使用股神经阻滞术（FNB），能有效增强镇痛效果，并显著减少术后阿片类药物的使用，这对患者来说大有裨益。因为阿片类药物会造成恶心、低血压、呼吸抑制和便秘等不良反应，这会降低患者康复的速度。尤其在老年人群中，减少阿片类药物的使用是预防谵妄的一个关键因素。股神经阻滞术是采用局部麻醉药一次性注入周围神经鞘或经留置导管连续股神经阻滞（CFNB）的方式进行。局部麻醉药暂时中断感觉神经（比运动神经更敏感）的神经传导，产生局部麻醉和镇痛。然而，有人提出股神经阻滞也可以减轻 TKA 后与股四头肌反射性痉挛相关的疼痛。优化 TKA 后镇痛措施有助于患者早期最大化活动范围、下床活动、恢复正常步态模式并缩短住院时间。虽然 TKA 后的镇痛被认为是安全有效的，但由于股四头肌无力导致的摔倒时有发生。这样的跌倒会导致患者的伤口破裂和假体周围骨折（需要重新手术）。医护人员必须认识到股神经阻滞术后股四头肌无力的情况，患者受影响的肢体将无法支撑整个身体的重量。作为预防跌倒项目的一部分，许多医院建议或强制要求在使用了股神经导管或在患者能够独立进行直腿抬高之前使用膝关节固定器（单次实施 FNB 需在术后 1~2 天）。

◎ 小　结

　　大多数小型外科手术在一个有限的、定义明确的麻醉区域时，常使用局部麻醉药。根据给药方法的不同，局部麻醉药可以用来暂时阻断周围神经末梢区域、单个周围神经的主干、周围神经或神经丛或脊髓水平的传递。局部麻醉药也可用于阻断传出交感神经活动。这些药物通过与膜表面钠通道结合，阻断通道开放来阻断兴奋的传递。医师可能会经常需要使用这些药物进行短期和长期的疼痛控制、控制交感神经过度活动。

第三部分
影响骨骼肌的药物

第十三章　骨骼肌松弛药

病　例

苏某，男，54岁。12年前诊断为复发缓解型多发性硬化（RR-MS）。他和妻子及两个十几岁的孩子住在一个平房里。苏某能够独立单脚行走，有时会借助四轮助行器在短距离内行走，但是，他的主要出行方式是坐电动轮椅。他是一名个体经营的建筑师，每周工作大约30h。苏某略微超重（BMI 25kg/m²），无其他合并症。他目前正在口服巴氯芬和替扎尼定治疗双侧下肢肌肉痉挛。苏某曾接受过物理治疗，康复治疗师评估了他的步行能力和辅助设备选择，经初步评估，其下肢的运动功能受限，但上肢力量正常，整体功能力量较强，因此他可以每天自行上下汽车。该物理康复治疗师最初为苏某安装了定制的足踝矫形器，并配合实施神经肌肉训练以提高他的步行能力。苏某的下肢有明显的肌肉痉挛状态，转移和下肢负重活动会加剧肌肉痉挛。由于肌肉痉挛状态限制了他的功能改善，巴氯芬增加到最大耐受口服剂量，同时略微增加替扎尼定用量。

骨骼肌松弛药（skeletal muscle relaxants）主要用于治疗与骨骼肌过度兴奋相关的情况，特别是强直状态和肌肉痉挛。强直状态和肌肉痉挛是两种不同的异常状态。使用骨骼肌松弛药的目的是使肌肉兴奋性正常化，避免肌肉功能过度减退。

骨骼肌松弛药对患有与肌肉痉挛或痉挛相关的肌肉过度兴奋的患者非常重要。同样，某些康复干预措施补充了骨骼肌松弛药的作用。例如，康复治疗师经常使用治疗性锻炼、药物和其他技术来帮助减轻肌肉痉挛和强直状态。这些干预措施可以补充药物作用，从而刺激肌肉松弛，使患者更积极地参与物理康复。了解骨骼肌松弛药的作用和效果，有利于药物治疗和物理康复之间的协同作用。

骨骼肌松弛药通过作用于脊髓水平、神经肌肉连接处或肌肉细胞本身来降低肌肉的兴奋性和收缩性。而神经肌肉阻滞剂，如箭毒衍生物和琥珀胆碱等也归类为骨骼肌松弛药，它们主要通过阻断神经突触的传输来消除肌肉收缩，这种类型的骨骼肌麻痹作用主要用于全身麻醉。骨骼肌松弛药通常无法预防肌肉收缩，其仅能使肌肉兴奋性趋于正常化，以减轻疼痛和改善运动功能。

第一节　肌肉张力增加：强直状态与肌肉痉挛

肌肉痉挛和强直状态是两种不同类型兴奋性增加的情况，并且由不同的潜在病理引起。许多患者在中枢神经系统损伤后会发生强直状态，包括与脊髓相关的问题（如多发性硬化、脊髓横断）和大脑损伤（如脑血管意外、脑瘫、继发性脑损伤）。强直状态的主要特征是过度的肌肉拉伸反射（图13-1）。这种异常的反射活动与速度相关，而肌肉的快速延长会引起被拉伸的肌肉的强烈收缩。

强直状态发生在脊髓或大脑损伤导致椎管抑制或控制丧失时，其神经生理机制复杂，可能是特定的运动神经元病变中断了皮质对拉伸反射和α运动神经元兴奋性的控制。因此，强直状态并不是一种疾病，而是脑血管意外（cerebrovascular accident，CVA）、脑瘫、多发性硬化及大脑和脊髓创伤性损伤（包括四肢瘫痪和截瘫）等疾病的运动后遗症。

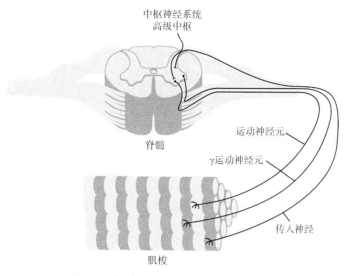

图 13-1　拉伸反射的基本组成部分示意图

　　骨骼肌痉挛描述的是在某些骨骼肌损伤和炎症（如肌肉拉伤或神经根撞击）后骨骼肌张力的增加。骨骼肌痉挛为不自主紧张，因此患者无法放松肌肉。肌肉痉挛与强直状态不同，肌肉痉挛通常是由骨骼肌结构或周围神经根的骨科损伤引起的，而不是中枢神经系统的损伤。同样地，肌肉痉挛通常是特定肌肉的持续、紧张性收缩，而不是与肌肉痉挛相关的拉伸反射活动的速度依赖性增加。肌肉痉挛的发生可能导致恶性循环，当最初的损伤引起肌肉疼痛和痉挛时，会增加脊髓的伤害感受输入，进而刺激运动神经元引起更多的肌肉痉挛等。但肌肉痉挛的发生也可能是一种保护机制，肌肉收缩是为了保护受伤的脊椎结构或周围关节。受影响的肌肉会因为疼痛介导代谢物（如乳酸）的积累，导致强直收缩时非常疼痛。

　　在肌肉痉挛和强直状态的情况下，各种骨骼肌松弛药可抑制骨骼肌的兴奋和收缩。骨骼肌松弛药可按其主要临床应用分类：抗强直药和抗痉挛药。

第二节　解　痉　药

地　西　泮

　　【作用机制】　地西泮（diazepam）与位于 GABA 能神经元突触的受体结合，并在该突触增加 GABA 诱导的抑制作用。地西泮通过这种机制发挥肌肉松弛药的作用，增强了 GABA 对脊髓 α 运动神经元活动的抑制作用。该药物还具有一定的脊髓以上水平的镇静作用，其骨骼肌松弛作用可能与镇静作用有关。

　　【临床应用】　地西泮是临床上最早用于治疗肌肉痉挛的药物。广泛用于治疗与骨骼肌损伤相关的痉挛，如急性腰背部拉伤。也被用来控制与破伤风毒素有关的肌肉痉挛，其抑制喉部和其他肌肉痉挛的能力显著。

　　【不良反应】　治疗剂量下会产生镇静作用和导致精神运动能力的普遍降低；可引起耐受性和身体依赖；长时间使用后突然停药可引起癫痫、焦虑、躁动、心动过速，甚至死亡；过量服用地西泮会导致昏迷或死亡。

其他中枢性解痉药

　　中枢性解痉药可能会减少脊髓中的多突触反射活动，因此又被称为多突触抑制剂。脊髓中的多突触反射弧由几个小的中间神经元组成，它们将传入神经元和运动神经元连接起来。这些药物通过抑制多突触通路的神经元，降低 α 运动神经元的兴奋性，从而引起骨骼肌松弛。

特定的肌肉松弛药对中枢神经系统神经化学物质的影响可能不同，这取决于药物本身的作用（表 13-1）。但这些药物可能都增加了对中枢神经系统的镇静作用，导致中枢神经系统兴奋性的整体降低，从而导致全身性镇静，进而导致骨骼肌松弛，其效果优于安慰剂。因此，中枢性解痉药物的特异性仍值得商榷，其肌肉松弛作用可能是由镇静作用引起的非特异性效应，而非选择性作用于特定的神经元反射途径。

表 13-1　常用于治疗骨骼肌痉挛的药物

药物	成人常用口服剂量	起效时间（min）	达峰时间（h）	作用时间（h）
卡立普多	250~350mg，每日一次或三次，此法不超过 2~3 周	30	—	4~6
氯唑沙宗	250~750mg，每日三次或一次	60	1~2	3~4
环苯扎林	10mg，每日三次	<60	3~8	12~24
地西泮	2~10mg，每日两次或三次	30~60	1~2	24
美他沙酮	800mg，每日三次或一次	60	2	4~6
美索巴莫	1500mg，每日一次持续 2~3 天，后根据需要调整剂量，每 4h 750mg 或 1500mg 每日三次	<30	2	—
枸橼酸奥芬那君	100mg，每日两次	<60	6~8	12

【临床应用】　此类药物通常用于短期缓解与急性疼痛的骨骼肌损伤相关的肌肉痉挛的辅助治疗和物理治疗。当用于治疗肌肉痉挛时，通常与非甾体抗炎药联合使用，比单独使用更有效。

【不良反应】　大剂量用药致使共济失调、运动功能障碍、言语模糊不清，甚至昏迷和呼吸抑制；可致眩晕困倦、头昏、乏力和精细运动不协调等；长期服用镇静催眠药的患者会出现耐受性和依赖性；长期服用后突然停药会导致癫痫发作、焦虑、躁动、心动过速，甚至死亡。

患者应尽量避免长期服用此类药物，同时需与物理疗法和其他干预措施协同使用。长期用药患者需逐渐减量停药，而不能突然停药。避免滥用药物引发依赖性及严重的副作用。

第三节　常用药物

治疗肌肉痉挛的常用药物包括巴氯芬、丹曲林钠、地西泮、加巴喷丁和替扎尼定。肉毒菌素也可以局部用于治疗特定肌肉的痉挛。

大多数肌肉松弛药很容易从胃肠道吸收，而口服是最常见的给药方法。在肌肉严重痉挛的情况下，可以通过肌内注射或静脉注射某些药物，如美索巴莫和盐酸邻甲苯海拉明，以获得更快的效果。如果需要药物更快地发挥作用，可以注射地西泮和丹曲林钠来治疗肌肉痉挛；某些肌肉严重痉挛的患者可以使用鞘内持续注射巴氯芬；局部注射肉毒菌素可用于治疗局灶性肌张力障碍和强直状态。肌肉松弛药的代谢通常由肝微粒体酶完成，代谢物或未代谢的药物通过肾脏排泄。

巴　氯　芬

巴氯芬与 $GABA_B$ 受体结合，抑制脊髓内特定突触的传递。其对脊髓内的 α 运动神经元活性同样有抑制作用，通过抑制与 α 运动神经元突触的兴奋性神经元（突触前抑制）和直接影响 α 运动神经元本身（突触后抑制），使得 α 运动神经元的放电减少，进而松弛骨骼肌。

【临床应用】　口服巴氯芬用于治疗与脊髓损伤相关的强直状态，包括导致截瘫或四肢瘫痪的创伤性损伤和导致多发性硬化症的脊髓脱髓鞘。巴氯芬是减少多发性硬化症相关肌肉痉挛的首选药物。巴氯芬在治疗剂量下较少引起广泛性肌无力，相对直接作用的肌肉松弛药更加安全有效。但巴氯芬对与脊髓水平以上病变（脑卒中、脑瘫）相关的强直状态的治疗效果较差，且巴氯芬不易穿透血脑屏障。

目前口服巴氯芬已被用于戒酒。巴氯芬可以通过对中枢神经系统 GABA 受体的影响来减少患者对酒精的渴望。其效果与剂量相关，使用巴氯芬戒酒的剂量远远超过治疗强直状态所需的剂量。

【不良反应】　巴氯芬会导致短暂的嗜睡，通常在几天内就会消失；CVA 患者或老年人服用时，有时会出现困惑和幻觉问题；还可能引起疲劳、恶心、头晕、肌无力和头痛；突然停用巴氯芬也可能导致戒断症状，如高热、幻觉和癫痫发作。

鞘内注射巴氯芬

【体内过程】　虽然巴氯芬在大多数患者往往选择口服，但对于严重的、难治性的强直状态患者也可以鞘内给药。鞘内给药是指将药物直接送入环绕脊髓特定水平的蛛网膜下腔。药物直接进入脊髓，因此使用剂量比口服剂量更小，且药物较少进入血液循环，从而全身不良反应也更少。

当向鞘内注射巴氯芬长期治疗强直状态时，通常通过手术植入一个小导管，使导管的开口端位于蛛网膜下腔，另一端连接到可编程泵（图 13-2）。泵被植入腹壁皮下，调整给药速度。输液速度随着时间的推移而调整，以达到最佳疗效。

【临床应用】　使用植入式泵鞘内输送巴氯芬用于脊柱起源

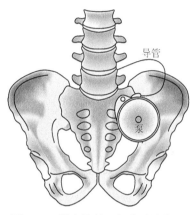

图 13-2　鞘内注射巴氯芬泵的位置

强直的患者（如脊髓损伤、多发性硬化症）和脊髓上（脑）损伤导致的强直，包括脑瘫、CVA 和创伤性脑损伤。此类患者用药后强直状态显著下降（如 Ashworth 肌张力评定量表评分下降、反射活动下降等）。鞘内注射巴氯芬也可以减轻一些强直患者的中枢源性疼痛，因为在蛛网膜下腔持续给予巴氯芬可能抑制导致多发性硬化、脑卒中和其他中枢神经系统损伤患者慢性疼痛的神经回路。

CVA 引起强直的患者在鞘内注射巴氯芬后可以提高行走速度和功能活动度。临床上通常在抗强直剂量和抗自主运动剂量之间找到鞘内注射巴氯芬的最佳剂量，以减少强直状态而不损害自主运动。

功能改善并不会出现在所有类型的强直状态中。例如，严重的脊髓源性强直患者可能无法改善行动能力或减少残疾。如果患者没有足够的自主运动功能，那么在强直减少后也可能没有足够的运动能力来执行功能性训练任务。尽管如此，由脊髓和脊髓上原因引起的严重强直患者通常仍然受益于鞘内注射巴氯芬，因为它可以减少僵硬和疼痛，从而改善自我护理和日常活动的能力。

【不良反应】　鞘内注射导管可能会阻塞，其尖端也可能会移位，从而导致巴氯芬不能进入蛛网膜下腔的正确区域；泵失灵导致的药物输送增加可能导致过量，导致呼吸抑制，心脏功能下降和昏迷；突然停药可能会引起停药综合征，包括发热、意识混乱、谵妄和癫痫发作；长期持续用药可能会产生耐受性。

丹 曲 林 钠

【作用机制】　丹曲林钠通过与位于骨骼肌肌浆网钙通道上的雷诺丁 1 型受体结合发挥作用。通过与该受体结合，丹曲林钠在兴奋期间抑制钙通道开放和随后从肌细胞内肌浆网释放钙离子（图 13-3）。作为对动作电位的反应，肌浆网储存部位释放的钙离子通常会启动肌丝交叉桥接和随后的肌肉收缩。丹曲林钠通过抑制钙离子释放，减弱肌肉收缩，从而增强肌松作用。

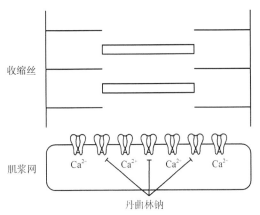

收缩丝

肌浆网

图 13-3　丹曲林钠的作用机制

【临床应用】　丹曲林钠用于治疗严重的强直状态，减少创伤性脊髓损伤、晚期多发性硬化（MS）、脑瘫或 CVA 患者的强直状态。对恶性发热也具有一定作用，其可抑制全身的骨骼肌收缩，从而限制骨骼肌强烈的、重复的收缩所产生的体温升高。但丹曲林钠不用于治疗骨骼肌损伤引起的肌肉痉挛。

【不良反应】　丹曲林钠可能导致全身性肌无力；可能导致严重的肝毒性，且有致命性肝炎病例报道；在治疗的初期，有时会出现短暂性困倦、头晕、恶心和腹泻。

地　西　泮

【作用机制】　地西泮通过增加 GABA 在中枢神经系统中的抑制作用，以减少肌肉痉挛。

【临床应用】　地西泮可用于脊髓损伤引起的肌肉痉挛患者，对脑瘫患者也有效。

【不良反应】　使用地西泮作为解痉药，尤其在较高剂量时，受到其镇静作用的限制。长期使用该药物也会导致耐受性和身体依赖。尽管如此，地西泮依然是肌肉轻度痉挛患者的一种选择，或作为其他解痉药的辅助药物。

加　巴　喷　丁

【作用机制】　加巴喷丁通过抑制钙内流，减少兴奋性神经递质的突触前释放，从而降低中枢神经系统的兴奋水平。专家认为这种兴奋性的普遍降低会减少 α 运动神经元的活动，进而导致骨骼肌松弛。但这种药物发挥抗痉挛作用的确切方式仍在研究中。

【临床应用】　加巴喷丁对减少脊髓损伤和多发性硬化症相关的强直有效，同时也有助于治疗各种类型的神经性疼痛。因此，该药物可能对引起肌肉痉挛和慢性神经性疼痛的神经损伤患者有双重疗效。

【不良反应】　主要为镇静、疲劳、头晕和共济失调。

替　扎　尼　定

【作用机制】　替扎尼定为 α2 肾上腺素能激动药，能选择性地激动中枢神经系统中的 α2 受体。α2 受体存在于大脑和脊髓的不同部位，包括控制 α 运动神经元兴奋性的脊髓中间神经元突触前膜和突触后膜。激动 α2 受体可抑制中间神经元的放电。脊髓内多突触反射弧的中间神经元将信息传递给 α 运动神经元。替扎尼定通过激动脊髓中间神经元突触前和突触后末梢上的 α2 受体发挥抗强直作用。这种刺激减少了兴奋性神经递质从突触前末梢的释放（突触前抑制），并降低了突触后神经元的兴奋性（突触后抑制）。

【临床应用】　替扎尼定主要用于控制脊髓病变（如多发性硬化症、脊髓损伤）引起的强直状态，也可有效治疗脑病变患者的肌肉痉挛（如 CVA、获得性脑损伤）。替扎尼定可能会延缓脑损伤后的神经元恢复，因此不建议在中风或创伤性脑损伤的急性期使用。由于它可能抑制脊髓中的疼痛通路，替扎尼定也被用于治疗慢性头痛和其他类型的慢性疼痛（如纤维肌痛、慢性局部疼痛综合征等）。

【不良反应】　替扎尼定最常见副作用包括镇静、头晕和口干，产生的全局性肌肉无力较少，不易引起低血压和其他心血管副作用，优于其他 α2 肾上腺素能激动药。

肉　毒　菌　素

【作用机制】　肉毒菌素被位于骨骼神经肌肉接头突触前末端表面的糖蛋白吸引，附着到膜上后，进入突触前末端并抑制 ACh 释放所需的融合蛋白（图 13-4）。可溶性 *N*-乙基马来酰亚胺敏感因子（NSF）附着蛋白受体（SNARE）通常负责引导突触前小泡与突触前末端内表面融合，从而使囊泡通过胞吐释放 ACh。肉毒菌素会分解并破坏这些融合蛋白，从而使神经元无法将 ACh 释放到突触间隙。因此，将肉毒菌素局部注射到特定肌肉中，通过破坏突触传递来降低骨骼肌兴奋性。

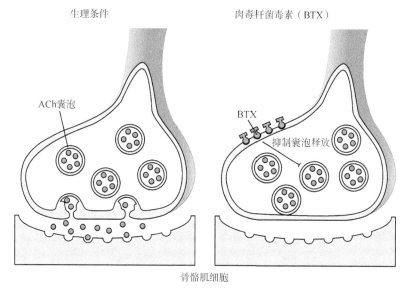

图 13-4　肉毒菌素在骨骼神经肌肉连接处的作用机制

【临床应用】

1）已经鉴定出肉毒菌素有 7 株（血清型），但只有肉毒菌素 A 型和 B 型可供临床使用。这两种类型在化学性质、作用时间等方面不同。最常用的治疗类型是 A 型肉毒菌素。B 型肉毒菌素也可用于对 A 型肉毒菌素产生免疫力的患者。与传统制剂不同，肉毒菌素不含可增加免疫反应的复合蛋白。因此，这种新型肉毒菌素可能有助于治疗局部肌肉高渗，同时减少抗体产生。

2）肉毒菌素用于控制局部肌张力障碍，包括痉挛性斜颈、眼睑痉挛、喉肌张力障碍、斜视和其他几种局灶性肌张力障碍。治疗时，将少量的这种毒素直接注射到张力差的肌肉中，可在几天到一周内开始产生松弛作用。这种方法安全有效，但往往注射后 3 个月内症状会复发，需要额外治疗。

3）肉毒菌素可用来减少由各种疾病引起的特定肌肉或肌肉群的痉挛，包括脑瘫、创伤性脑损伤、CVA 和脊髓损伤。医生可使用肌电图或超声图来识别特定的肌肉，并将其注射引导到肌腹内所需的位置。在注射后的几天内对局部肌肉神经进行电刺激可能有助于增强突触前神经末梢对药物的吸收，增强疗效。

4）肉毒菌素注射干预可以帮助消除某些患者的肌肉痉挛，以改善其运动功能。例如，使用肉毒菌素可改善脑瘫、中风或创伤性脑损伤患者的步态和其他功能活动。即使随意运动功能没有显著改善，减少严重受损肌肉的强直也可能会对骨骼肌产生其他益处。例如，注射肉毒菌素可以减少强直，从而可以更有效地拉伸肌肉，有助于防止关节挛缩。

5）注射肉毒菌素同样可以使患者更有效地佩戴和使用矫正器。注射到小腿三头肌可以防止足部从踝足矫形器中"弹出"而导致足底屈肌过度痉挛，有利于改善踝足矫形器的贴合度。对肌肉严重痉挛的患者肌内注射还可以增加患者的舒适度、日常生活活动（ADL）和卫生活动的能力。患 CVA 后出现严重上肢屈曲肌痉挛的患者，若局部注射肉毒菌素可使肘部、手腕和手指主动或被动伸展，从而更易清洁手部，方便穿衣，减轻疼痛等。

6）局部使用肉毒菌素也被认为是控制肌肉过度兴奋的一种方法。例如，脊髓损伤后膀胱过度活跃的患者，可通过直接向膀胱逼尿肌或尿道外括约肌注射肉毒菌素进行治疗。这种干预可改善膀胱功能，使排尿更有效或间歇导尿。同样，在膀胱逼尿肌内注射肉毒菌素可减少特发性膀胱过度活跃综合征患者的压力性尿失禁的发生。肉毒菌素还用于治疗慢性疼痛综合征，包括慢性头痛、偏头痛、神经性疼痛和各种骨骼肌疾病引起的疼痛。

【不良反应】　肉毒菌素常见不良反应包括全身肌肉无力、说话或吞咽困难及呼吸窘迫；全身过敏反应，表现为肺部症状（如喉水肿、喘息、咳嗽、呼吸困难）或皮肤反应（如皮疹、瘙痒、荨麻疹）。

康复治疗期间特别关注的问题

许多参与康复项目的患者都会使用骨骼肌松弛药。康复治疗师常将这类药物作为抗强直剂和抗痉挛剂使用，用于减少肌肉拉伤等引起的肌肉痉挛，用以辅助物理治疗。在骨骼肌损伤引起痉挛的急性期，同时使用肌肉松弛药和热疗、电疗、按摩可以产生最佳效果。但长期使用解痉药物是不现实的，因为这些药物通常会导致镇静，同时具有成瘾性，导致耐受性和身体依赖性。因此患者进行积极的物理治疗非常必要，以便尽快停用药物。康复治疗师还可以通过提高患者的肌肉力量、柔韧性，以及教授正确姿势，来降低肌肉痉挛的发生率和减少对解痉药的需求。

在接受物理治疗的患者中，药物缓解强直也是一个重要目标。减少强直可使得患者运动功能增强，自我护理能力增强，并减少强烈痉挛收缩的不良影响。药物治疗与康复训练有协同作用；抗痉挛剂可增加关节活动度和拉伸，同时可协同配合神经肌肉促进技术、矫正装置、其他减少强直和改善功能的干预措施。

康复治疗师可以帮助患者适应骨骼肌松弛药引起的肌肉兴奋性变化。减少强直会对依赖增加肌肉张力来辅助功能性活动的个体产生不利影响。例如，CVA患者在行走时使用下肢伸肌痉挛来支撑自己，如果药物突然缓解了这种强直状态，患者就会跌倒。

因此，康复治疗师对于促进正常生理运动发挥着至关重要的作用，特别是使用鞘内注射巴氯芬或肉毒菌素时。通过可编程泵系统接受鞘内注射巴氯芬治疗的患者通常需要一段时间的强化康复，以减少强直和增加自主运动功能。康复治疗师需要使用康复疗法，以帮助患者适应骨骼肌松弛药导致的显著肌肉张力下降。

康复治疗师在确定哪些患者受益于特定的骨骼肌松弛药等方面发挥关键作用。尤其是康复治疗师可以帮助确定哪些患者适合注射肉毒菌素，并帮助在注射前和注射后评估这些患者，以确定他们是否达到了预期的效果。通过与患者、患者家属和医师密切合作，康复治疗师可以对骨骼肌松弛药的疗效及是否有助于改善患者的功能和健康状况进行评价。

最后，康复治疗师同样也要注重药物的不良反应。根据药物的不同，镇静、全身性肌无力和肝毒性等问题可能会抵消肌肉张力降低的作用。全身骨骼肌松弛药都可能出现不同程度的镇静作用，因此在治疗过程中必须考虑此副作用。如果患者需要保持清醒和警觉，则治疗必须尽可能安排在一天中镇静作用最小的时间。

康复治疗师通常无法解决全身性肌无力的情况。例如，截瘫患者需要足够的上肢力量来进行活动、移动轮椅、拄立拐杖和支架行走，但患者进行这些活动的能力受到骨骼肌松弛药的影响。所以康复治疗师需与医师密切合作，为患者找到最低可接受剂量，或试图找到更好的药物（例如，从丹曲林钠转换为替扎尼定）。

病例分析

口服药物剂量增加后不久，苏某自感上肢明显无力，在进出车辆和在家中行走时感到困难。虽然他的肌肉痉挛状态现在得到了很好的控制，但是这反而使他的功能活动受到了限制。鉴于患者的情况，医师和物理康复治疗师共同商议后认为，鞘内泵入巴氯芬（在腰椎脊髓段附近放置导管）可以在不明显降低上肢力量的情况下控制其下肢肌肉痉挛。在鞘内给予巴氯芬后，苏某重新开始物理治疗。患者借助此给药方式得到了很好的保护，并且能够在几周内提高他的行走能力。

小 结

　　骨骼肌松弛药用于治疗骨骼肌损伤引起的肌肉痉挛或中枢神经系统损伤后发生的肌肉痉挛。这些药物通过作用于脊髓、神经肌肉连接处或直接作用于骨骼肌纤维来降低肌肉兴奋性。地西泮和其他中枢作用的解痉药物用于治疗肌肉痉挛，但它们作为肌肉松弛药的有效性可能是因为它们的非特异性镇静作用引起的。用于治疗强直的药物包括巴氯芬、丹曲林钠、地西泮、加巴喷丁和替扎尼定。每种药物的作用机制都有所不同，选择何种骨骼肌松弛药取决于患者和潜在的中枢神经损伤（如脑卒中、多发性硬化、脊髓损伤等）。局部注射肉毒菌素也可用于治疗局灶性肌张力障碍和强直，这种方法有助于控制特定肌肉或肌群的痉挛和强直。尽管存在一些副作用，但这些药物通常可提供与康复目标一致的益处（如肌肉松弛）来促进康复。

第四部分
镇痛和抗炎药

第十四章 阿片类镇痛药

病 例

孙某，女，58 岁，双侧膝关节患骨关节炎 10 余年，一直采用物理治疗、口服非甾体抗炎药及间歇性关节内注射糖皮质激素类药物的方式进行保守治疗。近 1 年因关节疼痛和功能障碍出现明显加重而接受双侧全膝关节置换术治疗，手术顺利，无并发症。术后给予口服阿片类镇痛药羟考酮和自控式镇痛泵注射硫酸吗啡控制疼痛。术后第 1 天起即开始早期物理治疗，每日 2 次，主要集中于双下肢的主动和被动活动范围、转移训练及直立活动训练。因患者自诉对疼痛的耐受性较低，要求在每次物理治疗前 30～45min 口服止痛药以预防活动训练中可能发生的疼痛，这一方案在术后第 1～2 天的康复治疗中很好地消除了患者的疼痛。然而，在术后第 3 天进行站立和尝试步态训练时，患者出现了头晕与出汗，并且出现呼吸短促，其在第二次站立训练时出现了晕厥。

缓解疼痛是镇痛药物治疗和康复治疗的共同目标之一。因此，镇痛药是接受康复治疗的患者最常使用的一类药物。治疗疼痛的常用药物可分为两类：阿片类和非阿片类镇痛药。非阿片类镇痛药包括对乙酰氨基酚、阿司匹林、布洛芬等药物，本章主要介绍阿片类镇痛药的药理学特性及其对身体康复可能产生的积极与消极的影响。

阿片类镇痛药是一类包括天然产物来源的、半合成或合成的药物，因部分来源于罂粟科植物阿片（opium）而得名，其镇痛作用特点是能够缓解中度至重度疼痛。这些药物主要通过分布于中枢神经系统特定神经元的受体而发挥作用。需要注意的是，阿片类镇痛药还具有引起身体依赖性的潜在能力，由于可能被滥用而被许多国家列为管制类药品。吗啡（morphine）是阿片类镇痛药的典型代表药物，常在药理作用和镇痛效能等方面和其他阿片类镇痛药进行比较。

一、内源性阿片肽与阿片受体

阿片受体位于中枢神经系统某些特定位置的神经元和一些外周组织中，能被吗啡及其类似物结合。阿片受体的发现揭示了内源性阿片类物质的存在，目前已证实内源性阿片类物质是体内一些具有镇痛和其他药理特性的多肽，因此也被称为内源性阿片肽，主要包括内啡肽、脑啡肽和强啡肽 3 个不同的家族。机体可在特定的条件下产生和释放内源性阿片肽，主要在控制疼痛和炎症，以及调节免疫系统、胃肠道功能和心血管系统反应等方面发挥重要作用。

内源性阿片肽与外源性阿片类药物均通过作用于阿片受体发挥效应。已证实体内至少存在 3 种主要的阿片受体类型，即 μ 受体、κ 受体和 δ 受体，每种类型受体又可分为 2～3 种亚型，大多数阿片类药物主要通过对这 3 型受体的作用而发挥效应。这 3 型阿片受体介导的主要的生理学效应如表 14-1 所示，激动这 3 型阿片受体均可产生镇痛效应。但其介导吗啡等阿片类药物镇痛效应的受体主要是位于大脑和脊髓中的 μ 受体，临床上用于减轻疼痛的阿片类药物通常对 μ 受体有很高的亲和力。但阿片类药物的主要不良反应如呼吸抑制、便秘及反复应用引起的成瘾等效应也常由 μ 受体介导。因此，开发对 κ 或 δ 受体具有选择性激动作用的阿片类药物可能在保留一定镇痛效应的同时，能减少其呼吸抑制或成瘾性等不良反应的发生。

表 14-1　阿片受体的生理学效应

受体类型	受体亚型	主要生理学效应	内源性配体
μ	$μ_1$、$μ_2$、$μ_3$	镇痛、镇静、致欣快、呼吸抑制、抑制胃肠动力、便秘、身体依赖	脑啡肽、内啡肽
κ	$κ_1$、$κ_2$、$κ_3$	镇痛、镇静、便秘、烦躁和精神病样作用	强啡肽
δ	$δ_1$、$δ_2$	镇痛、镇静、抽搐、便秘、增加激素释放（生长激素）；抑制神经递质释放（多巴胺）	脑啡肽

二、阿片类药物的分类

阿片类药物可根据其对阿片受体的作用特点，分为强效阿片受体激动药、轻至中度阿片受体激动药、混合型阿片受体激动-拮抗药和阿片受体拮抗药 4 类。

（一）强效阿片受体激动药

强效阿片受体激动药常用于治疗严重的疼痛，主要包括吗啡、哌替啶（pethidine）、芬太尼（fentanyl）、阿芬太尼（alfentanil）、美沙酮（methadone）等。这些药物对阿片受体具有很高的亲和力，一般认为其效应主要来源于其与中枢神经系统中 μ 受体的相互作用。

（二）轻至中度阿片受体激动药

轻至中度阿片受体激动药主要包括可待因（codeine）、羟考酮（oxycodone）、氢可酮（hydrocodone）等。这些药物仍然被认为是阿片受体的激动药，但它们的亲和力和效应均较上述强效阿片受体激动药为弱，一般认为对中度疼痛更有效。

（三）混合型阿片受体激动-拮抗药

混合型阿片受体激动-拮抗药主要包括喷他佐辛（pentazocine）、丁丙诺啡（buprenorphine）、布托啡诺（butorphanol）及纳布啡（nalbuphine）等。这些药物由于能够对不同类型阿片受体发挥不同的作用而同时表现出一些激动药和拮抗药的活性。这类药物中的某些药物可同时激动 κ 受体和阻断或部分激动 μ 型受体，在产生镇痛作用的同时比吗啡等 μ 受体强激动药具有更低的过量致死风险和更小的成瘾性。但由于其镇痛效应不如强效阿片受体激动药且部分药物还可能产生幻觉等精神作用，这些药物并没有被广泛使用，主要作为轻至中度阿片受体激动药的替代药物。

（四）阿片受体拮抗药

阿片受体拮抗药包括纳洛酮（naloxone）、纳曲酮（naltrexone）等，可阻断所有阿片受体，对 μ 受体具有特殊的亲和力。这类药物不产生镇痛作用，但可阻断阿片受体激动药与受体的结合，主要用于治疗阿片类药物过量和成瘾。

三、体　内　过　程

根据药物及相关制剂的吸收作用特点，阿片类镇痛药的给药方式可分为口服、直肠给药、静脉注射、皮下注射、肌内注射及经皮、经黏膜给药等。其中口服给药是最方便和安全的给药途径，包括吗啡在内的一些阿片类药物，已可制备为长效制剂，使用时可获得更持久的镇痛效果从而可延长给药间隔时间。某些经消化道吸收的药物在患者出现恶心、呕吐或其他禁止口服给药的情况时，可应用栓剂通过直肠给药。某些胃肠难以吸收或首过效应明显的药物可使用其他给药方式，静脉注射给药时需注意控制给药速度，可将药物稀释后通过输液泵控制性缓慢注射。阿片类药物静脉注射或血管外注射途径（如硬膜外注射、鞘内注射等）也可作为患者自控镇痛期间的给药方式，有助于减少便秘等胃肠道给药引起的不良反应。某些药物如芬太尼、丁丙诺啡等可制作成稳定的透皮贴剂，为需长期用药患者提供便捷的给药方式。

近年来离子电渗疗法也作为一种可增强经皮阿片类药物进入体循环的方法被一些国家推荐使用。如使用微电流促进阿片类药物的透皮输送，患者可通过改变电流的强度控制药物离子的转运速率。此外，某些阿片类药物，如芬太尼还可制作为溶解片剂或止痛"棒棒糖"经口腔黏膜吸收或通过喷雾剂经鼻内给药等多种给药方式。

由于溶解度不同，不同剂型药物的分布和起效时间各不相同。阿片类药物分布广泛，但其镇痛作用主要在分布至中枢神经系统后发挥效应。同时某些阿片类药物也可通过分布于炎症性疼痛部位发挥作用。

阿片类药物的主要代谢器官是肝脏，同时其在某些组织如肾脏、肺和中枢神经系统也可发生一定程度的代谢。其排泄主要以代谢产物的形式经肾脏排出体外，也有以原型形式随尿液排出。

四、作用机制

脊髓中的阿片类受体主要集中于背角神经元，负责抑制痛觉传入到更高水平的突触。因此，阿片类药物作用于脊髓背角神经元的阿片受体，抑制痛觉信号从外周传输到中枢。阿片类镇痛药可作用于疼痛介导突触前膜上的阿片受体，减少 P 物质等致痛递质的释放，也可以作用于突触后膜受体使突触后膜超极化，从而抑制痛觉的传入（图 14-1）。

大脑内的阿片受体主要分布于下丘脑、中脑导水管周围灰质及蓝斑核团等，与痛觉信号的传递与整合相关。阿片类药物主要作用于中脑导水管周围灰质，激活疼痛的下行控制通路，释放神经递质，抑制向大脑传递疼痛感觉突触的活动，从而产生镇痛效应。因此，阿片类药物可通过直接抑制脊髓背角

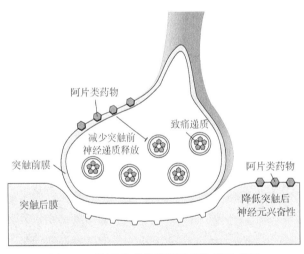

图 14-1　阿片类药物脊髓镇痛作用示意图

阿片类药物与脊髓背角疼痛传递突触的突触前和突触后膜上的特定受体结合，减少突触前神经递质释放，降低突触后神经元的兴奋性，从而削弱突触将疼痛信号传递给大脑的能力

的痛觉上行（传入）通路和激活中脑痛觉下行（传出）控制通路而产生镇痛作用。

阿片受体也存在于外周如感觉神经元的末端，阿片类药物与该部位受体结合可降低感觉神经元的兴奋性，从而抑制其向脊髓传递疼痛信号，因此，阿片类镇痛药的某些镇痛效应也可来源于其对外周阿片受体的作用。

五、临床应用

（一）疼痛

阿片类镇痛药治疗中度至重度的持续性疼痛最为有效，其对急性间歇性锐痛的效果较弱，往往

需要高剂量才可缓解。阿片类镇痛药临床应用主要包括治疗手术、创伤、心肌梗死等患者的急性疼痛，以及癌症等疾病患者的慢性疼痛。由于可能产生严重的不良反应，阿片类镇痛药只在必要时使用，使用剂量应根据患者的疼痛情况决定。

在疼痛治疗时，一般应先口服轻至中度阿片受体激动药，在需要的情况下依次选择使用口服、注射阿片受体强效激动药。对于慢性疼痛的治疗，应首先尝试使用非阿片类镇痛药物。然而，若对慢性疼痛患者生活质量的改善明显超过药物的潜在风险，则应使用阿片类镇痛药。与非阿片类镇痛药物相比，阿片类镇痛药通常会产生一种相对独特的镇痛形式，它们通常会改变但不能完全消除用药者对疼痛的感觉。患者可能仍然能感觉到疼痛，但它不再是其注意力的主要焦点。这种的镇痛作用也经常伴有欣快感或一种"飘飘欲仙的感觉"。这些感觉可能是由边缘系统内特定类型的阿片受体（如 δ 受体）被激动引起的。

阿片类药物在患者自控镇痛中的应用：患者自控镇痛（patient controlled analgesia，PCA）指患者在感觉疼痛时，主动通过计算机控制的微量注射泵按钮向体内注射事先设定剂量的药物进行镇痛的一种技术。PCA 通常用于各种类型的手术后镇痛，也可用于治疗某些类型的慢性疼痛和癌性疼痛。

（二）其他

阿片类药物还有一些其他的临床应用，主要包括以下几个方面：①麻醉前用药或作为全身麻醉的辅助药物使用；②中枢性镇咳作用，对某些原因引起的干咳可短期使用，常用可待因或可待因类似物；③通过对中枢神经系统作用及对肠道的直接影响抑制胃肠道蠕动，可用于控制严重腹泻；④可用于心源性哮喘引起急性肺水肿的辅助治疗，虽然阿片类药物并不能直接改善肺通气功能，但能够减少与呼吸困难等症状相关的强烈恐慌和焦虑感，有患者反映，在服用阿片类药物后，他们可以更容易地进行呼吸。

六、不 良 反 应

1. 中枢和外周的不良反应　中枢性不良反应包括镇静、致欣快及呼吸抑制等。几乎所有阿片类药物都有镇静作用，并会引起一定程度的精神不振、困倦及情感淡漠。在镇痛治疗时部分患者可出现欣快感，其表现方式与程度常因人而异。此外，更为严重的不良反应是呼吸抑制，阿片类镇痛药在给药后几分钟内即可减慢患者的呼吸速度，并持续几小时。在治疗剂量下对相对健康的个体危害较小，但对于重症患者、已存在肺部问题的患者或过量服用阿片类药物的患者，呼吸抑制的危害性将大大增强甚至可致命。

2. 心血管系统不良反应　如体位性低血压，也可能在使用后短时间内出现，尤其是以肠外途径（如注射）给药时更容易发生。

3. 胃肠道不适　如恶心、呕吐等较为常见，正常人使用治疗剂量时即可出现。由于阿片类药物对胃肠道蠕动功能的抑制作用，部分患者可出现便秘。有粪便嵌塞风险的患者（如脊髓损伤患者）或长期服用阿片类药物的患者（如癌性疼痛患者）常需使用泻药或粪便软化剂预防阿片类药物引起的便秘。

4. 耐受性、成瘾性和依赖性

（1）耐受性　长期或反复使用药物时，需要逐步增加剂量才能达到治疗效果的现象即为耐受性。产生耐受性的原因较为复杂，可能涉及细胞内对阿片受体重复刺激的反应的一些变化。例如，长期使用阿片类药物会导致阿片类受体的脱敏，也可引起细胞通过内吞作用将阿片类受体从细胞表面清除，将这些受体暂时储存在细胞内，而后再将它们循环到细胞表面。

阿片类药物的耐受性通常有一定的时间规律，产生耐受性的身体变化过程在第一次用药后即可开始，但通常需要在给药 2～3 周后才有明显增加剂量的需求。耐受性在停药后一般可持续 1～2 周的时间，患者将在大约 14 天后再次对初始剂量做出有效镇痛反应。

（2）成瘾性与依赖性　药物成瘾以强迫性寻求和使用药物、对用药失去控制能力为主要特征，通常发生在个体反复摄入某些可改变情绪引起欣快感等的药物之后，可表现为身体依赖性和精神依赖性。

身体依赖性也称为躯体依赖性、生理依赖性，是长期用药后机体对阿片类药物出现的一种适应性改变，这种新的平衡稳态需要继续使用阿片类药物来维持。当药物突然被移除时，可出现戒断症状，包括身体疼痛、颤抖，起鸡皮疙瘩，流涕，打喷嚏，腹泻，发热，出汗，失眠，易怒，心动过速，胃痉挛，食欲缺乏，无法控制的打哈欠等。身体依赖严重时，戒断症状常在使用最后一剂药物后的 6～10h 出现，在停药后第 2～3 天达到高峰，并可持续约 5 天。但戒断症状的停止并不一定意味着个体不再渴望服用药物，成瘾者在停药数月或在多年的戒断后仍可能继续渴望药物。因此，身体依赖性与成瘾和心理依赖有所不同。精神依赖性也称为心理依赖性，常与药物引起的情绪和行为的愉快变化有关。由于愉悦、放松等正向情绪与记忆，个体会被激励去不断地重现这些快乐的感觉。心理依赖会产生明显的觅药行为，导致成瘾者在生理性依赖效应消失后很长一段时间内复发。

药物成瘾与滥用可能带来很多健康和社会问题，阿片类镇痛药的使用应严格按照我国颁布的《麻醉药品和精神药品管理条例》限制使用。

5. 痛觉过敏　在使用阿片类药物治疗疼痛时，某些患者在耐受性产生之前就对药物没有反应甚或在用药时报告疼痛增加，这一现象即为阿片类药物引起的痛觉过敏。阿片类药物引起痛觉过敏的原因尚不明确，可能与某些患者在伤害性感受通路中活动调控的遗传因素有关。例如，阿片类药物的使用可能会导致患者的谷氨酸通路活性的代偿性增加，包括谷氨酸释放增加、谷氨酸分解减少、谷氨酸受体的敏感性增加等。谷氨酸是一种兴奋性神经递质，可通过刺激 N-甲基-D-天冬氨酸（NMDA）受体来促进中枢神经系统的疼痛反应。因此，患者服用阿片类药物可能会开启谷氨酸依赖的痛觉感受途径。因此，当服用阿片类药物的患者对该药物没有反应或报告疼痛增加时，临床医生应保持警惕和密切观察，如果阿片类药物的作用达到峰值时疼痛发生恶化，或当药物作用减弱或剂量减少时疼痛出现减轻，则应考虑痛觉过敏的存在。当阿片类药物不能产生治疗性镇痛效果时，应考虑使用其他替代镇痛药物。

康复治疗期间特别关注的问题

阿片类镇痛药是治疗中度至重度疼痛最有效的药物之一，通常用于正在接受物理康复治疗的患者，治疗师会遇到使用阿片类药物的创伤恢复期或手术后急性疼痛患者，以及晚期癌症或慢性疼痛患者。阿片类镇痛药一般很少单独使用，而是作为多模式治疗方案的一部分，以减轻疼痛和改善生活质量。这些药物所提供的疼痛缓解可能会增加患者的参与度，促进康复治疗的进展，最终实现预期结果。当疼痛对患者参与康复治疗产生明显限制性时，治疗师需要尝试对治疗干预与药物效果之间进行权衡与调整，以获得最大的镇痛效果。例如，阿片类镇痛药引起的镇静和胃肠道不良反应等可能在治疗过程中给患者带来不适。但与此同时，这些药物对疼痛的缓解又有利于有效康复方案的实施。因此，一个理想的康复方案应让阿片类药物缓解疼痛的作用超过其引起的不良反应，从而使其整体对接受康复治疗的患者有利。然而，由于大多数阿片类药物的药动学特征在不同患者中可表现为显著的个体差异，因此尽管许多临床医师建议在口服阿片类药物后 45～60min 开始治疗，但其最佳镇痛效果仍很难预测，常需要考虑每位患者的不同情况。

在治疗期间应考虑到阿片类药物的呼吸抑制作用，阿片类药物倾向于使呼吸中枢对 CO_2 的反应减弱，从而减缓呼吸频率并引起一定程度的缺氧和高碳酸血症。因此需要注意的是，用药者对任何康复运动的呼吸反应都可能会变得更为迟钝。便秘是阿片类药物对接受物理康复治疗患者有重要影响的另一个不良反应。阿片类药物引起的便秘在脊髓损伤或其他降低胃肠道运动性的疾病患者中应该特别引起重视。在这类患者中，阿片类药物通常要与泻药和胃肠道兴奋药一起使用，以减少便秘作用和粪便嵌塞的风险。

因此，治疗师应该注意这一不良反应并对患者及其家属做好健康宣教，以避免引起严重问题。对于有慢性疼痛包括癌性疼痛与非癌性疼痛的患者，使用阿片类药物治疗时需最大限度地减少其不良反应和与其滥用相关的结果。一般而言，在使用阿片类药物之前，应尝试其他缓解疼痛的干预措施，包括物理治疗和非阿片类镇痛药物。

此外，治疗师还需注意的一个问题是，接受康复治疗的患者可能是因创伤、手术等原因住院的阿片类药物成瘾者，或是他们正在停止使用阿片类药物。如果还未进行脱毒治疗，那么患者在接受康复治疗过程中可能会伴随一些戒断综合征，如弥漫性肌肉疼痛等。治疗师应该意识到，这些疼痛是由阿片类药物戒断引起的，而不是一种实际的躯体障碍。治疗师可以通过使用热疗、电疗等物理治疗手段，以及按摩与放松等处理方式帮助患者应对阿片类药物戒断的身体症状。

 病例分析

治疗师应意识到，孙某的头晕、呼吸急促、出汗和随后的晕厥可能与她在治疗前服用了额外的口服阿片类镇痛药有关。尽管羟考酮有助于减轻康复训练中的疼痛，但其副作用也可能限制她的康复训练能力与效果。在后续的治疗中，治疗师可与患者、护士和医师充分沟通，调整康复治疗方案为先接受产生疼痛较少的步态和移动训练，而后在进行主动和被动活动范围训练前，口服一定剂量的羟考酮。虽然这一方案会使产生镇痛时间有所延迟，但整体上可使其康复治疗获得更大益处。

小　结

使用阿片类镇痛药是治疗中度至重度疼痛最有效的方法。如果使用得当，这些药物可以在各种情况下缓解急性和慢性疼痛。阿片类镇痛药的使用可能会产生耐受性和身体依赖性，但在镇痛治疗时科学与合理的应用可明显降低其滥用的可能。因此，阿片类药物也是帮助患者处理急、慢性疼痛最有效的药理学手段。这些药物的镇痛特性可为接受康复治疗的患者提供实质性的好处。临床医生应充分重视阿片类镇痛药的不良反应，如镇静和呼吸抑制等，并应在康复过程中关注这些不良反应对康复治疗的影响。

第十五章 非甾体抗炎药

病 例

患者，男，38岁，因右肩疼痛就诊。其职业为装修工人，近期因公司装修任务多而一直长时间工作。经检查后诊断为右侧肩峰下滑囊炎，给予物理治疗，并启动了热疗、超声和康复锻炼处理。在病史采集过程中，治疗师询问患者是否正在服用治疗滑囊炎的药物。患者陈述医师曾建议他根据需要服用阿司匹林或布洛芬来帮助缓解疼痛。当被问及他是否这样做了时，患者说他已自行在药店购买了"止痛药"，并在他因肩膀疼痛而睡不着时服用过两次。但经进一步核实，得知其购买并服用的药物为对乙酰氨基酚。

本章将介绍一类药物，它们具有多种化学结构但可发挥几种相同的药理学作用，包括抑制炎症（抗炎）、缓解轻至中度疼痛（镇痛）、降低发热者体温（解热）、抑制血小板聚集从而降低凝血能力（抗凝）等。这些药物通常被称为非甾体抗炎药（non-steroidal anti-inflammatory drug，NSAID），以区别于糖皮质激素类药物。除了 NSAID 之外，此类药物由于其共有的药理作用也被称作解热镇痛抗炎药。

由于这类药物的镇痛和抗炎作用，接受康复治疗的患者通常会因一些问题如疼痛、炎症而服用 NSAID。NSAID 是治疗轻至中度疼痛的主要药物，尤其是对急、慢性肌肉骨骼疾病中发生的疼痛和炎症特别有效。还有一些患者则常使用 NSAID 治疗发热或防止过度凝血。由此可知，这些药物在不同患者中的使用率很高。因此，在康复药理学的学习中我们应该理解其作用机制，熟知如阿司匹林、对乙酰氨基酚和其他 NSAID 的药理作用与临床应用。

第一节 概 述

一、阿司匹林和其他 NSAID 概述

阿司匹林，即乙酰水杨酸，是经典的 NSAID 代表性药物，因此 NSAID 也称为阿司匹林类药物，其他 NSAID 常在疗效和安全性等方面与阿司匹林进行比较。对乙酰氨基酚在减轻疼痛和发热方面类似于阿司匹林和其他 NSAID，但由于其缺乏抗炎和抗凝的特性而被认为是非典型的 NSAID。

在很长的一段时间里，阿司匹林这类药物是如何同时发挥镇痛、抗炎、解热和抗凝等多种效应的问题一直困扰着人们。直到 20 世纪 70 年代初，研究人员发现阿司匹林和其他 NSAID 是通过影响一类被称为前列腺素（prostaglandin，PG）的内源性化合物的生物合成来发挥其治疗作用的。

二、前列腺素、血栓素和白三烯

前列腺素是一组具有广泛生理活性的脂质类化合物，除了红细胞外，人体中几乎所有类型的活细胞都能产生前列腺素。前列腺素主要作用于局部，在生理和病理条件下参与细胞功能的调节。前

列腺素、血栓素（thromboxane，TX）和白三烯（leukotriene，LT）均由花生四烯酸（arachidonic acid，AA）衍生而来，含 20 个碳原子且有羧基，因此它们通常被统称为二十烷类化合物。

前列腺素和其他二十烷类化合物的生物合成途径如图 15-1 所示。人类二十烷类化合物的前体脂肪酸通常是花生四烯酸，从食物中摄取，并以磷脂的形式储存于细胞膜。在需要时膜磷脂可被磷脂酶（如磷脂酶 A2）从细胞膜上裂解生成花生四烯酸，后者可被几种酶系统代谢，生成多种生物活性化合物。主要包括环氧合酶（cyclooxygenase，COX）系统和脂氧合酶（lipoxygenase，LOX）系统。前列腺素和血栓素均由 COX 途径合成，白三烯则来自 LOX 系统。花生四烯酸在细胞中的代谢途径取决于该细胞中酶的类型、数量及其细胞所处的生理状态，从而生成不同的最终产物（前列腺素、血栓素或白三烯等）。任何抑制 COX 或 LOX 的药物也会抑制对应代谢径后续产物的形成。例如，阻断 COX 的药物基本上会消除该细胞中所有的前列腺素和血栓素的合成。而阿司匹林和其他 NSAID 为 COX 抑制剂，不能抑制 LOX，因此不会明显降低白三烯的合成。

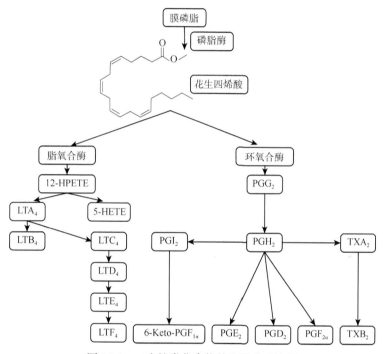

图 15-1　二十烷类化合物的生物合成途径

PG：前列腺素；TX：血栓素；LT：白三烯；12-HPETE：12-过氧化氢二十碳四烯酸；5-HETE：5-羟二十碳四烯酸

与前列腺素类似，白三烯也具有促炎作用，但主要在哮喘和过敏性鼻炎等情况下介导气道炎症。因此，通过抑制 LOX 或阻断呼吸组织中的白三烯受体可对相关疾病发挥治疗作用。本章将重点介绍通过选择性抑制 COX 而抑制前列腺素和血栓素合成的药物。

前列腺素和血栓素已被证明对许多主要器官系统的生理功能产生各种影响，包括心血管系统、呼吸系统、泌尿生殖系统与消化系统等。但不同化合物之间的生物学效应各不相同，不同种类的二十烷类化合物，甚至同一种类的不同成员，都可对同一系统产生不同的影响。如前列腺素 PGI、PGE 等可对大多数血管产生舒张效应，而其他前列腺素如 $PGF_{2\alpha}$，以及血栓素通常产生血管收缩作用。

一般而言，细胞在发生各种损伤或生理稳态被打破的情况下会增加前列腺素的产生，这提示前列腺素与其他二十烷类化合物可能在细胞损伤的保护性反应中起重要作用。此外，前列腺素在介导损伤、炎症及其他病理条件下的一些疼痛反应也很重要，具体包括以下几个方面。

1. 炎症　通常在急性炎症的部位可检测到前列腺素合成的增加，某些前列腺素，如 PGE_2，可通过增加局部血流和毛细血管通透性,增强组胺和缓激肽的作用,从而介导与炎症相关的局部红肿。白三烯,特别是 LTB_4,也通过增加血管通透性参与炎症反应,同时 LTB_4 还对多形核白细胞具有强大的趋化作用。然而,前列腺素和其他二十烷类化合物在炎症过程中的作用较为复杂,如某些前列腺素可能有助于抑制炎症,特别是在急性炎症反应的消退阶段。但总体而言,前列腺素在调节炎症中发挥着关键作用,而抑制前列腺素的合成在治疗特定阶段的急、慢性炎症中十分重要。

2. 疼痛 前列腺素可协助介导包括炎症在内的多种情况下的疼痛刺激。这些化合物通常不会直接产生疼痛,但可增加疼痛感受器对机械压力等的敏感性,以及增强其他致痛物质如缓激肽的影响。

3. 发热 前列腺素在与感染或其他疾病相关的发热方面也发挥重要作用。下丘脑局部产生的前列腺素可改变其体温调定点,从而使体温保持在更高的水平。外周组织中产生的前列腺素也可以通过脑血管进入下丘脑,从而促进发热。

4. 痛经 已证实一些女性伴随月经出现的疼痛、痉挛与子宫内膜中前列腺素的增加有一定关系。

5. 血栓形成 血栓素,特别是 TXA_2,可引起血小板聚集,从而导致血栓的形成。目前尚不明确深静脉血栓或冠状动脉血栓的形成是否由异常产生的血栓素引起,但对于某些容易发生特定类型血栓的人群而言,抑制血栓素合成已证实有助于防止血小板诱导的血栓形成。

6. 其他 二十烷类化合物还参与其他的一些病理过程,包括心血管疾病(如高血压)、肿瘤(如结肠癌)、呼吸系统疾病(如哮喘)、神经系统疾病(如多发性硬化症、变态反应性脑脊髓炎、情感障碍)、内分泌系统疾病(如 Bartter 综合征、糖尿病)和其他各种问题等。

第二节 阿司匹林类药物的共性特点

(一)体内过程

阿司匹林很容易从消化道吸收,血浆蛋白结合率为 80%~90%,游离型药物可广泛分布于全身。阿司匹林很容易被水解为一种活性代谢物,即水杨酸,这种转化主要发生在血液中,口服给药时也可发生在消化道。水杨酸在肝脏中进一步代谢,并与其代谢物最终通过肾脏排出体外。非阿司匹林 NSAID 的吸收、分布、代谢和排泄特点常与阿司匹林类似,部分药物有较明显区别。如对乙酰氨基酚也能迅速和完全地从上消化道吸收,但其血浆蛋白结合率仅为 20%~50%,明显低于阿司匹林。

(二)作用机制

阿司匹林和其他 NSAID 都是 COX 的有效抑制剂,抑制 COX 可阻断细胞前列腺素和血栓素的产生。结合上述前列腺素和血栓素与疼痛、炎症、发热、过度凝血及其他病理过程的关系可知,几乎所有阿司匹林类药物的治疗效应都可以用这一作用机制来解释。因此,COX 及其酶系统是 NSAID 作用的关键位点。

目前已知,COX 有两种主要同工酶,即 COX-1 和 COX-2。由 COX-1 介导生成的前列腺素有助于调节正常的细胞活性和维持细胞内稳态。例如,胃黏膜 COX-1 合成的前列腺素有助于保护胃内壁不受胃酸的影响。而肾脏中尤其是当肾功能受损时 COX-1 介导产生的前列腺素有助于维持肾功能。此外,COX-1 也是负责合成调节正常血小板活性的前列腺素和血栓素的酶。

而 COX-2 主要在损伤细胞中产生,一些介质如细胞因子、生长因子可诱导损伤细胞合成 COX-2,再由其介导产生前列腺素,参与疼痛和炎症反应过程。也有证据表明,COX-2 可在一些其他病理条件下(如结、直肠癌)介导前列腺素的产生。因此,COX-1 和 COX-2 的主要作用有所不同。在一些组织中,COX-1 酶是一种结构性细胞成分,可以合成前列腺素帮助调节和维持细胞活性。而 COX-2 是一种诱导性酶,可合成前列腺素以应对细胞损伤如疼痛和炎症。

NSAID 通常根据它们对 COX 的选择性进行分类,阿司匹林和大多数传统 NSAID 是非选择性的，它们可同时抑制 COX-1 与 COX-2。非选择性 NSAID 通过抑制 COX-2 而减少疼痛和炎症，但由于这些药物也抑制 COX-1，在一定程度上减少了其保护作用并可能产生相关不良反应。

相对而言，选择性抑制 COX-2 的 NSAID 比非选择性药物具有一定的优势。选择性的 COX-2 抑制剂可以减少介导疼痛和炎症前列腺素的产生，同时保留由 COX-1 合成的保护性前列腺素的合成。

（三）阿司匹林类药物的临床应用

1. 疼痛和炎症 阿司匹林和其他 NSAID 对治疗各种原因引起的轻至中度疼痛有效，包括头痛、牙痛、弥漫性肌肉疼痛等。阿司匹林对治疗肌肉骨骼和关节疾病中的疼痛、炎症特别有效，其在类风湿关节炎和骨关节炎中安全、有效的应用已有大量的临床实践。阿司匹林也被推荐用于治疗与女性原发性痛经相关的疼痛和痉挛。此外，阿司匹林类药物也可用于处理某些类型手术后的疼痛，包括关节镜手术等。这些药物可以作为一些小型或中等规模手术后的主要镇痛药物，以减少对阿片类镇痛药的需求。例如，酮咯酸（ketorolac）是一种相对较新的 NSAID，在治疗术后疼痛方面显示出了较好的前景。该药可口服或肌内注射，有研究曾报道它可产生类似于阿片类药物的镇痛作用，但不产生阿片类药物的不良反应如镇静、呼吸抑制等。

2. 发热 由于可能引起"瑞氏综合征"，阿司匹林禁用于治疗儿童发热，但阿司匹林仍然是用于治疗成人发热的主要 NSAID。布洛芬也经常作为一种非处方 NSAID 用于成人和儿童发热的治疗。

3. 防治血管疾病 阿司匹林可通过其抑制血栓素生物合成的能力抑制血小板诱导的血栓形成。因此，阿司匹林已被用于抑制冠状动脉内血栓的形成，预防某些人群心脏病的发作或复发。每天服用小剂量阿司匹林可预防某些患者的脑梗死，有助于预防短暂性脑缺血发作和脑卒中。

4. 预防恶性肿瘤 有证据表明，经常使用阿司匹林可以降低患结直肠癌的风险。据统计，与不服用阿司匹林的人相比，经常服用阿司匹林的人患结肠癌的风险降低了 50% 以上。在较小的程度上，阿司匹林也可能有助于预防胃癌、食管癌等其他类型的消化道肿瘤和膀胱癌、乳腺癌、前列腺癌等非消化道肿瘤。其机制可能是通过直接抑制易感组织中的 COX-2，抑制可引起组织中细胞异常分裂的前列腺素的合成，从而帮助防止肿瘤生长。此外，阿司匹林也可能通过其抗血小板作用来预防某些恶性肿瘤。活化的血小板可能通过释放化学介质，促进特定细胞产生 COX-2，进而合成前列腺素，促进特定细胞异常分裂，从而诱导细胞异常增殖。

（四）阿司匹林类药物的不良反应

1. 胃肠道反应 NSAID 最常见不良反应是胃肠道损伤，包括轻微的胃部不适，以及不同程度的消化道出血和溃疡等。这与 COX 被非特异性抑制引起黏膜保护性前列腺素的丢失有关。某些前列腺素，如 PGI_2 和 PGE_2，可通过抑制胃酸分泌、增加胃内黏液产生、保持胃黏膜血供等方式保护胃黏膜。通过抑制这些前列腺素的合成，阿司匹林和大多数传统的 NSAID 均可使胃黏膜更容易受到胃酸的损害。某些患者如合并高龄、溃疡史、使用多种 NSAID、使用高剂量 NSAID 及使用其他药物（如糖皮质激素、抗凝血药）等情况，更容易产生阿司匹林类药物的胃肠道损伤。此外，幽门螺杆菌也可能增加与 NSAID 相关胃肠道损伤的风险。

为减少 NSAID 引起的胃肠道问题，可将阿司匹林制备成为肠溶片以延迟药物的溶解和释放。而在使用阿司匹林治疗关节炎等慢性疾病时，可在餐时或餐后服用阿司匹林，胃中的食物将为胃黏膜提供一定程度的保护，这可能有助于减少其胃肠道刺激。然而，食物的存在也会延迟药物的吸收，这可能会降低到达血液药物的峰浓度水平。此外，还可以联合使用一些其他药物以减少阿司匹林等 NSAID 的胃肠道不良反应，如 PGE_1 的衍生物米索前列醇（cytotec），具有强大的抑制胃酸分泌的作用，对阿司匹林的胃黏膜损伤具有保护作用，但其临床应用受到腹泻等副作用的限制。奥美拉唑、埃索美拉唑等质子泵抑制剂可减少胃酸从黏膜细胞进入胃腔，已证实可用于减少 NSAID 诱导的溃疡并促进其愈合。西咪替丁、雷尼替丁等 H_2 受体拮抗药也可通过拮抗胃黏膜中的组胺受体来抑制胃酸的分泌从而减少 NSAID 引起的胃肠道损伤，但在控制 NSAID 诱导的溃疡方面通常不如米索前列醇和质子泵抑制剂等药物有效。此外，使用选择性抑制 COX-2 的 NSAID 对胃肠道损伤的风险低于非选择性 COX 抑制药物，也可作为其替代药物减少胃肠道损伤。

2. 心血管反应　如前所述，NSAID 可抑制血栓素的产生而降低血小板诱导血栓导致心脏病发作和缺血性中风的风险。然而，这些药物也可通过对其他前列腺素如前列环素（PGI_2）与 PGE_2 的作用而增加血压升高和血栓事件的风险。

因此，当患者服用 NSAID 时，即使在其相对健康或血压正常的情况下也应考虑心血管风险。患有高血压、冠状动脉疾病和其他心血管疾病的人在服用 NSAID，特别是 COX-2 选择性药物时，心脏病发作和中风的风险可明显增高。所以，NSAID 应在这些患者中谨慎使用，或在某些高危心血管疾病患者中完全避免使用。

3. 其他不良反应

（1）肝损伤　阿司匹林和其他 NSAID 如果使用不当或患者自身有一些基础疾病时，可能会引起毒性作用。例如，严重的肝毒性在大多数患者中相对罕见，但阿司匹林类药物可在肝病患者、可能对药物性肝损害有遗传易感性的患者及过量服用的患者中产生明显的肝功能损伤。

（2）肾损伤　肾功能正常的患者在应用阿司匹林和其他 NSAID 时一般不引起肾功能损伤，但在肾功能不全、糖尿病、心力衰竭或体液丢失患者中应用时可引起肾损伤，可表现为肾病综合征、急性间质性肾炎，甚至急性肾衰竭等。阿司匹林类药物通过抑制前列腺素的合成而引起肾脏和肝脏问题，而前列腺素在维持肝脏和肾脏的血液流动、功能方面起到保护作用，特别是当这些器官的血流量和灌注压受到损害时。因此，阿司匹林和其他 NSAID 可能会给低血容量、肝硬化、充血性心力衰竭和高血压等患者带来问题。

（3）水杨酸反应　在阿司匹林过量的情况下可能发生阿司匹林中毒，也有学者称之为"水杨酸反应"，主要包括以下症状：头痛、耳鸣、听力困难、意识混乱和胃肠道不适等，严重者也会并发代谢性酸中毒和脱水，甚至危及生命。

（4）瑞氏综合征　有证据表明，阿司匹林也可能引起一种相对罕见的瑞氏综合征（Reye syndrome）。这种情况通常发生在儿童和青少年由于流感或水痘等病毒感染发热的情况下应用阿司匹林之后。其特征包括高热、呕吐、肝功能障碍和进行性加重的无反应状态与意识障碍。通常进展迅速，可出现精神错乱、惊厥、昏迷，甚至死亡。由于阿司匹林可能是导致瑞氏综合征的一个因素，因此阿司匹林及其类似物不用于治疗儿童和青少年的发热。非阿司匹林 NSAID 如对乙酰氨基酚和布洛芬与瑞氏综合征无关，因此可作为发热治疗的首选。

（5）过敏反应　阿司匹林可引起过敏反应，在普通人群中的发生率约为 1%，而在患有哮喘或其他过敏性疾病人群中的发生率会升高到 10%~25%。一般在服用阿司匹林及其类似物的几小时内出现，可表现为急性支气管痉挛、荨麻疹和严重鼻炎等，少数患者可能出现过敏性休克。但有一些哮喘患者服用阿司匹林或其他 NSAID 后诱发的"阿司匹林哮喘"，并不是以抗原-抗体反应为基础的过敏反应，其发生原因是 COX 被抑制使 LOX 代谢途径增加而生成更多的白三烯，从而引起支气管痉挛，诱发哮喘。

（6）影响骨愈合与新骨形成　有研究发现，使用阿司匹林和其他 NSAID 可能会抑制骨折和某些骨科手术后的骨愈合，主要原因是某些前列腺素在刺激骨折或骨手术后骨形成的早期阶段具有重要作用。通过抑制这些前列腺素的合成，NSAID 可能会延缓骨愈合与新骨形成。虽然这些证据大部分来源于动物模型的实验室研究，但有专家建议在骨折或骨骼手术后应尽量避免立即使用 NSAID。然而，NSAID 是否会在骨关节炎等情况下影响关节软骨的健康还存在争议。因为 NSAID 常被用于治疗骨关节炎和其他关节疾病患者的疼痛和炎症，所以这一问题应引起注意。最初人们认为 NSAID 可能损害关节软骨的生长，但有研究表明 COX-2 选择性 NSAID，如塞来昔布，可改善骨关节炎和其他软组织损伤中的软骨愈合。这些研究大部分局限于动物和体外研究，因此 NSAID

对软骨健康的确切影响还需进一步研究确证。

（五）阿司匹林与其他 NSAID 的比较

NSAID 种类众多，与阿司匹林相似，其他类别药物也通过抑制前列腺素和血栓素的合成来发挥其药理学效应。虽然有些药物在临床应用时有所侧重或与其他药物不同，但整体而言与阿司匹林基本一致，主要用于镇痛、抗炎，还有一些药物被用作退热和抗凝剂（表 15-1）。目前还暂时没有明确的证据表明常用的 NSAID 中有镇痛和抗炎效应明显优于阿司匹林的药物。阿司匹林和其他 NSAID 之间的主要差异主要与每种药物的不良反应和安全性有关。整体而言，非阿司匹林 NSAID 往往比普通阿司匹林更少引起胃肠道不适，但大多数药物尤其是非选择性 COX 抑制剂仍然存在一定程度的胃肠刺激。

表 15-1　常用 NSAID

药物名	与其他 NSAID 的比较
阿司匹林	最早应用的 NSAID，可用于镇痛、抗炎、解热和抗凝
布洛芬	第一个非阿司匹林 NSAID，有非处方形式的药品，胃肠道不良反应比阿司匹林少，但发生率仍有 5%～15%
吲哚美辛	不良反应有明显剂量依赖性，且发生率相对较高，为 25%～50%
酮咯酸	可口服或肌内注射，肠外给药对术后疼痛的治疗效果接近于阿片类药物
吡罗昔康	半衰期长（36～48h），允许每日给药一次，不良反应比阿司匹林小，更容易被患者接受
美洛昔康	胃肠道不良反应少于吡罗昔康，与传统 NSAID 比较，对 COX-2 的选择性更高
双氯芬酸	药效较强，且对 COX-2 的选择性较高，不良反应发生率约为 20%
塞来昔布	属于选择性 COX-2 抑制剂，比传统 NSAID 更少引起胃肠道不良反应，但也可能导致严重的心血管问题
对乙酰氨基酚	解热、镇痛作用较强，抗炎与抗凝作用弱，不良反应低于阿司匹林

第三节　选择性 COX-2 抑制剂

选择性 COX-2 抑制剂也称为昔布类 NSAID，如塞来昔布，可选择性抑制 COX-2 介导的炎性前列腺素的合成，同时保留有助于调节正常生理功能的 COX-1 介导的前列腺素的合成。但需要注意的是，某些非昔布类 NSAID，如双氯芬酸、美洛昔康等，对 COX-2 也具有相对较高的选择性。因此，这些传统 NSAID 在其药理作用和不良反应方面的特征与昔布类药物相似。

选择性 COX-2 抑制剂在减轻疼痛和炎症方面并不一定比阿司匹林等传统 NSAID 更有效，但胃肠道损伤等不良反应的发生率更低。同样，对于长期使用阿司匹林和其他 NSAID 可能出现出血风险的患者，选择性 COX-2 抑制剂也可作为首选的替代药物。这种类型的出血通常与传统 NSAID 对 COX-1 的抑制从而减少血栓素合成而降低血小板活性有关。因此选择性 COX-2 抑制剂可避免抑制血栓素的产生，从而保留了正常的血小板活性并减少大出血的可能。

第四节　对乙酰氨基酚

对乙酰氨基酚也称扑热息痛，与阿司匹林和其他 NSAID 有几个明显的区别：①对乙酰氨基酚的镇痛和解热作用与阿司匹林等药物相当，但它没有明显的抗炎或抗凝作用；②对乙酰氨基酚不引起明显的上消化道刺激，因此已被广泛用于治疗轻度至中度非炎症性疼痛，以及有胃损伤如溃疡的患者；③对乙酰氨基酚与瑞氏综合征无关，因此常用于儿童和青少年发热的治疗。

对乙酰氨基酚的作用机制尚未完全阐明，但已确认其可抑制 COX 活性，其镇痛和解热作用可能与之相关，但其为何不具有抗炎和抗凝作用尚不明确。有学者认为这可能与其优先抑制中枢神经系统前列腺素的产生，但对外周 COX 活性影响较小有关。在相关的假说中，有学者将存在于中枢神经系统介导前列腺素产生的 COX 称为 COX-3，对乙酰氨基酚可能对这种 COX-3 亚型的同工酶有一定的选择性，但其存在和功能仍有待进一步确认。

对乙酰氨基酚是一种对发热及轻至中度疼痛非常重要和有用的治疗药物。然而，它不容易引起胃肠刺激的特点容易给使用者一种错误的印象，即认为它是一种无害的、没有任何不良反应的药物。相反，高剂量的对乙酰氨基酚可能引起明显的肝毒性，甚至可能发生肝坏死而危及患者生命。因此，既往患有肝病的患者或慢性酒精滥用者可能特别容易发生由对乙酰氨基酚引起的肝损害。

康复治疗期间特别关注的问题

阿司匹林和其他 NSAID 是康复治疗人群中最常用的药物之一。除了可能出现胃部不适外，这些药物基本不产生直接干扰物理治疗和作业治疗的不良反应。当其用于各种类型的肌肉骨骼疼痛和炎症时，NSAID 可在不影响患者意识和精神活动的情况下产生镇痛作用。在炎症情况下，NSAID 可以长期使用，而不会出现类似糖皮质激素类药物的严重不良反应。NSAID 的局限性主要在于其对中重度疼痛及严重的进行性炎症反应效果较弱。但尽管如此，这些药物在多种疼痛情况下仍可作为一种有益的辅助手段，帮助促进身体康复。

对乙酰氨基酚也经常被用于缓解许多身体康复治疗患者的疼痛，但需要注意的是它虽然在镇痛特性上与其他 NSAID 相当，但不具有抗炎作用。患者可能会询问对乙酰氨基酚和阿司匹林之间的区别，临床医生应该提供充分的解释，但同时需告知患者，具体使用需遵医嘱。

病例分析

阿司匹林、布洛芬等 NSAID 可减轻疼痛和炎症，降低发热者体温（解热作用），并抑制血小板活性（抗凝作用）。但对乙酰氨基酚只有解热和镇痛作用，缺乏明显的抗炎或抗凝作用。由于该患者的疼痛与肩峰下滑囊炎有关，在这种情况下，使用阿司匹林、布洛芬等具有镇痛和抗炎双重作用的 NSAID 应更能使其获益。治疗师应向患者解释对乙酰氨基酚和其他 NSAID 之间的区别，并指出对乙酰氨基酚没有明显的抗炎作用。治疗师还应该咨询患者的医师，以确认其是否需要使用 NSAID。若医师建议患者应服用非处方 NSAID，治疗师应提醒患者按医师推荐剂量定期服用，以帮助缓解滑囊内的炎症与疼痛。最后，治疗师还应提醒患者，如果发现任何与 NSAID 相关的不良反应，包括胃肠道不适和过敏反应等，均应联系医师。

小 结

NSAID 是以阿司匹林为代表的一组具有相似药理学作用的药物，这些药物因其抗炎、镇痛、解热及抗凝作用而闻名。其主要作用机制是通过抑制细胞 COX 功能而减少前列腺素和血栓素的合成。与传统 NSAID 不同，新型选择性 COX-2 抑制剂可以在抑制引起疼痛和炎症的前列腺素合成的同时，保留对胃和其他器官具有保护作用的前列腺素的产生，因此选择性 COX-2 抑制剂在治疗时较少产生胃炎等不良反应。但由于选择性 COX-2 抑制剂可能会增加心脏病发作和中风的风险，其用药地位仍存在争议。对乙酰氨基酚的镇痛和解热作用与阿司匹林相似，但对乙酰氨基酚缺乏抗炎和抗凝血特性。实施身体康复治疗的患者经常需要使用阿司匹林或其他 NSAID，通常情况下这些药物可为康复治疗提供镇痛、抗炎等方面的辅助，同时不产生如镇静、情绪改变等方面的不良反应。

第十六章　类风湿关节炎和骨关节炎的治疗药物

病　例

患者，男，54 岁，其职业为快递员，因需经常爬楼梯而有长期的双侧膝关节疼痛病史，不定期在医院门诊接受物理治疗。患者目前的药物治疗主要是口服非处方对乙酰氨基酚和布洛芬。近 3 个月以来关节疼痛症状出现进行性加剧，手指关节也出现明显的僵硬和疼痛，尤其是在早晨，僵硬可持续较长时间。物理治疗师对其关节进行检查时发现，其掌指关节的双侧尺偏和前两个指间关节存在明显畸形，其桡骨出现偏斜并伴有肿胀；下肢显示轻度外翻畸形，无水肿，膝关节周围无活动丧失；双侧腘绳肌、股四头肌和髋关节外展肌的力量下降。物理治疗师为其制订下肢强化家庭锻炼计划并建议患者到风湿科进行进一步诊疗。但患者表示不理解，因觉得治疗师制订的下肢训练计划可帮助其改善下肢力量而不需要另外寻求风湿科医师的帮助，而对于其疼痛症状则自诉可继续服用对乙酰氨基酚和布洛芬治疗。

类风湿关节炎（rheumatoid arthritis，RA）和骨关节炎（osteoarthritis，OA）是累及关节和关节周围组织的两种主要疾病。尽管两者的病因和发病机制有很大不同，但均可引起身体各种关节的严重疼痛和畸形。药物治疗是这两种疾病的重要治疗手段。物理治疗师和其他康复专家经常接触 RA 及 OA 患者，所以需要熟悉用于治疗这些疾病的药物类型。

第一节　类风湿关节炎

类风湿关节炎（RA）是一种慢性、系统性疾病，可影响体内许多不同的组织，但其主要特征是滑膜炎和关节组织的破坏。其关节炎主要表现为手、足小关节滑膜炎症和较大关节如膝关节的疼痛、僵硬和红肿等。RA 的疾病过程虽然可表现为阶段性加剧或缓解，但整体进展通常是进行性的，疾病晚期可导致严重的关节破坏和骨侵蚀。

RA 的全球患病率为 0.5%～1%，女性为男性的 3 倍，此外老年人 RA 的患病率更高。RA 关节损伤往往是造成严重疼痛的原因，甚至可导致严重残疾和生活质量下降，给患者及社会带来沉重负担，是当代卫生保健中一个严重的问题。

一、RA 的免疫学基础

RA 的病因尚不清楚，但其发病基础可能涉及基因易感个体的自身免疫反应。在某些诱因的作用下，如病毒或其他病原体感染，或吸烟等环境因素触发，自身免疫反应被启动，并引发一系列复杂的病理生理学过程。这一过程可涉及各种免疫系统成分，如单核吞噬细胞、T 淋巴细胞、B 淋巴细胞等，这些细胞相互作用产生多种引起关节炎的介质，包括细胞因子（如白细胞介素、肿瘤坏死因子）、二十烷类化合物（前列腺素、白三烯）和破坏性酶（如蛋白酶、胶原酶）等。这些物质直接或通过免疫系统的其他细胞成分发挥作用,诱导滑膜细胞增殖和关节软骨、骨的破坏。因此,RA患者的关节破坏是其一系列异常免疫反应导致的结果。

二、RA 的药物治疗

RA 的药物治疗有两个主要目标:缓解关节炎症和阻止疾病的进展。主要治疗药物包括 NSAID、糖皮质激素及改善病情的抗风湿药物(disease-modifying antirheumatic drugs, DMARD)等,DMARD又包括传统 DMARD 及新型生物制剂等。NSAID 和糖皮质激素主要用于缓解关节炎症,但不一定能阻止 RA 的进展。新型生物制剂主要以参与 RA 的免疫细胞或相关细胞因子为治疗靶标,对 RA 的治疗效果较传统治疗药物有了显著性的提高,但也存在价格昂贵、易降解、口服吸收差,伴有引发结核病及显著增加严重感染和肿瘤风险等缺点。

(一)NSAID

NSAID 是最早用于治疗 RA 的药物,曾经被认为是治疗 RA 的标准用药,但随着 RA 治疗的研究进展,其地位已被其他药物替代。尽管如此,NSAID 仍然可作为在整个疾病过程中控制疼痛和炎症的一个重要的短期选择。NSAID 的抗炎作用不如糖皮质激素,但其不良反应明显少于糖皮质激素,且同时还兼有镇痛效应。常用药物包括阿司匹林、布洛芬、双氯芬酸、吲哚美辛、塞来昔布等。其主要作用机制为抑制 COX,减少前列腺素合成,从而在数小时内发挥快速镇痛、抗炎作用。但由于 NSAID 仅能缓解 RA 症状,无法阻止疾病进展,同时由于其常可引起胃肠道等方面不良反应,还有增加心血管并发症的风险,此类药物在抗 RA 治疗中的使用率越来越小。

在缓解 RA 症状时,通常不建议同时使用两种不同的 NSAID,因为合用不同 NSAID 并不能显著增加治疗效果,反而会明显增加其不良反应的风险。在抗炎和镇痛作用方面,阿司匹林与一些新型 NSAID 大致相当,但后者可能产生更少的胃肠道不良反应,特别是选择性 COX-2 抑制剂可对有消化性溃疡病史或其他胃肠道问题危险因素的患者提供帮助。对乙酰氨基酚可能对 RA 患者提供一些暂时的镇痛作用,但由于其缺乏抗炎作用而对 RA 患者的治疗作用显得不太确定。因此,对乙酰氨基酚通常不用于 RA 的常规治疗。

(二)糖皮质激素

糖皮质激素是一种非常有效的抗炎药物,单独使用时可通过减少关节炎症及其相关疼痛来缓解RA 的症状。有证据表明,早期使用糖皮质激素可减少关节侵蚀和损伤,也具有潜在减缓 RA 进展的效应。但该效应较弱,若单独应用糖皮质激素治疗 RA,可能需要相对较高的剂量才能实现对疾病进展的有效抑制。而长期服用高剂量的糖皮质激素类药物可能会导致严重的肌肉骨骼问题和其他不良反应。因此,糖皮质激素在抗 RA 治疗时一般小剂量短期使用。

在使用 DMARD 治疗 RA 时,由于其需要几周或几个月的时间才能发挥治疗效果,此时应用糖皮质激素可以为 DMARD 在该阶段的治疗提供辅助,帮助控制 RA 早期阶段的疼痛和炎症。而在DMARD 起效后应尽快减停糖皮质激素的使用,从这种作用方式来看,糖皮质激素在缓解 RA 症状和 DMARD 开始发挥作用后的长期的益处之间提供了“桥梁”作用。而在 RA 急性发作时,也可选择使用糖皮质激素缓解症状,且有利于患者在发作期维持关节活动,减少其炎症粘连与结构破坏,从而降低致残率。在必要的情况下,可短期(1~2 周)服用较高剂量治疗,这种短期治疗有助于RA 急性加重的治疗而不会产生与长期使用相关的严重不良反应。

有研究发现,糖皮质激素也可能与 DMARD 存在协同作用,从而对疾病进展和维持关节健康提供最佳控制。因此,某些患者可能在整个疾病过程中仍然使用相对较低“维持”剂量的糖皮质激素与一个或多个 DMARD 联合使用。此外,糖皮质激素也可以直接注射到受累关节中,这种技术也是处理 RA 急性加重的一种重要手段。但糖皮质激素是否会在已经因炎症病变而变得脆弱的关节中产生有害的分解代谢作用，还存在着相当大的争议。一致的意见是，关节内注射的次数应予以限制，一般在 1 年内单个关节的注射次数不超过 2～3 次为宜。

糖皮质激素的作用机制是通过与某些细胞（如巨噬细胞、白细胞）的细胞质中的糖皮质激素受体结合形成糖皮质激素-受体复合物，复合物进入细胞核与调节炎症过程的特定基因结合，从而抑制多种促炎物质和增加多种抗炎蛋白的产生。因此，糖皮质激素可影响炎症的许多方面，从而在 RA 治疗中发挥强大的抗炎作用。

糖皮质激素对所有类型的支持性组织（即肌肉、肌腱、骨骼）都具有一般的分解代谢作用。骨质疏松是关节炎患者应用糖皮质激素需特别注意的一个问题，因为这些患者在开始糖皮质激素治疗前可能就存在明显的骨质流失。糖皮质激素会增加关节炎患者的骨质流失，特别是当糖皮质激素长期以高剂量使用时该作用更为严重。糖皮质激素还可能导致肌肉萎缩和引起肌无力症状，还可引起高血压、糖尿病、青光眼、白内障的加重和手术风险的增加。这些不良反应均提示，应尽可能防止糖皮质激素的过度使用。

（三）改善病情的抗风湿药物

DMARD 是一类被认为在 RA 的早期治疗中必不可少的药物，早期积极使用 DMARD 可有效减缓 RA 的进展。当与糖皮质激素和 NSAID 联合使用时，DMARD 可以帮助改善 RA 患者的长期预后，并有助于显著改善患者的生活质量。DMARD 通常用于控制滑膜炎和 RA 疾病活动阶段的侵蚀性变化，但仍然有相当大的安全性和有效性问题。特别是使用传统 DMARD 时，有相当数量的患者最终由于不能耐受其不良反应如肝毒性、感染风险增加等，或治疗效果不佳而停止使用。尽管如此，在过度的关节破坏发生之前，在 RA 的治疗中，DMARD 仍然被国内外 RA 治疗指南推荐为一线治疗药物并建议尽早使用。

一般来说，DMARD 可抑制 RA 发病过程免疫反应中维持关节炎症和破坏的某些环节，如抑制单核细胞、T 淋巴细胞和 B 淋巴细胞的功能，或影响特定的炎症介质（如细胞因子）等。

1. 传统 DMARD（csDMARD）　目前临床常用的 csDMARD 包括甲氨蝶呤（methotrexate, MTX）、柳氮磺吡啶（sulfasalazine, SSZ）、来氟米特（leflunomide, LEF）及羟氯喹（hydroxychloroquine, HCQ）等。

（1）抗疟药（antimalarial agents）　最初用于治疗疟疾的药物氯喹（aralen）和羟氯喹也被用于 RA 的治疗。它们对 RA 的治疗效应比其他 DMARD 更弱，因此抗疟药通常不作为 RA 治疗的首选药物，但可作为不能耐受其他 DMARD 的患者的替代药物，或也可以与其他 DMARD 如甲氨蝶呤联合使用，以进行更全面的治疗。

与其他 DMARD 相比，氯喹和羟氯喹相对安全，妊娠期与哺乳期也可使用。其主要不良反应是高剂量使用可能产生不可逆的视网膜损伤。但当羟氯喹的每日剂量保持在 6～6.5mg/kg，氯喹低于每日 3.5～4mg/kg 时，视网膜毒性较为少见，而其治疗 RA 的有效剂量通常远低于这些限度。尽管如此，在长期给药期间，仍应定期安排患者进行眼部检查。其他不良反应包括头痛、胃肠道功能失调等也较为少见，而且通常是暂时性的。

（2）LEF　可减轻 RA 患者的疼痛、炎症和关节积液等，用药约 1 个月即可起效，并已被证明可以减缓关节炎关节中骨侵蚀的形成，且大多数患者的耐受性较好。因此，对于对 MTX 无效或不耐受的患者，LEF 是一种替代药物。在某些情况下，LEF 也可与 MTX 联合使用，以获得比单用时更好的效果。

LEF 主要通过抑制淋巴细胞中 RNA 前体（嘧啶）的合成，从而阻断淋巴细胞的活化和增殖过程来发挥抗 RA 作用。其主要不良反应包括胃肠道不适、过敏反应（皮疹）、脱发、肝功能异常及间质性肺炎等，应用时需定期监测肝功能，而对于有呼吸系统疾病史的患者应尽量避免使用。

（3）MTX 是一种常用于癌症治疗的抗代谢物，但同时它也是治疗成人和儿童 RA 的首选药物，被称为 RA 治疗的"锚定药"，是抗 RA 治疗中 csDMARD 之间联合用药的基础，也常与生物类 DMARD 联合使用。MTX 可减少滑膜炎、骨侵蚀和抑制关节间隙狭窄等改变，已被证明是可以减缓 RA 进展的药物，其治疗效果优于更早使用的 csDMARD，并对部分快速发病（2～3周）的 RA 比其他 csDMARD 更有优势。在治疗 RA 时可单用，也可与其他药物联合使用。

MTX 与其他抗代谢药可损害 DNA 和 RNA 的合成，在治疗癌症的剂量下，MTX 可抑制叶酸的合成，从而抑制作为 DNA 前体的核蛋白的形成。这种作用通过抑制细胞产生新遗传物质的能力来抑制细胞复制，有助于减弱癌症中肿瘤细胞的复制。然而，MTX 在用于治疗 RA 时的剂量明显低于其抗癌治疗剂量，主要通过抑制叶酸代谢影响免疫功能，从而限制淋巴细胞和其他引起 RA 自身免疫反应的细胞的增殖。同时，MTX 还可抑制炎症细胞因子和腺苷的释放，从而抑制炎症和免疫反应中的各种成分。

即使是应用较低剂量的 MTX，其不良反应仍应引起重视。常见的不良反应包括食欲缺乏、恶心和其他形式的胃肠道不适（包括胃肠内出血），在长期使用时也可能引起肺部问题、骨髓抑制、肝功能障碍和脱发等。补充叶酸可能有助于减弱 MTX 的胃肠道不适、肝功能障碍和其他不良反应。

（4）SSZ 是磺胺类抗菌药物，也可用于 RA 的治疗。其主要作用机制可能是在肠道菌群的作用下分解成 5-氨基水杨酸和磺胺吡啶，从而产生抗菌、抗炎和免疫抑制作用。SSZ 还可抑制前列腺素等炎症介质的合成，从而缓解 RA 的炎症反应。SSZ 的不良反应包括胃肠道不适、过敏反应（如皮疹）、肝功能异常等，偶可引起白细胞、血小板减少，缺乏葡萄糖-6-磷酸脱氢酶的患者有发生溶血性贫血的风险。

2. 生物类 DMARD 这类药物因可对特定免疫细胞或细胞因子的生物反应产生影响而被称为生物类 DMARD（bDMARD）。

（1）TNF 抑制剂 主要抑制 RA 发病过程中 TNF-α 的作用。TNF-α 是一种细胞因子，被认为是引起 RA 炎症和关节侵蚀的关键介质。因此，TNF 抑制剂可通过减少 TNF-α 的破坏性作用而延缓 RA 进展。此类药物包括阿达木单抗、依那西普、英利西单抗、培塞利珠单抗和戈利木单抗等。

TNF 抑制剂可以作为 RA 的初始治疗药物，但更多是在患者对其他抗 RA 药物不产生明显反应的情况下，作为 csDMARD 如 MTX 的替代或合用药物而应用。这些药物必须通过注射方式给药，通常通过皮下注射或缓慢静脉注射方式给药。

使用 TNF-α 抑制剂的患者可能容易发生上呼吸道感染和其他严重感染，甚至发生脓毒症。这种感染风险的增加可能是因为该药抑制了 TNF-α 的防御性免疫反应。

（2）IL-1 拮抗药 阿那白滞素（anakinra）可阻断 IL-1 对关节组织的影响。与 TNF-α 类似，IL-1 也是一种促进 RA 炎症和关节破坏的重要细胞因子，阿那白滞素可通过阻断关节组织中的 IL-1 受体防止由 IL-1 介导的炎症与关节破坏。因此，阿那白滞素是一种受体拮抗药，可竞争性抑制 IL-1 与其受体的结合而阻断 IL-1 的信号转导。

通常情况下，阿那白滞素有良好的耐受性，但在抑制 RA 的进展方面仅具有中等效果。因此，通常不作为多数 RA 患者的主要选择，但仍可以单独用于某些患者，或与其他 DMARD 如 MTX 联合使用。

阿那白滞素通常以皮下注射方式给药，注射部位的刺激反应较为常见，但通常不严重。接受高剂量治疗的患者可能更容易受到细菌感染和其他感染源的影响。此外，全身性过敏反应也可能发生于少量的易感患者。

（3）IL-6 拮抗药 托珠单抗（actemra）是一种来自人类细胞的抗体，可阻断位于各种组织上的 IL-6 受体。IL-6 可来源于 T 淋巴细胞、B 淋巴细胞、关节滑膜组织和其他细胞，参与介导 RA 的炎症。托珠单抗可与细胞膜上的 IL-6 受体和血液中的可溶性受体结合，从而减少 IL-6 对自身免疫介导的关节炎症的不良影响。托珠单抗主要用于对 MTX 或其他 bDMARD（如 TNF 抑制剂）无反应的患者。有研究表明，托珠单抗作为 RA 的初始药物可能优于 MTX，但还需要进一步的临床研究以确定其是否可单独作为某些 RA 患者的主要药物。

托珠单抗的安全性和不良反应与其他 bDMARD 相似。然而需要注意的是，该药也与一些患者的严重感染（如结核病、真菌感染）、血液系统功能障碍（如中性粒细胞减少、血小板减少）风险增加及高脂血症等有关。此外，托珠单抗还可能导致胃肠道穿孔，引起严重的腹痛、恶心、呕吐、寒战和发热。

（4）靶向 T 细胞的生物制剂　阿巴西普（abatacept）治疗 RA 的机制主要是靶向 T 细胞的活化。一般认为，抗原依赖性 T 淋巴细胞的激活在介导 RA 的免疫和炎症反应中起着关键作用。阿巴西普可通过阻断 T 淋巴细胞和抗原提呈细胞之间的信号传递而抑制 T 淋巴细胞的激活，从而抑制与 RA 相关的异常自身免疫反应。它主要作为对一种或多种 TNF 抑制剂无效的患者的二线药物而应用。阿巴西普的不良反应与其他 bDMARD 类似，包括头痛、头晕等，一般较轻，也可能诱发上呼吸道感染，在极少数情况下还可能发生严重的过敏反应。

（5）靶向 B 细胞的生物制剂　利妥昔单抗也是使用单克隆抗体技术开发的 bDMARD，主要作用于特定的 B 淋巴细胞而发挥其抗 RA 效应。B 淋巴细胞通常作为抗原提呈细胞向 T 淋巴细胞呈递抗原，其自身也可产生细胞因子，分化为浆细胞后还可产生自身免疫性抗体等而参与 RA 过程。利妥昔单抗能与 B 淋巴细胞表面的 CD20 分子结合而产生杀伤作用，导致这些细胞数量减少，抑制其介导的免疫反应过程。由于作用靶标与途径和 TNF 抑制剂不同，利妥昔单抗可对 TNF 抑制剂治疗无效的部分 RA 患者产生治疗效应。利妥昔单抗可作为主要的抗 RA 药物使用，但常与 MTX 联合使用，以产生抑制 RA 进展的最佳效果。然而有研究发现，尽管利妥昔单抗明显减少了 RA 患者功能 B 细胞的数量，但有 30%～40% 的患者对其没有反应。这提示利妥昔单抗对 RA 的治疗作用可能与细胞反应有关，而不仅仅是 B 淋巴细胞的消耗。

与其他 bDMARD 类似，利妥昔单抗也有增加感染的风险。许多患者在最初给药时可能出现皮肤反应（如皮疹、瘙痒），但这些反应通常较轻，通常不需要停药，其他较轻的不良反应还有头痛、恶心、呕吐和鼻咽炎等。部分患者可因过敏反应而出现血管神经性水肿。需要注意的是，利妥昔单抗也可能引起血液系统不良反应，包括贫血、粒细胞减少、血小板减少等。少数易感患者可能发生进行性多灶性白质脑病，该不良反应较为严重，应用时应注意患者是否出现更为严重的头痛、精神错乱、癫痫发作和视力丧失等症状。

三、RA 治疗的 DMARD 联合用药

在给予单药治疗 RA 无效的情况下，国内外治疗指南均推荐了多种联合用药治疗的方案，中华医学会风湿病学分会制订的《2018 中国类风湿关节炎诊疗指南》推荐的用药方案如图 16-1 所示。联合治疗的策略是从多种有利的药理学角度来治疗疾病的过程，在合理的两种或以上药物组合的治疗方案下，每种药物都可以通过相对较低的剂量来获得最佳的效果。目前，MTX 通常是联合治疗的基石药物，在单用效果不佳的情况下可根据每个患者的需要，添加其他 DMARD，包括 TNF 抑制剂等 bDMARD。

联合治疗的缺点是，当同时使用多个 DMARD 时，可能会增加毒性和药物相互作用。然而有证据表明，DMARD 联合使用的副作用发生率并不一定比单药使用更高，特别是 MTX 与一种 bDMARD 如 TNF 抑制剂联合使用的情况下。因此，在可以接受联合治疗的情况下，在 RA 疾病过程早期使用两种或以上的 DMARD 可提升进一步阻止 RA 进展的希望。

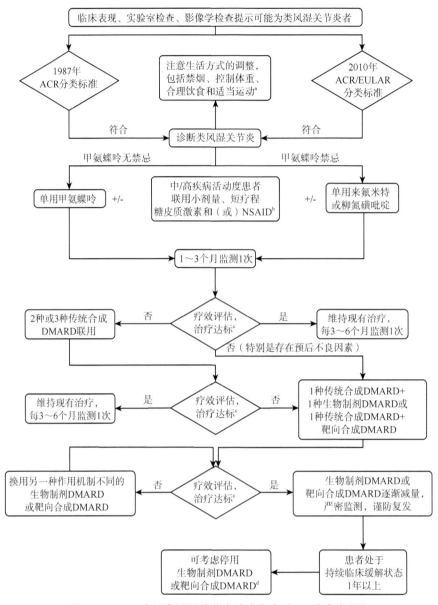

图 16-1 2018 中国类风湿关节炎诊疗指南（RA 诊疗流程）

ACR：美国风湿病学会；EULAR：欧洲抗风湿病联盟；NSAID：非甾体抗炎药；DMARD：改善病情的抗风湿药物；a. RA 患者在确诊后需要始终进行生活方式的调整；b. 根据症状和病情，短期联用或不联用糖皮质激素或 NSAID；c. 评价治疗方式是否具有显著效果，否为效果不显著，即 3 个月内 RA 疾病活动度无显著改善或 6 个月内未达到治疗目标，是为效果显著，即 3 个月内 RA 疾病活动度显著改善且 6 个月内达到治疗目标；d. 医师与患者共同决策是否停用生物制剂 DMARD 或联合靶向 DMARD

第二节 骨 关 节 炎

骨关节炎（OA）作为最常见的关节疾病形式，其患病率远超过 RA，特别是在老年人中。大约 50% 的 65 岁人群在一定程度上患有 OA，在 75 岁或以上人群中的患病率可上升到 85%。与 RA 不同，OA 并不是由异常免疫反应引起的，其发病原因可能是由于创伤或过度负荷导致关节表面软骨和骨转换增加，但关节表面分解的速度比修复速度更快，从而引起关节软骨的进行性破坏，并伴有退行性骨改变，包括软骨下骨增厚、软骨下骨囊肿的形成和关节边缘骨赘形成等。因此 OA 通常发生在较大的负重关节，如膝关节和髋关节，以及脊柱和一些手部与足部较小的关节。根据是否有明显原因，OA 可分为原发性与继发性 OA，既往的关节创伤、感染或代谢性疾病等因素是继发性 OA 的常见原因。肥胖、遗传易感性和关节排列不齐、关节无力等是 OA 的诱发因素。

因此，OA 与 RA 的治疗措施有较大区别，虽然 OA 也可出现轻度的滑膜炎症，但其主要继发于固有的关节损伤，因此关节炎症的治疗并不是 OA 药物治疗的重点。此外，相对于 RA 来说，非药物措施如物理治疗、减肥和关节置换等在 OA 的治疗中也显得更为重要。OA 的药物治疗主要用于帮助患者管理他们的疼痛和改善生活质量。包括对乙酰氨基酚在内的 NSAID 是缓解 OA 关节疼痛的主要治疗药物。此外，减缓或逆转 OA 病理变化的药物对其治疗更为重要，这类药物称为骨关节炎疾病改善型药物（disease-modifying osteoarthritis drugs，DMOAD）。

一、对乙酰氨基酚和其他 NSAID

对乙酰氨基酚通常是治疗 OA 的首选药物，其在控制疼痛方面与其他 NSAID 一样有效，但没有抗炎作用。而这一特点并不影响其对 OA 的治疗，因为 OA 的炎症症状较轻。同时由于该药不容易引起胃肠刺激，用于轻中度 OA 的治疗相对安全而有效，且可长期使用。其他 NSAID 也可用于 OA 疼痛的对症治疗，虽然它们的抗炎作用可以帮助控制晚期 OA 的滑膜炎，但其治疗效应主要源于其镇痛特性。而由于这些药物比对乙酰氨基酚缓解疼痛的作用更强，一般适用于伴有中度到重度疼痛的 OA 患者。

此外，某些 NSAID 还可通过经皮给药的方式缓解 OA 局部疼痛，而不会引起胃肠道刺激或对肾脏和心血管系统等产生明显不良影响。双氯芬酸常被制作成各组外用剂型（如贴剂、凝胶等）用于 OA 的治疗，且有证据表明，其外用对膝关节和手部关节疼痛的缓解作用与口服常用 NSAID 的效果相当。

因此，NSAID 的镇痛效应对 OA 的治疗十分重要，这些药物能够帮助患者积极参与各种活动，包括运动计划和其他形式的物理治疗、作业治疗等。然而，这些药物并不改变关节破坏和 OA 的进展过程。而且有初步证据表明，一些 NSAID 还可能会损害骨折或手术后的骨愈合，但它们对软骨形成和软组织修复的影响仍不明确。整体而言，目前对乙酰氨基酚和其他 NSAID 仍然是 OA 关节疼痛治疗的基石药物。

二、黏弹性物补充疗法

黏弹性物补充疗法是通过补充外源性具有黏弹性的物质（如透明质酸）以增强和改善关节黏弹性的一种技术，已越来越多地用于 OA 的治疗。这种技术使用透明质酸来恢复 OA 关节中滑膜液的润滑性能。透明质酸是一种多糖，可以注射到患病关节，以帮助恢复滑膜液的正常黏度。这种治疗有助于减少关节应力，从而限制了 OA 关节破坏的进展，可以减轻疼痛和改善关节功能。治疗时一般每周注射 1 次，一个疗程 3～5 周，患者通常在注射后的几天内即出现疼痛减轻，治疗后几周疼痛明显减轻。疼痛缓解的持续时间因人而异，但大多数可维持 6 个月到 1 年。注射时可能产生局部疼痛和肿胀，但大多数患者可接受。因此，虽然这种治疗方法的效应是相对温和而短暂的，但其可延迟关节置换等手术治疗的需要。

根据中华医学会骨科学分会关节外科学组制订的《骨关节炎诊疗指南（2018 年版）》，药物治疗应根据患者病变的部位和程度进行个体化和阶梯化的药物治疗。关节腔内注射用药还包括糖皮质激素、医用几丁糖、生长因子和富血小板血浆等。也有人认为，膳食补充剂如葡萄糖胺和硫酸软骨素可能有助于保护关节软骨，阻止或逆转 OA 的关节退行性变，但其作用尚未在所有的临床试验中得到最终的证实且往往需要较长时间起效。

康复治疗期间特别关注的问题

用于治疗 RA 和 OA 的药物通常在关节疾病患者的康复中发挥着至关重要的作用。这些药物可减少疼痛和炎症,这有助于建立一个更活跃、更有力的运动和功能活动计划。DMARD 和 DMOAD 可能有效阻止关节破坏的进展,这使治疗师能够帮助患者恢复肌肉力量和关节功能,而不是简单地在关节炎患者疾病进展过程中维持治疗。治疗关节炎的药物对康复过程的影响主要取决于所使用的药物类型。对于 NSAID,很少有人关注其对物理治疗程序的不良影响,因为这些药物是相对安全的,通常与直接影响 RA 或 OA 患者身体康复的不良反应类型无关。但如果使用了糖皮质激素,治疗师必须注意其不良反应,尤其是这些药物对支持组织(肌肉、肌腱、骨骼、皮肤)的分解代谢作用。因此,使用糖皮质激素时,特别是遇到患者同时正在使用夹板和其他保护性矫正器时,必须合理制订康复训练的活动范围和加强程序,以避免骨折和软组织损伤,此外还须小心防止皮肤的破裂。

使用 DMARD 时可能产生一些对康复有影响的不良反应,如甲氨蝶呤和 TNF-α 抑制剂可能会导致头痛和恶心,这可能影响治疗过程。甲氨蝶呤也可能发生关节疼痛和肿胀,这也可能成为康复过程中的一个问题。大多数 DMARD 可能引起感染风险的增加,因此临床医师应小心消毒设备,并应避免将患者暴露于其他可能具有传染性的个体中。根据所使用的特定 DMARD 和患者的敏感性,还可能会出现多种其他不良反应。治疗师应该知道,在开始使用一种新药时和在长期使用 DMARD 期间患者潜在不良反应的任何变化。而在 OA 的治疗中使用 DMOAD 如黏弹性物、葡萄糖胺、软骨素等恢复关节功能可能对患者参与身体康复的能力有积极影响。如何最有效地利用康复技术(如运动、物理治疗)来最有效地利用 DMOAD 的有益效果还有待观察。

 病例分析

根据物理治疗师检查所见,该患者手腕和指间关节存在几种典型的 RA 畸形,同时伴有明显的晨间关节僵硬,这也符合 RA 的特征。但 RA 较少出现影响膝关节的情况。而考虑到该患者的职业特征,还需考虑其是否患有 OA 的可能,因此治疗师建议其到风湿科进行进一步的医学诊断,准确的诊断可能使其获得更有效的药物干预。如果经诊断证实其确实患有 RA,则可以在临床医生的指导下开始服用 DMARD 治疗以减缓其关节畸形的进展。

◎ 小 结

RA 和 OA 是两种不同形式的关节疾病,可对滑膜关节的结构和功能产生严重影响,但在其治疗药物进展下,疾病的转归均得以明显改善。RA 可以用 NSAID、糖皮质激素和各种 DMARD 进行药物治疗。NSAID 是 RA 早期阶段的药物治疗的主要形式,随着疾病严重程度的增加,它们经常与其他药物联合使用。糖皮质激素通常能有效减少 RA 中常见的关节炎症,但由于其不良反应,它们的长期使用受到限制。DMARD 可通过抑制 RA 免疫反应来减缓疾病进展。尽管人们对这些药物的有效性和安全性感到担忧,但 DMARD 仍然是很受欢迎的 RA 治疗药物。OA 药物治疗与 RA 有所区别,NSAID 包括对乙酰氨基酚是控制疼痛药物治疗的主要形式。一种被称为黏弹性物补充疗法的技术可以帮助恢复 OA 滑膜液的润滑性能。含有葡萄糖胺和硫酸软骨素的膳食补充剂也可能有助于提供保护关节结构和功能的成分,一些 OA 患者可从长期使用中获益。此外,非药物治疗措施如物理治疗等,也可有效缓解 RA 和 OA 的潜在破坏性影响。

第十七章 患者自控镇痛

📖 病 例

患者，男，61岁，右膝患有严重骨关节炎，在接受一个疗程的保守治疗后未见明显好转，入院接受全膝关节置换术。手术过程顺利，术后采用由一个与静脉注射导管连接的外部注射泵组成的PCA系统进行疼痛管理，给予的镇痛药物为10mg/mL的哌替啶（度冷丁）。医生设置的PCA的参数为手术结束时给予负荷剂量10mg，PCA需求剂量1mL（10mg），锁定间隔为10min。术后当天下午在患者床边开始物理治疗，治疗师发现患者睡着并难以唤醒。治疗师很担心，因为患者对任何命令都没有反应，且他的呼吸显得浅而慢，皮肤和黏膜的颜色有发绀的迹象。治疗师注意到他的心电监护仪上显示血氧饱和度为86%，远低于正常值（95%～100%）。一般情况当血氧饱和度低于90%时心电监护仪会发出警报，但该警报器已被关闭。治疗师立即通知护士，护士指出是PCA装置给予过量的药物导致患者的无反应性和呼吸抑制，并实施干预停止PCA给药。

患者自控镇痛（patient-controlled analgesia，PCA）在20世纪80年代作为镇痛药物的另一种应用方式首次被引入临床使用。其基本方式是，患者可在相对较短的时间间隔内自我给予小剂量的药物（通常是阿片类药物），以提高最佳的疼痛缓解。这些药物通常通过某种机器如可由患者控制的注射泵（PCA泵）等进行皮下、静脉、鞘内或硬膜外注射。与传统的给药方案相比，PCA系统允许患者在任何给定的时间点更好地匹配其需要止痛药物的剂量来治疗特定程度的疼痛。也就是说，随着疼痛的变化，患者可自我给予适量的药物以缓解疼痛，因此PCA可提供与传统方案同等或更佳的镇痛效果和更好的患者满意度。

与传统给药方式相比，PCA的优点促使其临床使用率明显增加，如PCA系统在术后急性疼痛、癌性疼痛及其他慢性疼痛相关疾病中的应用等。由于PCA被广泛用于治疗急性和慢性疼痛，康复专家应该了解其控制疼痛的基本原则。

一、PCA 的药动学特点

为了获得最佳的疼痛管理，镇痛药物应以一种可预测且稳定的方式输送至血液或其他靶组织（如硬膜外腔、关节内等），其目标是将药物水平保持在治疗窗范围内。根据治疗窗的概念可知，如果镇痛药物水平低于治疗窗，患者将感到疼痛，而高于治疗窗的药物水平虽然可产生足够的镇痛作用，但也可能产生毒性反应。传统给药方式通常以相对较大的剂量和较长的间隔时间给药。例如，阿片类镇痛药有时每3～4h肌内注射一次，以控制严重的疼痛。这种给药方式可能造成体内药物水平出现较大的波动，从而使体内药物浓度较长时间低于治疗窗或超过治疗窗。然而，使用PCA系统相对频繁地提供小剂量的镇痛药，体内药物水平即可能维持在镇痛范围内，或是使体内药物浓度低于治疗窗的时间较短，同时也不容易因体内药物浓度超过治疗窗而引起毒性作用（图17-1）。因此，PCA可使镇痛效果更为有效地实现，并减少毒性作用的发生率。

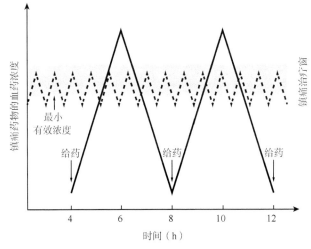

图 17-1　阿片类药物常规肌内注射与 PCA 给药的时量曲线模型
长实线：常规肌内注射的血药浓度；短虚线：PCA 给药的血药浓度；阴影区：镇痛的治疗窗

二、PCA 的给药策略和参数

PCA 使患者能够频繁地自我提供小剂量的镇痛药，为控制合理的给药数量和频率，需要使用一些特定的参数进行控制，以实现在有效镇痛的同时又能够防止给予过量的镇痛药物。

1. 负荷剂量　最初给予单次大剂量的药物以快速达到镇痛所需要的浓度，以产生镇痛效果。

2. 需求剂量　患者每次激活 PCA 传递机制（如按压 PCA 泵）时给予的药物量称为需求剂量。

3. 锁定间隔　每个需求剂量之间允许的最短时间称为锁定间隔，在患者自我给药后，PCA 给药系统在锁定间隔结束之前不会响应患者给药指令提供下一剂量。

4. 1h 给药限制、4h 给药限制　一些 PCA 系统可以设置 1h 或 4h 内给予的药物限制总量。然而，这一参数的作用可能不大，因为通过其他参数如需求剂量和锁定间隔，可自动限制在特定时间内给药总量。

5. 有效镇痛的总需求量　当患者激活 PCA 传递系统并接收到镇痛需求剂量时，即可实现有效镇痛。但若其在锁定间隔期间需要激活 PCA 系统给予需求剂量，这往往提示已设定的 PCA 参数无法提供足够有效的镇痛。因此，许多 PCA 系统可记录有效镇痛的总需求量，以便患者在锁定间隔期间频繁提出给药需求时调整总需求剂量。

三、用于 PCA 的镇痛药

阿片类镇痛药是 PCA 期间使用的主要药物，包括吗啡、哌替啶、曲马多、芬太尼及其衍生物（如阿芬太尼、瑞芬太尼、舒芬太尼）等。在静脉 PCA 期间，可将非阿片类镇痛药与阿片类药物结合使用，以减少阿片类药物的剂量。可应用的非阿片类镇痛药物包括 NSAID（如对乙酰氨基酚、双氯芬酸）、全身麻醉药（如氯胺酮）、抗精神病药（如氟哌啶醇）等。此外，在 PCA 期间使用极低剂量的阿片受体拮抗药如纳洛酮与阿片类镇痛药合用，可减少后者的某些不良反应（如恶心、瘙痒等），同时保留其足够的镇痛水平。

局部麻醉药如布比卡因和罗哌卡因等也可用于 PCA，这些药物可阻断传入感觉神经的信号传递，从而在硬膜外给药时降低脊髓水平的感觉传递，也可与合适的阿片类药物混合使用，通常用于分娩和术后的硬膜外 PCA。局部麻醉药也可以应用于特定的部位，如肩峰下间隙或特定的周围神经周围，这种技术被称为患者自控区域麻醉（patient controlled regional anesthesia，PCRA）。因此，局部麻醉药在多种类型 PCA 中可作为阿片类药物的替代或辅助药物。

四、PCA 泵

用于 PCA 的注射泵可分为外部与内部（植入式）两种基本类别。外部 PCA 泵一般包括注射器驱动器、装有药物的注射器、可设置参数的注射泵机头、患者自控按钮及收纳背包等。PCA 给药时在医护人员设定给药参数并激活的情况下，PCA 泵通过电子控制或患者自控按钮给药。内部 PCA 泵通常通过手术方式置入患者皮下，并连接到通向患者循环系统或硬膜旁腔（硬膜外或鞘内）的导管上。这些泵通常包含一个充满药物的储液器，可以通过皮肤插入其特有附件 Huber 针及位于泵外部的可重新密封的隔膜重新填充药物。植入式 PCA 泵通常通过电子控制装置进行编程。外部与内部 PCA 泵的选择应用主要取决于患者的需求，以及给定类型的泵的成本和可用性。

五、PCA 给药方式

（一）静脉 PCA

静脉注射患者自控镇痛（IV-PCA）是最常见的全身性 PCA 给药方法，通常将一根连接到导管或输液线路的注射针插入外周静脉，并将导管连接到 PCA 泵。当需要较长时间使用 IV-PCA 给药时，可通过手术将导管植入颈部、胸部或腹部的深静脉，导管的另一端穿过患者的皮下组织与皮肤，或是连接到植入上胸部、手臂或腹部皮下的小容器中，这种类型的导管端口系统，也被称为中心静脉通路装置（图 17-2）。注射给药可以通过皮肤并通过位于端口上的自密封硅橡胶隔膜进入端口，镇痛药物从 PCA 泵通过导管进入端口，最终进入体循环。这种方式可减少感染或静脉导管移位的风险，在需要的时候还可暂时从端口移除 Huber 针使其与 PCA 输送系统断开。这使得患者可以洗澡或穿衣服，而不会损坏留置的静脉端口系统。

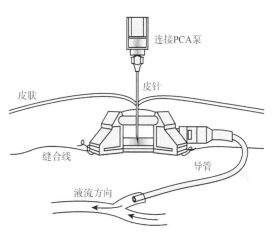

连接PCA泵

皮肤

皮针

缝合线

导管

液流方向

图 17-2　植入式 PCA 血管通路端口示意图

（二）硬膜外 PCA

患者自控硬膜外镇痛（patient-controlled epidural analgesia，PCEA）是通过硬膜外腔给药的 PCA 技术，插入导管的尖端位于脊髓特定水平的硬膜外腔，适用于胸背以下区域性疼痛的治疗（图 17-3）。在特殊情况下可调整为鞘内给药，即导管的尖端位于蛛网膜下腔，但硬膜外途径更为安全，损伤脑膜的风险也更小。若短期使用 PCEA，导管的另一端可通过患者背部腰穿部位接入 PCA 泵，并通过手术胶带固定，若需要长期使用，导管通常通过患者某一侧腹壁的皮下组织与皮肤，或连接到附近的植入式小容器中，连接 PCA 泵的方式与 IV-PCA 基本一致。

（三）区域 PCA

患者自控区域镇痛（patient-controlled regional analgesia，PCRA）通常指用于针对某些特定解剖部位如周围关节、周围神经或直接进入损伤部位的 PCA 技术。这种技术有助于将药物定位到需要

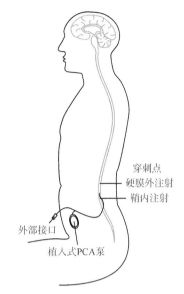

穿刺点
硬膜外注射
鞘内注射

外部接口

植入式PCA泵

图 17-3 经脊柱 PCA 给药示意图
经导管将镇痛药输注至硬膜外腔或蛛网膜下腔，短期使用时通过外部接口连接 PCA 泵，长期使用的导管可穿过皮下组织（虚线）到一侧腹壁，连接到植入式 PCA 泵

的部位并提供足够的疼痛控制，对其他组织和器官的影响最小。PCRA 通常使用局部麻醉药如布比卡因、罗哌卡因等，有时也可使用吗啡。其给药方式通常将连接 PCA 泵的给药导管插入到特定部位，使患者能够根据需要自行给予少量药物。

（四）皮下 PCA

患者自控皮下镇痛（patient controlled subcutaneous analgesia，PCSA）指的是利用 PCA 装置经皮下给药镇痛的技术，可用于静脉穿刺困难的患者及长期需要 PCA 治疗的患者，可避免其他 PCA 方法穿刺和导管留置引起的并发症。常在前臂近肘关节处局部麻醉下皮下留置注射管并连接 PCA 装置。其镇痛效果和不良反应与 IV-PCA 相似，常用药物有吗啡、丁丙诺啡和氯胺酮等，哌替啶由于具有组织刺激性一般不用于 PCSA。

六、PCA 其他给药方式

除上述给药方式之外，PCA 还可能有其他应用方式，使患者可能在根据疼痛的需要自行给予小剂量的镇痛药的同时，而不产生 IV-PCA、PECA 或其他有创给药方法相关的安全问题。其中最方便的替代 PCA 给药途径为口服给药，该途径利用床边设备提供含有小剂量阿片类药物（如吗啡）的药片。当患者在锁定间隔期结束后通过腕带或类似的方式激活设备提供药片，从而可在无医护人员干预的情况下根据疼痛的需要自行给予较小的口服剂量，无法以口服方式给药的患者不能使用该技术。吸入 PCA 装置可通过肺部给予少量阿片类药物（如吗啡、芬太尼），该装置可通过控制需求剂量和锁定间隔等参数限制给药的数量和频率。除此之外，利用鼻黏膜、舌下等方式的 PCA 技术还在开发中或正在进行临床试验，可以安全有效地替代传统静脉注射等给药途径。

七、不 良 反 应

当阿片类药物用于 PCA 时，其不良反应通常包括镇静、瘙痒、胃肠道不适及呼吸抑制等，但其发生率通常低于持续输注、间歇性静脉注射或肌内给药等其他给药方式或与其相似。与硬膜外注射单剂量缓释吗啡相比，接受 IV-PCA 治疗的患者术后呼吸抑制的风险会有所降低，而在不使用背景输注的情况下，IV-PCA 只给予按需剂量，应用期间呼吸抑制的风险可降到最低。PCA 应用局部麻醉药不良反应的发生率尚不明确，局部麻醉药可能会导致 PCEA 期间出现低于麻醉平面的感觉丧失和运动无力。这些作用主要与应用的局部麻醉药剂量和类型有关，临床医师通常尝试使用布比卡因和罗哌卡因等药物以减少对运动功能的影响。在 PCEA 期间，可通过将局部麻醉药与阿片类药物结合应用的方式减少药物的剂量，从而减轻其不良反应。同理，当局部麻醉药进入其他周围部位，特别是在特定的周围神经附近时，也会发生一定程度的感觉和运动丧失。

除上述药理学不良反应之外，PCA 系统还可能出现一些其他问题，如操作失误错误、PCA 系统错误、输送系统的机械问题等。为减少操作错误，应对 PCA 提供者及患者实施培训与提供安全指南。此外，部分患者可能存在试图使用超过必要的药物来控制疼痛的情况，即其可能试图将 PCA 作为药物滥用的一种手段。尽管该设备提供的保障措施（如适当的需求剂量与锁定间隔等）在理论上可以限制给药量，但对阿片类药物成瘾的控制往往效果不佳。

康复治疗期间特别关注的问题

若使用得当，PCA 在接受物理治疗和作业治疗的患者的镇痛治疗中具有较为明显的优势，包括更好的镇痛效果和更少的不良反应等。同样地，PCA 可以防止镇痛药血药浓度的大幅波动，并有助于将其维持在一个更有限的范围内，当其处于适当镇痛范围时，可减少安排康复的需要。与传统的镇痛方法比较，应用各种 PCA 系统的患者也更容易进行适当的活动，如在手术后可更快地开始下床活动，帮助减少患者因严重疼痛或高剂量、间歇性镇痛药的不良反应而长时间卧床的需要。

康复专家应该尽可能地利用 PCA 的优势，同时也应该意识到在接受 PCA 治疗的患者中可能发生的潜在问题。治疗师应该监测患者的相关症状和体征，以帮助发现 PCA 过程中的问题。治疗师可使用模拟量表或其他有效的测量工具来常规评估接受 PCA 的患者的疼痛，对疼痛缓解不佳或不明原因疼痛增加的患者需考虑是否存在 PCA 药物输送方面的问题，并通知医护人员进行有效处理。而若在 PCA 应用过程中发现患者出现呼吸抑制或过度镇静，这种情况可能危及生命，应充分重视，其产生的原因很可能是患者在 PCA 过程中过量应用了阿片类药物。因此，所有的卫生保健工作者，包括康复专家，都有责任在每次与患者接触时留意 PCA 故障或其不良反应的可能。

 病例分析

由于该患者正以 PCA 方式给予阿片类药物哌替啶，使用过量而抑制了呼吸频率和呼吸深度。阿片类药物对呼吸中枢具有抑制作用，同时可降低呼吸中枢对 CO_2 的敏感性，从而在过量时产生严重的呼吸抑制效应，这种效应通常是阿片类药物过量致死的主要原因。而造成这种过量的一个可能原因是 PCA 设备编程错误，或是因为注射泵机械故障，从而给予了比预期更多的药物。此外还需考虑是否存在 PCA 泵被患者以外的人激活了的情况，特别是在患者不知情或患者睡着时。如部分患者家属可能会在患者睡着时启动 PCA 泵，以避免患者被痛醒。在这些情况下，高剂量对患者产生镇静作用而使其保持睡眠和不动，这同时也减少了药物的清除，从而进一步使阿片类药物在血液中蓄积。

小 结

PCA 允许患者相对频繁地自我给予低剂量的镇痛药物，包括阿片类药物和局部麻醉药等。PCA 通常可以提供更好的疼痛控制，可增加患者对其镇痛治疗的满意度，尤其是其在需要时可通过 PCA 泵上的按钮自行使用小剂量药物来缓解疼痛。不同 PCA 泵在成本、复杂程度和应用位置等方面都有所不同，但所有的 PCA 泵都能够被编程，通过相应参数的设置防止患者过量使用。PCA 系统是治疗急性和慢性疼痛患者的常见方法，康复专家应关注其对疼痛控制的改善作用，也应警惕在 PCA 过程中可能存在的人为错误或机械故障，以防止出现过度或不充分的药物输注。

第五部分
自主神经和心血管
系统药物

第十八章 自主神经药理学概论

人类外周神经系统可以分为两个主要功能区域：运动神经系统（somatic motor nervous system，SMNS）和自主神经系统（autonomic nervous system，ANS）。后者又被称为植物神经系统（vegetative nervous systems，VNS）。运动神经系统通常调控随意运动，主要支配骨骼肌。自主神经系统负责控制非随意运动的生理功能。例如，血压调节和心脏排血、血流分配等心血管功能，以及消化、消除和温度调控等功能。

由于自主神经系统功能涉及多种效应器官，如心肌、平滑肌、血管内皮、外分泌腺等，调节自主神经功能的药物也是药理学的主要类别之一。影响自主神经功能的药物也常用于康复患者（包括物理治疗和作业治疗患者）的治疗。本章主要回顾自主神经系统的解剖学和生理学内容，有助于理解自主神经药物的药理作用和临床应用，并在后续章节中进行讨论。

第一节 概   述

一、自主神经解剖学分类及生理功能

自主神经从中枢发出，在神经节交换神经元后，到达所支配的效应器，因此有节前纤维和节后纤维之分。自主神经系统分为交感神经系统和副交感神经系统。交感神经的神经节位于交感神经链，其节前纤维较短，节后纤维较长；副交感神经的神经节多靠近效应器，其节前纤维较长，节后纤维较短。运动神经自中枢发出后，中途不交换神经元，直接到达骨骼肌，无节前和节后纤维之分。

当神经冲动到达神经末梢时，神经末梢释放化学物质，即神经递质（neurotrans-mitter）。神经递质通过突触间隙（synaptic cleft）作用于次级神经元或效应器突触后膜或突触前膜的受体（receptor），产生相应的生物效应。作用于传出神经系统的药物主要是在突触部位影响递质或受体而发挥作用。

除骨骼肌外，几乎体内的所有组织都被自主神经系统支配。机体多数器官和组织受到交感神经和副交感神经的双重支配，如心脏。但也有某些组织只由交感神经支配，如外周小动脉。

在具有交感神经和副交感神经双重支配的效应器中，两者效应往往存在生理性拮抗，如交感神经增加心率和心排血量，而副交感神经会导致心率减慢。但当两类神经同时兴奋时，在中枢神经系统的调节下其活性又是统一的，以占优势的神经效应为主要表现，如窦房结，两类神经同时兴奋时，通常表现为心率减慢。但是，并不能认为交感神经本质上始终是兴奋性的，副交感神经始终是抑制性的。比如在胃肠道组织中，副交感神经倾向于增加肠道的运动和分泌，而交感神经减慢肠道运动，必须根据特定的效应器考虑神经对组织的影响。

交感神经的功能在于动员机体耗能，副交感神经的功能在于保护机体，积蓄能量。在应激条件下，交感神经兴奋，导致心排血量增加，内脏血流减少（更多的血液流向骨骼肌），细胞代谢增加等生理变化，以促使机体适应环境的急骤变化，保持内环境相对稳定。副交感神经则相反，其兴奋

会减慢心率，增加肠道消化和吸收，便于机体休整。副交感神经激活通常仅影响一个器官或组织，交感神经激活往往会导致更弥漫性的反应。如支配心脏的副交感神经激活后，心率减慢，此时并不伴有对胃肠道下段的兴奋作用出现肠道排空；当激活交感神经时，通常会观察到许多组织，如心脏、外周脉管系统、细胞代谢等同时受到影响。

二、肾上腺髓质的功能

肾上腺髓质合成并分泌约 20% 的去甲肾上腺素和 80% 的肾上腺素，并直接释放入血。这两种激素的作用相似，在心脏功能和细胞代谢方面肾上腺素的作用更强（即肾上腺素更容易结合肾上腺素受体的 β 亚型）。

肾上腺髓质由交感神经支配。在正常的静息条件下，肾上腺髓质分泌少量的肾上腺素和去甲肾上腺素。在应激状态下，交感神经兴奋会导致肾上腺素和去甲肾上腺素的释放增加。由于这些激素直接释放到血液中，循环中的肾上腺素和去甲肾上腺素可以到达不直接由交感神经元支配的组织，从而增强一般的交感神经效应。同样，循环中的肾上腺素和去甲肾上腺素的失活速度比神经末梢合成的去甲肾上腺素更慢。所以，肾上腺髓质释放的肾上腺素和去甲肾上腺素可延长交感神经的效应。

因此，肾上腺髓质有助于增加自主神经系统交感神经的功能。在应激发生时，肾上腺髓质与交感神经共同作用，产生更广泛和持久的效应。

第二节　自主神经系统的递质和受体

一、自主神经系统的递质

（一）乙酰胆碱和去甲肾上腺素

自主神经末梢释放的递质主要是乙酰胆碱（acetylcholine，ACh）和去甲肾上腺素（noradrenaline，NA 或 norepinephrine，NE）。自主神经按神经末梢兴奋时所释放的递质不同，分为胆碱能神经（释放 ACh）和去甲肾上腺素能神经（释放 NE）。胆碱能神经包括：①交感神经和副交感神经的节前纤维；②副交感神经的节后纤维；③少数交感神经的节后纤维，如支配汗腺分泌的神经和某些骨骼肌的血管舒张神经；④支配肾上腺髓质的神经；⑤运动神经。去甲肾上腺素能神经包括大多数交感神经的节后纤维（图 18-1）。

（二）乙酰胆碱的合成、储存、释放、消除

1. 合成　在胆碱能神经末梢内，胆碱和乙酰辅酶 A 在胆碱乙酰化酶的作用下合成 ACh。

2. 储存　合成的 ACh 进入囊泡后与 ATP 和囊泡蛋白共同储存于囊泡内。

3. 释放　当神经冲动到达末梢时，突触前膜去极化，Ca^{2+} 内流，促使囊泡膜与突触前膜融合成裂孔，通过裂孔将 ACh 排入突触间隙，即胞裂外排。

4. 消除　突触间隙的 ACh 被胆碱酯酶（acetylcholinesterase，AChE）水解成胆碱和乙酸。一分子的 AChE 每分钟水解 6×10^5 个 ACh 分子。水解产物胆碱被突触前膜再摄取供再次合成利用。

上述过程见图 18-2。

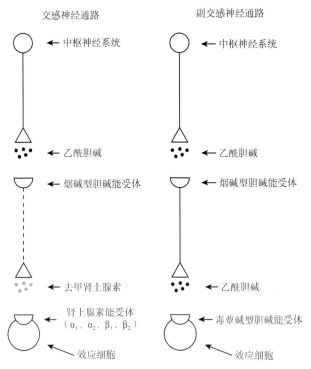

图 18-1 自主神经递质和受体

节前神经元（实线）释放 ACh。节后神经元（虚线）在副交感神经通路释放 ACh，在交感神经通路释放去甲肾上腺素（NE）

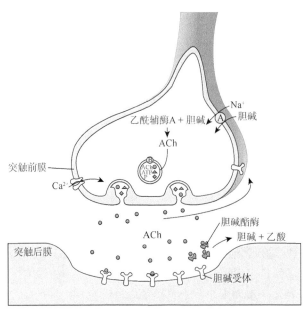

图 18-2 乙酰胆碱的合成、储存、释放与消除

（三）去甲肾上腺素的合成、储存、释放、消除

1. 合成 在神经末梢部位，酪氨酸在酪氨酸羟化酶的作用下生成多巴，多巴在多巴脱羧酶的作用下生成多巴胺，多巴胺进入囊泡，在多巴胺 β-羟化酶的作用下生成 NE。其中，酪氨酸羟化酶是限速酶，细胞质中多巴胺和游离的 NE 增加时，对该酶有负反馈抑制作用。

2. 储存 合成及再摄取的 NE 与 ATP 和嗜铬蛋白结合成储存型，储存于囊泡内。

3. 释放 以胞裂外排的方式量子式地将 NE 释放到突触间隙中。

4. 消除 ①约占 85%通过突触前膜上的胺泵再摄取回神经末梢，即摄取 1，是 NE 主要的消除方式，NE 再摄取后绝大多数储存于囊泡中以供再次释放，未储存部分被单胺氧化酶（mono-amine oxidase，MAO）代谢灭活；②少数被突触后膜及其他组织摄取，即摄取 2；③未被摄取的 NE 被突触间隙的儿茶酚氧位甲基转移酶（catechol-omethyltransferase，COMT）和 MAO 代谢灭活。

上述过程见图 18-3。

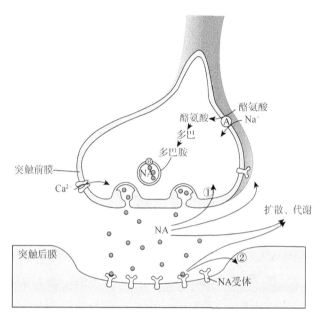

图 18-3 去甲肾上腺素的合成、储存、释放与消除
①摄取 1；②摄取 2

二、自主神经系统的受体

自主神经系统的受体根据结合的递质不同来命名，主要包括与 ACh 结合的胆碱受体和与 NE 或肾上腺素结合的肾上腺素受体。这两类受体根据分布部位及和药物的亲和力不同分为不同亚型。

（一）胆碱受体亚型

1. 毒蕈碱型胆碱受体（muscarinic receptor，M 胆碱受体，M 受体） 此型受体对毒蕈碱（muscarine）较为敏感，分布于节后胆碱能神经纤维所支配的效应器细胞膜上。按照功能划分，可分为 M_1、M_2、M_3、M_4、M_5 受体亚型。M_1 受体主要分布于神经节、胃腺细胞及中枢神经系统；M_2 受体主要分布于心脏和突触前膜；M_3 受体主要分布于平滑肌和腺体；M_4 和 M_5 亚型主要分布于中枢神经系统。

2. 烟碱型胆碱受体（nicotinic receptor，N 胆碱受体，N 受体） 此型受体对烟碱（nicotine）较为敏感，可分为 N_1（N_N）和 N_2（N_M）受体。N_1 受体分布于自主神经节和肾上腺髓质细胞膜；N_2 受体分布于骨骼肌细胞膜。

（二）肾上腺素受体亚型

1. α 肾上腺素受体（α 受体） 可分为 α_1 受体和 α_2 受体两种亚型。突触后膜主要为 α_1 受体，突触前膜则为 α_2 受体。α_1 受体分布于血管、瞳孔开大肌、胃肠和膀胱括约肌、汗腺和唾液腺等部位。

α_2 受体分布于中枢神经系统、外周肾上腺素能神经突触前膜、胰腺、胃肠和血管等部位。

2. β 肾上腺素受体（β 受体）　可分为 β_1 受体、β_2 受体和 β_3 受体三种亚型。β_1 受体主要分布于心脏及肾小球旁细胞，β_2 受体主要分布于支气管、血管平滑肌、睫状肌及去甲肾上腺素能神经突触前膜，β_3 受体主要分布于脂肪细胞、膀胱和心脏。

三、自主神经系统的受体效应

（一）胆碱受体效应

1. M 样作用　为激动 M 受体所呈现的作用，主要表现为心脏抑制、血管扩张、内脏平滑肌收缩、腺体分泌增加和瞳孔缩小等（表 18-1）。

2. N 样作用　为激动 N 受体所呈现的作用。N_1 受体激动时表现为自主神经节兴奋、肾上腺髓质嗜铬细胞分泌肾上腺素和 NE；N_2 受体激动时表现为骨骼肌收缩（表 18-1）。

（二）肾上腺素受体效应

1. α 样作用　为激动 α_1 受体所呈现的作用，主要表现为血管收缩、瞳孔扩大等。去甲肾上腺素能神经突触前膜 α_2 受体兴奋时，产生负反馈作用，抑制递质 NE 的释放（表 18-1）。

2. β 样作用　为激动 β 受体所呈现的作用。β_1 受体兴奋可引起心脏兴奋、肾小球旁细胞分泌肾素，脂肪分解；β_2 受体兴奋可引起血管扩张、支气管扩张、糖原分解等。去甲肾上腺素能神经突触前膜 β_2 受体兴奋时，产生正反馈作用，促进递质 NE 的释放。β_3 受体兴奋促进脂肪分解，抑制膀胱逼尿肌收缩及抑制心肌收缩（表 18-1）。

表 18-1　自主神经受体的分布和效应

受体	主要分布	效应[*]
胆碱能		
N	自主神经节	节后神经元去极化（N_1）
M	中枢神经系统	介导乙酰胆碱在脑部的作用（$M_1 \sim M_5$）
	内脏和细支气管平滑肌	收缩（M_2、M_3）
	窦房结	心率减缓（M_2）
	外分泌腺（唾液腺、肠腺、泪腺）	分泌增加（M_1、M_3）
	汗腺	分泌增加（M[#]）
肾上腺素能		
α_1	血管平滑肌	收缩
	肠平滑肌	松弛
	虹膜辐射肌	收缩（瞳孔放大）
	输尿管	运动增强
	尿道平滑肌	收缩
	脾脏	收缩
α_2	中枢神经系统抑制性突触	中枢神经系统交感神经放电减少
	外周肾上腺素能神经突触前末梢	去甲肾上腺素释放减少
	胃肠道	运动和分泌减少
	胰岛 β 细胞	胰岛素分泌减少
	部分小动脉（骨骼肌、肝脏、肾脏）	血管收缩

续表

受体	主要分布	效应*
β₁	心肌细胞	心率和收缩力增加
	肾脏	肾素分泌增加
	脂肪细胞	脂类分解增加
β₂	细支气管平滑肌	松弛（支气管扩张）
	部分小动脉（骨骼肌、肝脏）	血管扩张
	胃肠道平滑肌	松弛
	骨骼肌和肝细胞	细胞新陈代谢增加（糖原分解）
	子宫	松弛
	胆囊	松弛
β₃	脂肪细胞	脂类分解增加
	膀胱	逼尿肌收缩减弱
	心脏	收缩性减弱

*每一种受体亚型兴奋时产生的主要反应。N₁：自主神经节烟碱受体；M：毒蕈碱受体，下标数字表示介导每种反应的主要受体亚型（M₁、M₂等）。#表示交感神经节后的胆碱能纤维的反应；控制人类汗腺的毒蕈碱受体亚型尚未完全确定。

四、自主神经系统受体的药理学意义

由于自主神经受体的亚型众多和分布特点，临床尽量使用受体选择性高的药物。如 β₁ 受体拮抗药（即特异性阻断 β₁ 受体的药物）降低心率和心肌收缩力，而不会引起其他自主神经受体介导的生理功能的重大变化。

值得注意的是，首先，选择性与某种受体亚型结合的药物会在分布有该受体亚型的所有部位与该受体结合。如减弱胃肠道活动的 M 受体拮抗药也会减少支气管分泌物，并使膀胱逼尿肌松弛。其次，药物对受体的选择性是相对的，没有药物仅针对一种受体亚型。如 β₁ 受体拮抗药阿替洛尔和美托洛尔对 β₁ 受体的亲和力比对 β₂ 受体更大，但浓度足够高时，药物也会影响 β₂ 受体。最后，体内器官和组织不只包含一种受体亚型。如支气管的主要受体是 β₂ 亚型，但也存在 β₁ 亚型受体，使用 β₁ 受体拮抗药美托洛尔的患者也会产生呼吸道影响。

总之，自主神经系统药物的药理作用和副作用大部分归因于药物与不同受体的相互作用。

◎ 小　结

自主神经系统主要负责控制机体非随意运动的生理功能。自主神经系统的交感神经和副交感神经效应通常是生理性拮抗作用，对立统一维持各种活动的稳态。自主神经系统主要神经递质是 ACh 和 NE，和相应递质结合的是胆碱能和肾上腺素受体。根据与药物的亲和力不同，胆碱受体分为毒蕈碱和烟碱受体，肾上腺素受体分为 α 和 β 受体。每个亚类可以根据其分布部位和对某些物质的亲和力进一步分类。当被配体刺激时，位于特定组织上的受体亚型负责介导相应组织效应。自主神经系统药通常通过激动或阻断胆碱能或肾上腺素受体的特定亚型或影响递质的功能来发挥其治疗作用。

第十九章 胆碱能药物

病 例

患者，男，25 岁。1 个月前因车祸受伤入院，诊断为脊髓损伤（T10）。昨天转移到康复机构。他被安排在今天早餐后立即在露天健身房进行转移训练。患者没有心血管功能障碍。目前正在服用托特罗定以治疗神经源性逼尿肌过度活动症（痉挛性膀胱）。

治疗师和患者用滑板辅助完成从轮椅到底座的转移。患者在最初尝试滑板活动时会不由自主地排尿。患者感到尴尬，并表示以前当他试图坐起来并用手重新定位时发生过这种情况。患者要求终止今天早上的康复治疗。下午，患者担心会发生同样的问题，拒绝来健身房。

胆碱能药物是通过影响胆碱能神经的突触活性发挥效应。胆碱能神经释放的神经递质是乙酰胆碱。在每个胆碱能突触中，突触后膜受体负责识别乙酰胆碱，并将化学信号转导为突触后反应。胆碱能神经突触在生理系统中非常重要。在自主神经系统中，乙酰胆碱是主要神经递质之一，尤其在副交感神经中。因此，本章许多药物通过改变副交感神经对组织调控而发挥效应。

根据作用性质不同，胆碱能药物分为拟胆碱药和抗胆碱药。乙酰胆碱也是骨骼肌运动终板处的神经递质，拟胆碱药可用于治疗运动终板的相关疾病（如重症肌无力）。在中枢神经系统特定脑区中也含有胆碱能突触，抗胆碱药可以改善帕金森病和晕动病的临床症状。拟胆碱药可有效增加胆碱能突触功能，而抗胆碱药可降低胆碱能突触功能。

考虑到拟胆碱药和抗胆碱药的广泛临床应用，康复治疗师很可能会遇到使用这些药物的患者。了解这些药物的药效学将使您能够了解药物的治疗原理及患者对药物的反应。

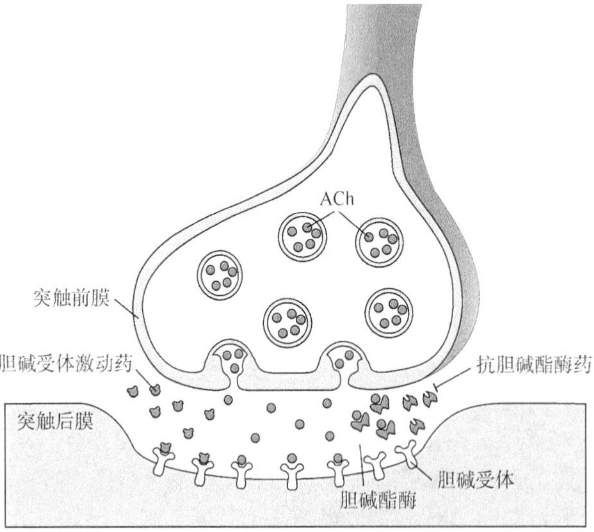

图 19-1 拟胆碱药的作用机制

胆碱受体激动药直接结合到突触后膜的胆碱受体。抗胆碱酯酶药抑制胆碱酯酶，从而乙酰胆碱在突触间隙堆积

第一节 拟胆碱药

拟胆碱药是一类与胆碱能神经递质乙酰胆碱作用相似的药物。从化学上讲，许多化学物质能够有效地影响胆碱能突触活性，但只有少数药物在临床上应用。根据作用方式不同，拟胆碱药分为胆碱受体激动药和抗胆碱酯酶药（图 19-1）。

一、胆碱受体激动药

胆碱受体激动药也称直接作用的拟胆碱药,可直接激动胆碱受体,产生与乙酰胆碱类似的作用。乙酰胆碱是中枢和外周神经系统的内源性神经递质,其主要作用为激动毒蕈碱型胆碱受体(M受体)和烟碱型胆碱受体(N受体)。M受体通常存在于副交感神经节后纤维支配的外周组织中,如胃肠道、膀胱、心脏、眼睛等效应器官;也存在于中枢神经系统特定区域的胆碱能突触中。N受体主要分布于自主神经节(N_1亚型)和神经肌肉接头(N_2亚型)中。

这些不同亚型的胆碱受体在药理学上很重要。有些药物能够与所有胆碱受体结合,而有些药物则是选择性作用于某些胆碱受体亚型。选择性高的药物是有优势的,因为它们倾向于产生更精准的效应,副作用更少。但选择性是相对而言的,选择性与某种受体亚型结合的药物仍可能产生多样化反应。

根据作用选择性不同将胆碱受体激动药分为三类:M、N受体激动药,M受体激动药和N受体激动药。胆碱受体激动药的临床应用见表19-1。

表 19-1　拟胆碱药的临床用途

通用名	主要临床用途*
胆碱受体激动药	
贝胆碱	术后腹气胀和尿潴留
卡巴胆碱	青光眼
醋甲胆碱	诊断哮喘(用于检查气道的高反应性)
毛果芸香碱	青光眼
抗胆碱酯酶药	
安贝氯铵	重症肌无力
多奈哌齐	阿尔茨海默病
加兰他敏	阿尔茨海默病
新斯的明	术后腹气胀和尿潴留,重症肌无力,神经肌肉阻断药物过量中毒
毒扁豆碱	青光眼,解救抗胆碱药引起的中枢神经系统毒性
吡斯的明	重症肌无力,神经肌肉阻断药物过量中毒
卡巴拉汀	阿尔茨海默病
他克林	阿尔茨海默病

*用于治疗青光眼和其他视觉障碍的药物直接用于眼睛,用于其他用途的药物通过口服或注射给药。

(一)M、N受体激动药

乙酰胆碱(acetylcholine,ACh)

根据定义,乙酰胆碱符合直接作用的拟胆碱药的特征。然而,因为乙酰胆碱极易被体内乙酰胆碱酯酶迅速水解,且作用广泛,选择性差,外源性的乙酰胆碱无临床实用价值。

卡巴胆碱(carbachol,氨甲酰胆碱)

本品化学性质稳定,对M、N受体的选择性与ACh相似,均有激动作用。全身应用副作用多,通常局部滴眼治疗青光眼。禁用静脉注射给药。

醋甲胆碱(methacholine,乙酰甲胆碱)

本品对M受体具有相对选择性,雾化吸入用于诊断支气管气道高反应性的激发试验。

（二）M 受体激动药

选择性 M 受体激动药主要作用于外周组织的 M 受体，而对于神经节和骨骼肌运动终板的胆碱受体影响小。胆碱受体激动药的临床应用见表 19-1。

毛果芸香碱（pilocarpine）

【药理作用】　本品可直接兴奋副交感神经（以及支配汗腺的交感神经）节后纤维支配的效应器的 M 受体，对眼和腺体作用较明显。

本品滴眼后可引起缩瞳、降低眼压和调节痉挛等作用。增加腺体分泌，以增加汗腺、唾液腺分泌最为明显，泪腺、胃腺、胰腺、小肠腺体及呼吸道腺体分泌也可增加。

【临床应用】

（1）青光眼　滴眼治疗闭角型青光眼。本品对早期开角型青光眼也有效，但机制未明。

（2）虹膜炎　与扩瞳药交替使用，以防止虹膜与晶状体粘连。

（3）对抗抗胆碱药不良反应　皮下注射可用于抗胆碱药如阿托品中毒的解救。

（4）其他　口服给药用于自身免疫病（Sjögren 综合征）伴随的口腔干燥，或者肿瘤放疗唾液腺损伤。

【不良反应及注意事项】　可有眼刺痛，烧灼感，结膜充血引起睫状体痉挛，浅表角膜炎，颞侧或眼周头痛诱发近视。药物过量时可出现 M 受体过度兴奋的症状。滴眼时压迫内眦，避免药液流入鼻腔增加吸收而产生不良反应。

贝胆碱（bethanechol）

本品对胃肠道和泌尿道平滑肌的 M 受体选择性高，临床用于术后腹气胀、胃张力缺乏症及胃潴留等，口服、注射均有效。

不良反应和药物的相对非特异性有关。即使是选择性 M 受体激动药，也会激动许多不同组织上的 M 受体。如服用贝胆碱增加胃肠道运动，但支气管平滑肌也有 M 受体分布，因此会发生支气管收缩副作用。

（三）N 受体激动药

烟碱（nicotine，尼古丁）

烟碱可激动 N_1 和 N_2 受体，能作用于多种神经效应器和化学感受器。由于作用广泛而复杂，故无临床实用价值，仅具有毒理学意义。

二、抗胆碱酯酶药

乙酰胆碱酯酶（acetylcholinesterase，AChE）主要存在于胆碱能神经末梢的突触间隙，也存在于胆碱能神经元内和红细胞中，可特异性水解 ACh。

抗胆碱酯酶药又称胆碱酯酶抑制剂，化学结构与 ACh 相似，能和 AChE 结合，但结合较牢固，水解较慢，抑制 AChE 活性，导致胆碱能神经末梢 ACh 堆积，激动 M 受体及 N 受体，产生拟胆碱作用。

（一）药理作用

抗胆碱酯酶药和直接作用的胆碱受体激动药不同，药物抑制许多胆碱能突触中的 AChE，缺乏特异性。因此，它们对外周组织毒蕈碱胆碱能突触、神经节、骨骼肌运动终板及中枢神经系统的某些区域的胆碱能突触均产生作用。不同剂量水平时，这些药物在外周组织与中枢神经系统突触处发挥一定程度的选择性。如新斯的明对骨骼肌和外周含 M 受体的组织兴奋作用较强。相比之下，他克林和多奈哌齐对大脑某些区域中的胆碱能突触选择性更高。尽管如此，没有任何抗胆碱酯酶药仅影响某一类组织，并且由于非特异性，会产生诸多副作用。

（二）临床应用

常用药物包括新斯的明和吡斯的明等，主要治疗重症肌无力、青光眼及某些中枢退行性疾病（如阿尔茨海默病）（表 19-1）。

1. 重症肌无力　为神经肌肉接头传递功能障碍性疾病，骨骼肌呈进行性收缩无力。表现为眼睑下垂、肢体无力、咀嚼和吞咽困难，严重者可出现呼吸困难。由于体内产生了抗 N_2 受体的抗体，破坏了神经肌肉接头处突触后膜 N_2 受体，使突触传递发生障碍，不能引起骨骼肌的充分收缩，从而导致肌无力，为自身免疫病。

尽管重症肌无力无法治愈，但新斯的明、吡斯的明、安贝氯铵等通过兴奋骨骼肌的作用能缓解其症状。这些药物抑制神经肌肉接头的 AChE，使从突触前膜释放的内源性 ACh 增加，兴奋突触后膜的胆碱受体使肌肉收缩。

2. 腹气胀和尿潴留　手术或其他原因导致内脏创伤后，胃肠道和膀胱的平滑肌张力通常下降，出现腹气胀和尿潴留。在生理条件下，从副交感神经节后纤维释放的 ACh 会兴奋这些组织中的平滑肌，导致肌肉收缩。因此，临床使用拟胆碱药（即模仿或增强 ACh 作用的药物）来增强胃肠蠕动和膀胱张力。新斯的明是间接作用的拟胆碱药，是临床最常用的药物，以恢复正常的胃肠排气和排尿功能。

3. 青光眼　是以房水循环障碍导致的眼压增高为特征的眼科疾病。通常，拟胆碱药通过增强副交感神经作用，促进房水回流，降低眼压，从而防止眼压升高导致视力受损甚至失明。抗胆碱酯酶药和胆碱受体激动药一样，治疗青光眼时通常局部应用，避免全身应用发生的副作用。这些药物通常作为治疗青光眼的次选药物。

4. 阿尔茨海默病　是一种与年龄高度相关的、以进行性认知障碍和记忆力损害为主的中枢神经退行性疾病。它的病理特征是 β-淀粉样蛋白沉积形成的老年斑和细胞内异常磷酸化 tau 蛋白聚集形成的神经纤维缠结。这种病理改变会导致在记忆、认知和其他高级皮质功能中至关重要的胆碱能神经元变性。

本类药物如他克林、多奈哌齐、加兰他敏和卡巴拉汀等有助于减轻认知功能下降的症状，帮助患者在疾病早期保持更好的认知功能，尽可能长时间地维持较好的生活质量。但是这些药物不会阻止疾病的进展，并且随着疾病进入晚期，药效逐渐下降。原因是它们只能加强内源性乙酰胆碱的作用，当皮质神经元退化至乙酰胆碱不再被合成并释放到大脑内时，它们将失去作用。

5. 竞争性神经肌肉阻断药过量时的解毒　全麻手术中，常需要使用神经肌肉阻断药（筒箭毒碱、加拉碘铵、泮库溴铵）在骨骼神经肌肉连接处维持骨骼肌麻痹。但当药物引起的神经肌肉阻滞过强时则需要逆转，如在外科手术后骨骼肌需要从麻痹作用中加速恢复。此时使用本类药物来抑制神经肌肉连接处的 AChE，从而使内源性 ACh 释放增加，在突触部位保持活性，直到骨骼肌松弛药完成代谢。

6. 中枢抗胆碱药的解毒　毒扁豆碱可用于缓解抗胆碱药的中枢中毒症状。过量的抗胆碱药会产生中枢神经系统的毒性作用，如谵妄、幻觉和昏迷。通过抑制乙酰胆碱的分解，本类药物使内源释放的 ACh 增加，对抗抗胆碱药的作用。

（三）不良反应

不良反应和药物的相对非特异性有关。本类药物特异性较低，会影响其所达到的所有突触，包括烟碱亚型胆碱能突触。

过量时发生类似于副交感神经过度激活时的表现。包括胃肠道反应（如恶心、呕吐、腹泻、腹痛）、唾液分泌增加、支气管收缩、心动过缓及视物模糊等。

由于极少数的交感神经节后纤维属于胆碱能神经，本类药物还可能发生面部皮肤出汗和血管舒张（潮红）。这些副作用的发生率因患者而异，但是随着药物剂量的增加，发生率和严重程度也随之增加。

第二节 抗胆碱药

与拟胆碱药相反，抗胆碱药能减少组织对胆碱能神经兴奋的反应。通常，它们是突触后胆碱受体的竞争性拮抗药，与胆碱受体可逆地结合，但不激活受体。这种结合阻断了受体的内源性配体 ACh 的作用，从而减弱组织对胆碱能神经的反应。

依据对 M 和 N 受体选择性不同，抗胆碱药分为 M 受体拮抗药和 N 受体拮抗药。

一、M 受体拮抗药

（一）来源和作用机制

M 受体拮抗药的代表药物是阿托品。阿托品是天然产物，多从颠茄和曼陀罗等植物中提取。还有其他天然、半合成和全合成 M 受体拮抗药的结构或功能与阿托品相似。

M 受体拮抗药均具有相同的作用机制：阻断突触后 M 受体。然而，不同的 M 受体拮抗药对组织的选择性不同。如有些拮抗药对胃肠 M 受体作用强，而有些拮抗药对中枢神经系统 M 受体作用强。研究表明这些药物对不同组织的差异性，是由于胃肠与中枢的 M 受体结构的差异引起的。正如概论中提到人体至少有五个 M 受体亚型：M_1、M_2、M_3、M_4、M_5。某些药物可能选择性作用于某种受体亚型。但是，这种受体亚型分布于多个器官组织，药物都会拮抗许多组织上的胆碱受体，导致较多的副作用。

（二）临床应用

1. 消化系统疾病 副交感神经胆碱能神经元兴奋可使消化道分泌物和胃肠道运动增加。M 受体拮抗药往往通过阻断内源释放的乙酰胆碱来逆转这种兴奋作用。这些药物能降低胃酸的分泌，从而减少对胃黏膜的刺激，可作为消化性溃疡治疗的辅助药物。本类药物亦被称为平滑肌解痉药，因为它们能够降低胃肠道平滑肌张力或痉挛，可用于治疗肠易激综合征（irritable bowel syndrome，IBS）。该疾病的特征是胃肠平滑肌过度活跃，包括结肠痉挛和易激惹。

在消化性溃疡的药物治疗方面，H_2 受体拮抗药和质子泵抑制剂基本取代了 M 受体拮抗药，M 受体拮抗药仅在前述药物无效或疗效不佳时使用。M 受体拮抗药无法治愈消化性溃疡或阻止其复发。它们仅针对症状，如胃酸分泌增加，而没有针对胃酸分泌增加的原因（如情绪压力、饮食习惯不良、细菌感染等）。

2. 帕金森病 是一种进行性运动障碍，由基底神经节中神经递质多巴胺的缺乏引起。帕金森病患者脑内多巴胺能神经功能减弱，胆碱能神经功能过度增强。因此，抗胆碱药通过拮抗相对过高的胆碱能神经功能可缓解症状，如苯扎托品、比哌立登、苯海索。这些药物是中枢性 M 受体拮抗药，但同时也会影响外周 M 受体。它们常见副作用有口干、便秘和尿潴留，这是由于它们拮抗外周的 M 受体而引起。

3. 心血管系统疾病 从迷走传出纤维中释放乙酰胆碱会减慢心率和心肌中电位的传导。阿托品可用于解除迷走神经对心脏的抑制，治疗迷走神经过度兴奋所致的缓慢型心律失常，如急性心肌梗死早期常伴有的窦性或房室结性心动过缓，危重儿童插管和其他迷走神经过度兴奋的情况。阿托品也用于治疗其他心律不齐，如房室传导阻滞和心搏骤停。

4. 晕动病　M 受体拮抗药（尤其是东莨菪碱）常用于晕动病的治疗。东莨菪碱可以阻断大脑及脑干区域（即前庭系统、网状结构和大脑皮质）的胆碱能神经传导，从而减少与之相关的恶心和呕吐。这些药物通常是使用贴剂透皮吸收发挥作用。

5. 麻醉前给药　过去全麻术前常规应用阿托品等 M 受体拮抗药，以减少全麻期间的呼吸道分泌物。然而，当吸入性麻醉药普遍使用后，此类应用已大大减少，因为新型吸入性麻醉药较少刺激支气管腺体分泌。在术前和围手术期可以联合镇静剂、抗焦虑药，使用抗胆碱能药物来控制术后恶心和呕吐。M 受体拮抗药也用于预防术中的心动过缓，尤其是儿童患者。

6. 泌尿系统疾病　当膀胱的正常反射调节功能受到破坏（即神经源性膀胱综合征）或者发生尿路感染时，均导致膀胱张力增加。此时患者甚至没有任何明显的病理改变，仅表现出尿频和夜尿增多等膀胱过度活动症的症状。阿托品和其合成代用品可减轻膀胱张力增高引起的尿频和尿失禁。M 受体拮抗药是通过抑制膀胱逼尿肌的收缩来降低膀胱张力，增大膀胱容积从而使排尿频率降低和尿失禁减少。

7. 呼吸系统疾病　迷走神经刺激上呼吸道会导致支气管收缩。抗胆碱药拮抗迷走神经释放的乙酰胆碱从而松弛支气管平滑肌。临床常使用阿托品和某些合成衍生物（异丙托溴铵、噻托溴铵）治疗哮喘和慢性阻塞性肺疾病（chronic obstructive pulmonary disease，COPD）患者发生的支气管痉挛。尽管抗胆碱药不是气道痉挛的首选药，仍可以与其他药物（如 β_2 受体激动药）合并使用以提供最佳的支气管扩张作用。

8. 眼科应用　阿托品和其合成代用品阻断了乙酰胆碱介导的瞳孔括约肌收缩，从而导致瞳孔扩大（散瞳）。在眼科检查时，作为散瞳药使用，从而便于进行眼底检查，如查看视网膜结构。

9. 拟胆碱药中毒　食用野蘑菇，暴露于某些农药或化学武器，极可能发生胆碱能中毒。因为有机磷酸酯类和类似毒性化合物会抑制全身乙酰胆碱酯酶的活性，从而导致器官和组织的 N 受体和 M 受体的严重过度激活，甚至危及生命。解救需要用阿托品或其他抗胆碱药进行紧急治疗。在严重中毒的情况下，解救药物必须反复足量应用。

（三）不良反应

抗胆碱药有着广泛的临床用途，势必会影响多种不同的组织。如因解除胃肠痉挛应用抗胆碱药时，药物也会影响其他含有 M 受体的组织（如膀胱、支气管平滑肌、眼睛、心脏）。随着用药剂量的增加，除了涉及用药目的的器官以外，其他组织出现副作用的机会也会增加。因此，抗胆碱药的副作用较多。

至于出现何种副作用则取决于以下因素，如抗胆碱药的具体品种、药物的剂量及患者的个体反应。最常见的副作用包括口干、视物模糊、尿潴留、便秘和心动过速。部分患者还报告了意识模糊、头晕、神经质和嗜睡等中枢神经症状，通常发生在容易通过血脑屏障的抗胆碱能药物。

二、N 受体拮抗药

N 受体拮抗药有 N_1 受体拮抗药和 N_2 受体拮抗药。N_1 受体拮抗药又称神经节阻断药，能阻断交感神经节和副交感神经节 N_1 受体，降压作用明显，但选择性低，不良反应多且严重，现已少用。本类药物中美加明（mecamylamine）和樟磺咪芬（trimetaphan camsilate）主要用于外科手术时控制血压及高血压急症。N_2 受体拮抗药又称神经肌肉阻滞药或骨骼肌松弛药，能选择性阻断骨骼肌运动终板突触后膜 N_2 受体，从而干扰神经冲动向骨骼肌的传递，表现为骨骼肌松弛。用于外科手术辅助麻醉。根据其作用方式和特点，分为除极化型骨骼肌松弛药和非除极化型骨骼肌松弛药两类。

康复治疗期间特别关注的问题

本章的拟胆碱药能增强胆碱能传递，并具有改善或抑制康复过程的潜力。直接或间接作用的拟胆碱药可用于青光眼、尿潴留、重症肌无力或阿尔茨海默病。对于阿尔茨海默病的个体，当这些药物处于其最大血浆水平时进行康复训练可以增强功能或认知活动，并协助治疗师提供积极的结果。除此之外，患者可能会在不同的合并症中经历各种失调的交感神经或副交感神经反应，部分患者可能通过吸烟的方式吸入尼古丁（烟碱受体的直接激动药）进行自我治疗。运动前吸烟会导致运动成效下降。吸烟可能会增加血浆一氧化碳含量，从而降低血液的携氧能力，是导致心绞痛的潜在因素。治疗师应教育患者认识到在有氧活动前摄入尼古丁的潜在影响，建议患者在康复干预前戒烟。

直接或间接作用的拟胆碱药应用时出现的不良反应亦可能影响康复活动，如呼吸困难。拟胆碱药导致支气管平滑肌收缩增强，从而降低机体通气能力，继而机体有氧活动能力下降。为了最大限度地减少呼吸困难，有氧活动的方案制订应注意要让患者有更多的时间来实现有氧目标。治疗师可考虑对患者采用缩唇呼吸法等呼吸肌训练。使用拟胆碱药排尿频率会增加，治疗师应告知患者收腹会进一步增加排尿需求。拟胆碱药的缩瞳作用可使对弱光的瞳孔扩大作用减弱。当室内光线不足，尤其患者又处在镇静状态时，跌倒的概率会增加。应采用降低跌倒风险的策略。

本章的抗胆碱药包括抑制胆碱能传递的M（毒蕈碱）受体拮抗药和N（烟碱）受体拮抗药。M受体拮抗药可用于痉挛性膀胱和尿失禁、帕金森综合征或肺功能障碍的患者。对于因脊髓损伤导致膀胱痉挛和尿失禁的个体，可通过在药物血浆水平峰值期间安排康复运动来减少意外排尿。

M受体拮抗药可引起镇静和认知功能下降。高剂量可导致幻觉，对老年人的影响尤为明显。如果不良反应影响了患者对指令的理解和（或）参与康复计划，应考虑在血浆药物水平基本消除后安排康复训练。作用于骨骼肌的 N_2 受体拮抗药琥珀胆碱（除极化型骨骼肌松弛药）通常用于接受需要机械通气的大手术的患者。部分患者正常的肌肉骨骼功能将在停药后恢复。但仍有患者出现肌力下降、肌痛和潜在的肌肉损伤。肌力下降可能会抑制功能活动，尤其是在术后早期，此时应改变功能训练，以适应减少的最大肌力。当术后可能出现认知和肌肉骨骼功能明显降低时，治疗师最好应在手术前与患者一起制订和审查治疗方案。

在持续运动期间，由于M受体拮抗药对小汗腺的抑制，可能会出现高热。在制订治疗计划时，应考虑机体体温升高。有氧运动应在凉爽、通风良好的地方进行。M受体拮抗药可能导致心率加快和心律失常发生，对康复运动均有所影响。M受体拮抗药的扩瞳作用可使对强光的瞳孔收缩减弱。治疗师应该意识到患者可能对强光敏感，并相应地调整光线。

病例分析

在最初的滑板转移过程中，腹部肌肉组织的收缩结合瓦尔萨尔瓦动作增加了患者痉挛膀胱的压力，导致尿失禁。当托特罗定用于缓解膀胱痉挛时，通常选择口服，每日两次。血药浓度在口服后 $1 \sim 2h$ 达到峰值，消除半衰期约为 2h。患者的第一次服药是在康复活动前的早餐时。在康复活动之前，托特罗定还未达到血浆峰值水平。此时托特罗定不足以抑制膀胱过度痉挛肌肉的收缩。因此，康复活动应安排在服用托特罗定后 $1 \sim 2h$ 的时间，以保证最大限度地发挥药理作用，尽可能地减少患者的尿失禁。

小　结

　　胆碱能药物分为拟胆碱药和抗胆碱药。拟胆碱药通过与乙酰胆碱受体结合并激活受体（直接作用拟胆碱药）或抑制乙酰胆碱酯酶（间接作用拟胆碱药）来增加胆碱能活性。抗胆碱药作为竞争性拮抗药抑制胆碱能活性，即它们与胆碱受体结合，但不激活胆碱受体。

　　拟胆碱药和抗胆碱药药理作用多，临床应用广泛。拟胆碱药主要用于增加胃肠道和膀胱张力，治疗青光眼、重症肌无力和阿尔茨海默病，并拮抗筒箭毒碱产生的神经肌肉阻滞等。抗胆碱药主要用于治疗膀胱过度活动症、支气管痉挛及过度的胃肠道运动和分泌物增多，并减轻帕金森病的症状等。由于拟胆碱药和抗胆碱药对组织器官选择性不高，副作用较多。考虑到拟胆碱药和抗胆碱药的临床应用的广泛性，物理治疗师和作业治疗师可能经常遇到服用这些药物的患者。康复专家应了解药物作用的基本原理及相应的副作用。

第二十章 肾上腺素能药物

病 例

物理治疗诊所属于健康中心，为人们提供有氧和抗阻运动训练的咨询建议。患者，男，47岁，在当地一家企业做会计。最近体检发现血压升高，高密度脂蛋白水平很低。医生建议患者开始定期锻炼计划，以降低血压，并帮助改善胆固醇水平。在他最后一次医学评估中，静息血压135/84mmHg，心率84次/分，体重指数27kg/m²。目前没有服用任何处方药。理疗师制订了一个有氧运动和上肢力量训练计划。在过去的一个月里每周训练三次，均正常完成。患者今天（星期一）到达理疗中心，并说因感冒错过了上周星期五的训练。周末，他开始服用非处方感冒药来缓解症状。这些制剂包括羟甲唑啉滴鼻剂（缓解鼻塞）、布洛芬和伪麻黄碱片剂。在谈话中，治疗师注意到患者以圆周运动的方式移动他的左臂并摩擦他的左肩。患者讲述左肩在过去的几天里一直断断续续地疼，就像现在一样。

肾上腺素能指的是产生与神经激素肾上腺素和去甲肾上腺素有关的生理反应。肾上腺素能药物是增强对肾上腺素和去甲肾上腺素（肾上腺素能激动药）反应的组织活性，或抑制肾上腺素和去甲肾上腺素的影响（肾上腺素能拮抗药）。肾上腺素和去甲肾上腺素从肾上腺释放，并通过全身循环到达心脏、肾脏及其他各种组织和器官。

去甲肾上腺素是在交感神经节后纤维释放的神经递质。因此，临床使用肾上腺素能激动药来增强交感神经反应，使用肾上腺素能拮抗药来减弱交感神经的活动。肾上腺素能激动药亦被称为拟交感神经药，肾上腺素能拮抗药被称为交感神经阻断药。

表20-1总结了基于对受体亚型的选择性特征，肾上腺素能激动药和拮抗药的主要用途。

肾上腺素能药物临床应用广泛，包括严重的心血管和呼吸系统疾病，以及普通感冒的症状等。因此，在物理治疗和作业治疗中能看到许多服用这些药物的患者。本章着重描述这些药物的基本作用机制、临床应用和不良反应。在后续章节中，根据疾病（高血压、心绞痛、哮喘等）的治疗情况对药物进行了分类，并将更详细地描述特定肾上腺素能药物与康复的相关性。

表 20-1 肾上腺素能激动药和拮抗药的主要用途

药物作用涉及的受体及效应	激动药用途	拮抗药用途
α_1 受体		
血管平滑肌：收缩	低血压	高血压
	鼻塞	良性前列腺增生
	阵发性室上性心动过速	
α_2 受体		
中枢神经系统突触（抑制）	高血压	无显著临床应用
	痉挛状态	

续表

药物作用涉及的受体及效应	激动药用途	拮抗药用途
β_1 受体		
心脏：心率和收缩力增加	心脏失代偿期治疗	高血压
		心律失常
		心绞痛
		心力衰竭
		预防心肌再梗死
β_2 受体		
细支气管：支气管扩张	支气管痉挛	无显著临床应用
子宫松弛	防治早产	

第一节　肾上腺素受体激动药

按其对不同肾上腺素受体类型及亚型的选择性分为 α_1 受体激动药、α_2 受体激动药、β_1 受体激动药、β_2 受体激动药、α 和 β 受体激动药。

一、α_1 受体激动药

（一）药理作用及临床应用

1. 低血压　α_1 受体激动药直接与血管平滑肌上的 α_1 受体结合并激活 α_1 受体，从而使血管收缩，外周血管阻力增加，血压升高。α_1 受体激动药可以全身应用治疗在休克或全身麻醉期间出现的急性低血压。

2. 鼻充血　小剂量 α_1 受体激动药优先作用于鼻和上呼吸道黏膜中的脉管系统，从而使黏膜血管收缩，减少充血。用于治疗鼻充血（普通感冒相关的流涕）。

3. 阵发性室上性心动过速　此作用是通过增加外周血管阻力，使血压升高，反射性兴奋迷走神经而减慢心率。

（二）不良反应

主要不良反应是由过度刺激 α 肾上腺素受体引起的，剂量过大时更容易发生。常见的不良反应有血压升高、头痛和心率减慢（由于反射性心动过缓）。偶见胸痛、呼吸困难和紧张感。

甲氧明（methoxamine）

本品主要用于防治全身麻醉和脊髓麻醉期间严重的急性低血压及阵发性室上性心动过速。甲氧明通常肌内或静脉内注射给药，以迅速起效。

羟甲唑啉（oxymetazoline）

本品能直接激动血管平滑肌的 α_1 受体引起血管收缩。本品滴鼻或鼻喷雾用于治疗鼻黏膜充血和鼻炎，滴眼用于缓解过敏等引起的眼部充血。较大剂量或全身应用可能导致低血压，原因可能是中枢神经系统 α_2 受体也被激动，产生类似于可乐定的作用。

去氧肾上腺素（phenylephrine，苯肾上腺素）

本品全身应用治疗休克及麻醉时维持血压，也用于控制室上性心动过速的发作。口服或喷雾剂喷鼻用于鼻塞，滴眼缓解过敏性结膜炎等的眼部充血。去氧肾上腺素经常与镇咳药、抗组胺药、祛痰药组成复方感冒药，作为非处方产品使用。

二、α₂ 受体激动药

（一）药理作用及临床应用

1. 高血压　α₂ 受体激动药能选择性激动脑中的 α₂ 受体，抑制脑干血管舒缩中心的交感神经，发挥降压作用。

2. 痉挛症　α₂ 受体激动药能激动脊髓中间神经元的 α₂ 受体，抑制中间神经元，并随后降低与中间神经元连接的运动神经元的兴奋性。因此，α₂ 受体激动药可用于调节神经元兴奋性，如痉挛症。

目前尚不清楚 α₂ 受体激动药发挥作用是通过突触前膜受体还是突触后膜受体。激动位于肾上腺能突触的突触前膜 α₂ 受体会导致去甲肾上腺素释放减少。中枢神经系统特定脑区 α₂ 受体主要是突触后膜受体。这些突触后膜受体激动后直接抑制神经元兴奋，激动突触后膜 α₂ 受体的药物可能有助于治疗多动症。α₂ 受体也可能存在于其他组织（如眼睛），并且随着 α₂ 受体的分布和功能的了解，α₂ 受体激动药的应用范围将继续扩大。

（二）不良反应

激动药一般不良反应较轻微，常见的有头晕、嗜睡和口干。出现严重不良反应，如呼吸困难、心率异常缓慢及持续的晕厥，表明药物过量或毒性积累。

溴莫尼定（brimonidine）

本品能激动眼部 α₂ 受体，通过减少房水的产生并增加房水引流来降低眼压。临床上滴眼用于治疗青光眼。

可乐定（clonidine）

【药理作用及临床应用】

（1）高血压　可乐定能激动脑干的血管舒缩中心的 α₂ 受体，并减少调控心脏和脉管系统的交感神经活性，发挥降压作用。

然而，可乐定在长期治疗原发性高血压时效果不佳。该药物通常短期应用或与其他降压药结合使用，尤其适用于无法耐受 α₁ 受体拮抗药（如哌唑嗪）的患者。

（2）镇痛和镇静　可乐定的镇痛作用是通过激动位于脊髓中的 α₂ 受体来介导的，可以与其他镇痛药（阿片类药物）联合使用，治疗癌症患者的严重疼痛。

可乐定具有镇静作用，可与抗焦虑药、全身麻醉药联合应用。

（3）痉挛状态　由于其对脊髓 α₂ 受体的影响，可乐定具有抗痉挛效应。但会引起低血压而使用受到限制。

（4）多动症　可乐定能影响前额叶皮质中突触后膜 α₂ 受体，可联合其他药物治疗多动症。

替扎尼定（tizanidine）

替扎尼定能激动脊髓中的 α₂ 受体，使得对 α 运动神经元的兴奋性输入减少，继而导致该神经元支配的骨骼肌痉挛减少。主要用于治疗痉挛症。

本品类似于可乐定，但对血管影响小，因此引起低血压和其他心血管异常的可能性较小。

三、β₁ 受体激动药

多巴酚丁胺（dobutamine）

【药理作用】　本品通过激动心脏 β₁ 受体增加心率和心肌收缩力（即心排血量增加）。

【临床应用】　用于对心脏病或心脏手术后加重的失代偿期的短期治疗。药物通过静脉输液泵全身给药，以提供相对稳定的血药浓度。

【不良反应】　由于其心脏刺激作用，选择性 β_1 受体激动药可能在某些患者出现胸痛和心律不齐，甚至呼吸急促和呼吸困难。

多巴胺（dopamine）

【药理作用】　本品能激动多巴胺受体、α_1 和 β_1 受体。在低剂量下，多巴胺可通过激动内脏组织（包括肾脏）血管上的多巴胺受体，引起外周组织血管舒张。由于 β_1 受体激动导致心排血量增加，肾脏血流随之增加，这种作用有助于维持心力衰竭时的肾脏功能。然而，在较高剂量时，多巴胺会直接激动血管 α_1 受体并增加血管交感神经元中去甲肾上腺素的释放来引起周围血管收缩。这种作用可以帮助严重低血压患者维持血压。

【临床应用】　在临床上，多巴胺以类似于多巴酚丁胺的方式用于心脏病失代偿期。特别是，多巴胺能增加心脏输出，用于严重充血性心力衰竭和其他形式的急性或严重低血压，即中至高剂量的多巴胺可以刺激心脏（β_1 效应），同时增加外周血管阻力（α_1 效应）。当用作心血管药物时，多巴胺通常静脉滴注，以帮助保持稳定的血浆水平。

【不良反应】　一般较轻，偶见恶心、呕吐。如剂量过大或滴注太快可出现心动过速、心律失常和肾血管收缩导致肾功能下降等。一旦发生，应减慢滴注速度或停药。如仍不消失，可用酚妥拉明拮抗。

四、β_2 受体激动药

选择性 β_2 受体激动药包括沙丁胺醇（albuterol）、吡布特罗（pirbuterol）、沙美特罗（Salmeterol）和特布他林（terbutaline）。

（一）药理作用

β_2 受体主要分布于支气管平滑肌和子宫平滑肌。受体激动时会介导支气管平滑肌的松弛及子宫平滑肌松弛。

异丙肾上腺素（isoproterenol）也可以包含在该类别中，但它不仅影响 β_2 受体，也影响 β_1 受体。β_2 受体支气管扩张药通常吸入给药，直接到达支气管表面。

（二）临床应用

1. 支气管痉挛　临床上大多数 β_2 受体激动药用来治疗与呼吸道疾病相关的支气管痉挛，如哮喘、支气管炎和肺气肿。因为非选择性 β 受体激动药同时会刺激心肌（β_1 效应），β_2 受体激动药通常优先用于支气管收缩，尤其对于患有心律不齐或心力衰竭等心脏异常的患者。

2. 早产　使用选择性 β_2 受体激动药，如特布他林将抑制怀孕期间的过早子宫收缩，从而防治早产。关于选择性 β_2 受体激动药对新生儿是否有益存在一定的争议，并且有大量证据表明这些药物实际上也可能对母体有害。因此，其他药物，如硝苯地平（钙通道阻滞剂）和阿托西班（缩宫素受体拮抗药）在很大程度上取代了 β_2 受体激动药用于防治早产。

（三）不良反应

与 β_2 受体激动药相关的副作用主要包括神经过敏、躁动不安和震颤。这些症状可能是由中枢 β 受体引起的。

另外，过度使用 β_2 受体激动药可能会导致患者的气道高反应性，导致严重且可能致命的哮喘发作。当用于防治早产时，特布他林及同类的药物会使母体心率、收缩压增加及出现肺水肿。母体心

肺功能的这些变化可能非常严重，甚至可能致命。

五、α、β受体激动药

一些药物可在肾上腺素受体亚型方面表现出多样的激动活性。肾上腺素，能够激动所有肾上腺素受体亚型。去甲肾上腺素可以与α受体的两种亚型结合并与$β_1$受体有弱的亲和力，对$β_2$受体几乎没有作用。间接作用的拟肾上腺素药（麻黄碱、间羟胺）是非选择性激动药，因为它们能增加突触去甲肾上腺素的释放。

肾上腺素（epinephrine）

【药理作用】 本品主要药理作用是激动α受体和β受体。

【临床应用】

（1）支气管痉挛 肾上腺素能激动支气管$β_2$受体，可作为平喘吸入制剂。

（2）心搏骤停 肾上腺素能激动心脏$β_1$受体，兴奋心脏的能力强，在心搏骤停期间重建正常心律。

（3）过敏性休克 肾上腺素是治疗过敏性休克的首选药物。过敏性休克是一种以心血管虚脱（心排血量降低、低血压）和严重的支气管收缩为标志的过敏性反应。肾上腺素能激动$β_1$受体兴奋心脏，激动$α_1$受体收缩外周血管，激动$β_2$受体扩张支气管、减少过敏介质释放，从而迅速有效地缓解过敏性休克的临床症状。

（4）局部应用 小型手术（如缝合表面伤口）局部应用肾上腺素，能激动血管平滑肌$α_1$受体，收缩血管和减少出血。

小型手术和牙科手术过程中，常将肾上腺素与局部麻醉药配伍。肾上腺素产生的血管收缩可延缓麻醉药吸收，延长麻醉药的作用时间。

【不良反应】 主要副作用是中枢兴奋导致的神经过敏、躁动不安和焦虑。长时间或过度使用可能会导致高血压、心律不齐甚至心搏骤停等。当吸入给药治疗支气管痉挛时，也可能导致药物对支气管的刺激。

去甲肾上腺素（norepinephrine）

【药理作用】 本品主要药理作用是激动α受体和$β_1$受体，对$β_2$受体几乎无作用。

【临床应用】 通常在休克或全身麻醉期间静脉给药以治疗低血压。

【不良反应】 静脉滴注时间过长、浓度过高，可引起局部组织缺血坏死、急性肾衰竭。

麻黄碱（ephedrine）

【药理作用】 本品可直接激动$α_1$、$α_2$、β受体，并可促进去甲肾上腺素能神经末梢释放 NE，间接发挥作用。

【临床应用】

1）缓解鼻黏膜充血引起的鼻塞。麻黄碱能激动鼻黏膜中的$α_1$受体，收缩鼻黏膜血管。

2）用作支气管扩张药，但已被更安全的药物所取代。

3）防治某些低血压状态，如休克时出现急性低血压。可通过静脉注射、肌内注射或皮下注射给予麻黄碱。

4）麻黄碱作用持久，并可兴奋中枢肾上腺素受体，用于需中枢神经系统唤醒的相关疾病（如发作性睡病）。

【不良反应】 有时出现中枢兴奋所致的不安、失眠等，晚间服用镇静催眠药可防止失眠。

第二节　肾上腺素受体拮抗药

肾上腺素受体拮抗药又称肾上腺素能拮抗药或抗肾上腺素药，能与肾上腺素受体结合，但不会激活受体。这些药物能够阻断介导交感反应的受体（即 α 和 β 受体），通常也被称为交感神经阻断药。根据药物对 α 和 β 受体的选择性不同，本类药物分为 α 受体拮抗药和 β 受体拮抗药两大类。

一、α 受体拮抗药

（一）药理作用和临床应用

1. 高血压　当内源性儿茶酚胺（去甲肾上腺素、肾上腺素）释放时，α_1 受体激动后血管收缩。因此，α 受体拮抗药能减轻由过度肾上腺素能兴奋介导的周围血管收缩，舒张外周血管，用于治疗原发性高血压，亦可预防和治疗在自主神经危象期间出现的血压突然升高。

由于 α_2 受体的阻滞可能促进交感神经递质的释放而导致外周血管收缩。脑干中也有 α_2 受体分布，受体激动后将降低血管舒缩中心的交感神经活性。因此，当需要减少血管张力时，中枢的 α_2 受体拮抗会适得其反。当主要用途与扩张血管有关时，临床上更多是选择性 α_1 受体拮抗药。

2. 嗜铬细胞瘤　肾上腺嗜铬细胞瘤会产生大量的肾上腺素和去甲肾上腺素。α 受体拮抗药通常是在肿瘤术前准备和术中应用，防止儿茶酚胺过度增加而导致的高血压急症。

3. 外周血管痉挛性疾病　本类药物能促进血管舒张，可用于雷诺综合征、血栓闭塞性脉管炎及冻伤后遗症。

4. 良性前列腺增生　α_1 受体激动导致前列腺包膜张力增加、膀胱颈部和尿道的平滑肌收缩，抑制排尿和清空膀胱的能力。α_1 受体拮抗药，如多沙唑嗪和坦洛新通过阻断 α_1 受体，使平滑肌松弛，尿道和膀胱阻力减低，缓解良性前列腺增生（BPH）患者的尿道阻塞。

5. 其他　来自麦角衍生物的氨基酸麦角碱类可阻断 α 受体，直接收缩脑血管等，用于治疗偏头痛和改善阿尔茨海默病患者的认知能力。

（二）不良反应

1. 反射性心动过速　通过阻断 α_1 受体，减少外周血管阻力来降低血压。随着血压下降，压力感受器敏化，反射性心脏输出补偿性增加。增加的心排血量部分是由心跳速率增加实现的，因此出现反射性心动过速。

2. 体位性低血压　由于周围血管张力的降低，体位变化时常出现头晕和晕厥。尤其在老年患者开始药物治疗后或运动后，易出现体位性低血压。

多沙唑嗪（doxazosin）

本品为选择性 α_1 受体拮抗药，能松弛脉管系统和其他组织中的平滑肌。多沙唑嗪还能改善脂质代谢（降低总胆固醇和三酰甘油水平），并且改善 2 型糖尿病患者的胰岛素抵抗，减少外周血管阻力，降低血压。可用于治疗伴有代谢异常的高血压患者，包括高脂血症和糖耐量异常。如前述，多沙唑嗪可以减少 BPH 患者的尿潴留。

酚苄明（phenoxybenzamine）

本品为非竞争性 α_1 受体拮抗药，可与 α_1 受体不可逆结合。和竞争性 α 受体拮抗药，如酚妥拉明和哌唑嗪相比起效缓慢但作用持久。通常口服给药。主要用于嗜铬细胞瘤手术前控制血压。因为副作用多（包括反射性心动过速），不用于高血压的长期治疗。其他适应证包括 BPH 和外周血管痉挛性疾病。

酚妥拉明（phentolamine）

本品为竞争性 α 受体拮抗药，主要用于控制嗜铬细胞瘤治疗过程中的血压升高。通常静脉注射或肌内注射给药。长期使用有耐受性，不良反应多，故不用于原发性高血压的治疗。

哌唑嗪（prazosin）

本品为选择性 α_1 受体竞争性拮抗药。口服吸收良好。因舒张动脉和静脉平滑肌使血压下降。临床上多用于原发性高血压的长期治疗及 BPH 的治疗，还可用于嗜铬细胞瘤、雷诺综合征和充血性心力衰竭的治疗。此外，哌唑嗪可以有效地减少与创伤后应激障碍相关的噩梦，可能与降低去甲肾上腺素在脑中的兴奋作用有关。

二、β 受体拮抗药

（一）药理作用和临床应用

1）心脏上的 β_1 受体激动后介导心脏兴奋：心率加快，心肌收缩力增强，心排血量增加。通过阻断相应受体，β 受体拮抗药减慢心率和心肌收缩力。临床上应用 β 受体拮抗药，以减少高血压和某些类型的心绞痛等疾病的心脏负荷，亦可治疗心律失常。

2）β 受体拮抗药的另一个重要作用是它们能够限制心脏病发作后心肌损伤的程度，并降低心肌梗死后的死亡风险。这一益处和减少心肌受损后心脏负荷的作用有关。大量证据表明，一些 β 受体拮抗药可以帮助改善某些类型的心力衰竭患者的心脏功能。

根据其对 β_1 和 β_2 受体选择性的不同，分为选择性 β_1 受体拮抗药和非选择性 β_1、β_2 受体拮抗药。由于 β_1 受体与心脏的关联性，选择性 β_1 受体拮抗药也称为选择作用于心脏的 β 受体拮抗药。由于支气管平滑肌上的 β_2 受体激动后会导致支气管扩张，阻断 β_2 受体会导致支气管收缩，因此，选择性 β_2 受体拮抗药没有临床使用价值。

临床上选择 β 受体拮抗药，取决于对心脏选择性、作用持续时间（半衰期）及其他的特性等因素。如果某些 β 受体拮抗药有轻度舒张外周血管作用或心脏膜稳定作用，有益于治疗某些心血管疾病。

表 20-2 总结了常用药物的主要适应证和相对选择性。

表 20-2　常用的 β 受体拮抗药主要适应证及受体选择性

药物通用名	受体选择性	主要适应证
醋丁洛尔	β_1	高血压、心律失常
阿替洛尔	β_1	心绞痛、高血压，预防心肌再梗死
比索洛尔	β_1	高血压
卡替洛尔	非选择性	高血压
卡维地洛	非选择性	高血压、充血性心力衰竭，预防心肌再梗死
艾司洛尔	β_1	心律失常
拉贝洛尔	非选择性	高血压
美托洛尔	β_1	心绞痛、高血压，预防心肌再梗死
纳多洛尔	非选择性	高血压、心绞痛
奈必洛尔	β_1	高血压
喷布洛尔	非选择性	高血压
吲哚洛尔	非选择性	高血压
普萘洛尔	非选择性	心绞痛、心律失常、高血压，预防心肌再梗死和血管性头痛
索他洛尔	非选择性	心律失常
噻吗洛尔	非选择性	高血压，预防心肌再梗死和血管性头痛

（二）不良反应

常见不良反应有恶心、呕吐等消化道症状，偶见过敏反应（发热、皮疹）。非选择性 β 受体拮抗药由于 β_2 受体的阻断作用，可能诱发和加重支气管哮喘。哮喘、支气管炎和肺气肿患者应使用选择性 β_1 受体拮抗药。

其他不良反应中，最严重的是抑制心脏功能。药物抑制心脏兴奋，甚至会导致心力衰竭，尤其是已有心脏病的情况下。由于其降压作用，β 受体拮抗药可能产生体位性低血压，在体位突然变化后会出现头晕和晕厥。另外，长期服用 β 受体拮抗药的患者可能发生中枢不良反应，如抑郁、嗜睡和睡眠障碍，这些不良反应是 β 受体拮抗药与中枢 β 受体的相互作用所致。

三、其他抑制肾上腺素能神经元的药物

（一）药理作用

这些药物不是直接阻断突触后受体，而是抑制神经末梢突触前膜去甲肾上腺素的释放或耗竭其储存，抑制肾上腺素能突触的活性。

（二）临床应用

主要抑制外周肾上腺素能作用，用于高血压和心律不齐等疾病。

（三）不良反应

常见不良反应是体位性低血压，在体位突然改变后，有时会出现头晕和晕厥。一些患者出现胃肠道反应（恶心、呕吐和腹泻）及水钠潴留（脚部和腿部肿胀）。

胍乙啶（guanethidine）

胍乙啶作用于节后交感神经元，包括支配外周动脉的神经元。药物转运到这些神经元的突触前末端，在该末端抑制去甲肾上腺素的释放，并替代储存的去甲肾上腺素。胍乙啶作为一种假的神经递质，无法激动脉管系统上的 α_1 受体，从而舒张血管。胍乙啶不影响肾上腺髓质的去甲肾上腺素的释放。口服用于中重度高血压的治疗。

萝芙木生物碱（rauwolfia alkaloids）

萝芙木生物碱包括利血平（reserpine）、地舍平（deserpidine）和萝芙木（rauwolfia serpentina）。这些药物均可抑制去甲肾上腺素、肾上腺素、5-羟色胺在外周和中枢神经系统交感神经末梢的合成，导致多种组织（包括节后神经末梢、肾上腺髓质和脑）中的突触前神经递质储存的耗竭。与胍乙啶不同，这些药物实际上没有取代突触前神经递质，只是阻止神经递质重新合成。利血平和其他萝芙木生物碱常口服用于治疗轻中度高血压。

康复治疗期间特别关注的问题

拟肾上腺素药和抗肾上腺素药都可以影响康复效果。

患有哮喘（尤其是运动诱发的哮喘）或其他呼吸功能障碍的患者可能在运动前或运动中受益于 β_2 受体激动药扩张支气管的作用。但同时药物也会产生一些不利影响。拟肾上腺素药兴奋中枢神经系统会出现坐立不安和失眠。使用 α_1 受体激动药会导致血压升高，继而会诱发心绞痛，尤其是在有氧运动中。β_2 受体激动药可以激动心脏的 β_1 受体导致心率或血压升高，诱发心绞痛或心律失常。应该强调运动前和运动后恢复期监测血压、心率。

许多抗肾上腺素药可以使患者安全地参与有氧活动，同时最大限度地减少高血压、心绞痛或心律失常的发生。但同时肾上腺素受体拮抗药会导致体位性低血压，发生率因药物类别不同而有所差异。α受体拮抗药比β受体拮抗药更容易发生体位性低血压。体位性低血压可能会导致患者晕厥，如在从坐姿或仰卧位转换到站姿时、离开温暖的水疗区时、在没有适当冷静期的情况下终止有氧运动时。预防体位性低血压相关的昏厥的措施：①帮助患者改变体位，如减缓转换速度，使用其他技术增加静脉回流（深呼吸和踝泵）。②确保运动后一定要有一段冷静期。

β受体拮抗药常见不良反应有支气管收缩，导致呼吸困难则会降低有氧能力。β受体拮抗药使静息和运动时心率降低。因此，当服用这些药物时，心率不应作为个体运动强度的指标。应确保有充足的时间来完成有氧训练，注意呼吸困难及药物对心脏活动的抑制。

 病例分析

治疗师注意到患者刚刚从男更衣室爬了一段楼梯到主锻炼区，随后抱怨左肩疼痛。治疗师要求患者安静坐着，并立即测量他的血压和心率，分别为145/92mmHg和102次/分。治疗师认为患者可能并发劳累性心绞痛，可能与使用包含α₁受体激动药羟甲唑啉和伪麻黄碱的感冒药有关。药物升高血压使心脏的工作负荷增加。这和爬楼梯的能量消耗一起最终导致心脏的供血不足，患者即出现心绞痛。治疗师建议患者终止锻炼计划，并立即联系临床医师进一步评估。

◎ 小 结

本章药物广泛用于生理或病理状态，以兴奋或抑制交感神经系统（sympathetic nervous system，SNS）和儿茶酚胺神经递质在中枢神经系统中的作用。

通常，肾上腺素能激动药是根据其通过特定的肾上腺素受体引起特定组织反应的能力来进行临床用药选择。α₁肾上腺素能激动药因为增加周围血管阻力，被用作升压药。α₁肾上腺素能激动药能收缩鼻黏膜血管，用于鼻充血。选择性α₂受体激动药能够分别抑制脑干和脊髓中的神经元活性，用于治疗高血压和痉挛性疾病。选择性β₁受体激动药主要兴奋心脏。β₂受体激动药能松弛支气管和子宫平滑肌，用于哮喘和早产。另外，用于治疗抑郁症的三环类抗抑郁药和治疗帕金森综合征的MAO-B和COMT抑制剂也属于拟交感神经药。

α肾上腺素能拮抗药（α受体拮抗药）能阻断血管α₁受体，主要用作降压药。β肾上腺素能拮抗药（β受体拮抗药）有抑制心肌的作用，主要用于防治高血压、心绞痛、心律不齐和心肌再梗死。

第二十一章 抗高血压药

病 例

患者，男，46岁。右臂疼痛，活动受限1周。30年前进入羽毛球省队，27年前因运动损伤退役后，受雇于一家制造工厂至今。他的工作需要长时间站立和搬运沉重的箱子（通常在头顶上）。5年前因头痛、头晕、血压增高（155/100mmHg），诊断为"原发性高血压"，目前药物控制良好。2年前开始出现右肩疼痛，间断做过理疗。近2个月来疼痛加剧，以至于无法将任何东西举过头顶。工作之余，他的生活方式是久坐不动，除了每天步行10min。一周前行右肩关节镜下肩袖修复术，术后右臂疼痛及活动受限。临床医师开具处方：氢氯噻嗪、拉贝洛尔及一种阿片类镇痛药（酒石酸布托啡诺）。

体格检查：体温36.5℃，心率66次/分，呼吸20次/分，血压130/82mmHg。体重指数27kg/m²，腹部膨隆。心肺肝脾未见异常。

在初始评估期间，康复治疗师评估右上肢无痛被动活动范围。疼痛和术后指导原则明显限制了活动范围。患者希望尽快恢复右臂功能，以便重返工作岗位。治疗师与转诊外科医师合作制订治疗方案：温水水疗，借助浮力作用来进行上肢的无痛运动。35℃的水温促进肌肉放松，减少疼痛。治疗时患者进入游泳池，直至水面深度到达颈部。在治疗师的指导下，开始右上肢运动。水疗15min后，患者表示呼吸急促，并在治疗师的帮助下爬上游泳池楼梯。在楼梯顶端，患者感到头晕，无法自主行走，被扶到椅子上；继而晕厥，持续数秒。意识清醒后，行坐位测量生命体征：血压90/50mmHg，心率74次/分。数分钟后患者知觉恢复，自行站立。

高血压是一种以体循环动脉压升高为主要特点，由遗传、环境及多种危险因素相互作用导致的全身性疾病。目前我国高血压的定义是：未服用抗高血压药的情况下，收缩压≥140mmHg和（或）舒张压≥90mmHg。血压水平和高血压分级见表21-1。高血压是最常见的心血管疾病，也是其他心血管功能障碍的前兆。高血压的患病率随着年龄的增长而增加，并因种族/民族、教育程度和并存的疾病而有所不同。持续性动脉高压损害血管；肾脏、心脏和大脑的这种变化导致肾衰竭、冠心病、心力衰竭和脑卒中的发病率增加。这些并发症导致患者致死率或致残率升高，严重危害人民健康。合理应用抗高血压药不仅能控制血压，改善症状，还能防止或减少并发症的发生，从而提高患者生活质量，降低病死率，延长寿命。

表 21-1 血压水平和高血压分级

类别	收缩压（mmHg）	舒张压（mmHg）
正常血压	<130	<85
正常高值	130～139	85～89
1级高血压（轻度）	140～159	90～99
2级高血压（中度）	160～179	100～109
3级高血压（重度）	≥180	≥110

高血压通常被描述为沉默的杀手，因为整个疾病中症状不明显，患者甚至可能会在高血压的晚期阶段感觉良好。高血压往往并不是患者进行物理治疗和作业治疗的原因，但由于高血压的高患病率，许多因其他原因接受治疗的患者也可能在服用抗高血压药。此外，这些抗高血压药还会影响有氧运动、活动性训练、物理手段及其他各种康复措施过程中的心率和血管反应。因此，学习这些药物的药理作用很有必要。

第一节　高血压的病理生理和发病机制

高血压中除少数（约占 10%）为继发性高血压外，绝大部分（约占 90%）的发病原因及机制还未完全阐明，称为原发性高血压。在继发性高血压中，血压升高可以归因于某些明确病因，如慢性肾脏疾病、肾动脉狭窄、某些药物、嗜铬细胞瘤、内分泌疾病或大脑损伤。继发性高血压的治疗旨在针对继发原因，如手术、停用特定药物等。

一、正常血压调节

血压调节的生理机制非常复杂，由心血管、肾脏、神经、内分泌多个系统共同参与。其中动脉压力反射介导的交感神经系统及肾素-血管紧张素-醛固酮系统（RAAS）是参与血压调节最主要的两个系统。多个系统相互作用以维持血压在一定的范围内。

直接影响动脉血压的基本因素有外周血管阻力、心脏功能和血容量。它们之间的关系是 $BP=CO \times TPR$，其中 BP 为血压，CO 是心排血量，TPR 是外周血管阻力。一些降压药主要作用于 CO 来发挥作用，一些降压药主要影响 TPR，而有些降压药则降低了这两个因素。

二、高血压的发病机制

高血压发病的重要危险因素包括高钠膳食、超重和肥胖、过量饮酒、长期精神紧张等。此外，其他危险因素还包括高血压家族史、年龄、缺乏锻炼、糖尿病及血脂异常等。

高血压的发病机制尚未完全清楚，目前认为涉及因素包括神经机制紊乱、外周自身调节机制减弱、激素或局部活性物质异常及电解质失衡等。

（一）交感神经活性亢进

交感神经广泛分布于心血管系统中，在高血压形成和维持过程中，交感神经活性亢进起了极其重要的作用。长期处于应激状态，如驾驶员、飞行员、医生等，高血压患病率明显增高。原发性高血压患者中约 40% 循环中儿茶酚胺水平升高。交感神经活性增强，可导致心率增快、心肌收缩力加强和心排血量增加；作用于血管 α 受体可使小动脉收缩、外周血管阻力增加和血压升高；直接或间接激活 RAAS，进而收缩血管并通过血管紧张素 Ⅱ（angiotensin Ⅱ，Ang Ⅱ）促进醛固酮（aldosterone，ALD）分泌，增加血容量；作为交感神经递质的去甲肾上腺素具有强烈的缩血管和升压作用。

（二）RAAS 功能过强

RAAS 在血压调节及体液的平衡中起到十分重要的作用。在高血压患者中，肾素-血管紧张素系统的过度激活极其有害。

体内存在两种 RAAS，即循环 RAAS 和局部 RAAS。心血管组织中的 RAAS 在高血压、心血管重构、动脉粥样硬化等的发生和发展过程中起重要作用。局部组织的 RAAS 对组织生理功能及其结构起重要的调节作用。在许多组织如心脏、血管、脑、肾等组织中均存在局部 RAAS。

AngⅡ的过量产生会增加外周血管阻力，持久的血压升高，其作用机制包括直接收缩血管平滑肌、易化外周交感神经冲动的传递、促进肾上腺髓质释放儿茶酚胺、促进醛固酮释放，增加水钠潴留。更重要的是，AngⅡ经血管紧张素Ⅱ受体（AT_1受体）介导，对心肌有明显的正性肌力和正性频率作用，并在心肌肥厚与重构中起关键作用。AngⅡ的持续产生导致血管壁的增厚和肥大。增厚的血管壁会导致血管内腔狭窄，从而导致血液流动受阻和血压升高。AngⅡ对脉管系统也产生其他不利影响，包括血管内皮的炎症和血管壁的脂质堆积。血管壁中的这些变化会导致高血压和相关的心血管事件（即脑卒中、心肌梗死、心力衰竭）。

（三）代谢异常

高血压患者往往存在代谢综合征相关问题，包括胰岛素抵抗、高胰岛素血症、血脂异常和腹部肥胖症，代谢异常使患者增加 2 型糖尿病的风险。尽管高血压与代谢综合征之间的确切联系尚不清楚，但显然血压的慢性升高与代谢障碍有关，这进一步危害了高血压患者的健康。

（四）外周血管改变

血压升高可引起外周脉管系统的适应性变化，即血管顺应性降低，血管阻力增加。血管壁的压力增加导致血管壁增厚，从而进一步增加对血流的阻力。外周脉管系统对缩血管物质（如去甲肾上腺素和血管紧张素Ⅱ）的反应性更高。血管内皮细胞通常会产生多种血管活性物质，如一氧化氮（nitric oxide，NO）、缓激肽、前列腺素 I_2 等血管扩张剂和血管紧张素Ⅱ、内皮素-1 等血管收缩剂。这些血管活性物质有助于维持对血管紧张度的局部控制。但高血压患者血管内皮细胞产生血管扩张剂减少，尤其是 NO 的产生减少，会导致血管阻力的增加，进一步参与高血压的形成。

图 21-1 总结了启动和维持原发性高血压的发病机制。总的来说，某些环境因素可能会造成易感人群自主神经系统的交感神经激活。交感神经的亢进产生一个恶性循环，从而促进高血压的形成。确切的各种因素如何启动交感神经激活尚未完全清楚。

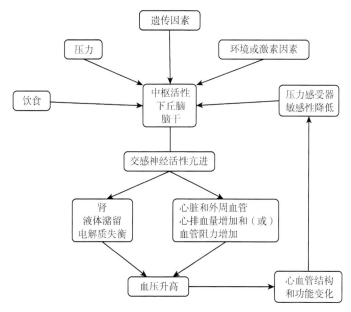

图 21-1　原发性高血压的发病机制示意图

各种因素相互作用，激活交感神经系统，作用于肾脏、心脏和外周血，导致血压升高。升高的血压进一步使血管的结构和功能发生改变，形成恶性循环

第二节 高血压的药物治疗

抗高血压药根据其作用部位，可分为利尿、钙通道阻滞剂、肾素-血管紧张素-醛固酮系统抑制药、交感神经抑制药、血管扩张药（表21-2）。

表21-2 抗高血压药分类

类别	作用部位	主要降压作用
利尿药	肾脏	血容量减少
交感神经抑制药	交感神经的各个节点	对心脏和（或）外周血管减少交感神经活性
血管扩张药	外周血管	通过直接扩张外周血管来降低血管阻力
肾素-血管紧张素-醛固酮系统抑制药（ACEI、血管紧张素Ⅱ受体拮抗药、肾素抑制药）	肾素-血管紧张素-醛固酮系统作用的外周血管和某些器官（心脏、肾脏、其他）	ACEI：阻止血管紧张素Ⅰ转化为血管紧张素Ⅱ 血管紧张素Ⅱ受体拮抗药：阻断血管紧张素Ⅱ对血管和其他组织的影响 肾素抑制药：阻断肾素，减少血管紧张素原转化为血管紧张素Ⅰ
钙通道阻滞剂	阻止钙离子进入血管平滑肌和心肌	舒张血管平滑肌；降低心肌收缩力

注：ACE 指血管紧张素转换酶。

一、利 尿 药

利尿药治疗原发性高血压已有超过半个世纪的历史，安全，价廉，大部分轻中度高血压患者疗效确切。中国及美国的高血压治疗指南均提出，利尿药在高血压治疗中应作为首选治疗药物之一。大量临床试验的结果表明利尿药可以预防高血压患者的主要心血管事件，如心肌梗死、脑卒中和心力衰竭。

（一）药理作用

用药初期及短期应用时，减少血容量、细胞外液容积和心排血量，产生降压作用。长期应用使体内轻度缺钠，小动脉细胞内低钠，通过 Na^+-Ca^{2+} 交换机制减少 Ca^{2+} 内流，降低细胞内 Ca^{2+} 浓度，减弱血管平滑肌对去甲肾上腺素等升压物质的反应性。

（二）不良反应

利尿药的不良反应与剂量密切相关，通常小剂量应用。

1. 低血容量和电解质紊乱　血容量减少，血压降低可能会激活机体神经或体液调节，导致心排血量增加和外周血管收缩，增强心肌收缩，对于原有心脏病，如心力衰竭患者影响较大。噻嗪类利尿药和袢利尿药可引起低血钾，低血钾会导致严重的代谢和心脏问题。长期应用者须监测血钾，并适当补钾。

2. 高血糖和高血脂　可导致血糖升高，但很少导致糖尿病。患有高血压合并胰岛素抵抗和高脂血症者须谨慎使用利尿药，并且应使用最小剂量。

3. 其他　恶心呕吐、胃肠道出血等胃肠道反应及体位性低血压。留钾利尿药螺内酯可能导致男性乳腺发育，女性多毛、月经不调等不良反应。

（三）分类

利尿药根据其化学结构或影响肾功能的方式分为三类：噻嗪类利尿药、袢利尿药、留钾利尿药。

噻嗪类利尿药最常用。

1. 噻嗪类利尿药

（1）作用机制　作用于肾脏远曲小管近端，抑制 Na^+-Cl^- 转运体，抑制钠的重吸收。

（2）临床应用　单用治疗轻度高血压；联用其他降压药治疗各类高血压，协同降压并防止其他药物所致水钠潴留。

2. 袢利尿药

（1）作用机制　作用于髓袢升支粗段，抑制 $Na^+-K^+-Cl^-$ 转运体，抑制电解质和水的重吸收。

（2）临床应用　短期用于高血压危象及伴有慢性肾功能不良的高血压患者。

3. 留钾利尿药

（1）作用机制　作用于远曲小管远端和集合管，抑制 Na^+-K^+ 交换。

（2）临床应用　由于本身促 Na^+ 排泄和抗高血压活性较弱，通常与噻嗪类或袢利尿药合用预防低血钾，发挥协同作用。

二、交感神经抑制药

用于治疗高血压的交感神经抑制药包括 β 受体拮抗药、α 受体拮抗药、去甲肾上腺素能神经末梢阻滞药、交感中枢抑制药、神经节阻断药（表 21-3）。

表 21-3　治疗高血压的交感神经抑制药

β 受体拮抗药	
醋丁洛尔	美托洛尔
阿替洛尔	纳多洛尔
比索洛尔	喷布洛尔
艾司洛尔	吲哚洛尔
卡替洛尔	普萘洛尔
卡维地洛	索他洛尔
拉贝洛尔	噻吗洛尔
α 受体拮抗药	
多沙唑嗪	哌唑嗪
酚苄明	特拉唑嗪
去甲肾上腺素能神经末梢阻滞药	
利血平	
交感中枢抑制药	
可乐定	胍那辛
胍那苄	甲基多巴
神经节阻断药	
美加明	咪噻吩

（一）β 受体拮抗药

β 受体拮抗药已被广泛用于降低血压，是许多患者抗高血压治疗的主要药物。常用药物有普萘洛尔、美托洛尔、阿替洛尔、纳多洛尔、吲哚洛尔等。

1. 作用机制　降压机制尚未完全阐明，目前认为和下列作用有关：① 减少心排血量：阻断心

脏 β_1 受体，减弱心肌收缩力、减慢心率、减少心排血量而降压。②抑制肾素分泌：阻断肾小球旁器部位的 β_1 受体，减少肾素分泌，从而抑制肾素-血管紧张素系统。③降低外周交感神经活性：阻断去甲肾上腺素能神经突触前膜 β_2 受体，消除正反馈作用，减少 NE 的释放。④中枢性降压：阻断血管运动中枢的 β 受体，从而抑制外周交感神经张力而降压。⑤促进前列环素（PGI_2）生成：PGI_2 具有扩张血管作用。

2. 药理作用 起效慢，连用 2 周以上才产生降压作用，收缩压、舒张压均降低。

不同的 β 受体拮抗药在许多方面，如脂溶性、对 β_1 受体的选择性、内在拟交感活性、膜稳定及舒张血管作用等方面有所不同，但均为有效降压药物。

选择性 β_1 受体拮抗药相较于选择性 β_2 受体拮抗药对心脏选择性更好。部分激动药吲哚洛尔和醋丁洛尔具有内在拟交感活性，对静息时的心率和心排血量影响较小，同时兴奋血管上的 β_2 受体，舒张血管，进而降低血压。拉贝洛尔和普萘洛尔具有膜稳定活性，能够使心脏细胞膜的兴奋性趋于正常。其他 β 受体拮抗药在较高剂量时也表现出这种膜稳定作用。卡维地洛在心脏 β 受体阻断的同时具有舒张血管作用。卡维地洛还具有抗氧化、调节脂质异常和改善胰岛素抵抗的作用。

3. 临床应用 用于各种程度的原发性高血压。可作为抗高血压的首选药单独应用，也可与其他抗高血压药合用。

4. 不良反应 大多数患者通常可以很好地耐受 β 受体拮抗药，并且不良反应的发生率相对较低。非选择性 β 受体拮抗药可能会在哮喘等呼吸系统疾病的患者中诱发支气管收缩。心血管方面包括心率减慢、心肌收缩力下降及体位性低血压。一些传统的 β 受体拮抗药可能会影响葡萄糖代谢和脂质代谢，但是卡维地洛影响较小。另外还会引起抑郁、疲劳、胃肠道反应和过敏反应等。

（二）α 受体拮抗药

1. 药理作用和机制 目前临床上使用的主要是选择性 α_1 受体拮抗药，其最大优点是改善脂质代谢作用（降低三酰甘油和总胆固醇，增加高密度脂蛋白-胆固醇比率），不影响葡萄糖代谢和胰岛素抵抗。α_1 受体拮抗药能降低动脉血管阻力、增加静脉容量，降低血压，不易引起反射性心率加快。如多沙唑嗪控释剂可以使药物缓慢吸收入血，作用持久，血压平稳下降，亦无明显耐受性。

2. 临床应用 α_1 受体拮抗药可用于各种程度的高血压治疗。通常不单独应用，合并利尿药或 β 受体拮抗药和 ACEI 使用。α_1 受体拮抗药还可阻断膀胱和尿道平滑肌 α_1 受体，松弛平滑肌，减轻前列腺增生患者排尿困难的症状，适用于合并前列腺肥大的高血压患者。

3. 不良反应

（1）心动过速 当药物引起血压下降时，机体压力感受器敏化，导致交感神经兴奋，心率增加。尤其是有心脏病病史的情况下，影响更甚。为了降低反射性心动过速的风险可以联合 β 受体拮抗药或者使用控释剂，如多沙唑嗪控释剂。

（2）体位性低血压（首剂现象） 当外周动脉和静脉的 α_1 受体被阻断，患者直立时血液聚集在下肢，出现低血压。治疗师应警惕体位性低血压症状（头晕和晕厥），尤其是最初用药的几天内。首次剂量减半，并在临睡前服用，可避免首剂现象的发生。

（3）其他 使用 α 受体拮抗药因舒张血管，增加血容量，从而增加心脏负荷，使患者充血性心力衰竭、脑卒中、心肌梗死的概率增加。患有心力衰竭和相关心血管问题的患者，应避免使用 α 受体拮抗药。

（三）去甲肾上腺素能神经末梢阻滞药

1. 药理作用 去甲肾上腺素能神经末梢阻滞药主要通过影响儿茶酚胺的储存及释放产生降压作用。如利血平，抑制外周和中枢肾上腺素能神经元的去甲肾上腺素在突触前的合成和储存。胍乙啶，作为假性神经递质，替换外周交感神经元中的去甲肾上腺素，从而产生神经阻滞作用。

2. 临床应用 近年来逐渐被其他抗高血压药取代。利血平是该类别中唯一一个在临床上使用的降压药物。利血平不单用，常和其他药物联合应用于难治性高血压。

3. 不良反应 心动过缓或其他心律不齐；嗜睡，抑郁和胃肠道障碍，如恶心、呕吐和腹泻。

（四）交感中枢抑制药

交感中枢抑制药包括可乐定、甲基多巴、胍那辛、胍那苄、莫索尼定和利美尼定等。

1. 药理作用 人类血管舒缩中心交感神经元上有两类受体：α_2 受体和咪唑啉 I_1 受体。两类受体激动后抑制交感中枢神经元活性，减少去甲肾上腺素释放，抑制血管收缩，产生降压作用。本类药物主要是通过激动受体，抑制脑干的血管舒缩中心交感神经发挥作用。可乐定可以同时激动 α_2 受体和咪唑啉 I_1 受体；莫索尼定和利美尼定对咪唑啉 I_1 受体的选择性比可乐定高。可乐定、胍那辛、胍那苄直接作用于 α_2 受体，而甲基多巴须在体内转化为 α-甲基去甲肾上腺素后，才能激动 α_2 受体。

2. 临床应用 可乐定适于治疗中度高血压，常用于其他药物无效时。莫索尼定适于治疗轻中度高血压。

3. 不良反应 口干、头晕和镇静等副作用主要由 α_2 受体介导。选择性作用于咪唑啉受体的药物无明显镇静作用，副作用少。

（五）神经节阻断药

1. 药理作用 神经节阻断药即是 N_1 胆碱受体拮抗药，对交感神经节和副交感神经节均有阻断作用。药物通过阻断交感神经节，扩张血管，使外周阻力下降，回心血量和心排血量减少，从而血压显著下降，而副交感神经节阻断后则伴随出现相关不良反应。

2. 临床应用 由于副作用较多，降压作用过强过快，神经节阻断药现已仅限用于一些特殊情况，如高血压危象、高血压脑病、主动脉夹层动脉瘤和外科手术中的控制性降压。神经节阻断药通常不会长时间使用。

小剂量美加明阻断大脑中的胆碱受体，有助于治疗各种中枢神经系统疾病，如成瘾、图雷特综合征（抽动秽语综合征）、精神分裂症及其他认知和情绪障碍。

3. 不良反应 包括胃肠道不适（如恶心、便秘）、尿潴留、视觉障碍和体位性低血压。在较高剂量时，可能出现神经肌肉阻断。

三、RAAS 系统抑制药

RAAS 系统的正常运作方式见图 21-2。当血压降低时，肾脏中的压力感受器敏化，促使肾脏释放肾素到循环中。血管紧张素原是由肝脏产生的肽，并在血液中不断循环。当肾素接触底物血管紧张素原转化为血管紧张素 I（angiotensin I，Ang I）。然后，血管紧张素 I 在血管紧张素转化酶（angiotensinconverting enzyme，ACE）作用下裂解生成 Ang II。血管紧张素转化酶位于许多组织的脉管系统中，尤其是肺。Ang II 是一种强效的血管收缩剂。因此，通过 Ang II 引起的血管收缩可使血压回升。Ang II 也会增加肾上腺皮质的醛固酮分泌。醛固酮直接增加肾脏的钠离子重吸收及增加血容量，进一步升高血压。

（一）药理作用和作用机制

作用于该系统的药物通常以抑制肾素-血管紧张素系统激活发挥作用。有 ACEI、血管紧张素 II 受体拮抗药和肾素抑制药这三类（表 21-4）。

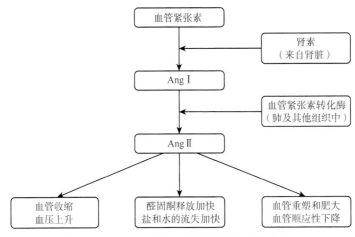

图 21-2　RAAS 系统和血管紧张素 II 的作用

ACEI 通过阻断 Ang I 向 Ang II 的转化来阻断该系统，而 Ang II 受体拮抗药阻止 Ang II 作用于心血管系统

表 21-4　抗高血压药中的常用 ACEI、血管紧张素 II 受体拮抗药、肾素抑制药和钙通道阻滞剂、血管扩张药

血管扩张药	
二氮嗪	米诺地尔
肼屈嗪	硝普钠
ACEI	
贝那普利	莫昔普利
卡托普利	培哚普利
依那普利	赖诺普利
福辛普利	雷米普利
血管紧张素 II 受体拮抗药	
阿齐沙坦	奥美沙坦
坎地沙坦	替米沙坦
厄贝沙坦	缬沙坦
氯沙坦	
肾素抑制药	
阿利吉伦	
钙通道阻滞剂（二氢吡啶类）	
氨氯地平	尼卡地平
氯维地平	硝苯地平
非洛地平	尼索地平
钙通道阻滞剂（非二氢吡啶类）	
地尔硫䓬	维拉帕米

（1）ACEI 降压机制：抑制 ACE，减少 Ang II 形成，从而减弱 Ang II 收缩血管、促进儿茶酚胺释放、醛固酮分泌等升压作用和促进心血管重构的作用。ACE 即激肽酶 II，能降解灭活缓激肽等。抑制 ACE，减少缓激肽降解，进而促进 NO 及前列环素（PGI_2）的生成，增强扩张血管效应。

（2）Ang II 受体拮抗药降压机制：与 Ang II 竞争性结合 AT_1 受体，阻断 Ang II 引起的升压效应，从而降低血压。

（3）肾素抑制药降压机制：通过各种途径减弱肾素活性，进而抑制 Ang I 的形成。

RAAS 抑制药具有多方面优势：①降压时不伴有反射性心率加快，不影响心排血量，心血管副作用的发生率较低。②抑制 Ang II 诱导的血管壁增厚、心肌肥大和重构，降低充血性心力衰竭发病率和死亡率。③能改善胰岛素抵抗，不引起电解质紊乱和脂质代谢改变。④久用不易产生耐受性。

（二）临床应用

用于轻至中度的原发性高血压，尤其适用于合并有糖尿病及胰岛素抵抗、左心室肥厚、心力衰竭、急性心肌梗死的高血压患者。可以单独使用或与 β 受体拮抗药或利尿药联合应用。

（三）不良反应

1. ACEI 不良反应轻微，患者一般耐受良好。主要不良反应如下。

（1）过敏反应 皮疹等。当剂量降低或停用时，反应通常会消失。

（2）咳嗽 无痰干咳是 ACEI 较常见的不良反应。通常也是患者更换药物的主要原因。

（3）造血系统及肾功能损伤 出现中性粒细胞缺乏症、粒细胞缺乏症、肾小球肾炎、肾衰竭。发生率低，但药物应谨慎使用于原有血液或肾脏疾病的患者。

（4）血管神经性水肿 皮疹、局部红斑、皮肤灼热/瘙痒、面部肿胀，严重者可致呼吸困难，需要立即就医。

（5）其他 胃肠道不适或头晕，胸痛。

2. Ang II 受体拮抗药 耐受性良好。与 ACEI 比较，此类药物较少引起与 ACEI 相关的咳嗽，因此可作为不能耐受咳嗽患者的良好代用品。

3. 肾素抑制药 阿利吉仑副作用和 ACEI 类似，包括干咳，消化道反应（如胃部不适、腹痛、腹泻），罕见的血管性水肿，发生率低于 ACEI。

四、钙通道阻滞剂

钙通道阻滞剂又称钙拮抗剂。钙通道阻滞剂，品种繁杂，结构各异。从化学结构上可将其分为二氢吡啶类钙通道阻滞剂和非二氢吡啶类钙通道阻滞剂。二氢吡啶类钙通道阻滞剂对血管平滑肌具有选择性，较少影响心脏，作为抗高血压药常用的有硝苯地平、尼群地平、氨氯地平等。非二氢吡啶类钙通道阻滞剂包括维拉帕米、地尔硫䓬等，对心脏和血管均有作用。

（一）药理作用和作用机制

血管平滑肌细胞内 Ca^{2+} 主要来自胞外 Ca^{2+} 经 L 型钙通道的内流，细胞内 Ca^{2+} 量增多时，Ca^{2+} 与钙调蛋白形成复合物，激活肌球蛋白轻链激酶，后者催化肌球蛋白轻链磷酸化，继而促发肌动蛋白、肌球蛋白相互作用而引起收缩。二氢吡啶类钙通道阻滞剂，阻滞细胞膜 L 型钙通道，抑制细胞外 Ca^{2+} 内流，降低胞质内 Ca^{2+} 水平，从而扩张血管、降低血压。非二氢吡啶类钙通道阻滞剂选择性阻滞 Ca^{2+} 内流至心肌细胞，降低心率和心肌收缩力，该类药物除了降低血压之外，在治疗某些心律失常方面更有优势。

（二）临床应用

钙通道阻滞剂已成为治疗原发性高血压的一线药物之一，可用于轻、中、重各型高血压。钙通道阻滞剂对葡萄糖和脂质代谢影响小，可以改善血管内皮功能障碍，对肾脏有保护作用，亦适用于合并有心绞痛、糖尿病、高脂血症、脑血管病、肾功能不良等高血压患者。

值得注意的是，某些高血压患者（如老年人、合并糖尿病或不稳定型心绞痛者）使用硝苯地平的短效制剂时，心肌梗死的风险增加。临床使用时，应尽可能使用长效制剂或缓释剂，降低不良反应的发生率、延长作用持续时间、减少用药次数，谨慎使用短效制剂。

有研究表明，钙通道阻滞剂可能会增加癌症的风险，可能是药物干扰 Ca^{2+} 参与的调控细胞生长和细胞周期的过程，但是后续研究未能在钙通道阻滞剂和癌症之间建立明确的联系。

（三）不良反应

一般较轻，多与血管扩张有关，如头痛眩晕、颜面潮红、踝部水肿、心率异常（心率过快、过慢、不规则均可能出现）。由于过度的外周血管舒张可导致反射性心动过速。

五、血管扩张药

本类药物主要有肼屈嗪、硝普钠和米诺地尔（表 21-4）。

（一）药理作用

不同于 α 受体拮抗药通过抑制肾上腺素能神经发挥血管舒张效应，血管扩张药通过增加血管平滑肌细胞内第二信使如环磷鸟苷含量，抑制平滑肌收缩，直接扩张血管，产生降压作用。

（二）临床应用

由于不良反应较多，一般不单独用于治疗高血压，仅在其他降压药（利尿药、β 受体拮抗药）无效时加用此类药物。肼屈嗪用于高血压急症，如严重的先兆子痫或恶性高血压。其他血管扩张药包括二氮嗪和硝普钠也都用于高血压急症。

如前所述，高血压患者可能存在血管内皮 NO 产生减少。直接提供 NO 或 NO 前体，激活环磷鸟苷，扩张血管，降低血压是新的思路。科研人员正在研究使用 NO，或是使用某种药物来恢复高血压患者的内源性 NO 的产生，实现调控外周血管的 NO 产生来治疗原发性高血压的可行性。临床已有使用吸入用 NO 治疗与新生儿呼吸窘迫综合征相关的急性肺动脉高压。

（三）不良反应

1. 心动过速　通常是因为压力感受器反射性兴奋交感神经。类似于使用 α 受体拮抗药时，降低周围血管紧张度时的心率增加。

2. 其他　包括水钠潴留、头晕、头痛、体位性低血压、无力、恶心等。

使用米诺地尔的患者可出现多毛症，通常是女性停用药物的主要原因（米诺地尔可用于男性脱发的治疗）。

第三节　抗高血压药的应用原则

药物治疗是治疗高血压的重要手段，其最终目标不仅仅是单纯地降低血压，必须考虑减轻或逆转患者的靶器官损伤，防止严重并发症的出现，从而提高患者生活质量，延长其生命。为此抗高血压药物治疗应遵循以下原则。

（一）根据高血压程度选择用药

轻度高血压应选择作用比较温和的降压药，首选一线药物，即噻嗪类利尿药、钙通道阻滞剂、β 受体拮抗药、ACEI 及血管紧张素 Ⅱ 受体拮抗药。中、重度高血压可联用 2～3 种药物，如氢氯噻嗪+硝苯地平+氯沙坦治疗重度高血压。疗效不佳时可改用或加用降压作用较强的直接舒张血管药（肼屈嗪）、中枢性降压药（胍乙啶）等。高血压急症，如高血压危象宜采用静脉滴注迅速起效的药物（硝普钠）。

（二）个体化治疗方案

不同患者或同一患者在不同病程阶段所需药物种类不同。综合患者的病情、合并症和药物特点，采用个体化治疗方案（表21-5）。伴有心力衰竭者宜用氢氯噻嗪、卡托普利、氨氯地平等；伴有肾功能不全者宜用卡托普利、硝苯地平等；伴有心动过速者宜用美托洛尔等 β 受体拮抗药；伴有消化性溃疡者，不用利血平；伴有糖尿病者宜用 ACEI 或血管紧张素 II 受体拮抗药，不宜用噻嗪类利尿药；伴有支气管哮喘者不宜用 β 受体拮抗药。

表 21-5 特定高血压患者的药物选择

患者合并疾病	标准药物治疗	附加药物治疗
左心室功能障碍	利尿药+ACEI；然后加入 β 受体拮抗药	醛固酮受体拮抗药或 ARB
心肌梗死	β 受体拮抗药；然后加入 ACEI 或 ARB	无
冠状动脉疾病	β 受体拮抗药；然后加入 ACEI 或 ARB	CCB、利尿药
糖尿病	ACEI 或 ARB	利尿药；然后加入 CCB，β 受体拮抗药
慢性肾病	ACEI 或 ARB	无
复发性中风预防	利尿药+ACEI	无

注：ACE=血管紧张素转换酶；ARB=血管紧张素受体阻滞剂；CCB=钙通道阻滞剂。

（三）联合用药

联合用药可在不同环节协同降压，又能相互拮抗各自的降压缺陷或不良反应，各药用量也可相应减少，如钙通道阻滞剂和血管紧张素 II 受体拮抗药复方制剂。

（四）平稳降压和长期治疗

高血压一旦确诊，就应积极治疗，力求将血压控制在目标血压范围。用药宜从小剂量开始，逐步增加，达到效果后改用维持量，应避免降压过快、过剧。血压波动过大可增加靶器官的损害，更换药物应逐步替代。需要长期系统用药甚至终生用药，即使血压趋向正常也不能随便停药。

第四节 高血压的非药物治疗

尽管目前已有几类有效且相对安全的药物来治疗高血压，但不应忽视非药物治疗，尤其是高血压前期和 1 级高血压患者。

（一）改变膳食结构

提倡低盐饮食，增加水果、蔬菜和低脂乳制品摄入。

（二）戒烟限酒

尽管适度饮酒（即女性每天喝 1 杯酒；男性每天 2 杯酒）可能会对血压产生一些有益的影响和降低心脏病的患病风险，但不可过量。

（三）体育锻炼

临床研究一致表明，有氧运动是控制高血压及其并发症的有效非药物方法之一。通常减重会产生降压效应；定期运动可通过减轻体重或其他相关机制来帮助降低血压。

（四）性格和情绪管理

许多行为模式的变化和情绪管理也被认为是血压控制的非药物方法。

因此，改变生活方式和行为可以积极影响血压，即使是服用抗高血压药的患者也要重视非药物治疗。

康复治疗期间特别关注的问题

由于高血压的发病率高，康复机构的患者中使用抗高血压药的比例亦较高。服用降压药可提高有氧能力，确保个体安全地参与有氧活动。但服用抗高血压药时，机体将产生代偿性反应。药物产生的血压降低导致交感神经系统和 RAAS 系统的激活，以恢复到药物治疗前的（高血压）压力。血压降低的两个常见代偿性反应是心动过速和水钠潴留。药物在调节血压过程中产生的生理代偿反应或不良反应，亦有可能影响康复过程。

首先，降压药物最主要的不良反应是低血压和体位性低血压。引发广泛的血管舒张活动必须避免或谨慎进行，尤其是服用 α 受体拮抗药、钙通道阻滞剂或血管扩张药等血管舒张药物时。同样，锻炼会导致骨骼肌的血管舒张，从而增强抗高血压药引起的外周血管舒张。物理治疗师和作业治疗师应特别注意，当患者突然改变姿势或是治疗手段使外周血管舒张的情况下，体位性低血压可导致患者晕倒，如坐位或仰卧位转为站位时，温水浴、整个下肢的漩涡水疗，以及在有氧活动后没有冷静期即终止时。此时应鼓励患者缓慢离开水池或漩涡，并根据需要提供身体支撑。确保有氧运动后，必须有一段无剧烈运动的冷静期，以避免晕厥。

其次，治疗师还应认识到某些抗高血压药，如 β 受体拮抗药和钙通道阻滞剂维拉帕米和地尔硫䓬不同程度降低静息心率和最大心率，因此锻炼时心率的增加会相应减弱。适当增加有氧活动的时间，以解决心率下降的问题。β 受体拮抗药可减弱低血糖的早期表现，如心悸等。对于服用降糖药物的糖尿病患者，应在有氧活动前检查血糖水平。治疗师应认识到心率不应作为服用 β 受体拮抗药患者是否进行运动的指标。β 受体拮抗药可以不同程度抑制心脏收缩力，心排血量减少，导致有氧能力降低。治疗师应允许患者在有氧活动中有充足的时间来实现有氧目标。在开处方或确定有氧活动强度时，推荐使用伯格自觉量表（Borg rating of perceived exertion scale，RPE）。相反，直接血管扩张药和 α1 受体拮抗药会导致反射性心动过速，并因运动而加剧。

β 受体拮抗药也可减弱运动诱发的支气管扩张并降低呼吸能力。为了最大限度地减少呼吸困难，有氧活动的方案制订应注意要让患者有更多的时间来实现有氧目标。考虑对患者采用缩唇呼吸法等呼吸肌训练。

利尿药常见不良反应是电解质失衡。袢利尿药和噻嗪类利尿药可降低血钾，而保钾利尿药可升高血钾。血钾异常将影响所有可兴奋细胞，导致感觉异常、骨骼肌功能下降和心律失常（心悸等）。低钾血症的表现包括异位起搏器兴奋性增加和相应的心律失常、肌痉挛和虚弱。高钾血症可能由保钾利尿剂和 RAAS 系统抑制药引起。高钾血症表现为心排血量降低，心律失常，肌无力（和低钾血症的潜在机制不同）。如果患者出现低钾或高钾的症状，应通知医生，以防发生最严重的不良反应——心律失常。另外，运动也可能导致心律失常的发生。

最后，高血压多数病因不明，无法根治，需要长期用药甚至终身治疗，但往往患者可能会忘记服药，或是由于与其他常规药物的相互作用的影响而中断使用。这种不依从性一方面增加了心血管事件的风险，如患者突然停止服用 β 受体拮抗药，可能出现心律失常；突然停止服用 α2 受体激动药，则出现反跳性高血压。另一方面使患者在康复期间容易发生不良事件。因为锻炼、功能性复工计划和干预伤口愈合等任何导致不适或疼痛的程序都会增加交感神经活动。此外，康复专家在康复治疗过程中加强高血压防治宣传工作非常重要，如鼓励患者坚持服药，以取得最大的治疗效果。再者，治疗师还可以帮助建议和督促高血压患者的非药物治疗，如运动计划、压力管理、放松技巧，有助于高血压患者的健康管理。

病例分析

　　治疗师联系了转诊医生，报告治疗过程，并讨论了在进行后续的康复活动之前是否需要转诊。患者最初的呼吸困难是由于非选择性受体拮抗药拉贝洛尔（在运动活动中收缩支气管）和胸部静水压力（水面深度到达颈部）的综合作用。随后的低血压是多因素的，温水池引起全身血管舒张，以及在离开水池时，重力原因血液大量积存在外周。另外，患者开始站着离开游泳池时，β受体拮抗药和噻嗪类利尿药部分减弱生理性压力代偿。正常情况下，压力感受器反射应该增加心率和静脉回流到心脏，以增加心排血量（从而增加流向大脑的血液），防止头晕。由于站立导致血压进一步降低，拉贝洛尔减弱反射性心动过速。最后，阿片类镇痛药通过其对脑干呼吸中枢的作用而抑制呼吸。

小 结

　　高血压是一种以血压持续升高为特征的常见疾病。如果不积极治疗，高血压会导致严重的并发症，如脑卒中、肾衰竭、心力衰竭等。大多数高血压患者属于原发性高血压，发病原因尚不清楚。目前临床抗高血压药有利尿药、交感神经抑制药（β受体拮抗药、α受体拮抗药等）、肾素-血管紧张素系统抑制药、钙通道阻滞剂和血管扩张药。通常根据高血压的程度、合并症与不良反应的特点来选用药物。康复专家应该认识这些药物的不良反应。物理治疗师和作业治疗师在高血压的科学宣教方面起着重要的作用，如让患者了解高血压的并发症，鼓励患者坚持药物和非药物的治疗方法。

第二十二章　抗心绞痛药

病　例

　　李某，男，52岁，有14年高血压和冠状动脉疾病病史。职业为建筑工人。3天前，他从两米多平台跌落地面，导致右股骨开放性骨折（compound fracture）。患者有饮酒和抽烟习惯（12.5包/年），体重指数为32kg/m²。日常服用美托洛尔、氢氯噻嗪和喹那普利治疗高血压，同时还服用镇痛药物控制疼痛。另外还有医师给患者开具的舌下含服的硝酸甘油处方。2天前，植入髓内棒来固定骨折部位，外科医生规定的负重状态为可耐受的负重。术后当天（POD 1），物理治疗师观察到患者上半身力量和躯干控制正常，可以独立完成从床转移到椅子上的过程。在POD 2早晨，治疗师将患者带到有轮椅的住院健身房，初步评估患者在双杠上站立和行走的状态。患者静息时生命体征为135/88mmHg，60次/分。患者在开始训练前表示害怕训练过程过于疼痛。物理治疗师说服患者站在双杠上，助手用步态训练带辅助其行动。患者直立，双手放在双杠上帮助其移动。在迈步之前，患者主诉左侧胸痛开始向下放射至左臂。治疗师马上协助其坐下并记录生命体征：145/92mmHg，78次/分。治疗师观察到患者面色苍白、发汗并让助理通知护士。最后患者取消了下午的物理治疗课程。

　　心绞痛（angina pectoris）是由冠状动脉供血不足引起的心肌急剧、暂时性缺血和缺氧的临床综合征。发作时出现的心前区剧痛，表现为胸骨后压榨性疼痛并向左上肢放射。通常是在患者劳累时出现，也有一些心绞痛会在静息时发作。

　　心绞痛发作的主要原因是心肌供氧量不足或心肌耗氧量增加引起的供氧量和耗氧量的失衡，致心肌代谢、电生理和收缩发生变化。心肌代谢的变化引起代谢产物如乳酸等聚集在心肌组织内，刺激心肌传入神经末梢出现疼痛（图22-1）。

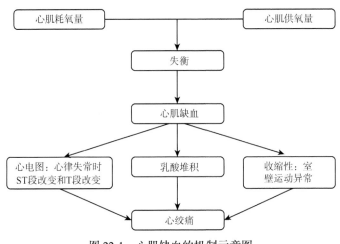

图22-1　心肌缺血的机制示意图

虽然心绞痛被认为是由于乳酸等代谢产物累积引起的疼痛，但真正导致心绞痛的机制尚不明确。另外，患者的情绪状态及影响中枢疼痛感知的因素也参与了心绞痛的发生。大多数心绞痛患者发作时是没有任何征兆的，而心肌缺血也可能会在无心肌损伤的情况下发生。有些患者即使冠脉正常，冠脉血流没有明显阻塞，也会出现心绞痛症状，因此引起心前区剧痛的原因还有待进一步考证。

很多在接受物理治疗和作业治疗的康复患者可能患有心绞痛。因此，本章介绍了抗心绞痛的主要治疗药物及其药效学和药动学特点。在康复治疗过程中医生需要掌握此类药物的作用机制及对患者产生的影响。

抗心绞痛药分为三类：硝酸酯类药物、β受体拮抗药和钙通道阻滞剂。这些药物各自发挥作用，帮助恢复或维持心肌氧供需平衡。

第一节　硝酸酯类药物

硝酸酯类药物包括硝酸甘油、硝酸异山梨酯和单硝酸异山梨酯等。

硝酸酯类药物主要通过扩张血管产生药效。药物在血管平滑肌内转化成一氧化氮（nitric oxide，NO），促进环鸟苷酸（cGMP）的合成从而扩张血管，通过增加心肌供氧量，减少心肌耗氧量来治疗心绞痛。

硝酸甘油（nitroglycerin）

硝酸甘油除了用于炸药外，还是广为人知的抗心绞痛药。可通过乳糖、酒精或丙二醇稀释后，使硝酸甘油失去爆炸活性，用于预防或治疗心绞痛。其给药途径有口服、舌下含服、经皮给药和静脉给药。

【体内过程】　硝酸甘油舌下含服是治疗心绞痛急性发作的最佳方法，药物可通过口腔黏膜迅速吸收入血液循环，2min即可起效，并可避免口服引起的首过效应。

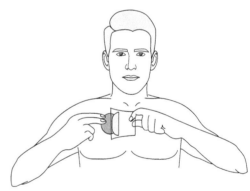

软膏或贴剂经皮给药用于预防心绞痛发作。使用硝酸甘油贴剂可以使药物通过皮肤缓慢吸收入血液循环（图22-2）。因为它使用方便，且相当于持续用药发挥预防作用，患者更倾向于这种给药方式。但持续使用贴剂会出现耐受性，耐受性的机制目前尚不十分清楚，停药后可恢复药物敏感性，因此可采用间歇给药的方式（用药12~16h后停药8~12h），停药期间需密切观察患者情况。

图22-2　硝酸甘油贴剂（通常贴在胸部或上臂的皮肤上，每天12~14h）

【不良反应】　头痛、头晕、体位性低血压与药物扩张血管的作用有关。少数患者会出现恶心。此外，硝酸酯类药物连续应用出现的耐受性问题可以通过间歇给药方式来解决。

硝酸异山梨酯（isosorbide dinitrate）

硝酸异山梨酯也可以用于预防和治疗心绞痛。因代谢产物也有活性，作用维持时间较长，被归类为长效硝酸酯类药物。急性发作常采用舌下、口腔含片或咀嚼片，口服给药可预防心绞痛发作。

单硝酸异山梨酯（isosorbide mononitrate）

本品为长效硝酸酯类药物，结构与药效和硝酸异山梨酯类似，口服用于预防心绞痛发作。

亚硝酸异戊酯（amyl nitrite）

这种药物用小安瓿瓶保存，心绞痛急性发作时吸入给药，经鼻黏膜吸收入血液循环，降低心脏前后负荷。然而吸入式亚硝酸异戊酯的临床应用非常有限，已被其他硝酸酯类药物取代。

第二节　β受体拮抗药

常用的有抗心绞痛作用的β受体拮抗药见表22-1。各种β受体拮抗药均适用于稳定型心绞痛，但考虑不同药物的副作用或给药方案的便利性，某些β受体拮抗药更有优势。同时，有些β受体拮抗药还有其他优点，如卡维地洛能舒张外周血管，用于伴有高血压的心绞痛患者；有些β受体拮抗药可预防心肌梗死后的猝死，特别适用于心脏病发作恢复期的心绞痛患者。因此，对于β受体拮抗药的选择主要取决于药物的特点及患者的需求。

表 22-1　治疗心绞痛的β受体拮抗药

通用名	常用剂量
醋丁洛尔	200～600mg，每日 2 次
阿替洛尔	50～200mg，每日 1 次
卡替洛尔	2.5～10mg，每日 1 次
卡维地洛	6.25～25mg，每日 2 次
拉贝洛尔	200～400mg，每日 2 次
美托洛尔	50～200mg，每日 2 次
纳多洛尔	40～240mg，每日 1 次
喷丁洛尔	20mg，每日 1 次
吲哚洛尔	5～30mg，每日 2 次
普萘洛尔	40～80mg，每日 2～4 次
索他洛尔	80～120mg，每日 2 次
噻吗洛尔	10～30mg，每日 2 次

注：表中所示为用于治疗慢性稳定型心绞痛的常用剂量范围。从小剂量开始逐渐增加到该范围。

（一）作用机制

β受体拮抗药通过拮抗心肌细胞上的β_1受体产生降低心率和减弱心肌收缩力的作用，从而降低心肌需氧量，维持心肌氧的供需平衡。用于防治心绞痛发作。

（二）不良反应

非选择性的β受体拮抗药会诱发或加剧支气管哮喘或呼吸系统疾病患者的支气管痉挛，因此，应给予选择性的β_1受体拮抗药，如阿替洛尔或美托洛尔等。β受体拮抗药对某些心脏疾病的患者也会产生过度抑制的问题。然而，多数患者对本类药物容易耐受，并且很少出现严重问题。

第三节　钙通道阻滞剂

二氢吡啶类钙通道阻滞剂（如硝苯地平、其他地平类药物）对血管平滑肌的影响大于对心肌组织的影响。其他非二氢吡啶类钙通道阻滞剂如地尔硫䓬和维拉帕米主要影响心脏。

（一）常用药物

地尔硫䓬（diltiazem）

与其他钙通道阻滞剂一样，地尔硫䓬能够扩张冠状动脉和外周血管。地尔硫䓬还会减慢心率和房室传导，导致轻微的心动过缓。使用 β 受体拮抗药或有心肌传导问题的患者可能会加重心动过缓，这些人应避免使用地尔硫䓬。

硝苯地平（nifedipine）和其他二氢吡啶类药物

硝苯地平和类似药物属于二氢吡啶类钙通道阻滞剂。此类药物的特点是带有 -ipine 后缀的药物，包括非洛地平（felodipine）、伊拉地平（isradipine）和尼卡地平（nicardipine）。这类药物对血管平滑肌的选择性较高，它们可以扩张冠状动脉和外周血管，而不会对心脏产生直接影响。因此，这些药物可以治疗伴有心律失常或心脏兴奋和传导问题的心绞痛。但是，硝苯地平及其类似物会因扩张血管反射性引起心动过速。其他非二氢吡啶类药物（地尔硫䓬、维拉帕米）在降低血管阻力的同时可减慢心率，所以不会产生反射性心动过速。可使用二氢吡啶类药物的缓释或长效制剂来解决该问题。

维拉帕米（verapamil）

维拉帕米扩张冠状动脉、抗心绞痛作用强度中等。因其对心脏的抑制作用，常用于治疗某些快速型心律失常。

（二）作用机制

这些药物阻止钙离子进入血管平滑肌，抑制钙离子收缩血管，促进血管舒张。钙通道阻滞剂通过阻断钙离子进入冠状动脉平滑肌，舒张冠状动脉，增加心肌供氧量，发挥抗心绞痛作用。

钙通道阻滞剂也可以通过扩张全身血管，降低心脏前后负荷，减少心肌需氧量（类似于硝酸酯类药物）。此外，钙通道阻滞剂还可以通过减弱心肌收缩力来降低心肌需氧量。但其主要治疗作用还是与扩张冠状动脉和外周血管有关。有些钙通道阻滞剂还可以通过改变心肌电活动的传导来影响心肌兴奋性，此作用主要与其抗心律失常的用途相关。

（三）不良反应

1）因扩张血管会出现头痛、面部潮红、皮肤温热及头晕。其次出现脚踝水肿、恶心等。主要影响心脏的钙通道阻滞剂（如地尔硫䓬、维拉帕米）会引起心律失常。二氢吡啶类钙通道阻滞剂会因为扩张血管引起反射性心动过速。

2）研究发现某些钙通道阻滞剂，如短效硝苯地平，可能会增加老年或不稳定型心绞痛患者的心肌梗死风险。因它们会导致外周阻力和血压迅速下降，引起反射性心动过速和心脏灌流不足，从而引起心肌缺血梗死。使用其长效制剂会提高药物的安全性。

3）初步研究表明，钙通道阻滞剂可能增加癌症风险。细胞内钙离子水平在调节细胞分裂中很重要，钙通道阻滞剂可以通过调节钙离子流而加速细胞增殖并导致癌细胞生长。但目前对于大量服用这类药物的患者来说，其致癌作用尚未发现。

第四节　其他调节心肌氧平衡的药物

雷诺嗪（ranolazine）可降低心肌细胞内的钙离子浓度。该药通过抑制心肌细胞钠离子通道从而使钠钙交换增多，使心肌细胞内钙离子流出增多，降低心肌细胞内钙离子浓度。钙离子浓度降低导致心肌收缩力降低，从而减少心脏负荷和需氧量，缓解心绞痛症状。

雷诺嗪不同于其他钙通道阻滞剂，它不会引起心律失常或低血压。常用于硝酸酯类药物、β 受体拮抗药或二氢吡啶类钙通道阻滞剂疗效不佳的患者。

第五节 抗凝血药在心绞痛中的应用

心绞痛通常伴有一定程度的冠状动脉闭塞。医生可能会使用抗凝药物，以使部分闭塞的动脉不会完全闭塞，减少心肌梗死发生。对于不稳定型心绞痛和其他易导致冠状动脉闭塞和梗死的急性冠状动脉综合征患者，这一方案尤为重要。常用的药物包括血小板抑制剂，如阿司匹林和其他抑制血液凝固的药物。

阿 司 匹 林

阿司匹林和其他降低血小板活性的药物对于预防血小板诱导的冠状动脉和其他血管组织中的凝血至关重要。如前所述，阿司匹林通过抑制前列腺素（PG）的生物合成来影响凝血过程中血小板激活。在心绞痛患者中，服用阿司匹林可以防止闭塞冠状动脉血管中的血小板活化，从而有助于维持这些血管中的血液流动。

氯吡格雷和普拉格雷

心绞痛患者长期口服阿司匹林预防血小板诱导的凝血。然而，阿司匹林只能产生适度的血小板抑制作用，还有更强的抗血小板药物可用。例如，氯吡格雷和普拉格雷等药物可阻断血小板上的P2Y12受体。该受体通过腺苷二磷酸（ADP）产生作用。因此，这些P2Y12阻断药可降低ADP与该受体结合并抑制其激活血小板的能力。对于脑梗死高危患者，这些作用更强的抗血小板药物可以单用或与阿司匹林合用。

肝 素

肝素通常在不稳定型心绞痛的初期或急性期使用，以防止冠状动脉形成血栓。肝素是一种快速起效的抗凝血药，其作用机制是抑制凝血过程中的关键成分——凝血酶。就其在心绞痛中的应用而言，低分子量肝素（LMWH）如依诺肝素效果更好，因为它们选择性更高，并且比普通肝素耐受性更好。肝素必须肠外给药，低分子量肝素通常皮下注射给药。

因此，抗血小板药物、肝素和其他各种抗凝血药被用于各种类型的心绞痛，预防心肌梗死。在使用传统的抗心绞痛药物的同时，这些抗凝血药有助于降低缺血性心脏病患者的发病率和死亡率。

第六节 心绞痛的分类及治疗

心绞痛根据诱发因素和导致心肌缺血的病理生理机制分为稳定型心绞痛、变异型心绞痛和不稳定型心绞痛，分类、病因及用药见表22-2。

表 22-2 心绞痛的分类、病因及治疗药物

分类	病因	治疗药物
稳定型心绞痛	心肌供氧不足 通常劳累时发作	舌下含服硝酸甘油用于急性发作 β受体拮抗药或长效硝酸酯类药物用于预防发作
变异型心绞痛	冠状动脉痉挛导致心肌氧供应减少静息时发作	钙通道阻滞剂
不稳定型心绞痛	心肌供氧减少，同时需氧量增加冠状动脉粥样硬化斑块破裂，任何时间发生	联合用药（钙通道阻滞剂+β受体拮抗药） 抗凝药物有助于预防血栓形成和冠状动脉闭塞

（一）稳定型心绞痛

稳定型心绞痛是最常见的缺血性心脏病。稳定型心绞痛的心肌需氧量大大超过供氧量，因为经常在体力消耗时发作，也被称为劳累型心绞痛。当患者运动量超过其能力水平，冠状动脉无法输送

维持该水平心肌功能所需的氧气，就会发生心绞痛。稳定型心绞痛患者的冠状动脉不能充分供氧通常是由某种程度的永久性冠状动脉闭塞（如冠状动脉粥样硬化或狭窄）引起的。

由于稳定型心绞痛主要是由心肌耗氧量增加引起的，因此治疗药物主要包括 β 受体拮抗药、钙通道阻滞剂和硝酸酯类药物。β 受体拮抗药是长期治疗稳定型心绞痛的首选药物，因为它们可以减少心脏负荷，减少心肌耗氧。β 受体拮抗药可以每天口服以防止心绞痛发作。

治疗急性发作的主要药物是硝酸酯类药物。硝酸甘油片剂舌下含服或喷雾剂用于治疗心绞痛急性发作。如前所述，舌下给药起效快，同时可避免首过效应。硝酸甘油可以通过贴片或软膏经皮给药，也可以口服长效硝酸酯类药物（硝酸异山梨酯、单硝酸异山梨酯）来预防心绞痛发作。由于长期使用硝酸酯类药物可导致耐受性，应采用间歇给药方案。

钙通道阻滞剂也可用于治疗稳定型心绞痛，尤其是在 β 受体拮抗药不能耐受或禁用的情况下。这些药物通过抑制钙进入心肌细胞直接降低心脏负荷，并通过外周血管舒张间接降低心脏前后负荷。因此，稳定型心绞痛患者服用钙通道阻滞剂主要是因为药物对心肌和外周血管的影响，而不是因为药物能够扩张冠脉。尽管这些药物也会产生一定程度的冠状动脉扩张作用，但不是主要作用。

雷诺嗪是治疗慢性稳定型心绞痛的另一种选择。如前所述，该药物通过钠离子和钙离子跨细胞膜交换的复杂机制降低心肌细胞中的钙离子浓度。细胞内钙离子浓度降低导致肌动蛋白-肌球蛋白相互作用减少，随后心肌收缩力和心脏负荷降低。雷诺嗪通常不是首选药物，主要用于对其他抗心绞痛药物不敏感的患者。

临床用药也可以加入其他药物来改善稳定型心绞痛患者的预后。尤其是低剂量阿司匹林治疗或其他抗血小板药物对于降低血栓形成和心肌梗死的风险非常重要。降低血脂的药物（如他汀类药物）和某些抗高血压药物（如 ACEI）也在降低稳定型心绞痛患者的死亡率方面发挥了显著作用。任何药物治疗方案都应全面、优化，以满足每位患者的个体需求。

（二）变异型心绞痛

变异型心绞痛是由于冠状动脉痉挛，心肌供氧减少引起的。即使氧需求没有改变，血管痉挛也会导致供氧减少，在患者休息时也会发生。在一些变异型心绞痛患者中，冠状动脉对内源性血管收缩剂敏感性明显增加，各种情绪或环境刺激均可能引发冠状动脉痉挛。这种自发性冠状动脉收缩的原因尚不清楚。

钙通道阻滞剂是治疗变异型心绞痛的首选药物。这些药物抑制钙离子进入冠状动脉血管，从而减轻或预防冠状动脉痉挛。如果患者对单一钙通道阻滞剂无反应，可联合长效硝酸酯类药物治疗严重变异型心绞痛。如有必要，在变异型心绞痛急性发作期间，可以舌下应用短效硝酸酯类药物，因为这些药物可以扩张冠状动脉。如果不能耐受钙通道阻滞剂，可以使用长效硝酸酯类药物。β 受体拮抗药因为能收缩正常冠脉，因此禁用于变异型心绞痛。

（三）不稳定型心绞痛

较严重的心绞痛常被归类为不稳定型心绞痛。这种类型的心绞痛通常是由于冠状动脉内动脉粥样硬化斑块突然破裂导致冠状动脉收缩和血栓形成。斑块破裂可由劳累引起，也可在患者休息时发生。因此，不稳定型心绞痛的主要病理生理机制是心肌供氧减少，但如果患者进行锻炼，心肌耗氧量会同时增加。由于不稳定型心绞痛还与冠状动脉的血栓形成和血小板聚集增加有关，这种类型的心绞痛通常是急性心肌梗死的前兆。不稳定型心绞痛和心肌梗死共同构成急性冠脉综合征的范畴。因此，不稳定型心绞痛被认为是最严重和最危险的心绞痛。

各种传统的抗心绞痛药物被单独或联合使用来治疗不稳定型心绞痛和急性冠脉综合征的缺血性症状。例如，β 受体拮抗药可以减少心脏负荷，从而防止对缺血心肌的损害。根据患者情况，选择 β 受体拮抗药与其他两类抗心绞痛药物（硝酸酯类药物和钙通道阻滞剂）联合使用。如上述，不稳定型心绞痛通常与冠状动脉血栓形成有关,抗凝血药和抗血小板治疗对于防止不稳定型心绞痛发展为心肌梗死至关重要。因此,在不稳定型心绞痛的早期通常连续使用抗凝药物和抗血小板药物(阿司匹林、氯吡格雷)以预防冠状动脉闭塞。同样,其他药物如 ACEI 有助于保护急性冠脉综合征患者的心脏和脉管系统,而他汀类降脂药物可在预防不稳定型心绞痛患者冠状动脉闭塞方面发挥作用。

第七节　心绞痛的非药物治疗

用于治疗心绞痛的主要药物(即硝酸酯类药物、β 受体拮抗药、钙通道阻滞剂)长期使用有效且相对安全。然而,这些药物实际上只能治疗与心肌缺血相关的疼痛,既不能治愈任何心脏病,也不能对心脏功能产生任何有益的作用。

非药物治疗通常要先确定可能引发或加重心绞痛发作的潜在因素。例如,高血压、充血性心力衰竭、贫血和甲状腺功能亢进症都可能导致心绞痛发作。在某些情况下,对其中一种诱发因素的治疗可以有效地解决心绞痛,从而减少药物使用。生活方式的改变,包括锻炼、控制体重、戒烟和压力管理也有助于减少甚至消除对抗心绞痛药物的需求。最后,可以尝试几种增加冠状动脉血流的外科手术,如冠状动脉搭桥术和冠状动脉血管成形术等血运重建术,可有效增加心肌供氧,从而减少心绞痛发作。无论采取何种措施,包括康复治疗师在内的医疗团队都应探索一种永久性的解决方案,以解决所有心绞痛患者的心肌缺血因素。

康复治疗期间特别关注的问题

物理治疗师和作业治疗师必须了解正在服用抗心绞痛药物的患者,以及这些药物是预防性服用还是在发作期间服用。对于稳定型心绞痛患者,在心绞痛发作时服用的硝酸甘油,治疗师必须确保药物在治疗期间始终在身边。由于许多康复活动(运动、功能训练等)增加了心肌耗氧量,因此在治疗期间可能会发生心绞痛。如果硝酸甘油片在患者的病房(住院患者)或家中(门诊患者),心绞痛发作时间将延长并产生严重后果。确保患者随身携带硝酸甘油可防止出现一些突发情况。

对于预防性服用抗心绞痛药物的患者(即长期定时服用),在康复过程中随身携带药物并不那么重要。然而,治疗师必须意识到,许多康复活动可能会破坏心肌氧供需平衡,尤其是耗氧量增加超过冠状动脉供氧时。因此,治疗师必须意识到心绞痛患者的心功能限度,不要过度加重心脏负担,以免导致抗心绞痛药物无效。

康复中的另一个重要因素是抗心绞痛药物对运动反应的影响。例如,一些服用硝酸酯类药物的患者会因为缓解了心绞痛症状而运动耐量增加。然而,某些药物可能会减弱心脏对急性运动的反应能力。例如,β 受体拮抗药和某些钙通道阻滞剂会在运动期间减慢心率并降低心肌收缩力。在任何绝对运动负荷下,服用这些药物的患者的心肌反应(如心率)将低于未服用药物的患者。因此,心脏可能无法处理某些工作负荷。当患者进行心脏调节活动时,必须考虑到这种迟钝的运动反应,并相应调整运动负荷。

治疗师还应该意识到抗心绞痛药物的副作用是否会影响治疗过程。硝酸酯类药物和钙通道阻滞剂都能产生外周血管扩张作用并导致低血压。当患者突然坐下或站起来时,血压会突然下降(体位性低血压)。此外,高温或运动时,外周血管扩张会对药物引起的低血压产生增强效应,从而导致眩晕和晕厥。为预防体位性低血压,离开温水池时应帮助患者缓慢改变体位。不要突然中止运动,需提供缓冲时间让体温降下来。治疗师应该意识到,当全身发热或患者进行大肌群运动时,服用硝酸酯类药物和钙通道阻滞剂的患者可能会出现低血压。支气管收缩是 β 受体拮抗药的一个主要问题,会导致呼吸困难和缺氧。与非选择性 β 受体拮抗药相比,在选择性 β1 受体拮抗药和 β 受体部分拮抗药中,这种不良反应的发生率较低。可以让患者增加有氧运动的时间以防止呼吸困难的发生。

β 受体拮抗药还会掩盖有氧运动期间出现的早期低血糖症状。对于服用降血糖药物的糖尿病患者,在有氧运动之前需要检测患者血糖水平。

病例分析

患者因担心右下肢负重会增加疼痛而对站立感到担忧。起床后，患者由于股骨损伤和手术修复感到疼痛加剧。站立前对疼痛的担忧和站立时疼痛增加导致交感神经活动增强（心率加快和收缩力增强）。从椅子上站起来后交感神经活动增强及运动引起的疼痛导致心脏需氧量增加，出现劳力型心绞痛。为了减少这种情况的发生，物理治疗师应要求护理人员让患者随身携带舌下含服硝酸甘油。患者可在物理治疗前5～10min服用药物。如果在治疗过程中发生心绞痛，应立即按医嘱服药。

小 结

胸部疼痛或心绞痛是缺血性心脏病的常见症状。心绞痛通常是由于心肌供氧和心肌需氧之间的不平衡引起的。硝酸酯类药物、β受体拮抗药和钙通道阻滞剂是治疗心绞痛的主要药物。硝酸酯类药物和β受体拮抗药主要通过降低心肌需氧量发挥作用，而钙通道阻滞剂主要增加心肌供氧。心绞痛的分类包括稳定型、变异型和不稳定型。特定类型的抗心绞痛药物单独使用或相互结合使用，可以治疗或预防各种类型的心绞痛。

康复专家必须了解任何心绞痛患者在治疗期间发生心绞痛发作的可能性。治疗师还应注意患者服用的药物，以及可能影响某些康复程序的药物副作用。

第二十三章　治疗充血性心力衰竭的药物

病　例

患者，男，75 岁，因长期心肌病导致心力衰竭。由于冠状动脉疾病，患者在 5 年前进行了心脏搭桥术。体重指数（BMI）为 30kg/m²，有吸烟史，45 包/年，8 年前戒烟。10 天前，医生给患者做了右全膝关节置换术，住院 3 天，随后进行了 5 天的物理治疗。患者从康复机构出院时，无须他人协助即可自由站立，在家中需要前轮助行器协助行走。患者被转诊到物理治疗机构，继续训练行走，并提高有氧耐力。初期评估，血压 135/75mmHg，心率 68 次/分。目前服用的药物有卡维地洛、贝那普利、呋塞米和螺内酯。此外，还服用阿片类镇痛药缓解疼痛。当患者今天到医院复查时，在利用助行器行走的过程中面色苍白。医生询问其情况，患者表示一直按医嘱服药，测量血压为 145/90mmHg，心率为 70 次/分。治疗师发现患者腿部明显肿胀，经询问得知患者前天晚上吃了烧烤和冰茶。当患者进行步态训练 10m 左右，开始出现喘息、头颈部和手心出汗，测量血压 160/94mmHg，心率 86 次/分。

充血性心力衰竭（congestive heart failure，CHF），又称慢性心功能不全（chronic heart failure），由于左心衰竭导致心脏无法泵送足够的血液以满足周围组织的需要。心脏的泵血能力主要是受到某些心肌疾病或功能障碍的影响。心排血量减少导致回心血量减少，血液淤积在肺和周围组织中出现充血的症状。肺淤血引起呼吸困难和呼吸急促，出现哮喘样症状，又称心源性哮喘。

药物治疗是治疗充血性心力衰竭的主要方法之一，本章讨论的药物在该疾病的治疗中起着至关重要的作用。药物可以提高心肌泵血能力，从而使患者能够更积极地参与心脏康复和其他治疗干预。药物治疗可以对运动疗法产生双重影响。一方面，药物治疗有助于改善心肌功能，患者能更有效地锻炼，从而进一步增强心脏功能；另一方面，某些抗心力衰竭药物可能会导致严重的不良反应，对患者的健康产生不利影响，因此，治疗师必须在运动治疗期间保持警惕。本章首先简要概述心力衰竭的病理生理学特点，其余部分将介绍用于改善心力衰竭患者心脏泵血功能或减少心脏负荷的主要药物。

第一节　充血性心力衰竭的病理生理学特点

充血性心力衰竭的发病机制复杂，包括心肌细胞的生化紊乱、心肌蛋白的基因表达改变及血流动力学和神经激素因子的系统性变化。心功能持续障碍，常引发恶性循环，导致心功能进一步下降。图 23-1 阐明了心脏和神经激素因子相互作用产生的恶性循环方式。

1. 心脏功能下降　影响心脏泵血能力的任何因素都可能导致心肌性能的改变。缺血性心脏病、心肌梗死、瓣膜功能障碍和高血压等都可能损害心脏的泵血能力。

2. 神经激素代偿　机体对心脏泵血能力下降有几种适应性方式。在衰竭早期，心排血量减少，氧气和营养物质向组织和器官的输送减少。此时，交感神经系统和肾素-血管紧张素系统被激活，

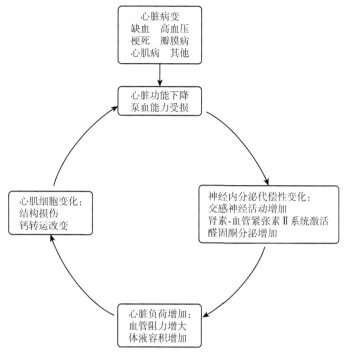

图 23-1　心脏和神经激素因素相互作用

去甲肾上腺素、醛固酮和抗利尿激素的分泌增加，从而增加了心脏收缩力，有助于维持血压。虽然这些代偿最初有助于维持心脏功能，但持续激活会给衰竭心脏带来更大的压力。压力会造成心肌进一步损伤，心脏泵血能力进一步下降，继而导致神经激素持续地激活形成恶性循环。

3. 心脏负荷增加　先前描述的神经激素变化导致外周血管收缩及水钠潴留。这些影响会增加心脏前负荷（即回心血量）和心脏后负荷（即外周阻力）。

4. 心肌细胞功能的变化　心脏负荷的增加导致细胞功能的过度改变，并造成进一步的结构损伤。此外，对心力衰竭分子机制的研究表明，钙转运、收缩蛋白功能、能量产生和利用、自由基产生和 β 受体密度变化参与其中。持续的心脏超负荷会导致心肌细胞能量生成障碍，引发心肌细胞大小、形状和功能的异常改变，发生心脏重构。病理重构导致心脏功能进一步下降。

充血性心力衰竭的基本目标之一是提高心脏的泵血功能。药物应选择性地提高心脏收缩力，产生正性肌力效应。用于发挥正性肌力作用的主要药物是强心苷，如地高辛。也可以通过影响外周血管或控制液体量来减少心脏负荷治疗心力衰竭，ACEI、β 受体拮抗药、利尿药和血管扩张药属于这一类。

第二节　正性肌力药

一、强心苷类药物

强心苷类药物包括地高辛和洋地黄毒苷。强心苷可以改善心脏泵血能力，从而改善充血性心力衰竭的主要症状。但是，由于毒性较强限制了其临床应用。

（一）作用和作用机制

1. 增强心肌收缩力　强心苷通过抑制心肌细胞膜上的 Na^+-K^+-ATP 酶发挥作用。Na^+-K^+-ATP 酶是一个主动运输系统，可以将 Na$^+$从细胞内排出并将 K$^+$运输到细胞内。在动作电位的去极化阶段 Na$^+$进入心肌细胞内，动作电位发生后，Na$^+$-K$^+$-ATP 酶负责将 Na$^+$从细胞内排出。因此，Na$^+$-K$^+$-ATP 酶的抑制会导致 Na$^+$在细胞内积聚，K$^+$浓度下降。细胞内 Na$^+$浓度的增加导致 Na$^+$- Ca^{2+}交换增多，心肌细胞内 Ca^{2+}量增加。增加的 Ca^{2+}激活肌浆网上的 Ca^{2+}依赖性钙通道开放，使肌浆网内储存的 Ca^{2+}进入心肌细胞内，使心肌细胞内的 Ca^{2+}含量进一步增加，心肌收缩力增强（图 23-2）。

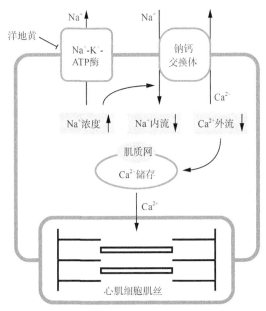

图 23-2　强心苷的作用机制

2. 自主神经的作用　强心苷除了对心脏收缩力有影响外，还对自主神经有影响。因心肌收缩力增强，心排血量增加，反射性兴奋迷走神经，减慢心率和传导，从而减轻衰竭心脏的负荷。治疗量强心苷可用于预防和治疗某些室上性心律失常，如阵发性室上性心动过速、心房扑动和心房颤动。

（二）不良反应

强心苷的安全范围小，有效血药浓度接近中毒血药浓度的 60%，且患者对强心苷的敏感性及耐受性有较大的个体差异，容易发生毒性反应。

1. 胃肠反应　可出现胃肠道不适（恶心、呕吐、腹泻）。

2. 中枢神经系统反应　包括嗜睡、疲倦、意识模糊、视觉障碍（黄视觉和绿视觉）等症状。其中视觉障碍是强心苷中毒时的特有症状，可作为停药的指征。

3. 心脏毒性　由于强心苷改变心脏的电生理特性，在强心苷中毒期间，心功能异常也很常见。常见的心脏不良反应包括各种心律失常。①快速型心律失常，如室性期前收缩、二联律、三联律、阵发性房性心动过速、室性心动过速，甚至发展为致死性心室颤动。其中室性期前收缩及联律最常见且最早出现，约占心脏反应的 33%，属中毒先兆，为停药指征。②缓慢型心律失常，如重度房室传导阻滞及窦性心动过缓。

（三）中毒防治

为防止强心苷毒性，应保持较低的药物剂量。在疑似毒性病例中，应监测强心苷的血药浓度，保证治疗的安全性和有效性。医师应警惕中毒先兆[视觉障碍、室性期前收缩、窦性心动过缓（<60 次/分）]，以便强心苷可以在其危及生命之前停止使用。对于快速型心律失常，应及时补钾。轻

中度中毒可口服氯化钾，重度中毒缓慢静脉滴注氯化钾溶液。可选用苯妥英钠与强心苷竞争 Na^+-K^+-ATP 酶，控制期前收缩并减慢房室传导。还可选用利多卡因解救室性心律失常。严重或危及生命的地高辛中毒可通过静脉注射地高辛抗体的 Fab 片段进行治疗。

二、磷酸二酯酶抑制剂

磷酸二酯酶抑制剂包括氨力农和米力农等药物。氨力农和米力农通过抑制分解心肌细胞环磷酸腺苷（cAMP）的磷酸二酯酶Ⅲ发挥作用。cAMP 是许多细胞中常见的第二信使，抑制磷酸二酯酶Ⅲ的药物使心肌细胞中的 cAMP 浓度增加。cAMP 随后作用于膜钙通道，增加 Ca^{2+}的内流，从而增加心肌收缩力。这些药物还具有血管扩张作用，能够降低心力衰竭患者的心脏前后负荷。

氨力农和米力农必须通过静脉注射给药，因此，它们仅限于严重充血性心力衰竭患者的短期治疗。与其他治疗药物相比，药效没有明显优势并会增加患者死亡率。因此，通常用于严重或急性心力衰竭患者或等待心脏移植的严重心力衰竭患者。

三、多巴胺和多巴酚丁胺

多巴胺和多巴酚丁胺用于急性或严重心力衰竭患者。多巴胺和多巴酚丁胺主要通过激动心肌上的 β_1 受体发挥正性肌力作用。其他 β_1 受体激动药（如肾上腺素）也增加心肌收缩力，但也会增加心率或产生其他副作用，不适用于充血性心力衰竭的治疗。多巴胺和多巴酚丁胺可用于其他正性肌力药物（如洋地黄）反应不佳或禁忌者，比如某些严重或晚期充血性心力衰竭患者。与磷酸二酯酶抑制剂一样，这些药物不能改善心力衰竭患者的预后，并可能会增加患者的死亡率。因此，多巴酚丁胺和多巴胺通常不用于控制慢性心力衰竭，更多地被用于维持晚期心力衰竭患者心排血量。

第三节　降低心脏负荷的药物

一、影响肾素-血管紧张素系统的药物

如前所述，肾素-血管紧张素系统在充血性心力衰竭时被激活，使血管紧张素Ⅱ的生成增加。血管紧张素Ⅱ的过度分泌对心血管系统极为有害，因为它会增加心脏的负荷，并导致心脏和脉管系统的异常结构改变（重构）。肾素-血管紧张素系统的激活也会导致醛固酮的生成增加，醛固酮通过增加水钠潴留进一步对心血管系统造成高负荷。

肾素-血管紧张素系统抑制药物包括 ACEI、血管紧张素Ⅱ受体拮抗药和肾素抑制药。

（一）ACEI

ACEI 已成功用于治疗高血压，目前被认为是治疗左心室射血功能降低的充血性心力衰竭（即收缩性心力衰竭）的一线药物。ACEI 通过阻断肾素-血管紧张素系统，改善充血性心力衰竭患者的神经激素和血流动力学，降低其发病率和死亡率。充血性心力衰竭常用的 ACEI 包括卡托普利、依那普利等。对于严重充血性心力衰竭，可以和利尿药和洋地黄联合使用。

1. 作用机制　ACEI 抑制血液中血管紧张素转化酶，减少血管紧张素Ⅱ的生成，抑制外周血管收缩，降低心脏后负荷，从而减轻衰竭心脏的压力，改善心脏功能。血管紧张素Ⅱ还促进心脏的异常生长和重塑，致左心室功能下降；刺激血管组织的生长和肥大，致外周血管壁增厚，从而减少血管腔的大小，进一步增加心脏后负荷。因此，ACEI 可预防血管紧张素Ⅱ诱导的心血管重塑，这有

助于降低心脏负荷，防止心力衰竭的进展。

ACEI 通过抑制血管紧张素 Ⅱ 的形成进而抑制醛固酮的分泌。血管紧张素 Ⅱ 促进肾上腺皮质的醛固酮分泌。醛固酮增加肾小管对 Na^+ 的重吸收，随后增加水的重吸收。抑制醛固酮分泌可使血管液体体积不再增加，也可减轻衰竭心脏的负荷。因此，ACEI 可能通过血流动力学机制（通过血管紧张素 Ⅱ 防止血管收缩）和抑制醛固酮分泌减少心脏负荷。

ACEI 还可以通过增加血液中缓激肽水平发挥作用。缓激肽是一种血管扩张剂，这种化合物的增加会减少心脏负荷。ACE 是缓激肽的水解酶，ACEI 可减少缓激肽的分解，从而延长其血管扩张作用。

总之，ACEI 可减少过量血管紧张素 Ⅱ 和醛固酮的有害影响，延长缓激肽的有益作用，共同维持心力衰竭患者的心血管健康。

2. 不良反应　ACEI 的不良反应相对较少。与洋地黄等毒性较大的药物相比，这些药物的主要优势之一是严重不良反应的发生率较低。ACEI 的副作用有皮疹、胃肠道不适和头晕，通常是暂时的，或者可以通过调整剂量来解决。一些服用 ACEI 的患者会出现持续性干咳，往往是停药或寻求替代治疗的原因。如上所述，如果患者不能耐受干咳或 ACEI 的其他副作用，血管紧张素 Ⅱ 受体拮抗药或肾素抑制药可以作为 ACEI 的代用品。

（二）血管紧张素 Ⅱ 受体（AT_1）拮抗药

血管紧张素 Ⅱ 受体拮抗药（ARB）是治疗肾素-血管紧张素系统相关疾病的第二种药物，包括坎地沙坦、氯沙坦和缬沙坦。如前所述，这些药物阻止血管紧张素 Ⅱ 与血管组织上的受体结合，从而抑制血管紧张素 Ⅱ 诱导的心血管损伤。在治疗心力衰竭和降低死亡率方面，ARB 与 ACEI 同等有效。也有人提出，将 ARB 与 ACEI 联合使用可能比单独使用任何一种药物效果更好。然而，这一想法仍然存在争议，因为研究发现，在心力衰竭患者治疗中，将 ARB 与 ACEI 联用，不良反应增加，但药效没有增加。

因此，ARB 主要用于不能耐受 ACEI 的人群。比较 ACEI 和 ARB 的研究应有助于找出哪种药物或特定肾素-血管紧张素系统抑制剂的组合可提供心力衰竭的最佳治疗。

（三）肾素抑制药

肾素抑制药是降低肾素-血管紧张素系统活性的第三种药物。这些药物直接抑制肾素将血管紧张素原转化为血管紧张素 Ⅰ，从而减少生成血管紧张素 Ⅱ 所需的前体物质。目前，唯一直接作用的肾素抑制药是阿利吉仑，该药物在治疗充血性心力衰竭中的应用仍在研究中。

二、β 受体拮抗药

过去，β 受体拮抗药被列为心力衰竭的禁忌药物。这些药物通过阻断肾上腺素和去甲肾上腺素对心脏的作用来降低心率和心肌收缩力。一般认为，心肌收缩力的下降在心力衰竭中是起反作用的。现在已经认识到 β 受体拮抗药实际上对心力衰竭患者有益。如前所述，交感神经活性增加和其他神经激素变化往往导致心力衰竭的恶性循环，过度交感神经刺激可加速衰竭心脏的病理变化。β 受体拮抗药可以减少过度交感神经刺激的有害影响，使用这些药物可以降低心力衰竭的发病率和死亡率。因此，β 受体拮抗药现在被认为是该疾病的基本药物之一，提倡将这些药物与 ACEI 和传统药物（洋地黄、利尿药等）联合应用，作为治疗心力衰竭的最佳方案。

1. 作用机制　β 受体拮抗药与心肌上的 $β_1$ 受体结合，阻断去甲肾上腺素和肾上腺素的作用，使心脏交感刺激正常化，并有助于降低心率和心肌收缩力。β 受体拮抗药还可以通过减少心脏负荷来预防心绞痛，并且可以通过稳定心率来预防某些心律失常。这些特性对心力衰竭患者都是有利的。

有人提出，一些较新的"第三代"β受体拮抗药，如卡维地洛（carvedilol）和奈必洛尔（nebivolol），更适用于心力衰竭，因为它们能阻断心脏上的β₁受体，同时也能阻断血管上的α₁受体，从而引起外周血管舒张，降低心脏后负荷。

2. 不良反应 心脏过度抑制，会导致心率异常缓慢和心肌收缩力减弱，可通过调整剂量，使交感神经活动正常化，将这种风险降至最低。

第四节 利 尿 药

利尿药增加Na^+和水的排泄。通过排出滞留在组织中的多余液体来减少肺部和周围组织的充血，以及减少血容量和回心血量，从而降低心脏前负荷。利尿药有助于改善心力衰竭的症状，通常与其他药物（如ACEI、β受体拮抗药、洋地黄）联合应用。

（一）作用机制

利尿药的作用是抑制肾小管对Na^+的重吸收，从而增加了水的排泄。这种作用可以减轻充血症状，并通过排出血管中多余的液体来减轻心脏负荷。作用于髓袢的利尿药如氢氯噻嗪和呋塞米等常用于减少充血性心力衰竭患者的水肿症状。

也有人提出，某些利尿药，如螺内酯（spironolactone）和依普利酮（eplerenone）能阻断肾脏和其他组织中的醛固酮受体，从而产生利尿作用，并防止过量醛固酮产生的心血管变化。因此，这些药物也可以归类为醛固酮阻滞剂或盐皮质激素受体拮抗药。因此，盐皮质激素受体拮抗药已被公认为治疗心力衰竭的重要药物，临床研究将继续阐明这些药物在充血性心力衰竭综合治疗中的作用。

（二）不良反应

水和电解质平衡紊乱、低血容量、低钠血症、低钾血症和pH平衡改变是利尿药最常见的不良反应。这些电解质和pH变化会影响心脏兴奋性和诱发心律失常而产生严重后果。应密切监测患者是否出现疲劳、困倦和恶心等电解质平衡紊乱相关症状。一些患者也可能对利尿药产生耐受性，主要是因为肾脏适应药物诱导的Na^+排泄，可通过改变利尿药的剂量和类别或合用其他种类利尿药来预防耐受性。

第五节 血管扩张药

血管扩张药可以降低外周血管阻力，降低心脏前负荷和后负荷，从而减缓疾病的进展。心力衰竭常用的血管扩张药包括哌唑嗪、肼屈嗪和有机硝酸盐（如硝酸甘油、硝酸异山梨酯、硝普钠）。特别是，肼屈嗪和硝酸异山梨酯的联合应用有助于减轻症状和提高生存率。

（一）作用机制

哌唑嗪通过阻断血管平滑肌上的α₁受体产生血管舒张作用；肼屈嗪、有机硝酸盐和脑利尿钠肽（BNP）通过直接抑制血管平滑肌细胞产生血管舒张作用。如上所述，磷酸二酯酶V型（PDE5）抑制剂延长cGMP的作用，cGMP促进血管内皮细胞的松弛而舒张血管。虽然这些血管扩张药的作用机制不同，但它们都可以通过降低外周血管阻力来降低心脏负荷。这些药物可以与其他药物（如地高辛、ACEI、β受体拮抗药）联合使用，为不同程度充血性心力衰竭患者提供最佳疗效。

（二）不良反应

常见头痛、头晕、低血压和体位性低血压。这些作用都与药物增加外周血流量和降低外周血管阻力有关。血管扩张药也可能反射性兴奋交感神经出现反射性心动过速。

康复治疗期间特别关注的问题

当心排血量不足以提供身体所需的氧气时，就会发生心力衰竭（HF）。HF 起因复杂，如高血压、冠状动脉疾病和心肌梗死都会增加 HF 的风险。大约 1/3 的 HF 由心肌收缩力减弱引起。另外 1/3 的 HF 是由于舒张期心肌壁张力下降限制了心室充盈（舒张期衰竭）。其余病例是收缩期和舒张期功能综合障碍。尽管研究表明，早期 HF 主要是心脏的兴奋-收缩耦合功能低下引起的。临床还会涉及许多其他器官的功能改变。包括压力感受器反射、交感神经系统（SNS）、肾脏、血管紧张素及心脏细胞的死亡。

对于 HF 患者，锻炼计划可提高运动耐力、耐受力和生活质量。在住院部和门诊都有安全有效的心脏康复计划。物理治疗师必须了解患者、药物和运动干预之间的相互作用。药物可促进患者的康复活动，但改变剂量或增加药物会引起不良事件的发生。由于治疗药物作用不足或药物过量的毒性作用，患者可能会发生急性充血性心力衰竭。治疗师应警惕急性充血性心力衰竭的症状，如咳嗽加剧、呼吸困难、呼吸音异常（啰音）和痰沫。治疗师还应警惕洋地黄中毒的迹象，如头晕、意识模糊、恶心和心律失常。治疗师的早期识别就能阻止严重甚至致命的后果。治疗师可以帮助发现利尿药导致的严重代谢和电解质失衡。例如，服用利尿药的患者有时表现出过度疲劳和虚弱，这些可能是液体和电解质消耗的早期迹象。使用血管扩张药通常会导致低血压和体位性低血压。当患者突然坐起来或站起来时，治疗师必须小心。产生全身血管舒张的治疗技术（漩涡、运动）可能会在服用血管扩张药的患者中导致严重低血压，因此应谨慎使用这些方法。

有氧活动会增加强心苷引起心律失常的可能性，因此，治疗师需要密切观察患者是否出现药物中毒的征兆，如果出现中毒征兆要马上通知医疗人员。噻嗪类药物和袢利尿药会引起低钾血症。这些利尿药可能会加剧强心苷的毒性。低血钾除了会引起心律失常外，还会引起肌肉骨骼问题，包括感觉异常、肌肉无力和抽筋。如果治疗师发现这些问题，应及时检查患者的药物清单和血钾检查单，确认血浆钾水平在正常范围内。使用抑制肾素-血管紧张素-醛固酮系统的药物会引起高钾血症。高钾血症会降低强心苷的作用。高钾血症的临床表现与低钾血症类似。治疗师应及时检查患者的药物清单和血钾检查单。

病例分析

由于该患者的病史比较复杂，物理治疗师应立即联系转诊医生办公室，以确定是否应将患者转移到急诊或其他诊室。患者的术后康复进展缓慢可能是多因素引起的，包括吸烟史、高 BMI、高龄和心力衰竭。在这次治疗期间发生的情况是由前天晚上的晚餐引起的，晚餐包括大量的钠和水，已超过利尿药（呋塞米）的作用，因此导致全身和肺水肿。全身性水肿表现为依赖性肢体双侧凹陷性水肿；劳力性呼吸困难是由肺水肿引起的。另外卡维地洛是一种非选择性 β 受体拮抗药，在运动时会加重呼吸困难。因为患者有明显的吸烟史，很可能患有慢性阻塞性肺疾病。最后，阿片类药物治疗疼痛也有抑制呼吸的作用。物理治疗师可以建议患者每天早上排尿后和早餐前称重，如果一天体重增加 1kg 或更多表明有液体潴留，这时需要降低运动强度，因为液体超负荷会给心脏带来更大的负担。

小　结

　　充血性心力衰竭是一种严重的心脏病，会导致心脏泵血能力逐渐下降。心肌功能下降导致许多有害变化，包括外周水肿（即充血）和体力活动期间疲劳加剧。此外，心力衰竭是一个恶性循环，在这个恶性循环中，心肌细胞的初始损伤会引起神经激素变化，从而导致额外的心肌损伤，从而增加神经激素反应等。

　　治疗心力衰竭的药物在过去几十年中发生了很大变化。洋地黄曾是主要治疗药物，但也有一些严重的毒副作用，洋地黄是否真的能提高充血性心力衰竭患者的生存率，目前仍存在相当大的争议。目前治疗的重点是使用 ACEI 和 β 受体拮抗药等药物，以减少心力衰竭时产生的神经激素变化，从而降低心脏负荷。这些药物有助于缓解心力衰竭的症状，可以减缓这种疾病的进展，并有助于延长患者寿命。其他药物，如洋地黄、利尿药和血管扩张药，可根据需要添加到 ACEI/β 受体拮抗药方案中，帮助缓解症状。

　　除了使用药物外，减少易感风险因素（如冠状动脉疾病、高血压、糖尿病）和早期干预治疗充血性心力衰竭至关重要。然而，即使采用最佳治疗方案，充血性心力衰竭患者的预后也很差。治疗师应了解用于治疗这种疾病的药物，以及某些副作用可能会对康复产生不利影响或药物治疗存在的问题。

第二十四章　凝血障碍及高脂血症的药物治疗

病　例

　　张某，男，66岁，退休。在健康中心参加2个月的训练项目。该项目包括跑步机上行走、上肢阻力运动和腹部运动。该康复中心夏季在花园给客户提供了交换农产品的场所。张某患有心房颤动和稳定型心绞痛，除了抗心绞痛药物外还在服用华法林。在康复中心每周进行4天的训练。物理治疗师每隔一周根据患者情况调整训练计划。上周张某没有参加训练。本周，他参加了周一和周二的训练，治疗师周三检查了他的身体情况。张某告诉医生他出门去看了孙子，随身带着服用的药物，但是没来进行康复训练，并且没有吃新鲜蔬菜。今天，他感觉到肩部和膝盖疼痛，自认为是因为上周没有连续进行康复训练引起的。治疗师发现他右手腕有瘀青，经询问得知，瘀青是由于他孙子牵着他手腕导致的。治疗师询问他目前的国际标准化比值（INR）水平，得知他已经几周没有进行INR测试后决定暂停康复训练，直到确定他的抗凝血水平在安全范围内为止。

　　血液凝固或止血是防止受损血管过度出血的必要措施。在正常情况下，血液中的凝血因子会自发地与受损血管相互作用，形成血栓。凝血不足时即使轻微的血管损伤也会导致失血过多。过度凝血则引起血栓形成（即异常形成血凝块或血栓）致血管阻塞和组织梗死。此外，血栓的脱落也会形成栓塞，导致身体其他部位（如肺部或脑部）发生梗死。因此，正常止血可以达到凝血和出血之间的平衡。这种平衡经常受到几个因素的干扰。凝血因子水平不足通常会导致凝血不足，如血友病。过度凝血通常发生在长时间卧床休息期间，或血流部分受阻时，如冠状动脉粥样硬化。

　　防止血栓形成的药物（抗凝血药、抗血小板药物）或有助于清除已经形成的血栓的药物（溶栓剂）可纠正过度凝血和血栓形成。通过补充缺失的凝血因子或促进凝血因子的合成来解决凝血不足的问题。

　　高脂血症也会影响止血效果，高脂血症是一种慢性和过度的血脂升高。高脂血症时，胆固醇和其他脂质逐渐沉积在动脉壁上，形成动脉粥样硬化的斑块状病变。这些动脉粥样硬化病变逐渐阻塞动脉腔，动脉粥样硬化斑块也可能会突然破裂，从而导致血栓形成和梗死。降低血脂的药物通常与饮食和改变生活方式结合使用，用以治疗高脂血症和预防动脉粥样硬化。

　　临床上最常用的药物是可以使血液凝固正常化或降低血脂水平的药物。许多患者会因血栓形成的问题（如缺血性中风、心肌梗死、肺栓塞）接受治疗。也会有凝血不足的患者，如血友病患者，他们因关节内出血和其他与该疾病相关的问题正在康复。因此，本章的目的是熟悉用于治疗凝血障碍和高脂血症的几种常见和重要的药物。

第一节　血液凝固的生理学基础

　　为了解各种药物如何影响凝血，有必要了解血栓的形成过程。图 24-1 概述了血液凝固的生理机制，图的上半部分和下半部分分别说明了血栓的形成和溶解过程。

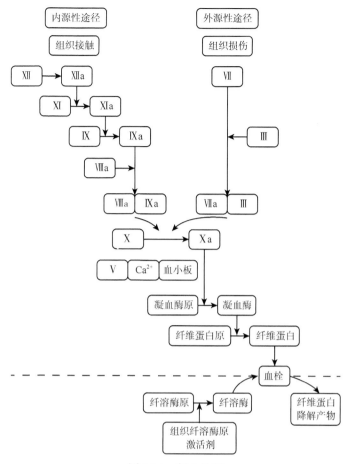

图 24-1　凝血机制

虚线上方是血栓形成过程；虚线下方为血栓溶解过程

（一）血栓形成

血栓的形成涉及各种细胞和化学成分的复杂相互作用。血液循环中的特定凝血因子负责启动血栓形成。这些凝血因子是在肝脏中合成的蛋白水解酶，在血管受到损伤之前一直处于非活性状态。血管损伤开始产生级联效应，其中一个凝血因子被激活，继而激活下一个凝血因子。如图 24-1 所示，血栓形成通过两种途径：内源性途径和外源性途径。在内源性途径（也称为血浆接触系统）中，血小板和接触因子（凝血因子Ⅻ）与受损血管壁直接接触启动级联反应。在外源性途径中，一种称为组织因子的物质从受损的血管细胞和其他循环细胞中释放。组织因子与凝血因子Ⅶ形成复合物，然后激活凝血机制中的后续因子。内源性和外源性途径通常都参与正常的血液凝固。

内源性和外源性途径的最终目标是将凝血酶原转化为凝血酶。凝血酶是一种快速将非活性纤维蛋白原分子转化为纤维蛋白的酶。纤维蛋白单链结合在一起形成网状结构，形成血栓的框架。其他细胞成分，尤其是血小板，通过黏附在纤维蛋白网上，强化血栓的形成。

（二）血栓溶解

血栓的溶解如图 24-1 的下半部分所示。组织型纤溶酶原激活剂（t-PA）将纤溶酶原转化为纤溶酶。纤溶酶是一种直接分解纤维蛋白网，从而破坏血栓的酶。

血栓形成和溶解之间的平衡对于维持正常止血至关重要。血栓溶解作用强于血栓形成容易引起出血。而溶解作用减弱会使血栓过度增殖，导致血栓形成。

上述因素与许多内源性抗凝蛋白（如蛋白C、蛋白S和抗凝血酶Ⅲ）的复杂相互作用通常控制血栓形成和血栓分解之间的平衡。疾病或缺乏运动会改变这种平衡，导致过度凝血和动静脉血栓形成。下面将介绍用于治疗血栓性疾病的药物。

第二节　治疗凝血亢进的药物

治疗凝血亢进的药物可分为三类：抗凝血药、抗血小板药和纤维蛋白溶解药。抗凝血药通过控制某些凝血因子的功能和合成发挥作用；这些药物主要用于预防静脉系统中的血栓形成。抗血小板药主要通过抑制异常血小板活性和防止导致心肌梗死和缺血性中风的动脉血栓形成发挥作用。纤维蛋白溶解药有助于溶解血栓，并在血栓阻塞的血管中重建血流。

一、抗 凝 血 药

（一）常用药物

抗凝血药主要有肝素、香豆素衍生物，如华法林（香豆素）、凝血酶抑制剂和凝血因子Ⅹa抑制剂。这些药物主要用于治疗静脉系统中异常形成的血栓。静脉血栓通常在腿部深静脉形成，因为通过这些血管的血流相对缓慢。因此，深静脉血栓形成是抗凝治疗的主要指征。当一块血栓破裂并通过循环滞留在血管系统的其他部位时就会导致血栓栓塞。静脉系统的血栓会随静脉回流至右心，然后泵送至肺部。它们最终滞留在肺部较小的血管中，从而造成肺栓塞。

抗凝血药可用于静脉血栓形成和血栓栓塞的急性治疗；也可用于预防静脉血栓形成。如医生通常给外科手术（关节置换术、机械心脏瓣膜置换术等）后、某些心血管事件（如心肌梗死、缺血性中风、心房颤动）后及长时间不活动的患者服用这些药物。

肝素（heparin）

肝素通常是静脉血栓形成初期治疗的主要药物。肝素的抗凝作用起效快，在给药后几乎立即起效。肝素通过增强抗凝血酶Ⅲ的作用发挥作用。抗凝血酶Ⅲ与多种活性凝血因子（凝血酶、Ⅸa、Ⅹa、Ⅺ、Ⅻ）结合，使凝血因子失去活性。肝素是一种大的类糖分子，胃肠道不易吸收。因此，必须静脉给药。

近年来，药理学家合成了低分子量肝素（LMWH），如依诺肝素（enoxaparin）、达肝素（dalteparin）、亭扎肝素（tinzaparin）等。

低分子量肝素与普通肝素药效相当，但它们具有某些优势。如低分子量肝素可以皮下注射，从而减少重复静脉注射的需要。皮下给药提供了一种更简单、更方便的途径，尤其是对于在家或门诊接受治疗的患者。与每天两次或多次注射肝素相比，低分子量肝素的给药更方便（通常每天一次）。

此外，低分子量肝素优先抑制因子Ⅹa（凝血因子Ⅹ的活性形式），而不是凝血酶或因子Ⅸa。因此，低分子量肝素的抗凝作用也更容易预测，这些药物往往能使凝血正常化，而产生出血和肝素诱导的血小板减少等不良反应的风险较小（见本章后面的抗凝血药物的不良反应）。如有必要，可通过监测凝血因子Ⅹ活性来减少低分子量肝素的不良反应。

因此，肝素基本上已被低分子量肝素所取代。低分子量肝素更安全、方便，已成为治疗急性静脉血栓形成的主要药物。低分子量肝素现在常规用于预防或治疗各种手术或疾病（如缺血性中风、癌症）后的深静脉血栓形成（DVT）。低分子量肝素连续使用数天，可达到最佳效果，一些血栓形成高危患者可以在出院后数周内皮下注射低分子量肝素。

华法林（warfarin）

华法林是长期预防静脉血栓的主要药物。该药物属于香豆素衍生物。华法林通过干扰肝脏中的维生素 K 代谢，从而影响凝血因子 Ⅱ、Ⅶ、Ⅸ 和 Ⅹ 的合成来发挥抗凝作用。图 24-2 说明了维生素 K 在凝血因子生物合成中的作用，以及华法林和其他香豆素药物影响维生素 K 代谢的方式。

在肝脏中，维生素 K 在合成凝血因子 Ⅱ、Ⅶ、Ⅸ 和 Ⅹ 的最后一步中起到催化剂的作用。在此过程中，维生素 K 被氧化成维生素 K 环氧化物。为了继续这一过程，必须将维生素 K 环氧化物还原为其原始形式。如图 24-2 所示，华法林阻断了维生素 K 环氧化物向维生素 K 的转化，从而影响了几种凝血因子的合成。凝血因子水平的降低会减少血栓形成。

与肝素不同，华法林和其他香豆素药物的主要优点是可以口服，但起效较慢。因此，抗凝治疗通常先静脉注射肝素，以达到即时效果，然后口服华法林。在华法林开始发挥其抗凝作用后停止使用肝素。在发生血栓形成或肺栓塞后，口服

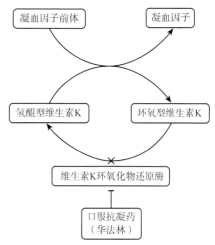

图 24-2　维生素 K 在维生素 K 依赖性凝血因子（Ⅱ、Ⅶ、Ⅸ 和 Ⅹ）合成中的作用及华法林的阻断作用

华法林可以持续数周至 3 个月或更长时间。然而，接受长期华法林治疗的患者必须使用标准化测试进行定期监测，例如凝血酶原时间和国际标准化比值（INR），以确保凝血能力在可接受的范围内（如 INR 为 2～3）。

凝血酶抑制剂

有些药物可抑制凝血中的特定成分。这些药物直接与凝血酶的活性部位结合，并抑制凝血酶将纤维蛋白原转化为纤维蛋白。凝血酶抑制剂包括来匹卢定（lepirudin）、达比加群酯（dabigatran etexilate）等。这类药物中大多需要注射（静脉注射或皮下注射）给药，但达比加群酯可以口服给药。达比加群酯目前被批准用于预防心房颤动患者的中风和全身性栓塞，以及预防其他凝血障碍，包括深静脉血栓。

凝血酶抑制剂可替代肝素、华法林和其他传统抗凝药物。初步证据表明，这些药物比传统药物更有效，药物相互作用更少，可降低出血性中风的风险及减少肝素诱导的血小板减少等不良反应。达比加群酯可口服给药，比肝素更方便。凝血酶抑制剂已成为治疗血栓栓塞疾病的主要方法，未来的研究将继续阐明如何最有效地使用这些药物来预防和治疗凝血障碍。

凝血因子 Ⅹa 抑制剂

凝血因子 Ⅹa 抑制剂直接影响凝血级联反应中这一关键因子的活性形式。磺达肝素（fondaparinux）是这类药物中的第一种。它可以通过皮下注射来预防髋部骨折、矫形手术（如髋关节、膝关节置换）和其他手术后的深静脉血栓形成。磺达肝素首先与抗凝血酶结合，增强了抗凝血酶选择性灭活因子 Ⅹa 的能力。研究表明，磺达肝素在预防 DVT 方面比肝素（包括低分子量肝素）更有效，且更安全，引起血小板减少的风险较低。

口服凝血因子 Ⅹa 抑制剂，如阿哌沙班（apixaban）和利伐沙班（rivaroxaban）等是一种相对安全、方便和有效的治疗静脉血栓形成和其他高凝血症的方法。因此，凝血因子 Ⅹa 抑制剂已成为预防和治疗深静脉血栓形成和其他凝血问题的主要药物之一，作为抗凝血药在临床上的使用逐渐增多。

（二）不良反应

1. 自发性出血　是抗凝血药的主要不良反应。肝素和华法林会增加出血，在某些患者中，这种出血相当严重。使用新的药物，如凝血酶抑制剂和凝血因子 Ⅹa 抑制剂，出血的风险会降低，但也

不能忽视，尤其是在用药过量或者代谢减慢，作用时间延长（如肾病患者）的情况下。任何异常出血，如尿液或粪便中有血；牙龈出血；原因不明的鼻出血；或者大量的月经均要重视。

2. 背痛或关节痛 分别是腹部或关节内出血的指征。为了防止过度出血，可使用凝血功能测试来监测患者。如前所述，对长期华法林治疗的患者进行常规监测。新型药物如低分子量肝素、凝血酶抑制剂和凝血因子Ⅹa抑制剂通常不需要常规检测。如果出现出血或其他问题，可以对服用这些新药物的患者进行特殊测试，并且根据凝血时间是否在适宜范围内来调整药物剂量。

3. 肝素导致的血小板减少 这种情况通常被称为肝素诱导的血小板减少症（HIT），与普通肝素相比，低分子量肝素较不常见，但任何类型的肝素治疗都可能发生HIT。肝素诱导的血小板减少症可以是无症状的并自发缓解（Ⅰ型HIT），也可以是严重的（Ⅱ型HIT）。Ⅱ型HIT由免疫反应介导，免疫反应可导致严重并发症，包括全身血管组织血栓形成增加。因此，Ⅱ型HIT的发展是一种紧急情况，通常要停用肝素和改用非肝素抗凝血药（如凝血酶抑制剂）。

4. 其他 口服抗凝血药会引起一些胃肠道不适（恶心、胃痉挛、腹泻），偶见皮肤反应，包括皮肤坏死。

二、抗血小板药

（一）常用药物

抗凝血药影响特定凝血因子的合成和功能，而抗血小板药物可防止因血小板活性增加引起的过度凝血。在血液中，血小板对血管损伤的反应通常是改变形状并在血栓形成部位相互黏附（聚集）。然而，血小板有时不适当地聚集，会形成血栓并阻塞某些血管。动脉血栓通常是由血小板聚集形成，比如动脉粥样硬化斑块突然破裂并在破裂部位引发血小板聚集。因此，抗血小板药物主要用于防止动脉血栓的形成，如导致冠状动脉阻塞或脑梗死的血栓。抗血小板药物包括阿司匹林、ADP阻断药和糖蛋白Ⅱb-Ⅲa阻断药。

阿司匹林（aspirin）

阿司匹林通过抑制前列腺素和血栓素的合成来抑制血小板聚集。阿司匹林通过抑制环氧酶发挥作用。环氧酶可启动前列腺素和血栓素类脂质激素的合成。某些前列腺素和血栓素，尤其是血栓素A_2，具有诱导血小板聚集的强大能力。通过抑制这些促聚集物质的合成，阿司匹林可以预防血小板诱导的血栓形成。

由于其抗血小板作用，阿司匹林在治疗和预防心肌梗死方面的应用受到了广泛关注。在梗死急性期，阿司匹林可以限制血小板诱导的闭塞，从而减少心肌损伤。急性期后，可以长期服用阿司匹林防止再梗死。此外，低剂量阿司匹林会降低易感个体（即尚未发生梗死但有一个或多个冠状动脉疾病风险因素的人）的初始梗死发生率。

当服用阿司匹林抗血栓时，颅内出血（出血性中风）的发生率会增加。但该药物有助于预防由脑缺血和脑梗死引起的中风。预防脑血管梗死的方式与预防心脏病发作时冠状动脉梗死的方式相同。所以，阿司匹林只能用于因血流不足而导致的中风，而不是出血性中风。

阿司匹林也可用于防止外周静脉血栓形成，可常规用作治疗DVT的抗凝血药（肝素、华法林）的辅助或替代品。此外，阿司匹林可以单独使用或与其他抗血小板药物联合使用，以预防冠状动脉搭桥术、动脉移植术、动脉内膜切除术和瓣膜置换术等手术后的血栓栓塞。通过预防血小板诱导的血栓形成，阿司匹林有助于维持血管通畅性，并防止这些手术后血管再闭塞。

ADP受体拮抗药

抑制血小板膜上ADP受体的药物已被证明是一种有效的抗血小板药物。ADP是一种增加血小板活性的化学信号，抑制该化合物受体的药物可减少血小板诱导的凝血。此类药物包括氯吡格雷（clopidogrel）、普拉格雷（prasugrel）和噻氯匹定（ticlopidine）。这些药物主要用于预防心肌梗死或缺血性中风患者的血栓形成，包括不稳定型心绞痛、急性冠脉综合征、心房颤动和类似情况的患者。这些药物还用于预防经皮冠状动脉成形术、冠状动脉支架置入术和其他外科手术后的梗死。

ADP 受体拮抗药对血小板活性产生中度抑制，比阿司匹林更有效，但不如 GPⅡb-Ⅲa 抑制剂强（下文讨论）。ADP 受体拮抗药，如氯吡格雷也可以和低剂量阿司匹林合用，这种"双重抗血小板"治疗方案已被用于一些心脏手术后的治疗，如支架植入术，以及单独使用阿司匹林效果不佳的抗血栓作用。然而，阿司匹林与氯吡格雷联合使用也引起了人们对出血风险增加的担忧，研究人员还在继续研究在特定临床情况下是否可以安全有效地使用双重抗血小板治疗。

ADP 受体拮抗药耐受性良好，但是个体差异较大。高达 30%的患者可对氯吡格雷耐受，其他 ADP 受体拮抗药（即普拉格雷或噻氯匹定）可作为这些患者的首选药物。

糖蛋白Ⅱb-Ⅲa 抑制剂

糖蛋白（GP）Ⅱb-Ⅲa 抑制剂阻断由纤维蛋白原和其他化学介质刺激的血小板膜上的糖蛋白受体，使纤维蛋白原不能与血小板结合，减少血小板活化，从而减少血小板诱导的凝血。目前可用的 67 种药物包括阿昔单抗（abciximab）、依替巴肽（eptifibatide）和替罗非班（tirofiban）等。

GPⅡb-Ⅲa 抑制剂是最强大的血小板抑制剂，主要用于预防球囊血管成形术和其他经皮冠状动脉介入治疗的患者的血栓形成，促进急性冠脉综合征患者重建冠状动脉血流。

GPⅡb-Ⅲa 抑制剂在此类手术之前和期间静脉注射，以维持冠状动脉血流并降低死亡率，尤其是针对再梗死高危人群。在手术过程中，这些药物通常与其他抗血栓药物（如肝素、阿司匹林、比伐卢定）联合使用。GPⅡb-Ⅲa 抑制剂通常在手术后不久停用，继续使用其他抗血栓药物维持冠状动脉血流并防止再梗死。

其他抗血小板药物

双嘧达莫（dipyridamole，潘生丁）是另一种抗血小板药物，常与阿司匹林联合使用，以减少血小板诱导的凝血。这种药物可通过阻止腺苷代谢或增加血小板内环磷酸腺苷的浓度来影响血小板功能。然而，人们对双嘧达莫的确切作用机制知之甚少，这种药物的作用可能与其清除自由基和减少血管组织炎症有关。尽管双嘧达莫不像其他抗血小板药物那样常用，但它在预防缺血性中风和心肌梗死方面有其优势。当与阿司匹林联合使用时，作用更明显。因此，双嘧达莫可以成为治疗动脉血栓形成的其他抗血小板药物（如阿司匹林、ADP 受体拮抗药）的替代或辅助药物。

从业人员主要使用西洛他唑（cilostazol）和己酮可可碱（pentoxifylline）来减轻外周动脉疾病患者间歇性跛行的症状。这些药物可减少血小板中 cAMP 的分解，从而提高细胞内 cAMP 水平。血小板中 cAMP 含量增加会降低血小板活性和聚集性，有助于维持外周血管的血流。这些药物也可产生与血小板活性无关的作用，如增加红细胞弹性和降低血液黏度。据报道，使用这些药物可以减少间歇性跛行患者的腿痛，增加步行距离。通常这些药物应与有监督的步行训练计划相结合，对间歇性跛行患者产生最佳疗效。

（二）不良反应

1. 出血风险增加　服用这些药物的患者应特别警惕任何不明原因或严重出血或任何其他可能提示出血的症状（关节或背部疼痛突然加重、严重头痛等）。

2. 胃肠刺激和肝肾毒性　阿司匹林也会引起胃刺激，高剂量的阿司匹林可能对肝脏和肾脏有毒。在产生抗血栓作用所需的剂量下，发生严重胃功能障碍和肝或肾毒性较少。

3. 其他　非阿司匹林抗血小板药物的其他副作用包括 GPⅡb-Ⅲa 抑制剂（阿昔单抗、依替巴肽、替罗非班）的低血压，氯吡格雷和双嘧达莫的胃肠道刺激，以及噻氯匹定的血液失调症（中性粒细胞减少、粒细胞缺乏、血小板减少）。

三、纤维蛋白溶解药

（一）常用药物

纤维蛋白溶解药可以促进血栓的分解和溶解。药物将纤溶酶原转化为纤溶酶发挥作用。如图 24-1 所示，纤溶酶是一种内源性酶，可分解血栓中的纤维蛋白。纤维蛋白溶解药通过各种机制激活纤溶酶，分解纤维蛋白，溶解血栓，从而重新打开阻塞的血管。

纤溶药物在治疗急性心肌梗死中极为重要。当在梗死开始时服用这些药物，可以在闭塞的冠状血管重建血流，预防或逆转心肌损伤，降低与心脏病发作相关的发病率和死亡率。当症状出现 12h 内服用这些药物可以帮助重新打开闭塞的冠状动脉。在症状出现后越快服用纤维蛋白溶解药，效果越好。如在症状出现 1h 内给药可以使急性心肌梗死患者的死亡率降低 50%。因此，应在急性心肌梗死后尽快服用溶栓药物，以达到最佳效果。

有些情况下要禁用纤溶药物，包括出血性中风史、颅内肿瘤、活动性内出血、主动脉夹层及其他有出血风险的患者。但可用于治疗缺血性中风。通常须在脑梗死后 3h 内给药。此外，某些纤维蛋白溶解药，如重组组织型纤溶酶原激活剂（见下文）在治疗缺血性中风时优于其他纤维蛋白溶解药。尽管如此，对于缺血性中风且颅内或全身出血风险较小的患者，溶栓治疗仍被视为一种重要的选择。

纤维蛋白溶解药有时还可用于治疗其他类型的动脉和静脉阻塞。如溶栓治疗可溶解外周动脉（股骨、腘窝等）中的血栓，并有助于溶解大静脉（DVT）中的血栓。这种治疗在严重威胁肢体的闭塞或无法手术清除血栓时特别有效。为了将不良反应降到最低，可以通过血管内导管直接将溶栓药物注射到血栓部位。纤维蛋白溶解药也可用于治疗急性大面积肺栓塞（PE）。通常在危及生命的情况下使用，尤其是当 PE 严重到右心室功能受损时。由于血栓形成而阻塞的搭桥和分流术也可以通过使用溶栓药物来清除。

链激酶（streptokinase）和尿激酶（urokinase）

链激酶是第一代纤维蛋白溶解药，最初来源于链球菌分泌的蛋白质。尿激酶是人类肾脏产生的一种酶。这两种药物都能激活纤溶酶，但方式有所不同。链激酶通过结合前体分子（纤溶酶原）间接激活纤溶酶。尿激酶通过酶切纤溶酶原分子内的肽键直接将纤溶酶原转化为纤溶酶。这两种药物均可用于治疗冠状动脉和外周血管中的急性血栓形成。

组织型纤溶酶原激活剂（tissue plasminogen activator，t-PA）

在内源性凝血过程中，纤溶酶原被组织型纤溶酶原激活剂（t-PA）激活（图 24-1）。静脉注射 t-PA 可直接激活纤溶酶，快速有效地溶解血栓。从人类血液中提取 t-PA 成本高且不切实际，但通过使用重组 DNA 技术可以合成 t-PA。因此，重组 t-PA（rt-PA；也称为阿替普酶）已成为主要的纤溶剂之一。组织型纤溶酶原激活剂已成功用于治疗急性心肌梗死。然而，这种药物在治疗冠状动脉血栓形成时并不占优势。rt-PA 在血栓形成初期比其他溶栓药更有效，因此通常在缺血性中风期间优先使用。

瑞替普酶（reteplase）和替特普酶（tenecteplase）

瑞替普酶和替特普酶是较新的纤溶药物。这些药物来源于人体组织纤溶酶原激活剂，与 rt-PA（阿替普酶）的作用相似。然而，它们的氨基酸序列与阿替普酶略有不同，因此作用优于阿替普酶。这些药物可以更快速（注射泵）的给药，替特普酶可单次注射给药，瑞替普酶可两次间隔 30min 注射给药。因此，与其他需要缓慢输注数小时的纤溶药物相比，这些药物有明显的优势。但就纤溶效应而言，这些新的药物并不优于阿替普酶或传统的药物（链激酶、尿激酶）。由于替特普酶的半衰期更长，并且对血栓结合的纤溶酶原更具特异性，所以比阿替普酶和瑞替普酶作用更好。替特普酶能降低大出血和颅内出血的风险，已成为首选的纤溶药物。

（二）不良反应

1. 出血　纤溶治疗后可能会发生颅内出血，如高龄、严重或未经治疗的高血压、有出血性中风病史的患者。也可能发生胃肠道出血、牙龈出血、鼻出血和异常或过度瘀伤。在换药、伤口护理和纤溶治疗后的其他有创性操作过程中，也可能出现过度出血。

2. 其他　包括瘙痒、恶心、头痛、过敏反应等。

第三节　凝血缺陷的治疗

一、血　友　病

血友病是一种遗传性凝血因子缺乏引起的出血性疾病。血友病最常见的类型有两种，分别为血友病 A 和血友病 B，分别是由凝血因子Ⅷ和Ⅸ缺乏引起的。由于缺乏关键凝血因子，难以正常止血，即使是轻微的创伤也会导致严重或致命的出血。此外，血友病患者常因关节内出血（关节炎）而出现关节问题。

血友病可以通过替换缺失的凝血因子进行治疗。根据疾病的严重程度，可以定期（预防性）或在急性出血发作期间使用凝血因子。但获得足够数量的凝血因子是一个非常昂贵的过程。目前，凝血因子Ⅷ和Ⅸ的主要来源是人类血液提取物。

更严重的问题是凝血因子提取物可能含有人类免疫缺陷病毒（HIV）或乙型肝炎病毒等。缺乏适当的血液筛查可导致严重的后果，如从 HIV 感染者身上提取的凝血因子已成为病毒向血友病患者传播的媒介。更严格的筛查程序和其他技术，如凝血因子提取物的热处理可以降低传播风险，但接受外源性凝血因子治疗的血友病患者仍然存在病毒感染的风险。

新的药物生产方法，如基因工程和重组 DNA 技术，目前正在用于制造特定的凝血因子，如因子Ⅷ和Ⅸ。这些技术现在为血友病患者和其他与凝血因子缺乏相关的疾病患者提供了更安全、更可靠的缺失凝血因子来源。然而，某些接受人造凝血因子的患者会产生抑制性抗体（同种抗体），从而中和凝血因子并使其无效。同时，同种抗体抑制剂已经问世，如利妥昔单抗，可用于产生这些抗体的患者，从而恢复凝血因子活性。

二、维生素 K 依赖性凝血因子的缺乏

如前所述，肝脏需要足够的维生素 K 来合成凝血因子Ⅱ、Ⅶ、Ⅸ和Ⅹ。如图 24-2 所示，维生素 K 对这些凝血因子合成的最后步骤进行催化。通常，维生素 K 可通过饮食获得或由肠道细菌合成。然而，维生素 K 摄入、合成或吸收的任何环节出现问题都可导致维生素 K 缺乏。体内维生素 K 缺乏时会导致上述凝血因子的合成减少，从而导致出血。

维生素 K 缺乏和维生素 K 依赖性凝血因子的合成可通过服用外源性维生素 K 来治疗。这种维生素制剂可口服或肌内、皮下注射给药。饮食不良、肠道疾病或肠道吸收障碍的出血患者需给予维生素 K 止血。

在出生后的 5～8 天，新生儿缺乏合成维生素 K 所需的肠道细菌，因此新生儿建议常规注射维生素 K 以防止出血。当凝血时间过长（如 INR 为 4.5～10）时，可以服用维生素 K 以加速凝血因子

的合成。华法林过量引起出血的患者可口服或注射给予维生素 K 止血。

三、抗纤维蛋白溶解药

晚期癌症或手术、创伤后出现的过度出血是由于纤溶系统亢进引起的。血友病患者在手术过程中，如牙科手术（拔牙、修复等）时引起的出血，是由于其本身缺乏凝血因子，导致凝血障碍，因此，抑制血栓的溶解很重要。抗纤维蛋白溶解药，如氨基己酸（aminocaproic acid）和氨甲环酸（tranexamic acid）可抑制纤溶酶原激活为纤溶酶，从而产生止血作用。

口服或静脉注射氨基己酸和氨甲环酸用于治疗急性高纤维蛋白溶解症或预防正在手术的血友病患者血栓溶解。服用本类药物时可能会出现一些不良反应，如恶心、腹泻、头晕和头痛，停药后消失。

第四节　治疗高脂血症的药物

血脂是血浆中脂肪和类脂等脂类物质的总称，包括胆固醇（cholesterol，Ch）、三酰甘油（triglyceride，TG）、磷脂（phospholipid，PL）和游离脂肪酸（free fatty acid，FFA）等。胆固醇又分为胆固醇酯（cholesterol ester，CE）和游离胆固醇（free cholesterol，FC），两者相加为总胆固醇（total cholesterol，TC）。由于脂质不溶于水或微溶于水，必须与载脂蛋白结合形成脂蛋白才能溶于血液进行转运脂蛋白，包括乳糜微粒（chylomicron，CM）、极低密度脂蛋白（very low density lipoprotein，VLDL）、中间密度脂蛋白（intermediate density lipoprotein，IDL）、低密度脂蛋白（low density lipoprotein，LDL）和高密度脂蛋白（high density lipoprotein，HDL）。高脂血症是血液中脂质浓度异常升高的一种疾病，是动脉粥样硬化性心血管疾病的重要危险因素。高脂血症会引起大动脉和中动脉壁上脂肪沉积，形成斑块状病变，从而导致血栓形成和梗死。

高脂血症通常是由不良的饮食、生活方式及遗传、代谢问题引起的脂质代谢紊乱。胆固醇等脂质作为脂蛋白复合物的一部分在血液中运输，某些脂蛋白如高密度脂蛋白（HDL）因可通过清除动脉壁的胆固醇来减少动脉粥样硬化斑块的形成，对机体有益。其他多种脂蛋白包括中间密度脂蛋白（IDL）、低密度脂蛋白（LDL）和极低密度脂蛋白（VLDL），因其可在动脉壁上沉积胆固醇，对机体有害。因此，治疗高脂血症的药理学和非药理学方法通常侧重于降低致动脉粥样硬化的脂蛋白水平和增加有益的高密度脂蛋白水平。

一、常　用　药　物

（一）HMG-CoA 还原酶抑制剂（他汀类）

这类药物包括阿托伐他汀（atorvastatin）、瑞舒伐他汀（rosuvastatin）等，简称为他汀类药物，其作用是通过抑制 3-羟基-3-甲基戊二酰辅酶 A（HMG-CoA）还原酶，减少胆固醇的合成。胆固醇合成减少会引起肝细胞表面 LDL 受体代偿性合成增多，血浆中大量 LDL 被摄取代谢，继而引起 VLDL 代谢加快，合成减少（VLDL 是 LDL 合成的前体物质）。HMG-CoA 还原酶抑制剂也能在一定程度上降低三酰甘油水平，并可增加 HDL 水平，具体原因尚不完全清楚。

他汀类药物还有增加 NO 的产生和血管舒张作用，NO 可以直接作用于血管内皮，并可稳定动脉壁上的粥样硬化斑块。此外，还有抗炎和抗氧化作用，有助于改善血管壁功能。他汀类药物降低心血管疾病风险的作用是对血脂的影响和改善血管内皮功能共同作用的结果。

（二）纤维酸类

纤维酸或"纤维酸盐"包括非诺贝特（fenofibrate）和吉非贝齐（gemfibrozil）等。本类药物主要降低三酰甘油水平，故对三酰甘油升高为主的高脂血症最有效。贝特类药物还可以增加 HDL 的生成，并降低 LDL 水平。因此，贝特类药物可用于治疗三酰甘油和 LDL 水平升高及 HDL 水平降低的脂质异常（即混合性高脂血症）。

本类药物可通过激活过氧化物酶体增殖激活受体 α，调控脂质代谢相关基因的表达，降低三酰甘油和改善血脂代谢。与他汀类药物类似，贝特类药物除了降脂作用外，还可发挥抗炎、抗氧化等作用。

虽然目前尚不清楚本类药物能在多大程度上降低重大心血管疾病（如脑梗死、中风）的风险，但仍是某些高脂血症（如三酰甘油升高）患者的首选药物。也被用于治疗代谢紊乱中常见的混合性高脂血症，如 2 型糖尿病。可与其他药物（如他汀类药物或烟酸）联合应用，产生协同作用。然而，使用过程中需谨慎，以防止神经肌肉不良反应的风险增加，如肌炎和横纹肌溶解症。

（三）其他降血脂药

有些药物可与胃肠腔内的胆汁酸结合，并增加胆汁酸随粪便的排出，肝中胆汁酸降低，可促进肝脏将胆固醇转化为胆汁酸，因此，导致血浆胆固醇浓度降低。这些药物被称为胆汁酸螯合剂，包括胆甾胺（cholestyramine）、考来维仑（colesevelam）和考来替泊（colestipol）。虽然本类药物不在临床常用，但可降低患者的 LDL 水平。本类药物还有一定的调节糖代谢的能力，因此也被作为 2 型糖尿病患者的治疗药物。

烟酸（尼克酸、维生素 B_3、烟碱蛋白等）作为一种"广谱"调血脂药广受关注。大剂量的烟酸能降低 VLDL 和三酰甘油水平，并能升高 LDL 水平。烟酸能与脂肪细胞中的特定烟酸受体（即 GPR109A 受体）结合，引发多种代谢效应，包括减少脂肪分解和减少脂肪酸进入血液。烟酸也可与他汀类药物联合使用，在不增加他汀类药物诱发肌病风险的情况下，对患者产生最佳药效。

另一类药物如依折麦布（ezetimibe）可抑制肠道胆固醇吸收，从而引起 LDL 降低，但是 HDL 稍有增加。依折麦布可以有效补充他汀类药物的药理作用，与他汀类药物结合，产生协同作用。

二、不 良 反 应

1. 胃肠道反应　恶心、腹泻为常见症状，但这些症状较轻微，不需要停药。

2. 周围神经病变　初步研究表明，他汀类药物也可引起周围神经病变。但最近的研究表明，此类药物对阿尔茨海默病和帕金森病等中枢神经系统疾病具有一定的神经保护作用。未来的研究需要阐明这些药物对神经组织的影响，并为他汀类药物引起的神经肌肉毒性的预防和治疗提供更多的解决方法。

3. 神经肌肉不良反应　如肌病（肌痛、肌炎、横纹肌溶解症）是他汀类药物的严重不良反应。据统计，服用他汀类药物的患者中有 5%～10%会发生肌病。目前发病原因尚不清楚，但他汀类药物引起的肌病与多种风险因素有关，如大剂量他汀类药物、高龄、遗传因素、多种疾病、身体虚弱和使用免疫抑制剂。将他汀类药物与某些脂肪酸结合也会增加肌病的风险。虽然他汀类药物引起的肌病是可逆的，但在其发展为更严重的肌肉疾病和肌肉损伤（横纹肌溶解症）之前，应尽早发现。防治方法包括停用他汀类药物，充分休息，经过 4～6 周可恢复。

4. 其他　烟酸会引起皮肤血管舒张、潮红和温热，用拉罗哌嗪可以减少这些症状。肝功能不全、胆结石和胰腺炎等严重的不良反应发生率很低。脂肪酸也会出现心律失常、血液失调症和血管神经综合征等心血管问题。

康复治疗期间特别关注的问题

　　治疗师经常会遇到服用凝血系统药物的患者。许多长期卧床的患者因服用抗凝血药有增加血栓形成的趋势，容易发生深静脉血栓。在接受髋关节手术、心脏瓣膜置换术和其他外科手术的患者中，可根据血栓性静脉炎的症状提前给予肝素和华法林。治疗师应该意识到，抗凝血药的主要不良反应是出血倾向。在处理开放性伤口的操作（换药、清创等）时应仔细，不能选择锐器清创。还必须谨慎使用诊疗技术，如深层组织按摩或胸部叩诊，因为这些操作可能会直接损伤组织并导致出血。由于服用抗凝血药的患者椎动脉损伤的风险增加，因此应避免或谨慎使用某些诊疗技术，如上颈椎手法。

　　康复患者也会服用抗凝血药和溶栓药，防止心肌梗死的复发，也常用于复发性脑栓塞引起的脑血管意外（中风）的病例。同样，治疗师应认识到使用这些药物会增加出血的可能性。然而，长期使用这些药物，尤其是小剂量阿司匹林，通常不会在康复过程中产生严重问题。纤溶药物（t-PA、替特普酶等）通常不会对物理治疗或作业治疗产生直接影响。在急性情况下，即心肌梗死或缺血性中风后须立即给药。患者会更快、更彻底地从心脏病发作和中风中康复。纤维蛋白溶解药也有助于重新开放闭塞的周围血管，从而改善康复患者的组织灌注和伤口愈合。

　　治疗师通常会遇到患有慢性凝血障碍的患者，如血友病患者。关节内出血（关节炎）并继发关节病是血友病的主要问题。最常累及的关节是膝盖、脚踝、肘部、髋部和肩部。关节炎通常通过补充缺失的凝血因子和修复受损关节来治疗。治疗中性粒细胞减少症使用造血生长因子会引起骨痛。这种疼痛可能会降低患者的功能，并且对康复产生不利影响。治疗师通常与药理学专家一起工作，采用运动、关节支持和疼痛管理方案，以改善关节血友病和其他血友病相关关节疾病后的关节功能。

　　很多癌症化疗患者和患有肾病或心力衰竭的患者会有贫血症状。运动计划与药物治疗相结合可改善这些患者的生活质量并降低发病率和死亡率。然而，当患者接受凝血因子治疗时，有氧能力和免疫反应会下降。在治疗干预之前，有必要对血细胞比容、血红蛋白和血细胞数进行检查，以确定康复训练活动是否合适。

　　治疗师必须实时检测临床检查指标，确定在给予抗凝剂后何时可以安全地动员患者进行康复训练。例如，在接受下肢 DVT 治疗的患者中，用 LMW 肝素、磺达肝葵钠或口服直接凝血酶抑制剂和凝血因子 Xa 抑制剂治疗后数小时内活动是安全的。普通肝素治疗后建议超过 48h 后进行运动康复。使用华法林时，INR 为 2～5 时可以进行运动。

　　贫血会引起运动耐量下降。红细胞生成刺激剂治疗的患者最大血红蛋白值会达到 100～120g/L。这些患者用药后仍然被认为是贫血的。因此，这些患者的运动耐量偏低。

　　同时服用抗凝剂和抗血小板药物的患者如果跌倒撞击头部会增加颅内出血的风险。某些类型的硬膜下出血需要数日才有临床表现。如果患者自述曾跌倒，应考虑转诊。

　　最后，治疗师可以鼓励患者遵医嘱使用降血脂的药理学和非药理学方法。高脂血症的治疗，通常采用药物与调整饮食、适当运动和改善生活方式相结合来治疗，以减少脂肪摄入并改善血脂。治疗师可以帮助设计和实施运动计划，使患者能够减肥并提高抗动脉粥样硬化成分（如 HDL）的血浆水平，从而最大限度地发挥药物治疗的效果。

 病例分析

　　张某的肩膀和膝盖疼痛与他上周暂停康复治疗有关。而手腕处的瘀青可能是华法林过量引起的。张某上周探望孙子的时候没有吃蔬菜导致维生素 K（可拮抗华法林的作用）摄入不够从而引起华法林抗凝作用增强。建议立即转诊。另外，患者可能误解华法林的用药说明，以为不能过多摄入含维生素 K 的蔬菜。应建议患者正常食用含有维生素 K 的食物，并根据饮食的季节性变化调整华法林的用量。

小　结

　　血栓的溶解能再通急性血栓阻塞的血管。

　　正常血流是凝血和抗凝血过程之间的平衡。过度的凝血容易形成血栓并阻塞动脉和静脉，血管会被阻塞，或血栓脱落，并顺血流堵塞其他部位形成栓塞。静脉血栓形成，通常可用抗凝血药物如肝素和华法林等治疗。阿司匹林等血小板抑制剂则可预防动脉血栓形成。促纤溶药物（t-PA、替特普酶）可再通急性血栓阻塞的血管。

　　血友病患者因凝血障碍，出现出血过多时可通过补充缺失的凝血因子进行治疗。与凝血障碍相关的其他疾病可通过服用维生素 K（促进凝血因子 Ⅱ、Ⅶ、Ⅸ、Ⅹ 的合成）或纤维蛋白溶解抑制药（氨基己酸、氨甲环酸）来治疗。

　　高脂血症可导致动脉粥样硬化和心血管事件，如血栓形成和梗死。这种情况通常采用药物、控制饮食和调整生活方式相结合的措施进行治疗。药物干预通常旨在纠正异常血脂，包括与动脉粥样硬化斑块形成相关的脂蛋白（IDL、LDL、VLDL）。

第六部分
呼吸和消化系统药物

第二十五章 治疗呼吸系统疾病的药物

病 例

李某，男，54岁，职业为快递员。两日前因搬运几个箱子扭伤了背部，由于疼痛无法继续工作。患者童年时患有哮喘，有吸烟习惯（30年吸烟史）。日常服用纳多洛尔联合苄氟噻嗪治疗原发性高血压，异丙托溴铵联合沙丁胺醇用于缓解呼吸困难。血压138/82 mmHg，心率79次/分。康复治疗师计划让患者在34℃水温的游泳池内进行减轻疼痛的功能性运动，以利用水的浮力减轻关节和脊柱的负荷，通过脊椎牵引进行治疗。游泳池一端的浅水区深0.6~1.2m，深水区深1.8~3m。治疗师注意到患者在去往游泳池的途中抽烟。在浅水区，治疗师在患者的上胸部腋下连接了一个漂浮物，以使他的头部远离水面。接着，治疗师在患者每个脚踝加上4kg重的重物，轻轻地将患者引向泳池的深水区，直到患者的脚触不到池底。治疗师让患者放松，以便让脚踝上的重量提供轻柔的脊柱牵引。10min后，患者表示疼痛减轻，治疗师让其在原地缓慢行走。大约4min后，患者呼吸短促，面色苍白，极力试图去往浅水区。治疗师马上将患者扶到泳池边，并离开水面，记录其生命体征：血压153/90 mmHg，心率89次/分。

呼吸系统直接与外界接触，负责调节外部环境和血流之间的气体交换，易受到环境中病原微生物及有害物质的影响而发生各种疾病，如上呼吸道感染、支气管炎、支气管哮喘、肺炎等。

喘息、咳嗽、咳痰是呼吸系统疾病的常见症状，往往同时存在，互为因果。因此，平喘药（anti-asthmatic）、镇咳药（antitussives）、祛痰药（expectorants）为呼吸系统疾病对症治疗的常用药物，临床常将三者联合应用，以达到协同增效的目的。临床常用本类药物治疗急性和慢性呼吸系统疾病，可使患者更轻松地呼吸，同时改善呼吸困难，并能缓解患者因呼吸困难引起的焦虑和恐慌感，亦能使患者更积极地参与呼吸肌训练等康复活动，参加各种形式的有氧运动和强化运动。但需要注意的是，呼吸系统疾病多为病原微生物及有害物质引起的炎症性疾病，而本类药物属对症治疗药物，故在应用中应注意结合病因，同时使用抗菌药物、抗病毒药等进行对因治疗。

第一节 咳嗽的药物治疗

咳嗽是呼吸系统的一种保护性反射，当炎症、异物或痰液刺激呼吸道机械感受器、化学感受器或牵张感受器时，可通过迷走神经传到延脑咳嗽中枢，从而影响多种与咳嗽有关的神经核，通过传出神经引起咳嗽。咳嗽具有促进上呼吸道的痰液和异物排出，保持呼吸道清洁与通畅的作用。轻度咳嗽有利于痰液及异物的排出，一般不宜应用镇咳药，以免痰液滞留，阻塞支气管；但频繁剧烈的咳嗽会影响休息和睡眠，甚至诱发一些并发症，为减轻患者的痛苦，避免并发症的出现，应采用镇咳药进行治疗。镇咳药通常短期用于缓解咳嗽，若咳嗽伴有咳痰困难，则应适当配合祛痰药。应用镇咳药时，应针对咳嗽的病因进行治疗，避免因积痰难排引起继发感染，或阻塞呼吸道引起窒息。

目前常用的镇咳药（antitussives）根据其作用机制分为两类：①中枢性镇咳药：通过抑制延髓

的咳嗽中枢发挥镇咳作用，同时还可降低咳嗽反射弧的敏感性；②外周性镇咳药：通过抑制咳嗽反射弧中的呼吸道感受器、反射弧的传入、传出神经或效应器中任何一环节而发挥镇咳作用。大多数镇咳药的主要不良反应为镇静作用，有些药物也可引起头晕和胃肠道不适，长期或过度使用阿片类药物还可导致耐受性和依赖性。部分非处方镇咳药可因给药不当或过量，给婴幼儿带来伤害。因此，4～6 岁以下婴幼儿不建议使用该类药物。镇咳药在治疗剂量下也可能产生严重的不良反应，因此还需进一步研究咳嗽反射的机制，以便开发出更加安全、有效的镇咳药。

即使患者没有直接接受胸部理疗和呼吸卫生治疗，康复专家也应始终鼓励患者咳嗽并咳痰。物理治疗师和职业治疗师也应将其治疗与呼吸治疗相协调。

一、中枢性镇咳药

中枢性镇咳药可分为成瘾性和非成瘾性两类镇咳药。成瘾性镇咳药主要指天然阿片类生物碱及其衍生物，药物能抑制延髓的咳嗽中枢，提高启动咳嗽反射所需的刺激阈值。其中作用最强的是吗啡，目前临床主要用于支气管癌或主动脉瘤引起的强烈咳嗽；急性肺梗死或急性左心衰竭伴有的剧烈咳嗽。临床上仅用可待因等几种成瘾性较小的药物作为镇咳药。非成瘾性镇咳药目前发展很快、品种较多，其临床应用也十分广泛。

可待因（codeine，甲基吗啡）

可待因为阿片生物碱之一。口服易吸收，约 20min 起效，作用持续 4～6h。

【药理作用】　可待因对咳嗽中枢选择性高，镇咳作用强而迅速，与吗啡作用相似但较弱，约为吗啡的 1/4，亦具镇痛作用，镇痛强度为吗啡的 1/10～1/7。在镇咳剂量下不抑制呼吸，便秘、耐受性、成瘾性等均弱于吗啡。

【临床应用】　主要用于各种原因引起的剧烈干咳，也可用于中等强度的疼痛，对胸膜炎患者干咳伴有胸痛者尤为适用。

【不良反应】　偶见恶心、呕吐、便秘，较吗啡轻。久用也可产生耐受性及依赖性，应控制使用。中毒量（60mg）能明显抑制呼吸，并产生中枢兴奋和烦躁不安。小儿过量可致惊厥。因其抑制咳嗽反射，可致呼吸道大量积痰，易造成气道阻塞及继发感染，故多痰患者禁用。在呼吸不畅及支气管哮喘性咳嗽的病例，由于其对支气管平滑肌有轻度收缩作用，故应慎用。

阿片类药物通过直接作用在脑干呼吸中枢来抑制呼吸驱动，由此诱导的通气不足可能导致高碳酸血症，而阻塞性气道疾病患者可能无法耐受高碳酸血症。康复治疗师应注意在服用阿片类镇咳药的患者进行有氧活动期间，用脉搏血氧计监测呼吸频率和血氧饱和度。

同时，阿片类药物所致的高碳酸血症可能进一步加重镇静，增加患者跌倒的风险，在进行康复治疗时应予以重视。镇静也可能会降低认知功能，康复治疗师应通过提供简单的分步的治疗指导帮助患者理解。

右美沙芬（dextromethorphan，右甲吗喃）

右美沙芬为非成瘾性中枢性镇咳药。镇咳强度与可待因相似，但无镇痛作用，亦无依赖性和耐受性。主要用于无痰干咳。痰多者慎用。

右美沙芬有一定的胃肠道刺激性，如果过量服用右美沙芬，可能会出现胃肠道功能紊乱，或导致胃肠道（GI）疼痛。此外，右美沙芬如果超镇咳剂量使用有致幻作用，其致幻效应可能是由于对中枢 N-甲基-D-天冬氨酸受体的非竞争性抑制。右美沙芬的其他毒性表现包括心动过速、高血压、嗜睡、精神运动迟缓和癫痫发作。中毒量可致呼吸抑制。偶有头晕、嗳气等。右美沙芬还抑制某些单胺氧化酶（MAO）抑制剂的生物转化，合用会增加发生严重不良反应的可能性。妊娠 3 个月内的妇女禁用。

喷托维林（pentoxyverine，咳必清）

喷托维林为人工合成的非成瘾性中枢性镇咳药。其对呼吸中枢有选择性抑制作用，镇咳强度为可待因的 1/3，并有局部麻醉作用和阿托品样作用。由于能松弛支气管平滑肌和抑制呼吸道黏膜感受器，故兼有外周性镇咳作用。适用于呼吸道炎症引起的干咳、阵咳。不良反应较轻，偶见头晕、恶心、口干、腹胀、便秘等，痰多者、青光眼患者禁用。

苯丙哌林（benproperine，咳快好，苯哌丙烷）

苯丙哌林为非成瘾性镇咳药，作用较强。既能抑制咳嗽中枢，又能抑制肺及胸膜的牵张感受器，对平滑肌尚有松弛作用。作用较可待因强 2～4 倍，口服后 10～20min 起效，作用持续 4～7h。不抑制呼吸，也不引起便秘。主要用于刺激性干咳。不良反应较轻，偶见口干、头晕、乏力、食欲缺乏、腹部不适和药疹等。

福尔可定（pholcodine，吗啉吗啡）

福尔可定的镇咳、镇痛作用与可待因类似，不良反应较轻。用于各种剧烈干咳和轻中度疼痛。久用有依赖性，多痰者禁用。

氯哌斯汀（cloperastine，氯苯息定）

氯哌斯汀为苯海拉明的衍生物。中枢性镇咳作用较喷托维林强，有较弱的 H 受体阻断作用，能缓解支气管痉挛、减轻支气管黏膜水肿。用于上呼吸道感染及急、慢性支气管炎等引起的干咳。偶有口干、嗜睡等。

二、外周性镇咳药

苯佐那酯（benzonatate，退嗽露）

苯佐那酯是局部麻醉药丁卡因的衍生物。具有较强的局部麻醉作用，抑制肺牵张感受器及感觉神经末梢，使咳嗽冲动的传导减弱或消失，兼有较弱的中枢性镇咳作用。用药后 20min 起效，维持 3～4h。用于干咳、阵咳，也可用于支气管镜、喉镜等检查前预防咳嗽。有轻度嗜睡、头晕、鼻塞等不良反应，偶见过敏性皮炎。服用时勿将药丸咬碎，以免引起口腔麻木。

甘草流浸膏（extractum glycyrrhizae liquidum）

甘草流浸膏是从豆科植物甘草的根和根茎中提取，经浓缩而制得，为黏膜保护性镇咳药。主要用于上呼吸道感染、急性支气管炎。亦具有镇咳、祛痰作用，常与其他药物配成复方应用。

第二节　黏痰的药物治疗

痰液是呼吸道炎症的产物，主要由气管、支气管腺体和杯形细胞分泌的黏液与浆液组成，还含有炎症渗出物和脱落的黏膜上皮细胞等。积痰能引起咳嗽、加重感染和喘息，大量痰液还能阻塞呼吸道引起呼吸困难，或导致肺不张和额外感染，因此呼吸道卫生对于预防呼吸道感染和阻塞性肺疾病的严重不良影响至关重要。

祛痰药是一类能使痰液稀释，黏滞度降低而易咳出的药物。该类药物可使呼吸道内积痰易于咳出，以减少对呼吸道黏膜的刺激，保持呼吸道畅通，间接起到镇咳、平喘作用，也有利于减少继发感染。根据药物作用机制，祛痰药可分为痰液稀释药、黏痰溶解药和黏液调节药三类。祛痰药可以缓解感冒、肺炎等急性疾病，也能缓解肺气肿和慢性支气管炎等慢性疾病。本类药物通常与镇咳药、减充血剂、支气管扩张药等联合应用。

康复训练在预防肺黏液积聚方面发挥着关键作用。康复治疗师可以通过进行体位引流和呼吸功能训练，促进黏液溶解和排出，提高祛痰药物的治疗效果。

一、痰液稀释药（恶心性祛痰药）

本类药物口服后可刺激胃黏膜迷走神经末梢，反射性兴奋延髓呕吐中枢，引起轻度恶心，经支配气管、支气管腺体的迷走神经，增加腺体分泌，使痰液稀释，易于咳出。代表药物主要有小剂量的催吐药、酒石酸梯钾、吐根、愈创甘油醚、氯化铵、碘化钾，还有含皂苷成分的桔梗、远志、前胡、紫菀、款冬花、天南星、白前等中药。

此外，某些挥发性药物，如安息香酊、松节油、楼叶油、香油、愈创木酚等用蒸汽吸入器吸入，可直接刺激呼吸道黏膜、促进腺体分泌，加上温热水蒸气对呼吸道的湿润作用，使痰液变稀，并使黏膜轻度充血，有助于促进局部血液循环。此种刺激性祛痰药，祛痰作用较强，并有微弱的抗菌消炎作用，适用于痰稠而难以咳出，口服祛痰药无效的病例。

氯化铵（ammonium chloride）

氯化铵口服对胃黏膜有刺激作用，引起轻度恶心，反射性引起呼吸道腺体分泌，使痰液稀释易于咳出。氯化铵常与其他药物配伍制成复方制剂，用于急、慢性呼吸道炎症初期痰液黏稠而不易咳出者。此外，氯化铵吸收后，可使体液及尿液呈酸性，故可用于酸化尿液及某些碱血症。溃疡病患者及肝肾功能不良者慎用。

愈创甘油醚（glyceryl guaiacolate）

愈创甘油醚除了具有祛痰作用外，兼具较弱的抗菌作用。愈创甘油醚是目前美国食品药品监督管理局（FDA）唯一批准的祛痰药。单用或配成复方用于慢性支气管炎、支气管扩张等疾病。

愈创甘油醚无明显不良反应。其主要的不良反应是胃肠道功能紊乱，如果服用过量或空腹服用该药物，则会加剧胃肠道功能紊乱。

二、黏痰溶解药

黏痰中的黏性成分主要是黏蛋白，如痰呈脓性时还含有DNA，这些物质使痰液黏稠不易咳出。黏痰溶解药可裂解这些黏性物质，使黏痰液化，黏滞度下降而易于咳出。

乙酰半胱氨酸（acetylcysteine，痰易净）

乙酰半胱氨酸为半胱氨酸乙酰化的产物，性质不稳定。乙酰半胱氨酸具有较强的黏痰溶解作用，能使黏痰中连接黏蛋白肽链的二硫键断裂，变成小分子的肽链，从而降低痰液的黏稠度，使痰易于咳出；对脓痰中的DNA亦有裂解作用。雾化吸入适用于大量黏痰阻塞气道引起的呼吸困难、咳痰困难者，气管滴入（通过气管造口术）可迅速使痰液变稀，便于吸引排痰。

乙酰半胱氨酸还可降低自由基对呼吸组织的损伤，具有抗氧化作用。此外，亦是预防乙酰氨基酚过量致肝损伤的主要药物。

本品有特殊气味，且对呼吸道有刺激性，可引起恶心、呕吐、呛咳、口腔黏膜炎症甚至支气管痉挛，常与异丙肾上腺素合用以提高疗效，降低不良反应。哮喘患者慎用或禁用。雾化吸入时不宜与铁、铜、橡胶和氧化剂接触，应以玻璃或塑料制品做喷雾器。也不宜与青霉素、头孢菌素、四环素等混合，以免降低抗生素的活性。

三、黏液调节药

黏液调节药能直接作用于气管、支气管的腺体，促进黏滞性较低的小分子黏蛋白的分泌，降低黏液的黏度，使黏痰容易咳出。

溴己新（bromhexine，溴己铵、必消痰，bisolvon）

溴己新可直接作用于支气管腺体促使黏液分泌细胞的溶酶体释出，裂解黏痰中的黏多糖纤维，并抑制黏液腺及杯形细胞合成酸性黏多糖，使痰液黏度降低、变稀而易于咳出，此外还有镇咳作用。临床用于有白色黏痰又难以咯出的呼吸道疾病。少数患者用药后可产生恶心、胃部不适，偶见血清氨基转移酶升高。溃疡病及肝功能不良患者慎用。

羧甲司坦（carbocisteine，羧甲半胱氨酸、强利痰灵）

羧甲司坦能直接作用于支气管腺体，促进低黏度的唾液黏蛋白分泌，减少高黏度的岩藻黏蛋白产生，还可使黏蛋白中的二硫键断裂，降低痰液黏度，而使痰液易于咳出。适用于各种呼吸道疾病引起的黏痰咳出困难者，亦可用于手术后咳痰困难者。不良反应有轻度头晕、恶心、腹泻、胃肠出血及皮疹等。有出血倾向的消化性溃疡患者慎用。

氨溴索（ambroxol，mucosolvan，氨溴醇）

氨溴索是溴己新的活性代谢物。可显著增加痰液分泌降低痰黏度，增强支气管黏膜上皮纤毛运动，增加表面活性物质的分泌，使痰液易于咳出。本品还有一定的镇咳和改善通气功能的作用。长期服用可明显减少慢性支气管炎急性发作的次数，口服 1h 后起效，作用持续 3～6h。不良反应少见。

第三节　支气管哮喘的药物治疗

支气管哮喘（简称哮喘）是一种慢性气道炎症性疾病，其基本病理变化为多种炎症细胞（如嗜酸性粒细胞、肥大细胞、T 细胞等）浸润，炎症介质（如组胺、5-羟色胺、白三烯等）释放，引起气道黏膜下微血管通透性增加，黏膜水肿，支气管平滑肌痉挛、腺体分泌增加，支气管平滑肌增生等，从而导致气道阻塞，引起呼吸困难。

哮喘可由过敏性及非过敏性疾病引起，过敏性哮喘时抗原与肥大细胞表面的 IgE 抗体结合，肥大细胞被激活，进一步释放大量炎症介质，引起炎症反应；寒冷、烟尘等非特异性刺激也可引起哮喘发作。此外，哮喘还与气道结构改变相关。

平喘药应用的目的是缓解支气管平滑肌痉挛，抑制气道炎症，控制气道阻塞症状。常用的平喘药分为以下三类：①支气管扩张药，用于松弛气道平滑肌，主要包括拟肾上腺素药、茶碱类、M 受体阻断药等；②抗炎平喘药，用于控制气道炎症，主要包括糖皮质激素类等药物；③过敏介质阻释药，用于预防哮喘发作。

对一些患者来说，运动可能会诱发哮喘发作，称为运动诱发支气管痉挛（EIB）。EIB 通常没有伴随哮喘的炎症和黏液形成。康复治疗师应了解在运动前预防 EIB 的策略，例如，在活动前约 20min 使用短效支气管扩张药，以实现最大的支气管气道扩张。

一、支气管扩张药

（一）拟肾上腺素药

支气管平滑肌细胞膜上的 β 受体主要是 $β_2$ 受体，当 $β_2$ 受体激动时，可松弛支气管平滑肌，故 $β_2$ 受体激动药可对各种刺激引起的支气管平滑肌痉挛有强大的舒张作用；还可抑制肥大细胞释放过敏介质，故可预防过敏性哮喘发作，并可用于预防或抑制支气管痉挛性疾病中的气道阻塞。但此类药物对炎症过程并无影响，长期应用可使支气管对各种刺激的反应性增高，发作加重。因此，目前选择性 β_2 受体激动药以吸入给药为主，主要用于哮喘急性发作和发作前预防给药。但也有报道，随着 β_2 受体激动药使用的增加，哮喘的病死率亦在增加，故应注意合理应用。

吸入 β_2 受体激动药的 COPD 患者（尤其是给药后不漱口的患者）可能会出现心动过速；由于 β_2 受体激动药也会刺激 β_1 受体，在心脏病患者中高剂量使用 β_2 受体激动药常引起心绞痛或心律失常。康复治疗师应注意在治疗期间，尤其是在运动期间监测生命体征。

β 受体激动药可通过图 25-1 所示的机制诱导支气管平滑肌松弛。激动 β_2 受体可活化腺苷酸环化酶，催化细胞内 ATP 转化为环磷酸腺苷（cAMP）。cAMP 作为细胞内的第二信使，可进一步激活其他酶（如蛋白激酶），降低细胞内 Ca^{2+} 浓度，从而抑制平滑肌收缩。

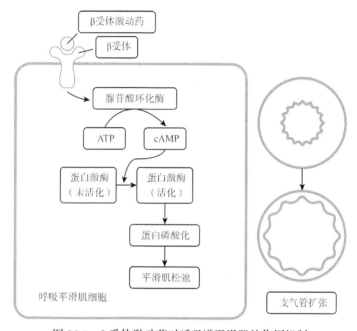

图 25-1　β 受体激动药对呼吸道平滑肌的作用机制

肾上腺素（adrenaline，epinephrine）

肾上腺素对 α 受体和 β 受体均有强大的激动作用，可舒张支气管平滑肌，收缩支气管黏膜血管、减轻水肿，有利于气道畅通。但因其易引起心血管不良反应，现仅用于控制支气管哮喘的急性发作。用法为皮下注射，数分钟内起效，作用维持 1～2h。

麻黄碱（ephedrine）

麻黄碱的作用与肾上腺素相似，但作用缓慢、温和而持久。口服有效。主要用于轻症哮喘及预防哮喘发作。

麻黄碱、伪麻黄碱作用于鼻黏膜血管上的 α_1 受体，可收缩血管，从而有效地缓解鼻腔黏膜充血，但由于近年来有不法分子利用非处方感冒药中的麻黄碱和伪麻黄碱衍生物非法制造甲基苯丙胺（冰毒），故国家已对含有这类成分的非处方药的销售加以控制。

异丙肾上腺素（isoproterenol，喘息定）

异丙肾上腺素选择性作用于 β 受体，但对 β_1、β_2 受体均有强大的激动作用。平喘作用强大，可吸入给药，起效迅速。但心血管方面的不良反应较多，对有严重缺氧的哮喘患者或剂量过大，则易致心律失常，甚至发生心室颤动或死亡，应特别注意。

沙丁胺醇（salbutamol，舒喘灵，羟甲叔丁肾上腺素）

【体内过程】 沙丁胺醇为选择性 β_2 受体激动药。口服易吸收，30min 开始显效，作用可持续6h；吸入给药后，5～15min 起效，持续 3～6h。近年来采用缓释和控释剂型，可使作用时间延长，适用于夜间发作。

【作用机制】 本品对 β_2 受体的作用远强于 β_1 受体，平喘作用与异丙肾上腺素相似，是目前较为安全的常用平喘药。临床用于各种类型的支气管哮喘及伴有支气管痉挛的各种支气管疾患。

【不良反应】 一般可见恶心、多汗、头晕、肌肉和手指震颤、心悸。偶见目眩、口干、高血压、失眠等不良反应。有报道支气管扩张患者气雾吸入可引起大量咯血。高血压、心功能不全、甲状腺功能亢进症、咯血患者及妊娠期妇女应慎用。

本药可促进 K^+ 内流，偶尔引起低血钾，其原因与 β 受体激动药兴奋骨骼肌细胞膜上的 Na^+-K^+-ATP 酶有关，可用普萘洛尔防治，但可诱发哮喘，故不宜做常规联用。

如同时应用其他拟肾上腺素药，可引起作用增强，导致毒性反应发生。

特布他林（terbutaline，间羟舒喘灵、博利康尼）

特布他林的作用与沙丁胺醇相似，既可口服、气雾吸入又可皮下注射给药。临床用于各种支气管哮喘。重复用药易致蓄积作用。

克仑特罗（clenbuterol，氨哮素、氨双氯喘通）

克仑特罗为强效选择性 β_2 受体激动药，松弛支气管的作用为沙丁胺醇的 100 倍。临床用于防治支气管哮喘，喘息性气管炎，伴有可逆性气管阻塞的慢性支气管炎和肺气肿等。不良反应与沙丁胺醇类似。

（二）茶碱类

黄嘌呤衍生物是一组化学性质相似的化合物，具有多种药理作用。常见的黄嘌呤衍生物包括茶碱、咖啡因和可可碱（图 25-2）。

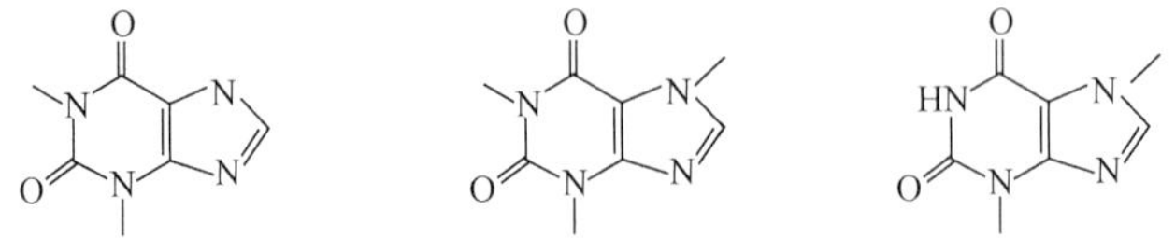

茶碱　　　　　　　咖啡因　　　　　　　可可碱

图 25-2　常见黄嘌呤衍生物

茶碱（theophylline）

茶碱是甲基黄嘌呤的衍生物，口服易吸收，也可注射或直肠给药，为常用的支气管扩张药。临床应用的茶碱类制剂包括茶碱与不同盐或碱基形成的复盐，如氨茶碱、胆茶碱、甘氨酸茶碱钠等；茶碱以不同基团取代所得的衍化物，如二羟丙茶碱等；还有缓释、控释等慢释放茶碱制剂。

由于茶碱治疗窗口狭窄，服用茶碱的患者可能会出现心律失常和抽搐。如果患者出现体征/症状，治疗师应检查当前的血浆药物水平。

【作用机制】

1. 抑制腺苷受体，腺苷是哮喘发作时收缩支气管的介质之一，茶碱能阻断腺苷受体，解除内源性腺苷诱发的支气管痉挛。

2. 促进内源性儿茶酚胺的释放，松弛支气管平滑肌。

3. 抑制支气管平滑肌细胞中的磷酸二酯酶（PDE），使细胞内第二信使 cAMP 的浓度升高，平滑肌张力降低，支气管扩张。此外，抑制 PDE 可降低炎症细胞的功能，抑制炎症介质的产生，因此，茶碱尚具有抗炎特性。

氨茶碱（aminophylline）

氨茶碱是茶碱和乙二胺的复合物，含茶碱 75%～80%，碱性较强，局部刺激性大。

【药理作用】

（1）扩张支气管　氨茶碱对支气管平滑细胞肌有较强的松弛作用，尤其是对痉挛状态的平滑肌作用更加突出。

（2）抗炎及免疫调节作用　茶碱在较低血浆浓度时就能抑制气道炎症，抑制吸入变应原诱发的迟发哮喘反应，降低气管高反应性，缓解哮喘急性期症状，改善慢性哮喘患者的预后。

（3）其他作用　①强心利尿：能增强心肌收缩力，增加心排血量，降低右心房压力，增加冠状动脉血流量；扩张肾血管，增加肾血流量，提高肾小球滤过率，抑制肾小管对 Na^+、Cl^- 的重吸收，有较弱的利尿作用，适用于心力衰竭时的喘息。②松弛胆管平滑肌，解除胆管痉挛。

【临床应用】

（1）支气管哮喘及喘息型慢性支气管炎　扩张支气管作用不及 $β_2$ 受体激动药，起效慢，一般情况下不宜采用，主要口服用于防止慢性哮喘的发作，但因口服制剂 $t_{1/2}$ 短，现逐渐被茶碱缓释剂或控释剂取代。静脉注射可治疗 $β_2$ 受体激动药不能控制的急性哮喘发作。此外，与糖皮质激素合用，可治疗哮喘持续状态。

（2）心源性哮喘　可用于急性左心衰竭引起的呼吸急促、窒息，但不宜做首选。

（3）胆绞痛　应与镇痛药合用。

【不良反应】

（1）局部刺激　本品碱性较强，局部刺激性大。口服时可致恶心、呕吐等胃肠道反应，宜饭后服用或与氢氧化铝同服，或制成肠溶片可减轻刺激性。

（2）中枢兴奋　可致失眠、烦躁不安等，剂量过大还可致头晕、头痛、谵妄、惊厥等，可用镇静、催眠药对抗。

（3）毒性反应　氨茶碱安全范围较小，尤其是静脉注射速度过快时，易引起严重的心脏毒性反应，主要表现为严重的心律失常、血压骤降、惊厥甚至死亡，应使用安全剂量，缓慢静脉注射，有条件时应进行血药浓度监测。儿童对氨茶碱的敏感性较高，需慎用；老年人及心、肝、肾功能不全者应减量使用。

（4）茶碱引起的癫痫发作　是一种危及生命的现象，尤其是长期摄入高浓度茶碱的患者。因此，在长期使用期间，应注意避免茶碱的累积性中毒。有药物代谢障碍的患者尤其容易出现毒性，如肝病、充血性心力衰竭、55 岁以上、肺部疾病及同时使用其他药物（如西咪替丁、环丙沙星等）等因素会降低茶碱清除率，从而增加药量的累积和毒性的可能性。因此，应根据患者的具体情况使用尽可能小的剂量。

（三）M 受体阻断药

M 受体阻断药可阻断支气管平滑肌上的 M 受体，使支气管平滑肌松弛，并可降低哮喘患者过高的迷走神经张力，从而产生平喘作用。阿托品、东莨菪碱等药物选择性差，且抑制呼吸道腺体分泌，使痰液黏稠而加重呼吸道阻塞，故较少用于平喘。目前临床主要用选择性高、不良反应少、可雾化吸入给药的阿托品衍生物，代表药物有异丙托溴铵等。

此外，在肺气肿和慢性支气管炎等疾病中，过多的乙酰胆碱可导致炎症、黏液分泌增加、慢性咳嗽和气道平滑肌细胞增殖等病理学改变，因此，抗胆碱药也是治疗 COPD 的首选药物。

异丙托溴铵（ipratropium bromide，异丙阿托品）

异丙托溴铵为阿托品的异丙基衍生物，含季铵基，极性较强。口服不易吸收，采用气雾吸入给药，有明显扩张支气管作用，增加第 1 秒最大呼气量，而不影响痰液分泌，也没有明显的全身不良反应。主要用于防治支气管哮喘和喘息型支气管炎。

二、抗炎平喘药

（一）药理作用

哮喘的主要病理机制是呼吸道炎症。糖皮质激素有强大的抗炎作用，可用于控制炎症介导的支气管痉挛，现已成为治疗哮喘的重要药物。糖皮质激素与其受体结合形成的复合物转入细胞核内，直接与敏感基因上的糖皮质激素应答元件（glucocorticoid response element，GRE）结合，对基因转录过程发挥调节作用，阻断炎症介质对激活蛋白-1（AP-1）、核因子-κB（NF-κB）等炎症前转录因子的激活作用。

（二）临床应用

糖皮质激素对哮喘的疗效较好，但长期全身应用不良反应多且严重。故全身用糖皮质激素，如氢化可的松（hydrocortisone）、地塞米松（dexametha-sone）、泼尼松（prednisone）、泼尼松龙（prednisolone）等，临床仅用于：①哮喘危急发作病例对气雾吸入或注射 β 受体激动药合用静脉注射氨茶碱治疗后效果不明显者；②慢性哮喘病例应用其他平喘药疗效不显著，明显影响生活者。大多数哮喘患者对糖皮质激素有良好的反应，但对糖皮质激素抵抗型的（glucosteroid resistant，SR）哮喘疗效差。SR 应尽早停用糖皮质激素类药物，可选用环孢素、竹桃霉素、氨甲蝶啶等治疗。

局部作用强的糖皮质激素可气雾吸入给药，对哮喘有良好的疗效。吸入给予糖皮质激素相对安全，因为全身吸收有限。但应注意每次吸入治疗后，用清水冲洗口腔和咽部，降低因口咽菌群的变化导致念珠菌病的风险；如果患者在吸入给药后未漱口，胰岛素抵抗也可能导致高血糖。血糖升高在治疗中会因有氧活动而加剧（运动性高血糖）。对于糖尿病患者，应在运动前监测血糖水平。患者因胰岛素抵抗，影响蛋白质分解代谢效应，使皮肤损伤不易修复，康复治疗师应特别警惕患者的皮肤破损。此外，长期使用糖皮质激素也可导致骨质疏松，应注意不要对长期使用糖皮质激素的骨骼和肌腱过度施加应力。

吸入给药偶尔会导致很小程度的肾上腺抑制。如果需要口服（全身）糖皮质激素治疗，可以通过使用隔日疗法（即每隔一天给稍高剂量，而不是每天给较小剂量）来减少肾上腺抑制。如果需要全身治疗超过 2 周，如严重难治性哮喘，则更可能发生严重的全身性不良反应。在儿童，在治疗的第一年，经常使用类固醇吸入剂会导致轻微的生长迟缓，但这些儿童最终会达到预期的成年身材。

（三）常用药物

倍氯米松（beclomethasone）

倍氯米松为地塞米松的衍生物，其局部抗炎作用比前者强数百倍，而无吸收作用。气雾吸入给药后，直接作用于呼吸道而发挥抗炎平喘作用，可作为治疗哮喘发作间歇期及慢性哮喘的首选药，对多数反复发作的病例能控制病情。但因其起效较慢，药效高峰一般在用药后 10 天左右出现，故常需预先给药。对于哮喘持续状态，因不能吸入足够的气雾量，往往不能发挥其作用，故不宜应用。常见的不良反应有鹅口疮、声音嘶哑等，与应用剂量较大有关。用药后及时漱口，可减少咽部药物残留，可降低口腔不良反应的发生率。妊娠早期妇女及婴儿应慎用。

布地奈德（budesonide）

布地奈德系不含卤素的吸入型糖皮质激素，局部抗炎作用与倍氯米松相同，用于控制或预防哮喘发作。吸入本药 3～6 个月，可使口服糖皮质激素平均日剂量减少一半，并能改善肺功能，降低急性发作率。不良反应与倍氯米松相似。

三、过敏介质阻释药

色甘酸钠（cromolyn sodium，色甘酸二钠、咽泰）

色甘酸钠口服极难吸收，一般粉雾吸入给药。本药无松弛支气管平滑肌的作用，亦无抗炎作用，但其能稳定肥大细胞膜，抑制过敏介质释放；能直接抑制引起气管痉挛的某些反射；还能抑制非特异性支气管高反应性，因而具有平喘作用。由于起效较慢，临床主要用于预防各型哮喘发作，对过敏性（外源性）哮喘疗效较好，对内源性哮喘效果较差。对已发作的哮喘无效。也可用于过敏性鼻炎、春季卡他性角膜炎、过敏性结膜炎等的治疗。不良反应少见，但少数病例吸入后咽喉部及气管有刺痛感，甚至可诱发支气管痉挛。

酮替芬（ketotifen，噻唑酮）

酮替芬为一种新型抗组胺药，口服可吸收。本品有较强的抗组胺和抗 5-HT 的作用，亦能抑制肥大细胞释放过敏介质。对多种原因引起的哮喘均有预防作用，尤其是对外源性哮喘效果好，儿童疗效优于成人，对已发作的哮喘无效。此外，对过敏性鼻炎、皮炎、痒症、慢性荨麻疹等也有一定疗效。不良反应较轻，可有嗜睡、乏力、口干、头晕等。

抗组胺药与阿片类镇咳药物一样，可能因镇静增加跌倒风险，需康复治疗师加以注意。

第四节　鼻腔充血的药物治疗

鼻减充血剂用于缓解花粉热的不适，还用于缓解普通感冒。这些药物是肾上腺素受体的激动药。鼻黏膜的血管表达高密度的 α_1 受体。受体刺激导致血管收缩，从而导致发炎的鼻黏膜体积减小。鼻减充血剂可根据其是全身性还是局部性递送进行分类。

反复局部使用鼻减充血剂会导致反弹性充血，增加流向鼻黏膜的血流（和症状性充血）。高浓度的局部药物可能会导致鼻黏膜缺血性改变，这可能是由于营养动脉的血管收缩。当全身使用鼻减充血剂时，这些 α_1 受体激动药可能使血管收缩、血压升高，并由此引起心脏负荷增加、心脏缺血，导致心绞痛。因此在康复运动期间，应注意监测生命体征和相对自觉疲劳（relative perceived exertion，RPE），使运动强度低于心绞痛阈值。药物对中枢神经系统的影响可能表现为失眠、紧张、震颤和焦虑。

羟甲唑啉是一种 α_1 和 α_{2A} 激动药，被归类为长效局部减充血剂。当大剂量服用时，羟甲唑啉可能通过激活 α_{2A} 受体引起体位性低血压，康复治疗师应在患者从卧姿过渡到直立姿势时特别谨慎。

麻黄碱、伪麻黄碱和去氧肾上腺素具有许多拟交感神经作用。（＋）伪麻黄碱是四种麻黄碱对映体之一，用于口服鼻减充血剂。尽管口服与局部给药比较方便，且作用持续时间较长，但这种途径在鼻黏膜中的局部药物浓度较低，具有更大的心脏和中枢神经系统不良影响的可能性。苯基肾上腺素是一种 α_1 激动药，可以口服或作为鼻喷雾剂局部使用。

第五节　治疗慢性阻塞性肺疾病（COPD）的药物

一、维持阻塞性肺疾病患者气道通畅的药物

气道阻塞是支气管哮喘、慢性支气管炎和肺气肿等呼吸系统疾病的主要问题。后两种疾病通常

归为慢性阻塞性肺疾病（COPD）。哮喘和 COPD 的特征是支气管痉挛、气道炎症和气道黏液堵塞。药物治疗的主要目标之一是通过使用支气管扩张药（β 受体激动药、黄嘌呤衍生物、抗胆碱能药物）和抗炎剂（糖皮质激素等），预防或逆转这些疾病中的支气管收缩和随后的气道阻塞。

β 肾上腺素能药物可以口服、皮下注射或吸入给药。吸入通常是首选方法，口服或皮下注射可能产生更多的副作用。吸入可使用的工具有计量吸入器（MDI）、干粉吸入器（DPI）和雾化器。MDI 的使用需要患者协调呼吸和按压动作，以保证吸入治疗成功，由于部分患者（如幼儿）不能掌握正确的 MDI 吸入方法，使 MDI 喷出的药物与吸气动作难以协调造成药物微粒不能进入气道和肺内，导致疗效欠佳，故使用 MDI 吸入药物时建议常规加用储雾罐，可保证吸入效果并可减少雾滴在口咽部沉积引起局部不良反应。雾化器将药物与空气混合，形成薄雾，通过面罩吸入，在 10～15min 到达肺部。对无法掌握 MDI 使用技术的人来说，雾化器更为合适，但设备较大不易携带。通过 DPI 吸入 $β_2$ 受体激动药对某些缺乏使用 MDI 所需协调性和技巧的患者较为便利，设备也具有较好的可移植性和便利性，但不适合用于机械通气患者，该方法也难以输送较大剂量的药物。长期或过量使用 $β_2$ 受体激动药可能增加支气管对过敏原和其他刺激物的敏感反应，从而增加支气管痉挛的发生率和严重程度，长期使用也可能导致药物耐受。此外，药物如通过体循环到达心肌，可能导致心律异常，治疗师应通过监测心电图或记录患者脉搏，及时发现心律失常；药物如刺激中枢肾上腺素受体则可能产生神经紧张、躁动和震颤的症状，这些症状也应引起治疗师的注意。总的说来，通过吸入局部给药较少发生以上不良反应。

黄嘌呤衍生物用于治疗支气管痉挛时，可口服，如果患者对口服途径不耐受，可通过直肠或注射给药。当采用口服途径时，可选择茶碱的缓释制剂，患者每天只需服用 1～2 次药物，从而提高患者对药物方案的依从性。黄嘌呤衍生物在使用中可能出现毒性，其治疗浓度在 10～20 μg/mL，但某些患者在血浆浓度为 15～20 μg/mL 时就出现毒性反应，中毒的早期症状包括恶心、困惑、易怒和躁动。当血浆浓度超过 20 μg/mL 时，可能发生更严重的心律失常和癫痫。部分患者在严重的毒性反应之前不一定先出现轻微不良反应。对长期高水平摄入茶碱的患者而言，引发癫痫可能危及生命，应注意避免茶碱的毒性蓄积。肝病、充血性心力衰竭、患者年龄较大（55 岁以上）、肺炎等感染或同时使用其他药物（如西咪替丁、环丙沙星）等因素会降低茶碱的清除率，从而增加蓄积和毒性的发生概率。康复治疗师尽早识别早期的毒性反应可避免发生更为严重的不良反应，以挽救患者生命。

炎症是阻塞性肺疾病中呼吸系统过度反应的关键潜在因素，糖皮质激素有强大的抗炎作用，被用于控制炎症介导的支气管痉挛。糖皮质激素药物口服或注射全身给药通常用于急性或严重支气管收缩疾病；哮喘和其他阻塞性肺疾病则首选吸入剂型，该给药途径可使药物直接作用于呼吸道黏膜，而吸收到体循环的药物会迅速代谢，因此全身副作用的可能性降低。由于糖皮质激素对支持组织的一般分解代谢作用，在长期全身给药期间可能会出现骨质疏松、皮肤破裂和肌肉萎缩等问题；还可能发生儿童生长迟缓、白内障、青光眼、高血糖、糖尿病加重和高血压等影响；反复接触这些药物时，尤其是在用于治疗 COPD 时，患者也可能对其抗炎作用产生耐药性；长期或过量使用这些药物还会对肾上腺产生负反馈效应，导致肾上腺功能丧失（肾上腺抑制）。幸运的是，吸入给药可将上述风险降至最低，使糖皮质激素局部作用于呼吸系统，限制药物中全身循环的吸收水平。同时，当糖皮质激素的总剂量保持在一定水平以下时，不良反应的风险也会降低。治疗师应注意定期检查患者的骨矿物质丢失、警惕皮肤破裂，并应注意不要对可能因长期使用糖皮质激素而减弱的骨骼和肌腱结构过度用力。

二、COPD 可逆性支气管痉挛的药物治疗

如前所述，支气管痉挛常见于 COPD，即慢性支气管炎和肺气肿。慢性支气管炎是对支气管树长期炎症和重塑的临床诊断；肺气肿则是一种以肺泡壁破坏和末梢气隙增大为特征的病理状态。

COPD 的药物治疗主要针对维持气道通畅和防止气流受限。因此，抗胆碱药（如异丙托溴铵、

噻托溴铵）通常是首选药物。长效 β_2 受体激动药也可用于促进支气管扩张，因此，长效 β 受体激动药可与抗胆碱能药物（如噻托溴铵）联合使用，以达到更佳的支气管扩张效果。茶碱也可用作 COPD 的支气管扩张药，并可与其他药物联合使用，或用于对其他支气管扩张药无效患者的替代治疗。有人认为，相对低剂量的茶碱也可能对 COPD 产生有益影响，因为茶碱除扩张支气管作用外，还具有抗炎作用。因此，人们开始重新关注在 COPD 治疗中使用茶碱。

糖皮质激素也被用于治疗 COPD 患者的气道感染。一些研究表明，在某些情况下，在长效 β_2 受体激动药等支气管扩张药中添加糖皮质激素可能会减少病情恶化并改善肺功能，例如，在具有更严重的气流受限或 COPD 相关支气管痉挛频繁恶化的患者中。已有一些同时含有长效 β_2 受体激动药和糖皮质激素的商业制剂上市，以方便 COPD 患者服用。然而，在 COPD 的长期治疗中，在支气管扩张药治疗中加入糖皮质激素并不总能产生明显的治疗效果。因此，研究人员正在进一步研究糖皮质激素在 COPD 治疗中的作用，想找到一种理想的糖皮质激素和支气管扩张药的组合，有利于COPD 患者的长期治疗。

康复治疗期间特别关注的问题

呼吸系统疾病的治疗药物中有处方药，也有非处方药，因此在康复治疗中，治疗师应询问药物的使用情况，并相应调整治疗评估策略和治疗目标。

康复治疗师应意识到，患者可能在未咨询医护人员的情况下自行服用非处方药（OTC）治疗呼吸系统疾病，这些药物中有一些可能与康复治疗有显著的相互作用。例如，α 受体激动药羟甲唑啉，这是一种常见的鼻喷雾剂，用于减轻鼻黏膜充血；但其也能增加血压和心脏负荷，临床上可能表现为有氧运动或疼痛过程中的劳累型心绞痛。此外，减充血剂可能导致体位性低血压，在阿片类镇咳药和抗组胺药中更常见此副作用，应在患者从卧姿过渡到直立姿势时特别留意。阿片类药物还可能抑制呼吸驱动，导致有氧活动期间高碳酸血症，而通气不足所致的高碳酸血症可能进一步加重阿片类药物导致的镇静作用，损害意识运动技能，增加跌倒的风险。

支气管分泌物的积聚可导致气体交换减少、肺不张和继发感染。康复治疗师可以通过进行体位引流和呼吸练习，促进黏痰溶解药和祛痰药的治疗效果。即使患者没有直接接受胸部理疗和呼吸治疗，康复专家也应始终鼓励患者咳嗽并咳痰。通过雾化器或正压呼吸机给予黏痰溶解药和祛痰药后，通常在 0.5~1h 药物对呼吸道分泌物产生作用，此时进行胸部物理治疗可能最为有效。

患有阻塞性气道疾病的患者通常处于康复期。一些患者可能正在接受非肺部治疗的康复治疗，他们的肺部疾病和相应治疗药物会对康复结果产生很大影响；对接受阻塞性气道疾病肺部康复计划的患者来说，最佳的肺康复计划包括运动疗法、患者教育和心理/行为训练。这些课程结合了小组课程及个性化的运动训练。用于治疗 COPD 的药物在治疗过程中减少了呼吸努力，提高了有氧能力。在制订有氧计划时，物理治疗师应了解吸入短效支气管扩张药的药代动力学，特别是支气管扩张达到峰值的时间，以优化患者的表现。涉及运动的康复程序可能会诱发支气管痉挛，康复治疗师应了解哪些患者易发生支气管痉挛，提前使用短效支气管扩张药，以最大限度地扩张支气管。如果患者使用便携式的支气管扩张气雾剂，那么该患者在治疗过程中应始终携带药物。在呼吸功能障碍的患者中，由于通气能力降低，在腰椎牵引或水疗法期间可能会出现呼吸困难。患者可能需要在活动前服用短效支气管扩张药，以促进最大程度的支气管气道扩张。目前还没有明确的证据证明运动疗法对哮喘患者有益，部分哮喘患者会发生运动诱发的支气管痉挛，在有氧运动前服用药物可能对他们有帮助，对这些患者也采用抗阻训练以改善有氧条件。

康复治疗师还必须意识到 COPD 治疗药物也可能在康复过程中引发不良药物反应（ADR）。支气管扩张药如 β_2 受体激动药和黄嘌呤衍生物（茶碱等）可引起心脏副作用，在康复期的有氧活动中会加剧心脏紊乱，治疗师可在监测心电图（ECG）或记录患者脉搏时发现心律失常。此外，支气管扩张药亦可引起非心脏症状，如紧张、困惑和震颤等，应提请医师注意。全身用药时，糖皮质激素可能导致胰岛素抵抗，患者可能出现分解代谢效应，长期使用糖皮质激素还可能导致骨质疏松，因此康复治疗师应特别警惕皮肤损伤，并应注意不要对长期使用糖皮质激素的骨骼和肌腱过度施加应力。

病例分析

在旨在减轻疼痛的水疗法的有氧活动部分，李某由于多种因素的综合而出现了运动性呼吸困难。虽然患者未被诊断为 COPD，但该患者有长期吸烟史且目前仍在吸烟，儿童时期曾患有哮喘，并在使用支气管扩张药处方药（异丙托溴铵和沙丁胺醇）。这些信息都显示患者的肺储备减少。与抗高血压药物（苄氟噻嗪）联用的纳多洛尔是一个非特异性 β 受体阻断药，因此既能阻断心脏上的 β_1 受体，也能阻断细支气管平滑肌上的 β_2 受体，后者会导致支气管收缩，使呼吸更加困难。吸气时下肢的重量也会降低胸腔的高度，当水没过患者颈部时，胸部受到的水压升高，这种增加的外压减少了通气及气体交换。在有氧活动治疗期间，这些因素让患者肺储备不足，发生呼吸困难。治疗之前吸烟，有机物的不完全燃烧（吸烟）形成一氧化碳，一氧化碳与红细胞中的血红蛋白结合形成羧基血红蛋白，羧基血红蛋白阻止氧与血红蛋白结合，这会降低红细胞的携氧能力，导致低氧血症和周围组织缺氧。应强烈建议患者在进行有氧活动之前不要吸烟，防止血液的携氧潜能降低。

小　结

本章中讨论的药物被用于控制刺激并保持气道通畅。镇咳药、减充血剂、抗组胺药、黏液调节药和祛痰药等主要用于暂时缓解感冒、流感和季节性过敏症状。这些药物多为非处方药，在商业制剂中常组合使用几种不同的药物。慢性疾病如支气管哮喘、慢性支气管炎和肺气肿的气道阻塞主要用支气管扩张药（β受体激动药、黄嘌呤衍生物、抗胆碱能药物等）和抗炎药（糖皮质激素、色氨酸、白三烯抑制剂等）治疗。

康复治疗师应了解哪些患者患有支气管痉挛性疾病（如哮喘），以及正在使用哪些药物来控制气道阻塞。治疗师可以建议患者保持呼吸道卫生，鼓励患者进行呼吸训练，并尽可能帮助提高整体心肺耐力，来帮助实现阻塞性肺疾病患者的药物治疗目标。

第二十六章　治疗消化系统疾病的药物

🔲 病　例

　　王某，女，63 岁，有 20 年的 2 型糖尿病病史。患者患有高血糖、高血压和高血脂，正在服用二甲双胍、氨氯地平、贝那普利和阿托伐他汀。她有双足跖面第一跖骨头神经性溃疡的病史。最近一次溃疡在 5 个月前完全愈合。2 周前，王某被诊断为胃轻瘫，并开了甲氧氯普胺作为促动力药。上周，王某左脚第一跖骨已经愈合的神经性溃疡再次溃烂。她接受了物理治疗，并进行了伤口评估，可能需要足部辅具以防止进一步损伤。

　　消化系统主要由胃肠道、肝脏、胰腺和胆囊组成；其主要功能包括摄入、容纳和消化食物，吸收营养，排出废物；其分泌、吸收和运动的调节主要通过神经和激素体液系统的双重整合调控来实现。

　　胃肠道（GI）负责食物的消化及营养和水分的吸收，其常见疾病及症状有消化性溃疡、消化不良、恶心呕吐、腹泻、便秘等。本章讨论用于治疗胃肠系统特定问题的药物，如有些药物通过控制胃酸分泌和保护黏膜来预防或治疗消化性溃疡；有些药物可治疗胃肠运动过度（腹泻）和肠道排空不足（便秘），使肠道蠕动正常化；药物也可用于治疗消化和呕吐等问题。同时，胃肠动力问题也可能影响对药物治疗的反应。

　　作为一名康复专家，常会给患者服用某种形式的胃肠药。虽然大多数胃肠道药物对身体康复的直接影响相对较小，但了解这些药物的使用方式将有助于认识它们在患者药物治疗方案中的作用。且由于口服的药物在到达全身循环之前都要通过胃肠道（GI）系统，用于治疗胃肠道疾病的药物就有可能干扰所有其他口服药物，导致药物间的相互作用。这些相互作用可能由于非胃肠道药物的吸收减少而导致治疗效果降低，或者由于非胃肠道药物的代谢降低导致药物血浆浓度升高从而产生不良影响。这些药物的相互作用也应引起康复专家的注意。

第一节　用于酸性消化性溃疡的药物

　　消化性溃疡，主要指发生于胃和十二指肠的慢性溃疡，即胃溃疡（gastric ulcer，GU）和十二指肠溃疡（duodenal ulcer，DU）。胃液的酸性对于激活胃蛋白酶原，使其转变为有活性的胃蛋白酶，以及控制肠道细菌有重要作用。消化性溃疡发病的主要原因是损伤胃肠黏膜的攻击因子（胃酸、胃蛋白酶、幽门螺杆菌、药物等）减弱了防御因子（黏液/HCO_3^-屏障和黏膜修复）的作用。目前临床上治疗消化性溃疡的药物主要有抗酸药、抑制胃酸分泌药、胃黏膜保护药和抗幽门螺杆菌药等。

一、抗　酸　药

（一）药理作用

　　抗酸药皆为弱碱性化合物，口服后可直接中和胃酸，这些药物通常含有碳酸盐或氢氧化物等碱性基团，与铝、镁、钠或钙离子结合。通过提高胃内 pH 减轻或消除胃酸对溃疡面的刺激和腐蚀作用，从而缓解疼痛，并能减弱胃蛋白酶的活性，降低胃液对溃疡面的自我消化，而有利于溃疡愈合。另外，有些抗酸药，如氢氧化铝、三硅酸镁等遇水可形成胶体状物质，覆盖于溃疡表面起保护、收敛作用。有研究表明，含铝抗酸剂可以通过抑制幽门螺杆菌感染和增强前列腺素、蛋白质和生长因子的生成来保护胃黏膜免受胃酸的侵袭。

常用的抗酸药有含铝制剂，如氢氧化铝等；含镁制剂，如氢氧化镁、三硅酸镁等；碳酸钙；碳酸氢钠等。目前抗酸药较少单独应用，大多制成复方制剂，如复方氢氧化铝片（氢氧化铝、三硅酸镁、颠茄流浸膏）。

（二）不良反应

便秘是含铝抗酸药最常见的副作用，而含镁制剂常引起腹泻。因此，许多抗酸药将铝制剂与镁制剂合用，可将镁离子引起的胃肠蠕动与铝离子抑制胃肠平滑肌收缩的作用相互抵消。

过去认为，如果抗酸药长期使用突然停药，可能引起胃酸分泌反跳性增加。但这与抗酸药的实际使用情况不符。

如果长时间高剂量使用抗酸药，可能会出现电解质失衡和药代动力学的改变。某些药物需要胃酸来帮助溶解或激活，抗酸药会改变胃液的 pH，因而，影响这些药物的代谢和溶解度。因此，建议在口服其他药物（如华法林、地高辛、铁补充剂）和某些抗生素（如四环素、氟喹诺酮、酮康唑）后 2h 内不宜服用抗酸药。同样，过量使用抗酸药会改变胃肠道对电解质（尤其是磷酸盐）和其他药物的吸收，并会导致尿液 pH 升高，从而影响药物的清除。抗酸药应在餐后服用，可延长药物作用时间。

二、抑制胃酸分泌药

危重患者的胃黏膜会受到一定程度的应激损伤。这种应激性溃疡综合征在烧伤、多发性创伤、肾衰竭和中枢神经系统创伤患者中尤为普遍。PPI（奥美拉唑等）和 H_2 受体阻滞药（西咪替丁、雷尼替丁等）等有助于抑制胃酸分泌，从而防止胃肠黏膜表层受损。

（一）H_2 受体阻滞药

1. 药理作用和临床应用　胃酸分泌的调节涉及许多内源性化学物质的复杂相互作用，包括组胺。组胺刺激胃壁细胞上的 H_2 受体，以增加胃酸分泌。H_2 受体阻滞药可防止基础条件下和食物刺激期间组胺激活引起的胃酸释放，并有助于减少非甾体抗炎药和其他增加胃酸分泌因素引起的胃酸损伤。

因此，H_2 受体阻滞药可用于消化性溃疡和其他如消化不良、胃食管反流病（GERD）的急性和长期治疗。由于质子泵抑制药的疗效显著，使 H_2 受体阻滞药作为治疗轻度或偶发性胃刺激的药物在严重胃病中的常规应用已有减少（见下文"质子泵抑制药"）。

常用药物有西咪替丁、雷尼替丁、法莫替丁等。

2. 不良反应　本类药物不良反应发生率较低。可出现轻微暂时性胃肠道反应（恶心、腹泻、便秘），亦可出现头痛和头晕。使用西咪替丁可引起关节痛和肌痛。长期应用后，突然停药可导致胃酸分泌反跳性增加；另外，连续用药可出现耐受性，因此，用药宜隔天服用。

（二）质子泵抑制药

质子泵抑制药（PPI）又称 H^+-K^+-ATP 酶抑制药，而 H^+-K^+-ATP 酶是胃壁细胞向胃腔分泌胃酸的最后环节（图 26-1）。PPI 抑制胃酸分泌的作用强大而持久，治疗剂量可以减少 80%～95% 的胃酸分泌。

有研究表明，PPI 对幽门螺杆菌感染有抑制作用。研究表明，PPI 抑制胃酸分泌和促进溃疡愈合方面比 H_2 受体阻滞药和抗酸药更有效。目前是胃溃疡、十二指肠溃疡和 GERD 患者长期治疗的首选药物。

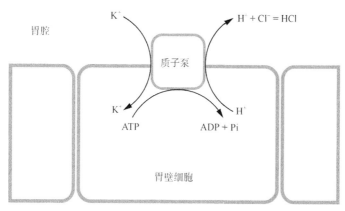

图 26-1 H^+-K^+-ATP 酶（质子泵）的作用

奥美拉唑（omeprazole）是最早使用的 PPI；常用药物目前还有埃索美拉唑（esomeprazole）、兰索拉唑（lansoprazole）、右旋兰索拉唑（dexlansoprazole）、泮托拉唑（pantoprazole）和雷贝拉唑（rabeprazole）。

PPI 长期用药时，突然停药可导致胃酸分泌反跳性增加。由于 PPI 对 H^+-K^+-ATP 酶的抑制是不可逆的，长期使用此类药物易引起胃酸缺乏，诱发胃窦反馈机制，会导致高胃泌素血症；还可在胃体中引起分泌细胞的增生，引发息肉，形成类癌。此外，还有研究表明，质子泵的长期抑制会对钙代谢产生不利影响，导致骨矿化减少，并增加髋部和脊椎骨折的风险，康复治疗师可适当结合负重和阻力训练以利于骨骼健康；其他潜在问题包括感染（艰难梭菌、肺炎）的风险增加，某些营养素（维生素 B、镁、铁）的吸收减少，以及肾脏不良反应，如间质性肾炎。

另外，有大量证据表明 PPI 可以降低与胃酸分泌增加相关疾病的发病率，还可降低与 GERD 相关的食管损伤和癌的风险。但对于长期使用此类药物治疗消化性溃疡和胃肠反流病的患者，应定期监测可能出现的不良反应。

（三）抗胆碱药

通过迷走神经传出纤维对肠道的胆碱能刺激可使胃肠运动和分泌增加。阻断乙酰胆碱对胃壁细胞作用的药物将减少胃酸的分泌。因此，阿托品和其他抗胆碱药（哌仑西平、替仑西平）可用于控制胃酸分泌，但这些药物也会导致许多副作用，如口干、便秘、尿潴留和混乱。抗胆碱药基本上已被更安全、更有效的 H_2 受体阻滞药和 PPI 所取代。

三、胃黏膜保护药

前列腺素衍生物

某些前列腺素如 PGE_2 和 PGI_2 会抑制胃酸分泌，并通过刺激胃黏液分泌保护胃黏膜。目前，米索前列醇是临床上唯一可用的前列腺素衍生物。虽然这类药物在治疗溃疡方面似乎很成功，但与 PPI 等抗溃疡药相比并无优势。此外，前列腺素衍生物在有效剂量会引起其他胃肠道反应（如腹泻）。因此，前列腺素衍生物作为抗溃疡药尚未得到广泛应用，但对长期应用阿司匹林等非甾体抗炎药引起的消化性溃疡、胃出血，作为胃黏膜保护药有特效。

硫 糖 铝

硫糖铝是一种对胃黏膜具有细胞保护作用的双糖。尽管确切的机制尚不清楚，硫糖铝可在胃内形成一种保护性凝胶，黏附在溃疡上，保护溃疡不受胃内容物的影响。此药形成的保护屏障可防止胃黏膜受到进一步的侵蚀，促进十二指肠溃疡和胃溃疡愈合。硫糖铝耐受性良好，少数患者可出现便秘。

四、抗幽门螺杆菌药

幽门螺杆菌（*H. pylori*）是一种革兰氏阴性细菌，通常存在于胃溃疡患者的上消化道。研究表明，这种细菌可导致或加重胃十二指肠溃疡，治疗幽门螺杆菌感染对于治疗这些类型的溃疡至关重要。在许多幽门螺杆菌感染检测呈阳性的人群中，使用各种抗生素方案可提高治愈率并减少溃疡的复发。幽门螺杆菌在某些患者中存在，其他因素（压力、饮食等）也可导致胃溃疡疾病；同样，也有感染幽门螺杆菌的患者并不会发生胃溃疡。因此，这种细菌作为胃溃疡致病因素的确切作用目前仍不确定。尽管如此，幽门螺杆菌可能会导致易感人群发生胃溃疡，感染这种细菌的溃疡患者仍应考虑使用抗菌药物。

尽管幽门螺杆菌在体外对多种抗菌药物非常敏感，但体内单用一种药物效果不佳，为了增强疗效，减少不良反应，临床多采用联合用药，常常以不同的类别组方，配伍成二联疗法、三联疗法或四联疗法，治疗方案可能同时或按特定顺序使用几种药物。例如，常见的"三联疗法"包含两种抗菌药物（阿莫西林和克拉霉素，或甲硝唑和克拉霉素）和一种 PPI；又如一种"四联疗法"将铋制剂（见下文"用于腹泻的药物"）与 PPI 及两种抗菌药物（如四环素和甲硝唑）联合应用。为避免耐药性的出现，可应用几种抗菌药物或按特定顺序使用抗菌药物，例如，PPI 给药 10 天，但阿莫西林仅在治疗前 5 天给药，而甲硝唑和克拉霉素在治疗后 5 天给药。

不管确切的药物方案如何，用于根除幽门螺杆菌的药物通常使用 10～14 天，即可停止应用抗菌药物，但一些患者仍需要继续服用 PPI 或其他抗溃疡药，以促进溃疡愈合并防止复发。

由此可见，治疗幽门螺杆菌感染可改善胃溃疡和其他形式上消化道疾病（消化不良、胃食管反流病）的预后。有溃疡临床症状且该感染检测呈阳性的患者应接受根除感染的治疗方案。成功治疗幽门螺杆菌感染可减少或消除胃溃疡患者对抗溃疡药的应用。

五、用于控制和治疗胃溃疡的其他药物

甲氧氯普胺

甲氧氯普胺属于多巴胺受体拮抗药，同时也有增强乙酰胆碱的作用。此药能刺激上消化道运动，有助于将胃内容物移向小肠，从而降低胃酸向后进入食管的风险。因此，甲氧氯普胺有助于治疗特定情况下的 GERD，例如某些患有 GERD 的儿童和新生儿。

甲氧氯普胺的副作用主要与其对中枢神经系统多巴胺受体的拮抗作用有关，常见烦躁、困倦和疲劳等症状。甲氧氯普胺可能引起镇静和嗜睡，增加跌倒的风险，在护理中应该重点预防跌倒风险的发生。此外，也可因中枢抗多巴胺作用而发生一些锥体外系症状（肌张力障碍、共济失调、帕金森样震颤和强直），物理治疗师可能会先于其他医护人员注意到这些锥体外运动功能障碍，如怀疑与药物的使用有关，应立即联系开处方的医师，避免长期使用药物导致永久性功能障碍的风险。

第二节 用于腹泻的药物

食物通过胃肠道蠕动正常的推进对养分和水分的适当吸收至关重要。如果推进过快，就会发生腹泻，导致食物吸收不良和脱水。腹泻通常是许多轻微胃肠道疾病的暂时症状，但也可能发生在更严重的情况下，如痢疾、溃疡性结肠炎和霍乱。剧烈而持久的腹泻，尤其是婴儿或虚弱患者，会引起脱水和电解质紊乱。因此，须尽快控制腹泻。

一、阿片类衍生物

（一）药理作用

已知吗啡和其他阿片类衍生物通过减弱胃肠动力，还可增加盐和水的重吸收或减少胃肠道液体和电解质的排出，引起便秘现象。如阿片类止痛药所述，阿片受体的 μ 和 δ 亚型主要介导阿片类药物的胃肠道反应，激动这些受体可减少胃肠运动，治疗腹泻。用于治疗腹泻的阿片类衍生物中，鸦片酊（laudanum）和樟脑鸦片酊（paregoric）是天然存在的阿片类药物，但目前基本上已被新型阿片类药物取代，如二苯氧酯和洛哌丁胺。新型阿片类药物的药效稍弱，但副作用较少。

（二）不良反应

阿片类衍生物的主要副作用是恶心、腹部不适、便秘和其他胃肠道紊乱。也有报道称有嗜睡、疲劳和头晕等问题。虽然阿片类药物的成瘾性是一个潜在的问题，但当这类药物按推荐剂量短期用于治疗腹泻时，耐受性和身体依赖性的风险亦较小。

二、水 杨 酸 铋

（一）药理作用和临床应用

水杨酸铋具有多种特性，这类药物可促进下消化道对水和电解质的吸收；此类药物中的铋成分可能具有抗菌作用，水杨酸成分可抑制肠壁产生前列腺素。这些特性有助于水杨酸铋发挥止泻作用，用于轻、中度腹泻的治疗非常有效。水杨酸铋还可减少胃酸分泌并发挥抗酸作用，因此，可用于胃部不适和轻微胃刺激。含有水杨酸铋的药物常可预防和治疗旅行者腹泻。

（二）不良反应

本类药物没有严重的副作用。服用过量或对阿司匹林和其他水杨酸盐敏感的人易发生水杨酸盐中毒。

三、用于治疗腹泻的其他药物

各种其他药物策略可用于腹泻的特定病例或常规药物治疗不成功的情况。例如，可乐定是一种中枢 α_2 受体激动药，常用于治疗高血压。然而，可乐定也可以激动胃肠道中的 α_2 受体，从而减少胃肠道分泌，增加吸收，并促使胃肠运动趋于正常。故可乐定可用于特定情况下的腹泻，如大便失禁患者和自主神经病变患者。奥曲肽是人工合成的天然生长抑素的八肽衍生物，可抑制 5-HT 和其他刺激胃肠功能的肽分泌，故对胃肠道肿瘤病理性分泌过多这些物质引起的腹泻特别有效。

胆甾胺、考来替泊和考来维仑可在胃肠道内结合胆汁酸，故可用于治疗胆汁酸分泌过多引起的腹泻。

高岭土、果胶和药用炭等吸附药可吸附肠道内液体和细菌、毒素等而发挥止泻作用。

第三节　用于促进排便的药物

泻药指能增加肠内水分，刺激肠壁，促进肠道蠕动；或润滑肠道，引起排便的药物。临床主要用于功能性便秘，也可用于术前清洁肠道及加速肠内毒物和肠虫的排出。

常用的泻药根据其作用方式分为刺激性泻药、渗透性泻药、润滑性泻药等。

康复治疗中的患者通常活动较少，长期卧床休息会引起许多不良影响，包括便秘等。脊髓损伤患者也可能反复出现便秘和粪便嵌塞的严重问题。这类患者应常规使用泻药，以充分促进肠道的排空。

（一）作用机制

刺激性泻药：也称接触性泻药。主要通过对肠黏膜的直接刺激作用或通过刺激肠壁神经丛以促进肠蠕动。常用的刺激性泻药有蓖麻油、比沙可啶及番泻叶、卡斯卡拉等植物提取物。

渗透性泻药：也称容积性泻药。渗透性物质口服后肠道吸收很少，使肠腔内渗透压增高，抑制肠道水分吸收，增加肠腔容积，扩张肠道，促进肠蠕动。高渗物质包括镁盐、钠盐、钾盐、乳果糖、聚乙二醇和甘油等。

润滑性泻下药：矿物油和多库酯钠等药物通过局部润滑并软化粪便发挥作用。

（二）不良反应

泻药对肠道的反复刺激会导致胃肠功能紊乱。长期使用本类药物，易引起药物依赖性、水盐代谢紊乱及结肠黑病变等不良反应。

第四节　用于其他胃肠道疾病的药物

为了控制胃肠功能的特定目的，患者可能会服用几种其他类型的药物。

一、助消化药

助消化药有助于食物的消化。初级消化液制剂含有胰酶或胆盐。胰酶（如淀粉酶、胰蛋白酶和脂肪酶）分别负责碳水化合物、蛋白质和脂质的消化。这些酶通常在胰腺中合成，并通过胰管分泌到十二指肠。胆盐在肝脏中合成，储存在胆囊中，并通过胆总管释放到十二指肠。胆盐用于乳化肠道中的脂质，在脂质消化和吸收中起重要作用。

消化液制剂可以在胃和小肠上部的消化成分内源性产生受损时替代这些成分。尤其是囊性纤维化患者经常使用消化液。囊性纤维化是一种遗传性疾病，影响所有主要外分泌腺，导致黏稠的分泌物。这些增厚的分泌物可能形成黏液塞，阻塞某些导管，如胰腺和胆管。这种情况导致胰酶和胆盐的慢性缺乏；因此，患者无法消化和吸收胃肠道的营养。含有这些消化液的口服制剂可替代缺失的化合物，从而改善消化和营养吸收。

二、催吐药

催吐药引起呕吐，常用于排空胃中的毒物或摄入的毒素。主要的催吐药是阿扑吗啡和吐根。这两种药物可能都通过刺激延髓呕吐中心起作用，吐根亦对胃有直接的呕吐作用。

三、止　吐　药

止吐药可以减少与运动病、手术康复或其他医疗治疗（如癌症化疗和放疗）相关的恶心和呕吐。止吐药包括抗组胺药（苯海拉明、美利嗪等）、抗胆碱药（东莨菪碱）、阻断特定中枢神经系统多巴胺（D_2）和血清素（5-HT_3）受体的药物、大麻素及其他几种在中枢神经系统不同部位起作用以抑制恶心和呕吐的药物。其他止吐药物，如抗酸药和吸附药，可局部作用于胃黏膜，减少可能引起呕吐的刺激。

5-HT_3受体拮抗药可能引起心律失常（长 QT 综合征），但程度较轻。康复治疗师应注意，患者服用药物期间进行有氧运动计划应进行心率监测，发现心律失常迹象应立即送医。

四、胆石溶解药

熊去氧胆酸和鹅去氧胆酸等药物可以溶解某些类型的胆结石。这些药物可降低胆汁中的胆固醇含量，并有助于溶解胆固醇过饱和的胆结石；然而，这类药物在治疗钙化胆结石方面无效。

康复治疗期间特别关注的问题

影响胃肠系统的药物在临床中应用较多，这类药物通过解决胃肠道症状间接促进身体康复，从而使患者更容易参与康复计划，故对于康复患者而言非常重要。了解影响胃肠系统的药物的作用机制、药代动力学和临床药理效将有助于日常物理治疗实践。同时，康复治疗师也应清楚胃肠功能障碍（恶心、呕吐、腹泻）会对患者参与康复的表现产生负面影响。如涉及垂直定向、前庭挑战和步态训练的治疗课程可能会引发或加剧恶心和呕吐。治疗师可以提供干预措施来减轻恶心和呕吐，例如，在穴位上使用经皮神经电刺激（TENS）结合止吐药物可以帮助预防化疗和手术后的呕吐。

危重患者，特别是在重症监护病房接受治疗的患者，他们的胃黏膜会受到一定程度的应激损伤。这种应激性溃疡综合征在烧伤、多发性创伤、肾衰竭和中枢神经系统创伤患者中尤为普遍。PPI（奥美拉唑等）和 H_2 受体阻滞药（西咪替丁、雷尼替丁等）等通常有助于抑制胃酸分泌，从而防止胃肠黏膜表层受损。康复治疗中的患者通常相对不活跃，长期卧床休息会引起许多不良影响，包括便秘等。脊髓损伤者也可能反复出现便秘和粪便嵌塞的严重问题。这类患者应常规使用泻药，以充分促进肠道的排空。接受癌症化疗的患者通常会出现恶心和呕吐等不良反应，止吐药可对这类患者有帮助。其他各种胃肠道疾病，包括腹泻和慢性消化不良，时常发生在许多康复患者身上，需要使用适当的药物进行有效治疗。

尽管本类药物常用，但大多数患者对胃肠道药物耐受性良好且安全。康复治疗师应关注以下对物理治疗实施有重大影响的不良反应。

用于治疗不同胃肠功能障碍的一些药物，如用于治疗恶心和呕吐的苯二氮䓬类药物、部分抗精神病药、阿片类药物屈大麻酚、NK_1 受体拮抗药、甲氧氯普胺、H_1 受体阻滞药及 M_1 受体阻滞药，可能引起镇静和嗜睡，治疗腹泻的阿片类药物或 H_2 受体阻滞药可出现头晕和疲劳，会增加跌倒的风险。患者如有服用相关药物，尤其是在急性护理环境中，应该重点关注跌倒风险的预防。

5-HT_3受体拮抗药可能引起心律失常，应在服用这些药物的患者有氧运动期间进行心律监测，治疗期间如发现或怀疑心律失常，应立即联系医务人员。此外，超剂量的洛哌丁胺（阿片类药物）可能引起长 QT 综合征和心源性死亡。

甲氧氯普胺可能增加锥体外系运动功能障碍，物理治疗师在康复护理中应予以关注，如怀疑与药物的使用有关，应立即联系开处方的医师，避免长期用药导致永久性功能障碍的风险。

长期使用质子泵抑制剂可能增加骨折风险，结合负重和阻力训练将有利于患者的骨骼健康。

胃肠道药物的其他不良反应通常与短暂的胃肠道紊乱有关。

病例分析

　　物理治疗师之前在评估和治疗神经性溃疡时认识患者。在候诊室迎接患者时，治疗师注意到她需要丈夫帮助才能从坐姿变为站姿。当患者最终站起来时，她需要分腿站立维持站姿，这表明她最初的站立不稳定。此后患者表现出明显的步态启动困难，并再次得到配偶的帮助。在行走过程中，她减少了步长，放缓了步态。患者和家属确认，虽然无法确定确切的时间，但这些功能性的变化是最近发生的。治疗师回顾了患者的药物清单，注意到其中多种降压药和心血管药物可能会导致体位性低血压，这种低血压在最初站立时出现。然而，患者站立时的不稳定性、步态启动困难和缓慢地拖着脚的走路方式更符合锥体外系运动功能障碍。这些表现是近期出现的，似乎与甲氧氯普胺治疗胃轻瘫的新处方时间上一致。甲氧氯普胺的促动力作用机制是抑制胃肠系统中的多巴胺受体，由于锥体外系中枢多巴胺受体的抑制，可能发生药物相关的帕金森病。治疗师立即联系了开具甲氧氯普胺处方的医生，提醒医生患者最近出现了功能损伤。

🎯 小 结

　　胃肠道药物常用于康复患者，产生治疗作用，使患者能够更积极地参与康复计划。抗酸药、H_2受体拮抗药和PPI等药物有助于抑制胃酸分泌并保护胃黏膜。此类药物被广泛用于预防和治疗消化性溃疡。一些药物用于控制胃肠运动：抑制过度蠕动（即腹泻）的药物包括阿片衍生物、吸附药和水杨酸铋；运动能力下降（便秘）则通常用各种泻药治疗。其他胃肠道药物则用于治疗特定疾病，如消化不良、呕吐或胆结石。

第七部分
内分泌系统药物

第二十七章　肾上腺皮质激素类药物

病　例

患者，男，20岁，越野赛跑运动员，近3个月右脚跟疼痛。队医诊断为足底筋膜炎，给予非甾体抗炎药美洛昔康治疗，同时建议其进行相关物理治疗。康复治疗师检查发现患者有触诊右跟跖筋膜处疼痛，主动和被动距骨关节背屈减少，膝关节伸展时被动踝关节背屈减少。

肾上腺皮质可合成和分泌两种主要类型的肾上腺皮质激素：糖皮质激素和盐皮质激素。此外，肾上腺皮质也会产生少量的其他类固醇，如性激素。肾上腺皮质激素具有多种重要的生理和药理功能。其中糖皮质激素是临床上使用最早和应用最广泛的、具有多种生物活性的制剂之一。糖皮质激素类药物显著影响康复治疗师的临床实践的几个原因：首先，许多康复患者以前服用过或目前正在服用糖皮质激素，局部糖皮质激素注射通常用于治疗各种肌肉骨骼疾病，如肩撞击综合征、粘连性关节囊炎、桡骨茎突狭窄性腱鞘炎、转子滑囊炎，以及膝关节、手、髋关节和脊柱的骨关节炎。虽然这些药物减轻了组织损伤部位的疼痛和炎症，但反复注射可能会减弱结缔组织的作用。其次，长期使用糖皮质激素，特别是全身使用时，往往会导致不良反应，可能需要康复治疗师修改康复计划。例如，长期使用糖皮质激素增加2型糖尿病、高血压、肌肉萎缩、皮肤变薄、伤口愈合不良和感染风险。为了减轻这些药物不良反应，康复治疗师可能会增加锻炼计划来改善血糖水平，降低血压，增加肌肉（或至少改善药物引起的肌肉萎缩）。最后，康复治疗师经常使用糖皮质激素作为治疗炎性结缔组织疾病康复计划中的一种干预措施。康复治疗师通过离子导入或超声透入经皮给药糖皮质激素，这些方式增加了糖皮质激素的经皮透过量，改善了足底筋膜炎等疾病的临床治疗效果，康复治疗师必须考虑的问题是药物是否有效地透过皮肤到达目标区域。此外康复治疗师还应注意，局部给药并不妨碍全身吸收。

作为一名康复治疗师，会遇到许多接受肾上腺皮质激素替代治疗的患者或其他原因应用肾上腺皮质激素治疗的患者。因此，应当了解肾上腺皮质激素类药物的治疗作用和不良反应等。本章主要介绍肾上腺皮质激素的生物合成、各甾体化合物之间的构效关系、糖皮质激素的生理和药理作用及应用。

第一节　概　　述

肾上腺皮质激素（adrenocortical hormones）是肾上腺皮质合成与分泌的激素的总称，其生物合成过程如图 27-1 所示，大多数由胆固醇演变而来，基本化学结构也与胆固醇相似，属于甾体类化合物。

一、分　　类

按其生理功能可分为以下三类。

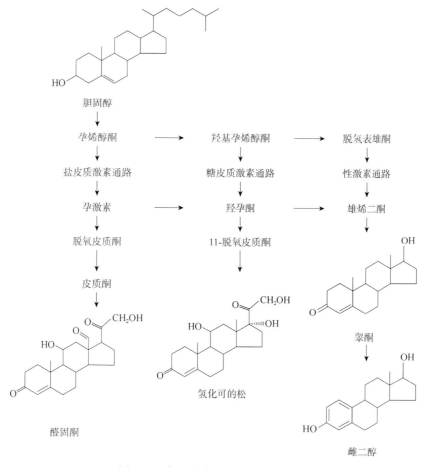

图 27-1 肾上腺类固醇生物合成途径

1. 糖皮质激素（glucocorticoid） 由肾上腺皮质束状带细胞合成、分泌,包括皮质醇（cortisol）、氢化可的松（hydrocortisone）和可的松（cortisone）等,主要影响物质（糖、蛋白质、脂肪）代谢。

2. 盐皮质激素（mineralocorticoid） 由肾上腺皮质球状带合成、分泌,包括醛固酮（aldosterone）及去氧皮质酮（desoxycorticosterone）等,主要影响水盐代谢。

3. 性激素（sex hormones） 由肾上腺皮质网状带细胞合成、分泌,包括雄激素和少量雌激素,具有促进性器官成熟、第二性征发育及维持性功能等作用。

通常所指的肾上腺皮质激素不包括性激素。

二、分 泌 调 节

由于合成肾上腺皮质激素的组织不能储存适量的激素,肾上腺皮质激素则在需要时合成并释放。糖皮质激素的合成与分泌具有昼夜节律性,一般凌晨血浆浓度最低,而后逐渐升高,上午 8～10 时最高。其分泌受下丘脑-垂体前叶-肾上腺皮质轴（hypothalamic-pituitary-adrenal axis）调节,即受促肾上腺皮质激素释放激素（CRH）-促肾上腺皮质激素（adrenocorticotrophin,ACTH）-皮质醇系统调节（图 27-2）。

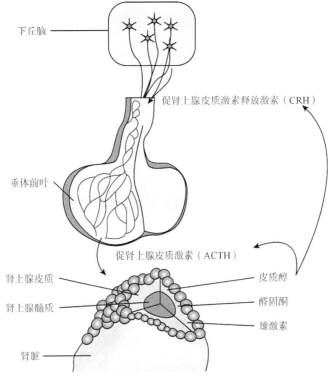

图 27-2　肾上腺皮质激素分泌的调节

三、构 效 关 系

肾上腺皮质激素为甾体类化合物，基本结构为甾核，其中甾核 A 环上的 C_3 酮基，C_4 与 C_5 之间的双键，C_7 上的 β 醇酮基，C_{20} 上的羰基，这些是其保持生理活性所必需的基团。肾上腺皮质激素的生物活性与其化学结构密切相关，如甾核 C 环 C_{11} 上有氧或羟基，D 环的 C_{17} 上有 α 羟基，则抗炎和糖代谢活性较强，水、盐代谢作用较弱。根据构效关系规律，人工合成一系列的皮质激素类药物（图 27-3），以提高临床疗效，减轻不良反应。

肾上腺皮质激素基本结构

去氧皮质酮
（deoxycorticosterone）

醛固酮
（aldosterone）

可的松
（cortisone）

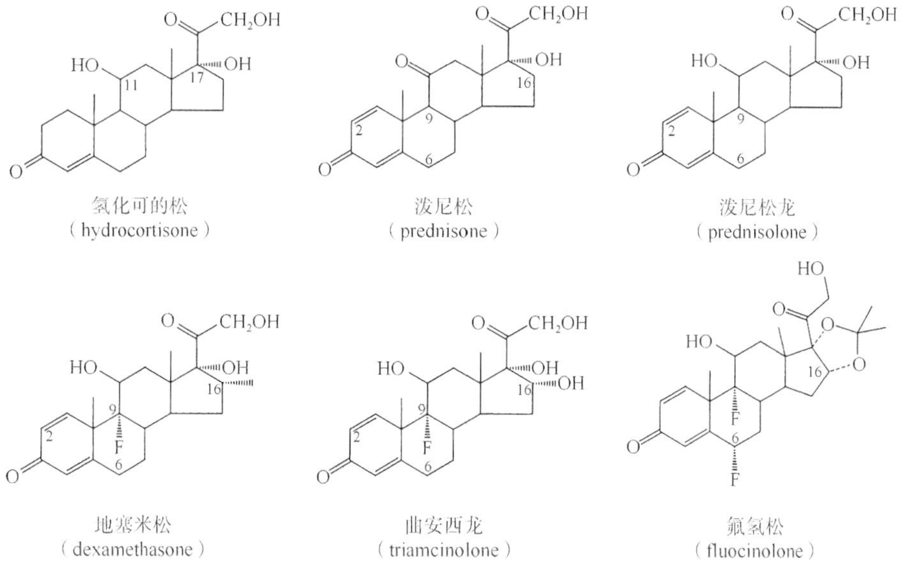

图 27-3　肾上腺皮质激素类药物的化学结构及名称

第二节　糖皮质激素

　　糖皮质激素类药物种类繁多，根据其血浆半衰期分短、中、长效三类（表 27-1）。糖皮质激素作用广泛而复杂，且随剂量不同而变化。生理剂量下主要调节物质代谢。应激状态时，机体大量分泌糖皮质激素以抵抗有害刺激。超生理剂量（药理剂量）时，糖皮质激素除影响物质代谢外，还具有抗炎、抑制免疫等多种药理作用。

表 27-1　常用糖皮质激素类药物

分类	药物	水盐代谢（比值）	糖代谢（比值）	抗炎（比值）	等效剂量（mg）	半衰期（min）
短效	氢化可的松	1.0	1.0	1.0	20	90
	可的松	0.8	0.8	0.8	25	90
中效	泼尼松	0.6	3.5	3.5	5	>200
	泼尼松龙	0.6	4.0	4.0	5	>200
	甲泼尼龙	0.5	5.0	5.0	4	>200
	曲安西龙	0	5.0	5.0	4	>200
长效	地塞米松	0	30	30	0.75	>300
	倍他米松	0	30～35	25～35	0.6	>300
外用	氟氢可的松	12.5	—	12	—	—
	氟氢松	—	—	40	—	—

一、体　内　过　程

　　1）吸收：口服可的松或氢化可的松后经 1～2h 达血药浓度峰值，作用持续 8～12h。局部给药（如皮肤）可吸收，长期或大量使用也能发挥全身作用。肌内注射吸收缓慢而不规则，血药浓度较低；治疗急症患者常采用静脉注射给药。

2）分布：体内分布以肝脏居多，血浆次之。氢化可的松进入血液后约 90%与血浆蛋白结合，其中 80%与皮质激素结合球蛋白（corticosteroid-binding globulin，CBG）又称皮质激素运载蛋白（transcortin）结合，10%与白蛋白结合，游离型约占 10%。人工合成品与 CBG 结合较少，故作用较强。CBG 在肝脏合成，雌激素对其有明显促进作用，因此妊娠和雌激素治疗期间，游离型药物减少；肝、肾疾病时 CBG 合成减少，排出增多，游离型药物增多。

3）消除：主要在肝脏代谢。可的松与泼尼松 $C_4 \sim C_5$ 之间的双键被还原，C_3 上酮基被羟基取代，羟基与硫酸或葡萄糖醛酸结合成酯，随尿排出。故肝、肾功能不全时，原型药物的血浆 $t_{1/2}$ 延长；C_{11} 上的氧需要在酶的作用下还原成羟基，生成氢化可的松和泼尼松龙才具有活性，因而严重肝功能不全患者应选用氢化可的松和泼尼松龙。

二、生理效应和药理作用

（一）对物质代谢的影响

1. 糖类 糖皮质激素能增加肝、肌糖原含量并升高血糖。机制是促进糖异生、减慢葡萄糖分解和减少机体组织对葡萄糖的利用。

2. 蛋白质 能加速胸腺、肌肉、骨等组织的蛋白质分解代谢，增加尿中氮的排泄量，呈负氮平衡；大剂量使用还能抑制蛋白质合成。用药后可引起肌肉消瘦、骨质疏松、皮肤变薄、淋巴组织萎缩等。

3. 脂肪 短期使用对脂肪代谢无明显影响。大剂量长期使用可增加血浆胆固醇含量，激活四肢皮下的脂酶，促使皮下脂肪分解并重新分布在面部、胸部、颈背部、腹部和臀部，形成向心性肥胖。

4. 核酸 可通过影响敏感组织中的核酸代谢来实现对各种代谢的影响。又能促进肝细胞中其他多种 RNA 及某些酶蛋白的合成，进而影响物质代谢。

5. 水和电解质 有一定盐皮质激素样作用，但较弱。此外，增加肾小球滤过率、减少肾小管对水的重吸收，故有利尿作用。长期使用可能减少小肠对钙的吸收和促进肾脏对钙的排泄，导致骨质疏松。

（二）抗炎作用

糖皮质激素对物理性、化学性、免疫性及病原生物性等多种因素所引起的炎症均有强大的、非特异性的全程性的抑制作用。在炎症早期，能降低毛细血管的通透性，同时抑制白细胞浸润及吞噬反应、减少炎症因子的释放，因此减轻渗出、水肿，改善红、肿、热、痛等症状。在炎症后期，通过抑制毛细血管和成纤维细胞的增生及肉芽组织生成，防止粘连及瘢痕形成，减轻后遗症。但炎症反应是机体的一种防御性反应，在抑制炎症、减轻症状的同时，也可能致感染扩散，延缓创口愈合。

（三）免疫抑制作用

1. 抑制免疫 多环节抑制免疫系统，与下述因素有关：①抑制吞噬细胞对抗原的吞噬和处理；②抑制淋巴细胞的 DNA、RNA 和蛋白质的生物合成，使淋巴细胞破坏、解体，也可使淋巴细胞移行至血管外组织，减少循环淋巴细胞数量；③诱导淋巴细胞凋亡；④干扰淋巴细胞在抗原作用下的分裂和增殖；⑤干扰补体参与的免疫反应。动物实验表明，糖皮质激素小剂量时主要抑制细胞免疫；大剂量时可干扰体液免疫，可能与抑制 B 细胞转化成浆细胞、减少抗体生成有关。

2. 抗过敏 抑制抗原-抗体反应引起的肥大细胞脱颗粒，减少组胺、5-HT、过敏性慢反应物质、缓激肽等过敏介质的释放，抑制过敏反应所致的病理变化，减轻过敏症状。

（四）抗内毒素

糖皮质激素能提高机体对细菌内毒素的耐受力，缓和机体对内毒素的反应，减轻细胞损伤，缓解毒血症症状。但不能破坏内毒素，对细菌外毒素无效。

（五）抗休克

糖皮质激素常用于严重休克，特别是感染中毒性休克的治疗。大剂量糖皮质激素抗休克的可能机制：①抑制某些炎性因子的产生，减轻全身炎症反应损伤；②稳定溶酶体膜，减少心肌抑制因子的形成；③降低血管对某些缩血管物质的敏感性，使微循环血流动力学恢复正常；④扩张痉挛收缩的血管和兴奋心脏、加强心肌收缩力；⑤提高机体对细菌内毒素的耐受力。

（六）其他作用

1）血液与造血系统：能刺激骨髓造血功能，使红细胞和血红蛋白含量增加。大剂量可使血小板增多、提高纤维蛋白原浓度；刺激骨髓中的中性粒细胞释放入血而使中性粒细胞数量增多，但却降低其游走、吞噬、消化及糖酵解等功能。可减少血液中淋巴细胞、嗜酸性粒细胞和单核细胞的数量。

2）中枢神经系统：可提高中枢的兴奋性，可出现欣快、激动、失眠等症状，偶可诱发精神失常；且能降低大脑的电兴奋阈，诱发癫痫，大剂量能致儿童惊厥。

3）消化系统可增加胃酸及胃蛋白酶的分泌，增强食欲，促进消化。同时，由于对蛋白质代谢的影响，胃黏液分泌减少，上皮细胞更换率减低，使胃黏膜自我保护与修复能力削弱。故长期应用超生理量的糖皮质激素有可能诱发或加重溃疡。

三、作　用　机　制

糖皮质激素通过细胞膜进入细胞，大部分通过与细胞浆中的受体结合形成一个大的激活类固醇受体复合物，复合物进入细胞核，影响特定 DNA 基因的转录，从而导致随后的 RNA 合成和 RNA 翻译成细胞蛋白质的变化。糖皮质激素主要通过这种对细胞核的直接作用来改变反应细胞中的蛋白质合成，从而产生一系列的生物效应（图 27-4）。

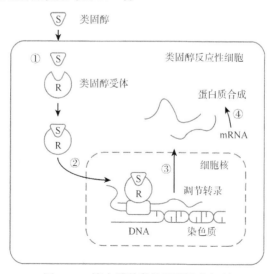

图 27-4　糖皮质激素的基因效应机制

①类固醇激素（S）进入细胞，与受体（R）结合，形成激活的类固醇受体复合物（S-R）；②类固醇受体复合物进入细胞核，与核染色质上的特定基因片段结合；③ DNA 被转录成信使核糖核酸（mRNA）单位；④ mRNA 在细胞质中被翻译成改变细胞功能的特定蛋白质

例如，糖皮质激素进入靶细胞，并与位于细胞浆中的受体结合，形成复合物，活化的复合物移位到细胞核，与控制炎症等生物过程的特定 DNA 基因片段结合，抑制促炎基因的转录、翻译，从而减少各种炎症产物的产生，发挥抗炎作用。活化的复合物起着"转录因子"的作用，同时也可抑制其他转录因子（核因子-κB、激活蛋白-1）的作用。

mRNA 转录的变化最终导致细胞内蛋白质合成的变化，这种基因组效应通常需要几小时或几天的时间。然而，糖皮质激素也可能对细胞功能产生更快、更直接的影响，这种更快的非基因组效应可能是通过位于细胞膜上的一组不同的糖皮质激素受体介导的。通过与这些表面受体结合，糖皮质激素可以通过改变细胞膜通透性、酶活性和其他因素来诱导细胞功能的快速变化。

四、临 床 应 用

（一）在内分泌失调中的应用

1. 肾上腺皮质功能不全症　主要用于急、慢性肾上腺皮质功能不全如原发性慢性肾上腺皮质功能减退症（艾迪生病）、脑垂体前叶功能减退及肾上腺次全切除术后作糖皮质激素的补充治疗。

2. 激素紊乱诊断　外源性糖皮质激素（尤其是合成激素如地塞米松）是垂体前叶 ACTH 分泌的有效抑制剂，糖皮质激素通过抑制 ACTH 的分泌，可以帮助确定内分泌失衡是否受到 ACTH 分泌的影响。ACTH 抑制期间内分泌谱的变化表明 ACTH 及与 ACTH 相关的激素参与了这种异常的调节。

（二）严重感染或炎症

1. 严重急性感染　主要用于中毒性感染或同时伴有休克者，如中毒性细菌性痢疾、暴发型流行性脑膜炎及败血症等。在应用足量有效抗菌药物作对因治疗的同时，利用糖皮质激素增强机体抗应激能力、抑制炎症、减轻中毒反应等可用作辅助治疗，否则糖皮质激素的抗炎、抗免疫的负面作用导致机体的防御功能下降，可引起感染加重、扩散或继发感染。病毒性感染因目前缺乏有效的抗病毒药物，一般不宜应用激素。

2. 炎症及后遗症　对某些重要脏器或要害部位的炎症，为了避免组织粘连或瘢痕形成而影响功能，也可考虑早期应用糖皮质激素。如风湿性心瓣膜炎、损伤性关节炎、睾丸炎及烧伤后瘢痕挛缩等，早期应用糖皮质激素可减少炎性渗出，减轻愈合过程中纤维组织过度增生及粘连，防止后遗症的发生。对眼科疾病如虹膜炎、角膜炎、视网膜炎和视神经炎等非特异性炎症，应用后也可迅速消炎止痛、防止角膜混浊和瘢痕粘连的发生。

（三）自身免疫病、变态反应性疾病和器官移植排斥反应

1. 自身免疫病　首选治疗多发性皮肌炎。严重风湿热、风湿性心肌炎，风湿性及类风湿关节炎、全身性红斑狼疮，硬皮病和肾病综合征等疾病，应用后可缓解症状。一般采用综合疗法，不宜单用，以免引起不良反应。

2. 变态反应性疾病　治疗荨麻疹、血管神经性水肿、过敏性鼻炎、支气管哮喘和过敏性休克等过敏性疾病。

3. 器官移植排斥反应　可防治异体器官移植手术后所产生的免疫排斥反应。

（四）休克

对感染中毒性休克，在足量有效的抗菌药物对因治疗下，及早大量突击使用糖皮质激素；待微循环改善、脱离休克状态即可停用。对过敏性休克为次选药，可与首选药肾上腺素合用。对低血容

量性休克，在补液、补电解质或输血后效果不明显时可合用。

（五）血液病

可用于治疗儿童急性淋巴细胞白血病，对急性非淋巴细胞白血病的疗效较差。还可用于再生障碍性贫血、粒细胞减少症、血小板减少症和过敏性紫癜等的治疗。能改善症状，但停药后易复发。

（六）局部应用

多采用氟轻松、氢化可的松等软膏、霜剂治疗湿疹、肛门瘙痒、接触性皮炎、牛皮癣、银屑病等炎症性皮肤病。肌肉韧带或关节劳损时，可将醋酸氢化可的松或醋酸泼尼松龙混悬液加入 1%普鲁卡因注射液肌内注射，也可注入韧带压痛点或关节腔内以消炎止痛。

五、不 良 反 应

（一）长期大剂量应用引起的不良反应

1. 医源性肾上腺皮质功能亢进　又称类肾上腺皮质功能亢进综合征，是由长期、大量使用肾上腺皮质激素引起脂质代谢和水盐代谢紊乱的结果。表现为满月脸、水牛背、皮肤变薄、多毛、水肿、低血钾、高血压、糖尿病等，即库欣综合征（Cushing syndrome，CS）（图 27-5）。一般停药后症状可自行消失。必要时可对症治疗，如用降压药、降血糖药，并采用低盐、低糖、高蛋白饮食及加用氯化钾可减轻症状。

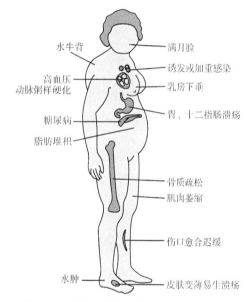

图 27-5　长期大量使用肾上腺皮质激素的不良反应

2. 消化系统　并发症促进胃酸、胃蛋白酶的分泌并抑制胃黏液分泌、降低胃肠黏膜的屏障作用，加之抑制蛋白质合成，故可诱发或加剧胃、十二指肠溃疡，甚至造成消化道出血或穿孔。对少数患者可诱发胰腺炎或脂肪肝。

3. 诱发或加重感染　无抗病原体作用，且可抑制正常免疫，长期应用可诱发或扩散感染。特别是在原有疾病已使抵抗力降低的患者更易发生，如白血病、再生障碍性贫血、肾病综合征等。

4. 心血管系统并发症　长期应用，由于钠、水潴留和血脂升高可引起高血压和动脉粥样硬化。

5. 骨质疏松、伤口愈合迟缓　糖皮质激素促进蛋白质分解、抑制其合成及增加钙、磷排泄，长期使用可致骨质疏松，且多见于儿童、绝经期妇女和老人，严重者可发生自发性骨折。此外，糖皮质激素可引起高脂血症，脂肪栓子阻塞软骨下的骨终末动脉，使血管栓塞造成股骨头无菌性缺血坏死。糖皮质激素抑制蛋白质合成，可使伤口愈合迟缓。

6. 影响生长发育　抑制生长激素分泌并抑制蛋白质合成，可造成儿童生长发育迟缓，偶可致畸胎。

7. 神经精神异常　可诱发癫痫或精神病，儿童大量应用可致惊厥。

8. 对眼的影响　全身或局部使用可致眼压升高，严重者可致青光眼，长期应用还可导致白内障和细菌性角膜炎。

（二）停药反应

1. 医源性肾上腺皮质功能不全　长期大量应用尤其是连日给药，可负反馈抑制下丘脑-垂体-肾上腺皮质轴的调节，减少 ACTH 分泌，致使肾上腺皮质萎缩、功能减退。突然停药或减量过快，特别是当遇到感染、创伤、手术等严重应激情况时，因糖皮质激素合成与分泌不足，可引起肾上腺皮质功能不全或危象。表现为恶心、呕吐、乏力、低血压和休克等，需及时抢救。肾上腺皮质功能的恢复时间与剂量、用药时间长短和个体差异等有关，多数人需要数月，个别人需要一年或更长。

2. 反跳现象和停药症状　指长期用药因减量太快或突然停药所致原有疾病复发或加重的现象。此外，也可出现原有疾病所没有的症状，如发热、肌肉痛、关节痛等。

六、用法与疗程

1. 大剂量突击疗法　适用于急性、重度、危及生命的疾病抢救，如休克、急性移植排斥反应等。常用氢化可的松静脉滴注，首剂 200～300mg，一日量可达 1g 以上，以后逐渐减量，疗程 3～5 天。大剂量应用时宜合用氢氧化铝凝胶等防止急性消化道出血。

2. 一般剂量长期疗法　多用于结缔组织病、肾病综合征、顽固性支气管哮喘、中心性视网膜炎、各种恶性淋巴瘤、淋巴细胞白血病等。常用泼尼松口服，开始每日 10～30mg 或相应剂量的其他糖皮质激素制剂，一日 3 次，获得临床疗效后，逐渐减量，每 3～5 天减量 1 次，每次按 20% 左右递减，直到最小有效维持量，持续数月。

临床依据机体糖皮质激素分泌的昼夜节律性确定给药时间，以减少药物对肾上腺皮质功能的负反馈抑制。维持量有两种用法：①每日晨给药法：即每日早晨 7～8 点 1 次给药，宜用短效制剂，如可的松、氢化可的松等；②隔日晨给药法：即每隔 1 日早晨 7～8 点给药，将 2 日总药量 1 次顿服，宜用中效制剂，如泼尼松、泼尼松龙等。

3. 小剂量替代疗法　用于治疗肾上腺皮质功能不全症，一般用可的松每日 12.5～25mg，或氢化可的松 10～20mg。

第三节　促皮质素及皮质激素抑制药

一、促 皮 质 素

促皮质素（adrenocorticotropic，ACTH）即促肾上腺皮质激素，由垂体前叶嗜碱细胞合成分泌，受下丘脑促肾上腺皮质激素释放激素（corticotropinreleasing hormone，CRH）的直接调控，对维持肾上腺皮质正常的形态和功能具有重要作用，ACTH 缺乏时将导致肾上腺皮质萎缩、分泌功能减退。

临床上应用的制剂多为牛、羊、猪垂体提取所得的多肽类，口服无效，须注射给药。一般在给药后 2h，肾上腺皮质才开始反应，难以应急。临床主要用于诊断脑垂体前叶-肾上腺皮质功能状态及检测长期使用糖皮质激素患者停药前后的皮质功能水平，以防止因停药而发生皮质功能不全。偶见过敏反应。

二、皮质激素抑制药

皮质激素抑制药常用于代替外科的肾上腺皮质切除术，临床常用的有氨鲁米特、美替拉酮、酮康唑等。

氨鲁米特（aminoglutethimide）抑制胆固醇转变成 20α-羟胆固醇，抑制肾上腺皮质激素合成的第一步反应，从而抑制氢化可的松和醛固酮的产生；能有效减少肾上腺肿瘤和 ACTH 过度分泌时氢化可的松的增多。

美替拉酮（metyrapone，甲吡酮）抑制 11β-羟化反应，干扰 11-去氧皮质酮转化为皮质酮，同时也抑制 11-去氧氢化可的松转化为氢化可的松，降低其血浆水平；但又能反馈性地促进 ACTH 分泌，导致 11-去氧皮质酮和 11-去氧氢化可的松代偿性增加，故尿中 17-羟类固醇排泄也相应增加。临床用于治疗肾上腺皮质肿瘤和产生 ACTH 的肿瘤所引起的氢化可的松过多症和皮质癌，还用于垂体释放 ACTH 功能试验。

酮康唑（ketoconazole）是一种抗真菌药，其机制是阻断真菌类固醇的合成，高剂量时可抑制人体类固醇合成。目前，酮康唑主要用于治疗肾上腺皮质功能亢进（库欣综合征）和前列腺癌。

第四节　盐皮质激素

盐皮质激素（mineralocorticoid）主要有醛固酮（aldosterone）和去氧皮质酮（desoxycortone）两种。醛固酮主要作用于肾脏的远曲小管和集合管，促进 Na^+、Cl^- 的重吸收和 K^+、H^+ 的排出，具有明显的潴 Na^+ 和排 K^+ 作用。去氧皮质酮潴钠作用只有醛固酮的 1%～3%。主要用于慢性肾上腺皮质功能减退症，纠正水、电解质紊乱，恢复水和电解质的平衡，常与氢化可的松等药合用作为替代疗法。过量或长期使用易引起水钠潴留、高血压和低血钾等。

康复治疗期间特别关注的问题

肾上腺皮质激素在许多患者康复药物治疗中起着重要的作用。医生经常用糖皮质激素治疗风湿性关节炎、强直性脊柱炎和红斑狼疮，其他的肌肉骨骼疾病，如急性腹膜炎和腱鞘炎等，也可以短期内使用糖皮质激素治疗。由于这些疾病经常在康复中同时进行治疗，康复治疗师必须特别注意糖皮质激素的治疗作用和不良反应。

一方面要注意糖皮质激素对物质代谢的影响。糖皮质激素能增加肝、肌糖原含量并升高血糖，诱发或加重糖尿病；糖皮质激素可促进蛋白质分解、抑制其合成及增加钙、磷排泄，长期使用可致骨质疏松，严重者可发生自发性骨折。此外，糖皮质激素可引起高脂血症，脂肪栓子阻塞软骨下的骨终末动脉，使血管栓塞造成股骨头无菌性缺血坏死。糖皮质激素还可抑制蛋白质合成，可使伤口愈合迟缓。糖皮质激素诱导的这些组织的分解代谢可能比其他因素（如缺乏活动、营养不良和衰老的影响）的作用更大。例如，对于患有类风湿关节炎、久坐不动的老年妇女，糖皮质激素的使用可能会大大加速骨溶解。康复治疗师应指导患者长期大量用药期间，采用低钠、低糖、高蛋白饮食，多食用富含维生素、钾的水果及蔬菜，可适当加服钙片和维生素 D，同时进行适量的活动，加强活动有助于保持肌肉质量和防止严重的肌肉肌腱单位的损耗。

另一方面要注意糖皮质激素对水、电解质的影响，长期替代治疗时，可引起高血压，高血压会增加心血管功能障碍的风险，如心绞痛或心律失常，用药期间应定期监测患者血压；水肿程度取决于所使用的糖皮质激素种类，由于可的松和氢化可的松等药物具有糖皮质激素和盐皮质激素活性，这些药物会比甲泼尼龙和泼尼松等药物造成更多的水潴留，后者的水潴留性能较差。如果水肿对功能性活动能力和康复目标产生负面影响，康复治疗师应提醒医疗团队。

此外，免疫抑制会增加患者感染的风险，应教育患者、家属和护理人员洗手和保持清洁环境以降低感染风险的重要性。此外，康复治疗师还应注意由于抑制了鼻炎的主要体征和症状而导致的隐匿性感染的可能性。

病例分析

多种因素导致足底筋膜炎，是脚后跟疼痛的常见原因。足底筋膜炎的康复计划通常包括以下干预措施：口服非甾体抗炎药，糖皮质激素注射到足底筋膜，离子导入糖皮质激素至足底筋膜处，腓肠肌拉伸等。康复治疗师指导患者如何有效地拉伸足底筋膜，以帮助防止足底筋膜炎复发。超过2～3周（即超过6个疗程），康复治疗师可将0.4%地塞米松磷酸钠离子导入足底区域。地塞米松磷酸钠离子导入可短期缓解足底筋膜炎患者的疼痛并改善其功能。对于那些不能通过常规康复治疗改善症状的患者，可采用可的松注射到足底筋膜、体外冲击波疗法或者进行外科手术。

小 结

肾上腺皮质激素主要是糖皮质激素和盐皮质激素，由肾上腺皮质细胞内的胆固醇合成。机体主要产生的糖皮质激素是皮质醇（氢化可的松），主要的盐皮质激素是醛固酮。糖皮质激素可发挥多种作用，如调节糖代谢，抑制炎症反应，抑制免疫反应等。盐皮质激素主要参与调控体液和电解质平衡。

在药理学上，天然和合成肾上腺皮质激素常被用于替代治疗，以解决肾上腺皮质功能不全。患者服用糖皮质激素主要是为了抗炎和免疫抑制作用，以解决各种临床问题。这些药物可有效控制各种风湿病和过敏性疾病的症状。然而，糖皮质激素的长期使用会产生不良反应，如肾上腺皮质抑制和肌肉、骨骼等组织的破坏。康复治疗师应特别注意糖皮质激素的不良反应。

第二十八章　雄激素和雌激素类药物

病 例

患者，女，32岁，在一次车祸中颈部受伤。门诊接受物理治疗，以治疗颈部疼痛、颈椎活动受限和颈源性头痛。患者服用了口服肌肉松弛药（卡立普多）用于颈部疼痛，并根据需要康复治疗师给予对乙酰氨基酚进行治疗。在初次的检查/评估中，康复治疗师询问了患者其他用药情况，了解到患者连续11年服用了一种含雌激素（炔雌醇，0.05mg）和黄体酮（诺孕酮，0.5mg）的口服避孕药。该患者还曾有吸烟史。患者的颈部疼痛和颈椎功能在稳步改善，但在开始治疗大约2周后（即第4次治疗期间），患者自述头痛加重。进一步检查，患者右小腿钝痛和紧绷，主被动踝关节背屈加重，小腿略肿，触诊有触痛。同时，患者自述前两天晚上睡觉时腿部有抽筋情况。

男性和女性激素主要由性腺产生。雄激素在雄性的睾丸中合成。卵巢是产生雌激素和黄体酮的主要部位。肾上腺皮质也会产生少量的性相关激素，然而，在正常情况下，肾上腺皮质产生的性相关激素的数量通常太少，无法产生显著的生理影响。

雄激素和雌激素的主要功能是控制各自性别群体的生殖功能和第二性征。雄性激素，如睾酮，通常统称为雄激素。女性激素由两大类组成：雌激素（如雌二醇）和孕激素（如孕酮）。雄激素、雌激素和孕激素都是类固醇激素，它们的化学结构类似于糖皮质激素和盐皮质激素。

雄激素和雌激素类药物可直接影响康复治疗师的临床实践，或者影响患者对康复过程的反应。绝经后妇女使用雌激素和孕激素进行激素替代疗法，雌激素可防止80%～90%绝经后妇女的骨丢失，保持骨量，预防骨质疏松；但激素替代疗法在预防疾病发生的同时也会带来一定的副作用，部分患者乳腺癌、脑卒中和心脏病等发病率提高。对于性腺功能减退或睾酮水平降低的老年男性，补充雄激素可改善骨密度和运动耐受性。然而，运动员滥用雄激素会促进胆固醇和脂蛋白的异常分布，增加动脉粥样硬化和心血管疾病的风险。康复治疗师应注意这些不良反应，并适当地为运动员提供咨询。

本章主要介绍雄激素的生理作用及天然和合成雄激素的药理作用，雌激素和孕激素的生理、药理作用。作为物理康复治疗师或职业康复治疗师，应该关注雄激素、雌激素的生理、药理作用。如有些女性康复患者将雌激素作为避孕药，然而有些制剂也可能被非法应用，如使用雄激素来提高运动成绩。

第一节　雄激素类药和同化激素类药

一、雄激素的合成、分泌

睾酮是睾丸分泌的主要雄激素，由位于精管间隙的间质细胞合成，睾酮直接作用于精管，同时

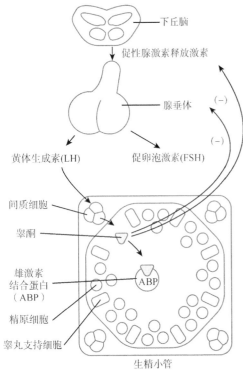

图 28-1 睾酮分泌与调节

也对其他生理系统产生全身性影响（如促进骨骼生长与红细胞生成增加钙磷乘积等作用）。

睾丸的功能受下丘脑-腺垂体-睾丸轴的调节（图 28-1）。下丘脑弓状核等部位肽能神经元分泌的促性腺激素释放激素（gonadotropin-releasinghormone，GnRH）经垂体门脉系统直接作用于腺垂体，促进腺垂体促性腺细胞合成与分泌促卵泡激素（follicle-stimulating hormone，FSH）与黄体生成素（luteinizing hormone，LH），进而对睾丸的生精作用及间质细胞合成分泌睾酮进行调节。

睾丸分泌的雄激素和抑制素在血液中的浓度变化，也可对下丘脑和腺垂体的 GnRH、FSH 和 LH 分泌进行负反馈调节（图 28-1）。血浆中睾酮水平的升高会抑制 GnRH、LH 和 FSH 的释放，从而将睾酮水平维持在一个相对有限的范围内。在一定时期内，睾丸激素的分泌量可能会出现波动，且会随着年龄的增长而减少。雄激素的分泌不像雌激素分泌具有每个月的周期节律，但睾丸激素的分泌或多或少是持续的。

二、生理作用

睾酮的作用比较广泛，主要有以下几个方面。

1. 影响胚胎分化 雄激素可诱导含 Y 染色体的胚胎向男性分化，促进内生殖器的发育。

2. 维持生精作用 睾酮自间质细胞分泌后，可进入支持细胞并转变为双氢睾酮，随后进入生精小管，促进生精细胞的分化和精子的生成过程。在患有间质细胞瘤的患者中，可见到肿瘤附近生精小管早发的生精过程，说明提高与维持雄激素在生精小管的局部浓度，有利于生精过程。

3. 刺激附性器官的生长和维持性欲 睾酮能刺激附性器官的生长发育，也能促进男性第二性征的出现并维持在正常状态。

4. 对代谢的影响 睾酮能促进蛋白质的合成，特别是促进肌肉和生殖器官的蛋白质合成，同时还具有促进骨骼生长与红细胞生成，增加钙磷乘积等作用。

三、临床应用及不良反应

（一）雄激素类药

天然雄激素（androgens）主要是睾酮（testosterone，T），由睾丸间质细胞分泌，肾上腺皮质、卵巢和胎盘也可少量分泌。临床常用人工合成的睾酮及其衍生物，如丙酸睾酮（testosteronepropionate，丙酸睾丸素）、美睾酮（mesterolone）和氟甲睾酮（fluoxymesterone）等。

雄激素具有促进男性性征及生殖器官发育，促进精子的生成与成熟，刺激骨髓造血，增强免疫，抗雌激素及促进蛋白质合成（同化作用）等作用。主要用于激素替代治疗（无睾丸症及类无睾症）、功能性子宫出血、晚期乳腺癌、贫血、遗传性血管性水肿、虚弱（治疗各种消耗性疾病、骨质疏松、放疗等身体虚弱情况）等。女性患者久用此类药物可致痤疮、多毛、声音变粗、乳腺退化、性欲改变等男性化现象；可使男性性欲亢进，但久用可致睾丸萎缩，精子生成受抑；易引起黄疸，应用中若发现黄疸或肝功能异常，则应停药。

（二）蛋白同化激素类药

人工合成睾丸素衍生物，如苯丙酸诺龙（nandrolone phenylpropionate）、司坦唑醇（stanozolol）、达那唑（danazol，安宫唑、炔睾醇）等，可以增加蛋白质合成，促进肌肉发育，增加食欲，而雄激素样作用较弱，被称为同化激素。

蛋白同化激素类药主要用于蛋白质吸收和合成不足，或分解亢进、损失过多的慢性衰弱和消耗性疾病患者，如肿瘤恶病质、营养不良、再生障碍性贫血、严重烧伤、手术后恢复期、骨折不易愈合、老年性骨质疏松等。

本类药物属于体育竞赛的违禁药物。

四、雄激素滥用

使用雄激素或合成代谢类固醇来提高运动成绩是有争议和令人担忧的。众所周知，某些运动员为了增加肌肉尺寸和力量，会自行服用大剂量的雄激素。通常情况下，雄激素与运动员的肌肉力量和运动能力的增长有关，如举重、健身及某些运动（足球、棒球和田径）。滥用雄激素已经渗透到业余和专业体育竞赛的许多方面。雄激素类或合成代谢类固醇是体育竞赛的违禁药物。在运动员的康复治疗中，康复治疗师应该注意雄激素的影响，并适当地为运动员提供咨询。

第二节　雌激素类药和孕激素类药

女性的卵巢分泌两大类固醇激素，即雌激素和孕激素。分泌的雌激素主要是雌二醇，孕激素主要是孕酮。卵巢也会分泌少量的雄激素。雄激素可能在青春期女性的一些第二性征发育中起作用，如体毛增加和生长突增。然而，雌激素和孕激素是对女性性发育和生殖产生主要影响的激素。

一、雌激素和孕激素对性成熟的影响

雌激素和孕激素在女性胎儿发育过程中起着促进性别分化的主要作用。这些激素在青春期完成女性性成熟过程中也很重要。

在青春期开始时，一系列复杂的激素事件刺激卵巢开始产生雌激素和孕激素。这些激素的卵巢产生启动了女性生殖功能的成熟和第二性征的发育。

雌激素是促进青春期女性生殖系统生长发育的主要激素。外生殖器的变化和内部生殖器官（如子宫、输卵管、阴道）的成熟，主要是由于雌激素的影响。雌激素还会引起女性其他一些特征变化，如乳房发育、皮下脂肪储存的沉积和骨骼系统的变化（如骨骺板闭合、骨盆带变宽）。孕激素在性成熟中不那么重要，但在促进和维持妊娠方面起着更为重要的作用。

二、子宫周期雌激素和孕激素的调节

在青春期后未怀孕的女性，雌激素和孕激素的协同作用，形成了月经周期。月经周期通常为28天。这个周期（图28-2）的主要功能是刺激卵巢产生可用于受精的卵子，同时使子宫内膜增厚，以便受精卵着床。

子宫周期性活动受到下丘脑-腺垂体-卵巢轴的调控（图 28-2）。下丘脑 GnRH 神经元释放的 GnRH 促进腺垂体 LH 的合成和释放，进而使卵巢雌激素浓度升高，促进卵泡发育；同时，雌激素与抑制素对下丘脑和腺垂体进行负反馈调节，抑制 FSH 的释放，此时虽然 FSH 浓度暂时处于低水平，但由于血中雌激素促进内膜细胞分化和生长、LH 受体增加，产生较多的雄烯二酮，后者扩散至颗粒细胞，增强芳香化酶的作用，使雄激素转化为雌激素的速度加快，形成月经周期中雌激素的第一高峰。然后，雌激素第一高峰对下丘脑 GnRH 神经元起正反馈作用，导致 LH 峰的出现，并引起排卵。排卵后，黄体在 LH 作用下分泌孕激素和雌激素，形成雌激素第二个高峰及孕激素分泌峰。由于孕激素和雌激素的作用，子宫内膜增厚，血液供应更加丰富，腺体开始分泌含糖原的黏液，使子宫内膜进入子宫周期的分泌期。此后孕激素和雌激素峰又对下丘脑和腺垂体发挥负反馈作用，使 FSH、LH 及雌激素、孕激素水平下降，进入月经期，开始下一个子宫周期的活动。

在某些情况下，可利用这些复杂的反馈系统进行药物干预，如使用雌激素和孕激素作为激素避孕药。此外，含有这两种类固醇的制剂可通过改变垂体对卵巢激素和子宫功能的调控，发挥有效的避孕作用。

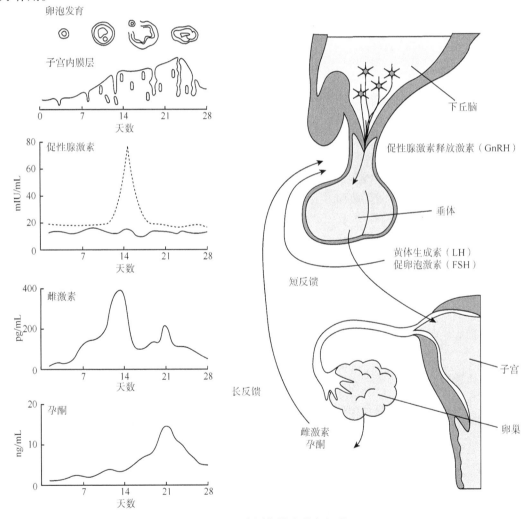

图 28-2　子宫周期性变化与调节

三、常用药物

（一）雌激素类药

雌二醇（estradiol，E_2）是卵巢分泌的天然雌激素，雌酮（estrone）、雌三醇（estriol）为雌二醇的代谢产物，天然雌激素活性较低。常用的雌激素类药物多是以雌二醇作为母体的高效衍生物或人工合成的非甾体化合物，如炔雌醇（ethinylestradiol）、炔雌醚（quinestrol）、已烯雌酚（diethylstilbestrol）等。

雌激素具有促进女性性征及性器官发育，抑制排卵和泌乳，促进水钠潴留和骨钙沉积，抗雄激素等作用。除用于避孕外，可治疗绝经期综合征、卵巢功能不全与闭经、功能性子宫出血、乳房胀痛及回乳、乳腺癌、前列腺癌、痤疮等。

不良反应常见厌食、恶心、呕吐及头昏等。长期大量应用，可引起子宫内膜过度增生，引起子宫出血，故患有子宫内膜炎者慎用。雌激素可增加子宫癌的发生率，绝经期妇女应用雌激素，可使子宫癌发生率增加 5～7 倍，且与所用剂量和时间有关，故在治疗更年期综合征时，应使用最低有效量，并尽量缩短疗程。长期大量使用，可致水钠潴留，引起高血压、水肿及加重心力衰竭。

（二）孕激素类药

孕激素（progestogen）主要由卵巢黄体分泌，妊娠 3～4 个月后黄体萎缩转由胎盘分泌，直至分娩。在近期排卵的卵巢和肾上腺皮质中也有一定量的孕激素产生。体内含量极少，临床多用其人工合成品。主要有黄体酮（progesterone）、甲地孕酮（megestrol）、氯地孕酮 chlormadinone、炔诺酮（norethisterone）、炔诺孕酮（norgestrel）、醋炔诺酮（norethisterone acetate）和双醋炔诺醇（ethynodiol diacetate）等。

孕激素具有助孕、安胎、轻度升温等作用。大剂量孕激素则能反馈性抑制垂体分泌激素，抑制排卵。主要用于激素替代治疗，如功能性子宫出血、先兆及习惯流产；大剂量孕激素用于治疗子宫内膜腺癌、前列腺肥大和前列腺癌；雌、孕激素联用，用于避孕及治疗痛经和子宫内膜异位症等。

此类药物不良反应较少，偶见恶心、呕吐及头痛或乳房胀痛。大剂量使用可致肝功能障碍。19-去甲基睾酮类有雄激素作用，可使女性胎儿男性化，不宜使用。大剂量黄体酮可引起胎儿生殖器畸形。

第三节　影响雌激素和孕激素活性的其他药物

有时只刺激特定类型的雌激素受体或阻断雌激素和孕激素对特定组织的影响是有帮助的。发挥这种作用的药物包括选择性雌激素受体调节剂和抗孕激素类药等。

一、选择性雌激素受体调节剂

选择性雌激素受体调节剂是一类能结合并激活某些组织上的雌激素受体，同时阻断雌激素作用的一类药物。这些药物能够激活骨骼和血管组织上的雌激素受体（包括血浆脂类受体），发挥拟雌激素的作用，同时又作为雌激素拮抗药作用于子宫和乳房组织。主要药物有他莫昔芬（tamoxifen，三苯氧胺）、托瑞米芬、雷洛昔芬（raloxifene）等。

他莫昔芬是第一个用于临床的选择性雌激素受体调节剂，为雌二醇竞争性拮抗药，能与乳腺癌细胞的雌激素受体结合，不刺激转录或作用极微弱，抑制依赖雌激素才能持续生长的肿瘤细胞。多用于绝经期后呈进行性发展的乳腺癌的治疗。他莫昔芬对血浆脂质代谢、子宫内膜和骨的作用则仍是拟雌激素性质，不呈拮抗作用。

托瑞米芬在结构和功能上与他莫昔芬相似，被批准用于治疗绝经后妇女的乳腺癌。

雷洛昔芬是第二个用于临床的选择性雌激素受体调节剂，主要用于预防和治疗老年妇女的骨质疏松症。雷洛昔芬能刺激骨骼上的雌激素受体，可以增加椎体骨密度，降低绝经后妇女椎体骨折的风险。与他莫昔芬不同，雷洛昔芬可以阻断乳腺和子宫组织上的雌激素受体，因此可以抑制乳腺癌，而不会增加患子宫内膜癌的风险。因此，雷洛昔芬也被用于降低患乳腺癌和子宫癌的风险，特别是对于患有骨质疏松症的侵袭性乳腺癌的患者。

二、抗孕激素类药

特异性阻断孕激素受体的制剂于 20 世纪 80 年代初首次被开发出来，主要临床应用是终止妊娠。此类药物可干扰孕酮的合成，影响孕酮的代谢并阻断孕激素受体。主要药物有米非司酮等。

米非司酮口服有效，生物利用度较高，血浆蛋白结合率较高，血浆半衰期长，可有效延长下一个月经周期，故不宜持续给药。由于米非司酮可以对抗黄体酮对于子宫内膜的作用，具有明显的抗着床作用，故可单独用作房事后避孕的有效措施；米非司酮具有抗早孕作用，可终止早期妊娠，有可能出现一些严重的不良反应如阴道出血等，但一般无须特殊处理。贫血、正在接受抗凝治疗和糖皮质激素治疗者不宜使用米非司酮。

第四节　避　孕　药

避孕药是一类能阻碍受孕和终止妊娠的药物，避孕药的推出为避孕提供了一种相对简单有效的方法。目前常用的避孕药通常含有一定量的雌激素和孕激素。

一、主要抑制排卵的避孕药

本类药物均由不同类型的雌激素和孕激素组成，常用药物有复方炔诺酮，复方甲地孕酮，口服避孕片 0 号、1 号、2 号，复方己酸孕酮注射液等。

（一）药理作用和作用机制

本类药物利用性激素分泌调节的负反馈作用，抑制下丘脑分泌 GnRH，使 FSH 和 LH 分泌减少，卵泡不能发育和成熟，抑制排卵。此外，还可干扰生殖过程的其他环节，如抑制子宫内膜的正常增殖，使其萎缩退化，不利于孕卵着床，改变受精卵在输卵管中的运行速度，阻碍受精卵适时到达子宫；还可以使宫颈的黏液变黏，量少，从而阻止精子进入宫腔。

（二）临床应用

1. 短效口服避孕药　如口服避孕片 0 号，从月经周期第 5 天起，每晚服用 1 片，连服 22 天，不能间断。一般停药后 2～4 天就可以发生撤退性出血，形成人工月经。

2. 长效口服避孕药　是以长效雌激素类药炔雌醚与孕激素类药炔诺孕酮或氯地孕酮配伍组成的复方片剂。服法是从月经来潮当天算起，第 5 天服 1 片，最初两次间隔 20 天，以后每月服 1 次，每次服 1 片。

3. 长效注射避孕药　有复方己酸孕酮注射液（避孕针 1 号）和复方甲地孕酮注射液等。首次于月经周期第 5 天深部肌内注射 2 支，以后每隔 28 天或于每次月经周期第 11～12 天注射 1 次。

4. 埋植剂　以己内酮小管（约 2mm×30mm）装入炔诺孕酮 70mg，形成棒状物，植入臂内侧或左肩胛部皮下。

5. 多相片剂　为使服用者的激素水平近似月经水平，并减少月经期间出血的发生率，可将避孕药制成多相片，如炔诺酮双相片、三相片。

（三）不良反应

1）类早孕反应：少数妇女在用药初期可出现轻微的类早孕反应，如恶心、呕吐及择食等。一般坚持用药 2～3 个月后减轻或消失。

2）子宫不规则性出血：常见于用药后最初几个周期，可加服炔雌醇。

3）闭经：发生率为 1%～2%。服药妇女可发生闭经，有不正常月经史者较易出现。

4）乳汁减少：见于少数哺乳期妇女，服药妇女乳汁减少。长效口服避孕药可通过乳汁影响乳儿，使其乳腺增生。

5）凝血功能亢进：国外报告甾体避孕药可引起血栓性静脉炎和血栓栓塞，如肺栓塞和脑栓塞，可能与其中雌激素的成分有关，降低雌激素的含量可降低血栓发生率。

6）轻度损害肝功能：与肝肿瘤的发生率有关，故服药期间应定期检查肝脏，有肝大的患者应停药。

二、抗着床避孕药

抗着床避孕药可改变正常的子宫内膜周期性变化，使内膜正常转化受到干扰，子宫内膜组织学及生物化学发生变化，表现为内膜变薄、分泌不良、很快萎缩退化，破坏受精卵和子宫内膜的同步现象，不利于孕卵着床。主要优点是不受月经周期影响，无论是排卵前、排卵期或排卵后服药都可影响孕卵着床。可在探亲当日开始服用，所以亦称探亲避孕药。

常用药物有米非司酮（mifepristone）及前列腺素类，如米索前列醇（misoprostol）、卡前列甲酯（carboprost methylate）、甲烯前列素（meteneprost）等。

三、男性避孕药

雄激素通过抑制促性腺激素和睾丸内睾酮水平抑制精子发生；在孕激素、雄激素复合制剂中孕激素能够进一步增强雄激素的精子发生抑制作用；环丙孕酮（cyproterone）具有很强的抗雄激素作用，也有孕激素的活性。能抑制垂体促性腺激素的分泌，使体内睾酮水平降低。对男性能抑制精子生成，明显减少精子数及其活动度，降低精液生化组成及精子穿透宫颈黏液的能力，导致男性不育，作用可逆。

康复治疗期间特别关注的问题

康复治疗师应该熟悉雌激素、孕激素和雄激素的相关不良反应，以便能识别与这些药物相关的问题。例如，在应用激素治疗期间应定期监测血压，因为这类药物可促进盐和水的潴留（类似于糖皮质激素的作用），这可能会引起高血压。雌激素、激素类避孕药、他莫昔芬和雷洛昔芬与血栓栓塞事件的风险增加有关，应用期间应注意深静脉血栓形成的体征/症状。康复治疗师还可在有关雄激素滥用方面发挥重要作用。如应该向运动员说明雄激素及蛋白同化激素类药潜在的副作用，如对肝脏、心血管和生殖的影响。

病例分析

　　患者正在服用口服避孕药,同时也是一个吸烟者,康复治疗师应该注意她可能有深静脉血栓(因为患者小腿有触痛、肿胀和抽筋),其头痛加重可能与此无关,但也可能是由避孕和吸烟共同作用导致的血压升高引起的。对于这些问题康复治疗师应立即联系患者的医生,并说明可能有深静脉血栓。还应监测血压和脉搏,同时应立即进一步作如静脉容积描记等评估。若确诊为深静脉血栓,除抗凝治疗外,康复治疗师还可建议其穿分级压缩丝袜,以降低血栓栓塞疾病的风险。停用口服避孕药,戒烟。出院后,遵医嘱继续抗凝治疗,恢复物理治疗门诊,康复治疗颈部问题。

◎ 小 结

　　男性激素是雄激素,女性激素是雌激素和孕激素。这些类固醇激素主要参与生殖和性成熟的控制。雄性和雌性激素也有一些重要的药理作用。如这类药物常被用于替代治疗,以解决内源性内分泌功能的不足。雄激素、雌激素和(或)孕激素还可用于控制一些肿瘤性疾病等。雌激素和孕激素还可作为有效的避孕药广泛应用于妇女。最后,运动员有时会使用高剂量的雄激素来增加肌肉力量,但使用高剂量合成代谢类固醇可极大地增加心血管疾病的风险,应避免滥用。

第二十九章 甲状腺和甲状旁腺药物：影响骨质矿化的药物

📋 病 例

患者，女，56岁，10年轻度高血压病史（服用依那普利和盐酸舒乐德/氨洛德），2年躁郁症病史（服用锂制剂）。3周前诊断为纤维肌痛，并开始进行物理治疗。随后，患者又被诊断为功能性甲状腺功能减退症，可能是由锂制剂引起的，当天开始服用左甲状腺素，运动时出现肌肉无力，呼吸急促等现象，血压142/86mmHg和心率96次/分。

甲状腺和甲状旁腺是人体两个非常重要的内分泌腺。甲状腺合成、分泌的甲状腺激素，是维持机体正常代谢和生长发育必不可少的激素；甲状旁腺主要分泌甲状旁腺激素，是调节钙稳态和维持适当的骨矿化必不可少的激素。外源性的内分泌激素可直接影响物理康复治疗师的临床实践，或者影响患者对康复过程的反应。例如，左甲状腺素钠可导致运动时出现的心血管和呼吸功能障碍。

甲状腺或甲状旁腺功能出现问题通常可采用药物进行治疗。因此，了解甲状腺和甲状旁腺功能的作用是非常重要的，有利于针对骨愈合障碍和因这类内分泌腺问题引起的其他情况进行调整治疗。本章中首先介绍甲状腺的生理功能及治疗甲状腺功能亢进症和甲状腺功能减退症的药物，其次介绍甲状旁腺的生理功能及甲状旁腺和其他激素在维持骨矿物质稳态中的作用，最后介绍调节骨钙化的相关药物。

第一节 甲状腺激素

甲状腺位于前颈区气管的两侧，由中央峡部连接的双侧叶组成。整个腺体重15～20g，受交感神经系统丰富的血管供应和广泛的神经支配，甲状腺合成、分泌甲状腺激素，包括甲状腺素（四碘甲腺原氨酸，3, 5, 3′, 5′-tetraiodothyronine，T_4）和三碘甲腺原氨酸（3, 5, 3′-triiodothyronine，T_3）。T_3、T_4及其前体和代谢物的化学结构如图29-1所示。

（一）甲状腺激素的合成、储存、分泌与调节

T_3、T_4在体内的合成与储存是在甲状腺球蛋白（thyroglobulin，TG）上进行的，主要步骤（图29-2）包括：①碘摄取：甲状腺腺泡细胞通过碘泵主动摄取血液中的碘化物。②碘的活化和酪氨酸碘化：摄入的碘化物在过氧化物酶的作用下被氧化成活性碘（I^0）或氧化碘中间产物（I^-）。活性碘与TG上的酪氨酸残基结合，生成一碘酪氨酸（MIT）和二碘酪氨酸（DIT）。③偶联和储存：在过氧化物酶作用下，一分子MIT和一分子DIT缩合生成T_3，两分子DIT缩合成T_4。合成的T_3、T_4储存于腺泡腔内的胶质中。④释放：在蛋白水解酶作用下，TG分解并释出T_3、T_4进入血液，在外周组织脱碘酶作用下，约36%T_4转为T_3，T_3、T_4生理作用相同，生物活性T_3比T_4高。

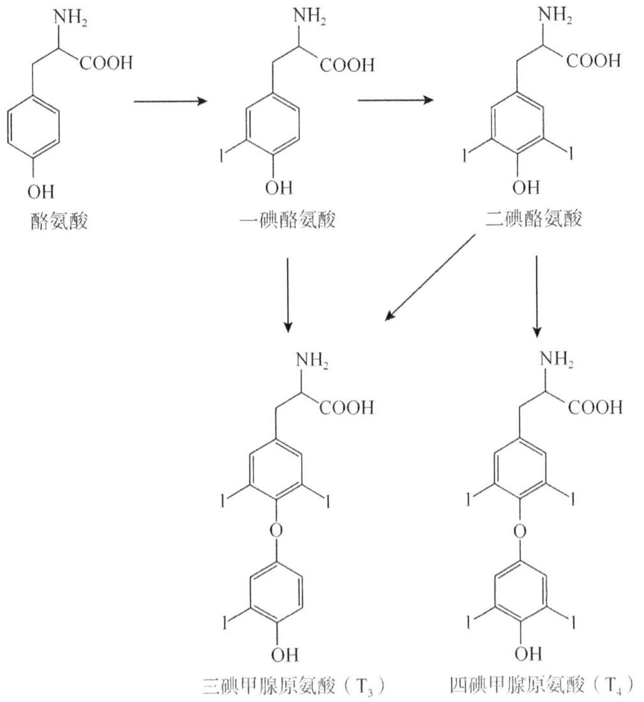

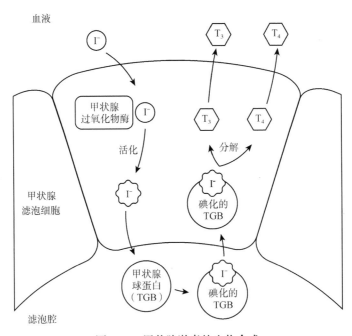

图 29-1　T_3、T_4及其前体和代谢物的化学结构

图 29-2　甲状腺激素的生物合成

　　甲状腺激素的合成、分泌由下丘脑-垂体系统调控。腺垂体分泌的促甲状腺激素（thyroid-stimulating hormone，TSH）促进甲状腺激素的合成和分泌，其过度分泌可导致甲状腺组织增生肥大。TSH 的分泌又受下丘脑分泌的促甲状腺激素释放激素（thyrotropin-releasing hormone，TRH）的调节。应激状态、环境温度改变和某些疾病都可通过 TRH 和 TSH 影响甲状腺功能。此外，血中游离 T_3、T_4 的浓度又可对 TRH 和 TSH 的分泌产生负反馈调节作用，从而形成下丘脑-腺垂体-甲状腺调

节环路（图29-3）。

（二）生理与药理作用

1. 维持正常生长发育 甲状腺激素可促进蛋白质合成及骨骼与中枢神经系统的生长发育。先天性甲状腺功能不全或缺碘时，躯体与智力发育均受影响，可致呆小病（克汀病）；成人甲状腺功能不全时，则可引起黏液性水肿。

2. 促进机体的新陈代谢 甲状腺激素可促进物质氧化，增加耗氧量，提高基础代谢率，加快糖、蛋白质、脂肪的代谢，增加产热。因此，甲状腺功能亢进时患者有怕热、多汗等症状；甲状腺功能减退时则畏寒怕冷。

3. 提高交感-肾上腺系统的敏感性 甲状腺激素可增强心脏对儿茶酚胺类物质的反应性，在甲状腺功能亢进时可出现急躁易怒、失眠不安、心率加快等症状。

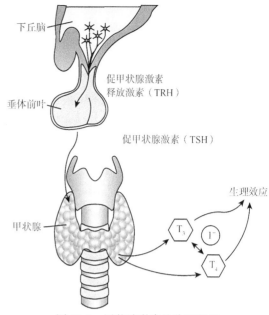

图29-3 甲状腺激素的分泌调节

（三）作用机制

甲状腺激素通过进入细胞并与位于细胞核内的甲状腺激素受体（thyroid hormone receptor，TR）结合形成激素-受体复合物，启动靶基因转录，加速相关蛋白和酶的生成，发挥其生理或药理作用。T_3与TR的亲和力比T_4大10倍，85%～90%的TR与T_3结合，故TR又称为T_3受体。当有饥饿、营养不良与肥胖、糖尿病、某些肿瘤等情况时TR数目减少。

此外，甲状腺激素还有"非基因作用"，即通过核糖体、线粒体和细胞膜上的受体结合，影响转录后的过程、能量代谢和膜的转运功能，增加葡萄糖、氨基酸等摄入细胞内，使多种酶和细胞活性增强。

（四）临床应用

1. 甲状腺功能减退的替代治疗

（1）呆小病 甲状腺功能减退症始于胎儿或新生儿，应尽早诊治，以免躯体与智力发育受阻。需终身替代治疗。

（2）黏液性水肿 用甲状腺片治疗，从小剂量开始，渐增至足量，2～3周后如基础代谢率恢复正常，可渐减量为维持量。

2. 单纯性甲状腺肿 缺碘所致者应补碘；原因未明者可给予适量甲状腺激素，以补充内源性激素的不足，并可抑制TSH过多分泌，以缓解甲状腺组织代偿性增生肥大。

3. T_3抑制试验 为摄碘率高的患者作甲状腺疾病鉴别诊断。

（五）不良反应

过量可引起甲状腺功能亢进症的临床表现，如心悸、多汗、失眠、手震颤、体重减轻等，重者可出现腹泻、呕吐、发热、脉搏快而无规则等。

第二节 抗甲状腺药

甲状腺功能亢进症（甲亢，甲状腺毒症）导致甲状腺激素分泌增加，这种情况可能继发于多种情况，包括甲状腺肿瘤和甲状腺内分泌调节问题。治疗通常包括甲状腺消融，通过手术切除甲状腺或给予放射性碘，也可以应用抗甲状腺药，抗甲状腺药是能暂时或长期控制甲状腺功能亢进症状的药物。常用药物有硫脲类、碘及碘化物、放射性碘及 β 受体拮抗药等。

一、硫 脲 类

硫脲类（thiourea）是常用抗甲状腺药，分为：①硫氧嘧啶类，如甲硫氧嘧啶（methylthiouracil）、丙硫氧嘧啶（propylthiouracil）；②咪唑类，如甲巯咪唑（thiamazole，他巴唑）、卡比马唑（carbimazole，甲亢平）。

（一）药理作用

硫脲类药物能抑制过氧化酶，阻止碘离子被氧化成活性碘，进而阻止酪氨酸的碘化及碘化酪氨酸的缩合，抑制 T_3、T_4 的合成。起效缓慢，但维持时间持久。

（二）临床应用

1. 甲状腺功能亢进症 硫脲类药物适用于轻症和不宜手术或放射性碘治疗的甲状腺功能亢进症患者内科治疗，如儿童、青少年及术后复发而不适宜放射性碘治疗者。

2. 甲状腺功能亢进症手术前准备 对需做甲状腺次全切除手术的患者，术前给予硫脲类药物，使甲状腺功能恢复或接近正常，可减少麻醉和术后并发症，防止术后发生甲状腺危象。术前 2 周，同时合用大剂量碘，可使腺体萎缩、变硬，减少手术中出血。

3. 甲状腺危象 甲状腺功能亢进症患者因精神刺激、感染、手术、外伤等诱因，致使甲状腺激素突然大量释放入血，引发高热、心力衰竭、肺水肿、电解质紊乱等症状而危及生命，称甲状腺危象。大剂量硫脲类药物如丙硫氧嘧啶可辅助治疗甲状腺危象。

（三）不良反应

1. 过敏反应 常见的有药物热、皮疹、荨麻疹等，停药可自行恢复。

2. 消化道反应 表现为厌食、呕吐、腹痛、腹泻等。

3. 粒细胞减少 为最严重的不良反应，发生率为 0.3%～0.6%，老年人较易发生，及时停药可以逆转。

二、碘及碘化物

碘（iodine）是人体必需的微量元素之一，正常人每日需碘 100～200μg。常用碘及碘化物制剂包括复方碘口服液［liquor iodine Co，又称卢戈液（含碘 5%、碘化钾 10%）］、碘化钾（potassium iodide）、碘化钠（sodium iodide）。

（一）药理作用

碘及碘化物的作用因剂量不同而不同。小剂量碘作为原料，促进甲状腺激素合成。大剂量碘（＞6mg/d）主要是阻止甲状腺激素的释放和甲状腺球蛋白的水解，还通过抑制过氧化酶阻止碘化酪氨酸和甲状腺激素的合成。作用快而强，1～2 日显效，2 周时达最大效应，腺体血管减少、体积变小、变硬。继续用药，反而使碘的摄取被抑制、胞内碘离子浓度下降，失去抑制激素合成的效应，甲状腺功能亢进症又可复发。故碘剂不能单独用于甲状腺功能亢进症的内科治疗。

（二）临床应用

1. 单纯性甲状腺肿　用小剂量碘。在食盐中加碘化钾或碘化钠可有效预防单纯性甲状腺肿。

2. 甲状腺功能亢进症　手术前准备先用硫脲类药物控制症状，再在术前 2 周加用大剂量碘，使腺体缩小变硬，以纠正硫脲类药物所致的甲状腺组织增生、变软和充血，利于进行手术。

3. 甲状腺危象　用大剂量碘，同时联用硫脲类药物和其他综合措施。

（三）不良反应

少数人可发生过敏，可在给药后立即发生，停药后即可消退，必要时给予抗过敏治疗。较长期应用可引起慢性碘中毒，表现为喉部烧灼感、唾液分泌增多、鼻炎、眼炎等。久用可诱发甲状腺功能亢进症。

三、放射性碘

放射性碘（radioiodine）临床用 ^{131}I。^{131}I 的 $t_{1/2}$ 为 8.1 日，56 日内其放射性消除 99% 以上。^{131}I 被甲状腺摄取后，在腺泡中释放 β 射线（99%）和 γ 射线（1%），β 射线射程约 2mm，对甲状腺细胞有细胞毒作用，而对周围组织基本无损伤。因此其作用类似于手术切除部分甲状腺，可治疗不适合手术、手术后复发及硫脲类药物无效或过敏的甲状腺功能亢进症患者。此外，^{131}I 产生的 γ 射线，可在体外测量，因此，^{131}I 可用于检查甲状腺摄碘功能。^{131}I 剂量较难掌握，易用量过大而致甲状腺功能减退症。

四、β 受体拮抗药

β 受体拮抗药通过阻断 β 受体，抑制甲状腺功能亢进症所致交感过度兴奋而产生的症状和减少甲状腺激素分泌。此外，尚能抑制 5′-脱碘酶，减少 T_4 转化成 T_3。常用的药物有普萘洛尔、阿普洛尔、阿替洛尔和美托洛尔等，用于控制甲状腺功能亢进症的辅助治疗或甲状腺部分切除手术前准备。

第三节　甲状旁腺激素

正常情况下，人体甲状旁腺通常有 4 个，左右各一对，为扁椭圆形小体，棕黄色，大小略似黄豆，重约 50mg，贴附于甲状腺侧叶的后缘，位于甲状腺被囊之外，主要分泌甲状旁腺激素（parathyroid hormone，PTH）。尽管甲状旁腺体积较小，但在调节钙稳态方面起着至关重要的作用。而 Ca^{2+} 在神经冲动传递、肌肉收缩和骨矿化等多种生理过程中具有重要意义。

PTH 是一种多肽激素，其主要的生理功能是通过作用于骨骼、肾脏和肠道来调节血钙和血磷的代谢。小剂量的 PTH 可刺激成骨细胞分泌胰岛素样生长因子-1，从而促进骨胶原和基质的合成，利于成骨作用。而持续大量的 PTH 可增加破骨细胞的数量和活性，分泌各种水解酶，并产生大量乳酸等酸性物质，促使骨基质及骨盐溶解，从而使骨骼储存的钙释放入血。

PTH 可通过激活肾远曲小管细胞基膜侧的 Ca^{2+} 通道，增强管腔侧 Na^+-Ca^{2+} 交换，增加 Ca^{2+} 的重吸收，还能通过显著抑制远端近曲小管对磷酸盐的重吸收，同时促进磷酸盐的排泄，减低肾脏对 Ca^{2+} 的排泄，从而使血钙浓度增加，血磷浓度下降。此外，PTH 还可通过激活肾脏 1α-羟化酶，促进维生素 D 在肾脏中转化为 $1, 25\text{-}(OH)_2D_3$（骨化三醇），促进肠道对 Ca^{2+} 的吸收，升高血钙。当血钙浓度低时，会刺激甲状旁腺分泌 PTH；而当血钙浓度高时，则能负反馈抑制 PTH 释放。因此，PTH、维生素 D 及其他一些内分泌因素，通过调节血钙的水平，以满足各种生理需求。

第四节 药物对骨骼矿物质平衡的影响

人的骨骼在一生中经历了不断的重塑过程，骨重建过程中涉及复杂的细胞和生化过程，包括骨吸收、骨形成、骨矿化等过程。正常情况下，骨吸收和骨形成保持着动态平衡，当骨吸收大于骨形成，出现骨丢失，易发生骨质疏松和骨软化病等。骨质疏松是一种以骨量降低、骨组织细微结构破坏、骨的力学功能减弱、骨脆性增加为特征，易于发生骨折的全身代谢性疾病。可发生于不同性别或年龄，但以绝经后妇女和老年男性多见。药物可通过调节骨重建过程用于防治骨质疏松。

此外，骨骼中的矿物质，特别是钙和磷，以结晶的方式排列成行，组成骨小梁，使骨骼具有一定的强度和韧性，起到"支架"作用，对骨形成有重要作用。当钙稳态发生紊乱时，则会引起骨钙化等问题。此外，各种代谢性骨病（如骨质疏松症、软骨病、甲状旁腺功能亢进等）也会影响血钙水平，导致低钙血症或高钙血症。因此，调节骨骼矿物质的平衡是非常重要的。患者可应用药物来调节血液中的骨矿物质水平，从而维持骨的正常矿化。

（一）钙剂

钙剂作为防治骨质疏松的基础药物，主要发挥补充骨矿物质、促进骨矿化的作用，有利于骨的形成。临床常用的钙剂有碳酸钙、乳酸钙、柠檬酸钙和葡萄糖酸钙等。

（二）维生素 D

维生素 D（vitamin D，vit.D）为类固醇衍生物，在维持正常骨钙化、钙平衡及肠道钙吸收等方面起着重要的作用。活性维生素 D，如 $1, 25\text{-}(OH)_2D_3$ 可增加小肠对钙、磷的吸收，提高血钙和血磷，促进骨转化，加速骨的形成。常与钙剂合用作为防治骨质疏松的一线基础药物。对伴有肠钙吸收不良、骨化三醇合成障碍的患者尤为适用。

（三）双膦酸盐类

双膦酸盐类（bisphosphonates）常用药物为依替膦酸（etidronic acid）、帕米膦酸（pamidronic acid）、利塞膦酸（risedronic acid）、阿仑膦酸（alendronate acid）等的钠盐。依替膦酸二钠（etidronate disodium）为本类代表药。

双膦酸盐类药物的确切机制尚不清楚，其药理作用主要表现在两方面：一是抑制骨吸收，可抑制破骨细胞的活性，减少骨吸收和减慢骨丢失的速度；二是对骨形成的影响，如依替膦酸盐长期使用可阻滞正常的骨矿化，抑制骨形成，其所引起的骨量增加是对现有骨吸收腔的填充而非真正对骨形成的同化作用。阿仑膦酸钠等有增强成骨细胞骨形成的同化作用，能增加骨和软骨胶原的合成。

双膦酸盐类药物主要用于高转换型骨质疏松症，特别是绝经期后骨质疏松有雌激素替代治疗禁忌证的患者，对男性骨质疏松、儿童期发病的特发性骨质疏松，可作为候选药物，对糖皮质激素性骨质疏松症可选用第三代制剂。也可用于治疗多发性骨髓瘤、各种恶性肿瘤骨转移造成的骨痛和高血钙等。

双膦酸盐类药物可能会导致骨代谢的局部缺陷，导致骨组织死亡（骨坏死）。此不良反应相对少见，但骨坏死更多发生在静脉注射这些药物的患者、癌症患者或同时使用其他药物（如糖皮质激素）的患者。双膦酸盐也可以产生一些相对较少的不良反应，包括胃肠道紊乱，如恶心和腹泻，少数可发生腐蚀性食管炎。

（四）降钙素

降钙素（calcitonin，CT）为参与钙及骨质代谢的单链多肽类激素，由甲状腺 C 细胞分泌。其分泌受血钙调节。目前临床上使用的降钙素主要为人工合成的鲑鱼降钙素（密钙息，miacalcic）和鳗鱼降钙素（益钙宁，elcatonin）。CT 具有抑制破骨细胞活性，增加尿钙、磷排泄，降低血钙、磷作用，并能缓解骨痛。预防绝经期骨小梁的丢失；延缓绝经后骨质疏松症的发生；治疗高转换型的骨质疏松、各种高钙血症及其危象和变性骨炎等。CT 也是治疗中度以上骨痛的首选药物。多数患者使用小剂量降钙素有效且安全，大剂量治疗时可出现继发性甲状腺功能减退症。注射剂偶发全身性过敏反应。

（五）雌激素

雌激素替代疗法（hormone replacement therapy，HRT）是治疗绝经后骨质疏松症的首选疗法。雌激素通过直接或间接作用调节骨代谢，减少骨量丢失，增加骨质，减缓骨质疏松的进程，降低骨折发生率。HRT 不但能预防更年期妇女骨质丢失，而且能使绝经多年的女性的骨密度增加；还可以缓解更年期症状，降低心血管疾病的发生率。目前临床常用的雌激素制剂主要有己烯雌酚（diethylstilbestrol）、尼尔雌醇（nilestriol）、结合雌激素（conjugated estrogen）、替勃龙（tibolone）等。

康复治疗期间特别关注的问题

康复治疗师应关注药物的潜在不良反应。如用于治疗甲状腺功能亢进症或甲状腺功能减退症的药物剂量过大，往往会产生相反的作用，即过量服用抗甲状腺药物会产生甲状腺功能减退症的症状，反之亦然。康复治疗师应注意甲状腺功能障碍的异常表现，并应注意药物剂量不当时的反应，如左甲状腺素剂量过大时出现高血压、心绞痛等不良反应。康复治疗师还应避免应用可能加剧甲状腺功能障碍症状的康复技术。例如，注意不要使心排血量减少的患者过度紧张等。

同样，康复治疗师应意识到调节钙稳态药物的潜在不良作用。例如，过量的钙补充剂可能会影响心血管功能，导致心律失常。康复治疗师可以通过运动和负重活动刺激骨形成来增强骨矿化药物的效果。

 病例分析

患者采用的外源性甲状腺药物治疗可能导致甲状腺功能亢进症。左甲状腺素的副作用会在运动时显现出来。甲状腺功能亢进症通过骨骼肌的作用直接降低了患者的运动耐受力（虚弱，肌肉疲劳），间接改变心脏（心率加快，心律失常）和肺部（呼吸困难，肺活量下降）功能。康复治疗师应建议患者停止锻炼计划。由于心律失常是甲状腺功能亢进症常见的症状，康复治疗师应立即告知医生患者的生命体征和目前的临床表现。

小结

甲状腺和甲状旁腺具有重要的内分泌功能，甲状腺合成并分泌甲状腺激素 T_3 和 T_4，它们是细胞代谢的重要调节因子，甲状腺激素还与其他激素相互作用，促进正常生长和发育。甲状旁腺通过释放甲状旁腺激素来控制钙稳态，在维持正常血钙水平和调节骨形成、骨吸收方面至关重要。甲状旁腺激素还与其他激素相互作用，如维生素 D 和降钙素，以调节骨骼矿物质代谢。康复治疗师应了解治疗甲状腺和甲状旁腺疾病的一般策略，以及基本药物治疗方法。

第三十章　糖尿病的药物治疗

病　例

李某，女，50岁，体重指数为30kg/m²，职业为律师，日常工作常久坐不动。有4年的2型糖尿病病史，目前每日服用两次二甲双胍。患者近期的指尖血糖水平在5.28～15.56mmol/L。最近一次体检中，她的糖化血红蛋白含量由原来的7.5%升高为8.7%。由于目前的二甲双胍单药治疗未能控制患者的高血糖，医生告知其慢性高血糖的风险及有助于控制血糖的方法，患者表示愿意尝试改善生活方式。医生为其开了瑞格列奈以降低餐后血糖，同时建议她到康复门诊制订适当的锻炼计划，并咨询营养师以控制饮食。李某按照理疗师的建议，每周参加5次有氧和阻力运动，一个月后，她来到康复门诊进行重新评估以调整康复计划。在评估了其基础生命体征后，康复治疗师让患者在跑步机上进行有氧热身，10min内患者出现浑身出汗和颤抖。治疗师扶她离开跑步机并坐到椅子上，检测指尖血糖，结果为2.94mmol/L。治疗师给了她一些果汁和糖块，30min后患者感觉好转，再次测量指尖血糖读数为5.11mmol/L。

胰腺作为内分泌腺和外分泌腺发挥着独特的功能。腺体的外分泌作用包括通过胰管将消化酶排泄到十二指肠。胰腺内分泌功能包括向血液中分泌两种主要激素——胰岛素和胰高血糖素。胰岛素和胰高血糖素主要参与血糖的调节。胰岛素也在蛋白质和脂质代谢中发挥作用，在生长发育的几个方面都很重要。胰岛素分泌绝对和相对不足引起的糖代谢紊乱，即糖尿病。

本章介绍胰腺激素的生理作用，并介绍糖尿病的发病机制和治疗。患者常因糖尿病引发的神经肌肉和心血管并发症进行物理康复治疗。因此，掌握糖尿病的发病及其治疗药物对物理治疗师和职业治疗师非常重要。

第一节　胰腺的结构和功能

胰腺分为外分泌腺和内分泌腺两个部分，外分泌腺由腺泡和腺管组成，内分泌腺由大小不同的细胞团组成，即胰岛组成。腺泡细胞合成和释放胰酶。而胰岛散布在腺泡之间，胰岛中含有合成和分泌胰腺激素的细胞。

胰岛至少由五种细胞组成：产生胰高血糖素的α（A）细胞；产生胰岛素的β（B）细胞；产生生长抑素的δ（D）细胞；产生胰多肽的PP细胞；产生生长激素释放肽的ε（E）细胞。δ细胞产生的生长抑素是一种多肽激素，可调节多种生理功能，如抑制胃肠道（GI）活动，亦可抑制胰高血糖素和胰岛素的释放。其他组织也可产生生长抑素，如大脑和胃肠道，可能会影响其他的神经内分泌反应。

同样，胰腺产生的生长激素释放肽可抑制β细胞释放胰岛素，胃和其他组织也会产生生长激素释放肽，有助于调节胃肠功能、脂质代谢、心血管功能、生长激素释放等。下一章节将重点介绍胰岛素和胰高血糖素的作用。

第二节　胰　岛　素

胰岛素是一种由 51 个氨基酸组成的多肽，其主要作用是通过促进葡萄糖进入外周组织来降低血糖水平。本节主要介绍胰岛素对能量代谢的影响、胰岛素的释放及作用机制。

一、胰岛素对碳水化合物代谢的影响

饭后，食物中的碳水化合物在体内被分解成葡萄糖，吸收入血，致血糖急剧升高。胰岛素负责促进外周组织细胞对血液中葡萄糖的摄取、储存，以备所需。但葡萄糖分子较大不能直接通过组织的细胞膜，故需要细胞膜上的载体帮助其穿过细胞膜，载体介导的葡萄糖向组织细胞的转运属于易化扩散。胰岛素可促进这种易化扩散，从而大大地加快葡萄糖进入组织细胞的速度。

二、胰岛素对肝脏葡萄糖摄取和利用的影响

与骨骼肌和其他组织不同的是肝细胞膜对葡萄糖具有一定的通透性，故即使没有胰岛素，葡萄糖也易进入肝细胞内。并也易转运至肝细胞外，除非以某种方式将其滞留在细胞中。如胰岛素能诱导合成葡萄糖激酶，增加酶的活性，使葡萄糖磷酸化，从而促进糖原合成，并储存在肝细胞中。胰岛素还可增加促进糖原合成的酶的活性，并抑制促进糖原分解的酶的活性。因此，胰岛素对肝脏的主要作用是促进葡萄糖分子进入肝细胞内，并以肝糖原的形式增加葡萄糖的储存。

三、胰岛素对蛋白质和脂质代谢的影响

虽然胰岛素与调节血糖有关，但对蛋白质和脂质代谢也有显著影响。一般来说，胰岛素可促进肌肉和脂肪组织中蛋白质、脂质的储存。胰岛素通过促进氨基酸摄取，增加与蛋白质合成相关的DNA、RNA 活性，以促进肌肉细胞中的蛋白质合成，并抑制蛋白质分解。

在脂肪细胞中，胰岛素可促进脂肪酸和三酰甘油的合成（体内脂质储存的主要形式），并储存在脂肪细胞中，还可促使血液中的三酰甘油进入脂肪和肌肉组织，且可抑制脂质分解的限速酶（即激素敏感性脂肪酶），抑制脂肪分解，从而减少血液中游离脂肪酸和酮体的生成，防止酮症酸中毒的发生。因此，胰岛素参与碳水化合物、蛋白质和脂质代谢；当糖尿病发生时胰岛素功能紊乱将影响所有初级能量底物的储存和使用。

四、胰岛素作用的细胞机制

胰岛素首先通过与靶细胞膜上的胰岛素受体结合发挥作用。该受体是一种对胰岛素有高度特异性的糖蛋白。其由 2 个 α 和 2 个 β 亚单位组成（图 30-1）。α 亚单位是胰岛素的结合位点。β 亚单位含有酪氨酸蛋白激酶。胰岛素与 α 亚单位结合后，迅速引起 β 亚单位自磷酸化，进而激活 β 亚单位上酪氨酸蛋白激酶，导致自身和其他蛋白的连续磷酸化反应，其后又与胰岛素受体底物作用而产生的降血糖等生物效应即受体向自身添加磷酸基团。胰岛素受体的这种自身磷酸化随后在细胞内引发一系列生化变化。

IRS 可致葡萄糖摄取增加、蛋白质合成增加等。尤其是，某些 IRS 启动葡萄糖转运蛋白（GLUT）从细胞内储存位置向骨骼肌细胞和其他外周组织的细胞膜移动（易位）（图 30-1）。根据对葡萄糖的转运特点分为 5 种，其中最重要的是 GLUT4 亚型，它是肌肉和脂肪细胞中的葡萄糖转运体。在没有胰岛素刺激时 GLUT4 主要储存于细胞内的囊泡内。当胰岛素与细胞膜上的胰岛素受体结合，会

使 GLUT4 蛋白移动到细胞膜上，然后促进葡萄糖向细胞内的扩散（图 30-1）。

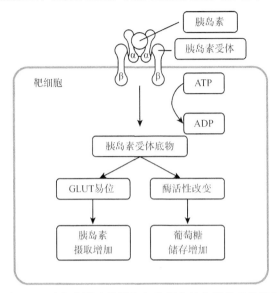

图 30-1　胰岛素影响骨骼肌细胞葡萄糖代谢的可能机制

　　了解胰岛素如何与靶组织相互作用非常重要，因为受体结合缺陷及随之引起的问题可能导致糖尿病的发生。这些受体介导缺陷导致的糖尿病将在后续的"2 型糖尿病"中讨论。

第三节　胰高血糖素

　　胰高血糖素是胰岛素的拮抗激素。胰高血糖素的主要作用是促进肝糖原分解，释放葡萄糖进入血液，升高血糖，维持正常的血糖水平，防止低血糖的发生。此外，胰高血糖素的促进肝脏葡萄糖生成的糖异生作用，即使在肝糖原耗尽后，仍能维持血糖水平。

　　胰高血糖素通过经典的腺苷酸环化酶- cAMP 第二信使系统对肝细胞发挥作用。胰高血糖素与位于肝细胞膜上相应的受体进行特异性结合，激活腺苷酸环化酶，催化 ATP 转化为 cAMP。cAMP 作为细胞内第二信使，激活特定的酶，增加糖原分解，促进糖异生。

第四节　胰岛素的控制和胰高血糖素的释放

　　葡萄糖可为细胞提供能量，尤其是大脑。是维持大脑正常生理功能必需的重要能源，大脑需不断从血液中获取葡萄糖，故血糖浓度维持在相对稳定的水平具有重要的生理意义。

　　正常情况下，空腹血糖（即两餐之间血液中的葡萄糖）保持在每 100mL 血液中 70～110mg 葡萄糖。血糖严重下降（即低血糖）可导致昏迷和死亡。慢性血糖升高（高血糖）与神经和血管结构的病理变化有关。因此，胰岛素和胰高血糖素在控制血糖水平方面起着至关重要的作用。

　　胰腺激素的释放可受其他能量底物（如脂质和氨基酸）、激素（如甲状腺素、皮质醇、生长激素等）和自主神经的调控。但血液中的葡萄糖水平才是影响胰腺激素释放的主要因素。随着血糖升高（如饭后），可直接刺激胰腺 β 细胞，使胰岛素分泌明显增加。而后，胰岛素促进外周组织对葡萄糖的摄取，从而将血糖降至正常水平。当血糖水平下降时（如在持续禁食期间），胰腺 α 细胞释放胰高血糖素，促进肝脏葡萄糖的合成和释放以纠正低血糖。

胰岛细胞作为葡萄糖传感器，直接监测血糖水平调节胰高血糖素和胰岛素的释放。

胰岛素和胰高血糖素之间的重要相互作用也可发生在胰腺内，胰岛素是调控两者之间相互作用的主要激素。当 β 细胞感受到血糖升高时，会释放胰岛素，而胰岛素又会抑制 α 细胞释放胰高血糖素。当胰岛素释放减少时，抑制胰高血糖素分泌的作用被抑制，则胰高血糖素分泌明显增加。胰岛素和胰高血糖素之间的调节在正常生理及病理条件下（如 1 型糖尿病的胰岛素分泌缺乏）都很重要。

因此，胰岛素和胰高血糖素共同调节血糖，可将血糖浓度维持在一定范围内。如果胰腺的内分泌部分功能正常，即使在运动和长时间禁食的情况下，血糖水平也会保持稳定。而胰腺内分泌功能异常都可改变对血糖的调节。特别是与胰岛素的产生和作用相关的问题会导致葡萄糖代谢严重紊乱及其他一些代谢问题。胰岛素分泌和功能问题是糖尿病的特征。糖尿病的发病机制和治疗方法见下节。

第五节　糖　尿　病

糖尿病是胰岛素分泌绝对或相对不足（胰岛素分泌缺陷），以及机体靶组织或靶器官对胰岛素敏感性降低（胰岛素作用缺陷）引起的以血糖水平升高，可伴有蛋白质、血脂异常等为特征的代谢性疾病。糖尿病患者血糖明显升高时可出现多尿、多饮、体重减轻，有时可出现多食及视物模糊等症状。糖尿病可危及生命的急性并发症为酮症酸中毒及非酮症性高渗综合征，久病可致微血管及神经病变，引起多种慢性并发症，占所有终末期肾病病例的 1/3，是成年人致盲的主要原因。

糖尿病可分为胰岛素依赖型糖尿病（1 型）、非胰岛素依赖型糖尿病（2 型）、妊娠糖尿病和特殊类型糖尿病。

1 型糖尿病因多种因素引起自身免疫机制紊乱所导致的胰岛 β 细胞破坏，胰岛素分泌量绝对缺乏，多见于儿童和青少年，大多发病较快，病情较重，需依赖胰岛素治疗才能生存；2 型糖尿病患者胰岛 β 细胞功能低下，胰岛素分泌缺陷或胰岛素抵抗（外周组织对胰岛素的敏感性降低），多见于成年人，尤其是中老年人，发病缓慢，病情相对较轻。2 型糖尿病发病病因复杂，与遗传因素有关，此外，发病的主要因素还有饮食不良、肥胖和缺乏锻炼等。2 型糖尿病应在饮食控制和体力锻炼等措施的前提下，口服降血糖药物治疗，少数无效者才用胰岛素治疗。1 型和 2 型糖尿病的比较见表 30-1。

表 30-1　1 型和 2 型糖尿病的比较

特征	1 型	2 型
发病年龄	通常在 20 岁之前	通常在 30 岁之后
发作类型	突然；严重的或渐进的	通常是不易察觉的
体重	正常	超重
血浆胰岛素水平	显著降低	正常或升高
外周组织对胰岛素的反应	正常	降低
临床管理	胰岛素和饮食	胰岛素或口服降糖药，如果单独饮食控制无效

第六节　胰岛素治疗糖尿病

一、胰岛素制剂

依据起效快慢和作用持续时间长短，可将胰岛素制剂分为速效、短效、中效、长效四类（表 30-2）。过去，胰岛素主要从猪、牛等动物的胰腺中提取。虽然动物胰岛素与人胰岛素的氨基酸序列有所不同，但仍可以有效地控制葡萄糖代谢。但由于动物胰岛素纯度不高，患者使用后容易出现过敏反应。随着生物合成人胰岛素的发展，正在逐渐取代动物胰岛素。

通过细胞培养和基因重组技术合成的胰岛素与人胰岛素有相同的结构和功能。但外源性胰岛素不能很好地模拟内源性胰岛素的快速释放，故通过改变氨基酸序列生物合成了比普通胰岛素吸收更快的胰岛素类似物，可更好地模拟内源性人胰岛素的释放，如门冬胰岛素、赖脯胰岛素、谷赖胰岛素等速效胰岛素（表30-2）。

表30-2 胰岛素制剂

胰岛素类型	效应（h）		
	起效	峰值	持续时间
速效：			
门冬胰岛素	0.25	0.6～0.8	3～5
赖脯胰岛素	>0.5	0.5～1.5	2～5
谷赖胰岛素	～	0.5～1.5	1～2.5
短效：			
胰岛素	0.5～1	2～4	5～7
中效：			
低精蛋白锌胰岛素（NPH）	2～4	8～12	18～24
长效：			
甘精胰岛素	2～5	5～24	18～24
地特胰岛素	3～4	3～14	6～24
胰岛素混合物			
精蛋白锌重组赖脯胰岛素混合注射液（25R）：75%鱼精蛋白赖脯胰岛素/25%赖脯胰岛素	0.25～0.50	2.8	24
精蛋白锌重组赖脯胰岛素混合注射液（50R）：50%鱼精蛋白赖脯胰岛素/50%赖脯胰岛素	0.25～0.50	2.8	24
门冬胰岛素30注射液：70%鱼精蛋白门冬胰岛素/30%门冬胰岛素	0.25	1～4	18～24
70%NPH/30%胰岛素	0.50	4～8	24
50%NPH/50%胰岛素	0.50	4～8	24

胰岛素作用快而持续时间短，为了延长胰岛素的作用时间，减少给药次数和降低不良反应（如低血糖）的发生率，可制成中效及长效制剂，即用碱性蛋白质（如鱼精蛋白）与胰岛素结合，再加入微量锌使之稳定，这类制剂经皮下或肌内注射后，在注射部位发生沉淀，再缓慢释放、吸收。所有中、长效制剂均为混悬剂，不可静脉注射。如中效的低精蛋白锌胰岛素（isophane insulin，NPH），精蛋白含量较少，中性溶液，临床应用最广。新近通过基因重组技术添加和替代特定氨基酸或在胰岛素上增加一个水溶性脂肪酸侧链，合成长效的甘精胰岛素和地特胰岛素。此外，还有速效与中效或长效制剂按不同比例预混的制剂，以兼顾患者对基础和餐时胰岛素的需求（表30-2）。

二、胰岛素给药途径

胰岛素是一种大分子多肽，口服易被消化酶破坏，即使没有破坏，也因其分子太大无法通过胃肠道黏膜吸收。因此，胰岛素必须注射给药。皮下注射吸收快、作用持续时间较长，最常用。为方便患者注射给药，可采用胰岛素注射笔自我定量注射胰岛素。在紧急情况下（如糖尿病昏迷），可静脉注射胰岛素。

为了安全使用胰岛素，长期注射胰岛素的患者需注意药物的储存、无菌注射、准确测量剂量并注入及注射技术等问题。患者应更换给药部位（如腹部、大腿上部、上臂、背部和臀部），以避免重复注射造成局部损伤。

胰岛素的最佳剂量因人而异。运动和饮食调整等因素可以改变患者对胰岛素的需求。因此，通常通过监测患者的血糖水平来定期调整胰岛素的剂量。血糖控制不佳者的胰岛素剂量需在医生的密切监测下进行调整。然而，许多患者可用家用血糖监测仪定期测量血糖，自行调整胰岛素用量。

三、胰岛素强化治疗

胰岛素强化治疗是指模拟生理性胰岛素的分泌，补充外源性胰岛素使血糖降到理想范围的一种治疗方法。

胰岛素强化治疗常用的方法为通过胰岛素笔或泵每天注射一次中效或长效胰岛素，以在两餐之间提供基础胰岛素的补充，然后在三餐前各注射一次常规或短效胰岛素，以应对进食后血糖的突然升高。胰岛素强化治疗可降低糖尿病的并发症（如神经病变、肾脏疾病和其他微血管病变）的发生率，但如果胰岛素的用量与患者全天需求不匹配，也可增加严重低血糖发生的风险。

四、临 床 应 用

1. 糖尿病 ①1 型糖尿病，需终身用药；②经饮食控制或口服降血糖药未能控制的 2 型糖尿病；③发生各种急性或严重并发症（如酮症酸中毒、非酮症高渗性昏迷）的糖尿病；④合并重度感染、高热、妊娠、分娩及大手术等的糖尿病。

2. 非糖尿病应用

1）心律失常：用葡萄糖、胰岛素、氯化钾配成极化液，可促进钾内流，从而降低血钾、纠正细胞内缺钾，同时提供能量，防治心肌梗死后的心律失常，降低病死率。

2）胰岛素与 ATP、辅酶 A 组成能量合剂用于心、肝、肾等疾病的辅助治疗。

五、不 良 反 应

1. 低血糖反应 是最常见和严重的不良反应，一般与胰岛素应用过量、未按时进餐或剧烈体力活动有关。低血糖的主要表现为头晕、饥饿感、出汗、心动过速、焦虑、震颤等症状，严重者可引起昏迷、休克及脑损伤，甚至死亡。为防止低血糖严重后果，应教会患者熟知反应，以便及时发现，轻者可饮用糖水或摄食，严重者应立即静脉注射 50% 葡萄糖。必须鉴别低血糖昏迷和酮症酸中毒性昏迷及非酮症高渗性糖尿病昏迷。

2. 过敏反应 反应轻微，偶可引起过敏性休克。可用 H_1 受体阻断药和糖皮质激素治疗。一般胰岛素制剂为生物制品，纯度较低而具有弱抗原性和免疫原性，所以易致过敏反应。近年随着高纯度胰岛素和人胰岛素制剂的使用，过敏反应的发生已明显减少。

3. 胰岛素抵抗 又称胰岛素耐受性。①急性抵抗性：由于合并感染、创伤、手术、情绪激动等应激状态所致。此时血中抗胰岛素物质较多，妨碍了葡萄糖的转运和利用。方法是消除诱因，并在短时间内给大量胰岛素，待诱因消除后应减少用量。②慢性抵抗性：指无并发症的糖尿病患者每日胰岛素用量在 200U 以上。产生的原因较复杂，可能与体内产生了胰岛素抗体、靶细胞膜上胰岛素受体数目减少或靶细胞膜上葡萄糖转运系统失常等因素有关。处理方法是换用低抗原性、高纯度胰岛素或人胰岛素制剂，并适当调整剂量或加用口服降血糖药。

4. 脂肪萎缩 注射部位出现皮下脂肪萎缩或皮下硬结，经常更换注射部位可避免。应用较纯胰岛素制剂后已较少见。

第七节 2型糖尿病的主要治疗药物

由于胰岛素必须注射给药，应用不方便，因此人工合成了一些口服易吸收的降糖药，但作用较胰岛素弱而慢，故不能单独用于控制1型糖尿病。由于使用方便，成为治疗2型糖尿病的主要药物。

一、促胰岛素分泌药物

（一）磺酰脲类药物

1. 药理作用与临床应用 此类药物的作用机制为刺激胰腺β细胞释放胰岛素，故对正常人和胰岛功能尚存的糖尿病患者均有降血糖作用，而对胰岛功能完全丧失的1型糖尿病患者无效。用于单用饮食控制无效的2型糖尿病。亦用于对胰岛素有耐受性的患者，可减少胰岛素用量。

2. 不良反应 主要的不良反应是低血糖。如剂量过大、未按时进餐，可诱发低血糖。还可引起恶心、呕吐、腹痛、腹泻等消化道反应，少数患者可出现过敏性皮疹、粒细胞减少、再生障碍性贫血和溶血性贫血等。这些不良反应通常是轻微和短暂的，但如果严重或持续时间较长，需要引起注意。

（二）格列奈类药物

瑞格列奈和那格列奈为苯甲酸类衍生物，是一种作用类似于磺脲类药物的新型胰岛素促分泌药，也被称为"餐时血糖调节药"。本类药物需在餐前即刻服用，口服吸收迅速，起效快而持续时间短，通常与其他降糖药物一起使用，以预防餐后高血糖。美格替尼的主要不良反应与磺脲类药物相似，主要不良反应为低血糖。

（三）肠促胰岛素

肠促胰岛素是进食后肠道细胞分泌的一些多肽类激素，主要包括胰高血糖素样肽-1（GLP-1）和葡萄糖依赖性促胰岛素多肽（GIP），其作用为促进胰岛β细胞释放胰岛素。GLP-1还可改善胰腺β细胞的功能，抑制胰腺α细胞分泌胰高血糖素，抑制食欲，减轻体重。

2型糖尿病患者通常GLP-1水平降低，而GIP水平正常。因此，研究人员开发了GLP-1受体激动药和二肽基肽酶4抑制剂以模拟或增强GLP-1的作用。GLP-1受体激动药通过激活GLP-1受体，以葡萄糖浓度依赖的方式增强胰岛素分泌、抑制胰高血糖素分泌，并延缓胃排空，通过中枢性的食欲抑制来减少进食量，减轻体重。目前，艾塞那肽和利拉鲁肽是我国已上市的2种GLP-1激动药。此类药物不能口服，均需皮下注射给药。胃肠道不适（如恶心、呕吐、腹泻）是最常见的不良反应，可能影响到患者对康复训练的参与，康复治疗师应对此有所了解。少数患者可引起急性胰腺炎，康复治疗师如发现患者持续严重腹痛，应立即送医。

二肽基肽酶-4（DPP-4）是降解肠促胰岛素的酶。因此，抑制该酶可延长内源性肠促胰岛素的作用，从而有助于促进GLP-1和GIP对胰岛素释放和葡萄糖代谢的作用。DPP-4抑制药包括利格列汀（linagliptin）、沙格列汀（saxagliptin）和西格列汀（sitagliptin）。此类药物可以口服，既可以单独服用也可与其他降糖药联合应用。当与其他降糖药（如磺脲类药物）联合应用时可引起轻微低血糖。患者耐受性较好。

二、双 胍 类

双胍类药物有二甲双胍（metformin）、苯乙双胍（phenformin），国内常用二甲双胍。与磺酰脲类不同，其不刺激胰岛素分泌，故对正常人血糖无影响。其作用机制为：①抑制糖异生，减少肝脏葡萄糖产生；②提高外周组织对胰岛素的敏感性。尽管对组织敏感性的确切作用机制尚不清楚，但二甲双胍已成为主要口服降糖药之一。主要用于饮食控制无效的轻、中度 2 型糖尿病，尤其适用于肥胖患者或超重的患者。可单用也可在二甲双胍的基础上与磺酰脲类或胰岛素合用。本类药物可引起胃肠道反应，如食欲下降、口苦、恶心、呕吐、腹泻、口腔有金属味等，但这些不良反应通常是短暂的。由于本类药物可增加糖的无氧酵解，使乳酸产生增多，可出现罕见但严重的酮尿或乳酸血症（即意识混乱、嗜睡、昏迷、浅层快速呼吸、心动过速），尤以苯乙双胍发生率高，故目前已少用。二甲双胍引起乳酸血症较少，故应用广泛。

二甲双胍可能引起恶心、呕吐、腹泻等胃肠道紊乱，影响患者参与康复训练。在心肺功能不全和酒精中毒的人群中，二甲双胍可能引起乳酸性酸中毒。乳酸性酸中毒的症状包括腹痛、肌肉疼痛、腹泻和异常嗜睡的快速发作。康复治疗师如果怀疑患者乳酸性酸中毒，应立即送医。长期服用二甲双胍还可能导致患者维生素 B_{12} 的吸收减少，康复治疗师应提醒有疑似糖尿病神经病变症状的患者进行筛查。

三、胰岛素增敏药

噻唑烷二酮类

胰岛素抵抗和胰岛 β 细胞功能受损是目前糖尿病治疗所面临的两大难题，改善患者的胰岛素抵抗状态对糖尿病治疗具有重要意义。罗格列酮和吡格列酮是噻唑烷二酮类化合物，也称为格列酮类，与双胍类类似，可减少肝脏葡萄糖的产生并增加外周组织对胰岛素的敏感性，改善胰岛素抵抗。然而，本类药物起效较慢，一般需数周至数月才能达到最大疗效。主要用于治疗胰岛素抵抗和 2 型糖尿病。本类药物低血糖发生率低，不良反应有肝毒性、乳酸性酸中毒、水肿和体重增加等。此外，吡格列酮和罗格列酮可导致女性骨折的发生，故服药的女性出现任何不明原因的疼痛应引起临床医生的警惕。

噻唑烷二酮类药物使用中可能发生体重增加，但不如使用胰岛素和胰岛素促分泌剂时常见。康复治疗师应鼓励患者强化生活方式管理，强调限制热量摄入和坚持锻炼来控制体重。此外，噻唑烷二酮类药物可能引起心血管并发症，康复治疗师在指导康复活动中应监测生命体征，并警惕运动不耐受的迹象或症状。另据报道，使用噻唑烷二酮类药物可能降低骨密度，在负重和阻力训练时应注意骨折风险。

四、其他抗糖尿病药

（一）α-葡萄糖苷酶抑制剂

阿卡波糖（acarbose）和米格列醇（miglitol）被称为 α-葡萄糖苷酶抑制剂，其降糖机制是抑制小肠黏膜上皮细胞表面碳水化合物的糖苷水解酶（α-葡萄糖苷酶），从而减慢碳水化合物水解及产生葡萄糖的速度，并延缓葡萄糖的吸收，降低正常和糖尿病患者餐后高血糖。本类药物不刺激胰岛素分泌，故不导致低血糖。临床主要用于 2 型糖尿病，可单独应用或与其他降糖药合用，降低患者的餐后血糖。主要不良反应为胃肠道反应（如腹泻、腹痛、胀气）。服药期间应增加饮食中碳水化合物的比例，并限制单糖的摄入量，以提高药物的疗效。

（二）胰淀素类似物

普兰林肽是胰淀素的一种合成类似物，胰淀素是胰腺 β 细胞分泌的一种由 37 个氨基酸组成的多肽。正常情况下，胰淀素与胰岛素一起从胰腺 β 细胞中释放出来。胰淀素通过抑制胰高血糖素分泌、延缓葡萄糖的吸收、减少肝糖原的生成和释放、增加饱腹感（有助于限制碳水化合物摄入，有助于减轻体重）等，有助于限制进食，降低餐后血糖。

1 型或 2 型糖尿病患者的胰淀素水平降低或缺失。普兰林肽可模拟胰淀素的作用，主要用于 1 型和 2 型糖尿病患者胰岛素治疗的辅助治疗，是一种胰岛素补充疗法，不能替代胰岛素。

普兰林肽不可用于胰岛素治疗依从性差、自我监测血糖依从性差的患者。胃肠道反应，如恶心、呕吐和食欲缺乏，是此药的主要不良反应。也可发生低血糖反应，但这可能与普兰林肽与胰岛素一起服用，胰岛素过量有关。

（三）胆汁酸螯合剂

胆汁酸螯合剂可附着在胃肠道内的胆汁酸上，增加粪便中胆汁酸的排出。该作用有助于改善血浆胆固醇水平。其中考来维仑亦有助于降低血糖水平和防止餐后高血糖，其作用机制尚不清楚。因此，2 型糖尿病患者可以单独使用考来维仑或与其他降糖药合用，降低患者的餐后血糖。此外，科列维兰可与胃肠道中的葡萄糖结合，从而延迟葡萄糖吸收。本类药物通常耐受性良好，但可能会出现胃肠道不适和便秘。

第八节　1 型糖尿病的预防：免疫治疗

如前所述，1 型糖尿病的大多数病例是由自身免疫反应引起的，该反应选择性攻击和破坏易感个体的胰腺 β 细胞。抑制这种自身免疫反应的药物可有助于限制胰腺 β 细胞的破坏，从而降低 1 型糖尿病的严重程度。研究人员研究了几种免疫抑制剂，可减少 1 型糖尿病自身免疫反应引起的胰腺 β 细胞丢失，包括环孢素、硫唑嘌呤、环磷酰胺、甲氨蝶呤和糖皮质激素。尽管其中一些药物，如环孢霉素，在减轻自身免疫胰腺 β 细胞破坏方面显示出一定的前景，但因为传统的免疫抑制剂会产生相当严重的副作用而限制了其临床应用。此外，这类药物通常在开始出现 1 型糖尿病症状的青少年服用时，可能会对其发育中的免疫系统产生负面影响。

近年来，人们努力开发靶向疗法，以预防或减少 1 型糖尿病的自身免疫反应。如单克隆抗体，其靶向参与胰腺 β 细胞破坏的免疫反应特定抗原。单克隆抗体已成功用于类风湿关节炎等自身免疫病中，在 1 型糖尿病早期也可会有类似的应用。同样，通过使用 IL-2 等介质增加调节性 T 细胞的活性，也可调节免疫系统。激活调节性 T 细胞可抵消其他免疫系统成分的破坏性影响，从而减少或防止 1 型糖尿病风险人群中胰腺 β 细胞的丢失。

但由于引起胰腺 β 细胞破坏的免疫反应较为复杂，使用特异性抗原和免疫调节干预的临床试验在预防 1 型糖尿病发病方面没有取得实质性成果。尽管如此，控制 1 型糖尿病相关自身免疫反应的方法仍在努力开发中。目前正在开发新的、毒性较小的特异性抗原和免疫调节药，这可能有助于预防遗传易感个体 1 型糖尿病的发病。

第九节　糖尿病的非药物干预

一、饮食管理和减肥

尽管在糖尿病的药物治疗方面取得了进展，但控制 1 型和 2 型糖尿病的最重要和有效的因素是生活方式问题，如饮食、体育活动和保持健康体重。康复治疗师应确保患者有规律的饮食计划卡路里总摄入量和特定来源（即碳水化合物、脂肪或蛋白质）的卡路里百分比对控制血糖非常重要。此外，体重减轻是减少患者对胰岛素和其他抗糖尿病药物需求的重要因素。通过减肥，患者可以减少对外源性药物的需要。由于肥胖在 2 型糖尿病患者中相当普遍，减肥似乎对减少药物需求和改善患者的整体健康尤为重要。

二、运　　动

运动对糖尿病有益，体育锻炼可有助于减轻体重，且定期运动可以提高外周组织对胰岛素的敏感性。体育锻炼可改善总体健康，降低糖尿病患者患心血管疾病等的风险。临床试验已证明，有氧运动和阻力运动能够降低 2 型糖尿病患者的糖化血红蛋白水平（反映患者近期血糖总体控制水平的指标）。2018 年，美国残疾人协会（ADA）建议大多数成人糖尿病患者每周进行约 150min 的中等强度至高强度有氧运动。为了减少胰岛素抵抗，建议每天锻炼，或者至少两次锻炼之间间隔不超过 2 天。理想情况下，有氧活动至少 10min，目标是每天约 30min 或更长。每周至少进行两次阻力训练。患有糖尿病前期或糖尿病的儿童和青少年应每天进行约 60min 的中等至高强度有氧运动，每周至少 3 天进行剧烈的肌肉强化和骨骼强化活动。

当然，定期锻炼的患者应接受全面体检，并应密切监测锻炼的频率和强度。虽然没有常规建议进行运动前评估，但 ADA 规定，提供者应评估糖尿病患者是否存在某些类型的运动禁忌证或容易受伤的情况。康复治疗师可能是理想的医疗保健提供者，可以为患有高血压、自主神经病变、周围神经病变及足部溃疡或有沙尔科足（Charcot foot）病史等的患者开具处方，并适当监测和调整锻炼计划。如果有心血管病理生理学的存在或风险较高，应在设计锻炼计划之前进行压力测试。长期患有糖尿病的人，自主神经病变会影响心率。感知运动强度评分（RPE）可能是比估计的最大心率百分比更好的运动强度指标。中等强度的运动相当于 Borg RPE 量表上的值为 12～13。运动前应进行糖尿病足筛查，以确定保护性知觉程度，以及是否需要更改运动模式和所穿着的鞋子。

三、组织移植和基因治疗

一种相对较新的治疗方法是将含有胰腺 β 细胞的组织移植到 1 型糖尿病患者的胰腺中。含有功能性 β 细胞的胰岛组织取自成人、新生儿或胎儿胰腺组织。通过诱导干细胞发育成可以移植到胰腺中的胰岛素分泌细胞，此外，诱导内源性 β 细胞分化和生长的药物同样可以帮助维持或增加某些患者的 β 细胞功能。或者，整个胰腺可以从器官供体移植到 1 型糖尿病患者体内；对于糖尿病肾病患者，此手术可与肾移植同时进行。如果成功，这些组织移植可以为患者提供内源性胰岛素源，从而减少或消除胰岛素治疗的需要。这些移植的成功率正在稳步上升，主要是因为改进了手术技术和新的免疫抑制剂，以及基于基因的策略可用于预防组织的排斥反应。

研究人员还正在研究新的分子策略，通过将胰岛素相关基因移植到患者的细胞中，可以重建胰岛素生产和胰岛素敏感性。这些技术基本上是试图将胰岛素基因直接输送到患者的细胞中，创造产生胰岛素或对胰岛素产生反应的转基因细胞，或输送提高移植胰岛细胞存活率的基因。尽管组织移植和基因治疗等技术仍处于试验阶段，但一旦被开发出来，将为糖尿病提供更持久的治疗手段。

康复治疗期间特别关注的问题

患者常因糖尿病引起的并发症而需要接受康复治疗。例如，周围神经病变引起的功能缺陷需要进行物理治疗和作业治疗。小血管病变可引起周围组织血流量减少，导致组织缺血、伤口愈合不良等现象。病情进一步发展后，可致局部组织缺血坏死，表现为下肢发黑、溃疡，甚至坏疽、感染，最终患者必须采取截肢手术来挽救生命。在糖尿病晚期，全身衰弱加上特殊情况（如终末期肾衰竭）会造成多种问题，影响个人健康。因此，康复治疗师将在糖尿病的整个病程中参与各种并发症的治疗。

首先，康复治疗师应该意识到糖尿病患者可能存在急性代谢紊乱，应用胰岛素和口服降糖药（促胰岛素分泌药物）的患者可能会因过度降低血糖而出现低血糖反应；在药物剂量或碳水化合物消耗没有改变的情况下，进行运动也可能会导致低血糖。治疗师应该注意，患者低血糖可能不会表现出症状，或仅表现得像体力消耗增加，治疗师应特别警惕运动期间和运动后出现的任何低血糖症状，还应注意患者发生低血糖的症状（疲乏、头晕、饥饿感、心动过速、出汗、震颤等）。如果观察到这些症状，通常建议服用高糖食物以纠正低血糖，糖尿病患者的治疗师应配备补充葡萄糖的食物或药物，如饮料、果汁和含有 α-葡萄糖的片剂等。如果运动前血糖水平低于 100mg/dL（5.56mmol/L），患者可能需要摄入碳水化合物，降低运动前的胰岛素剂量（或在运动时使用胰岛素泵），改变日间运动的时间和（或）改变运动的强度和持续时间。由于胰岛素敏感性的增加，一些患者在运动后会出现可能持续数小时的低血糖。另外，如果患者指尖血糖值超过 300mg/dL（16.67mmol/L）时，患者也不应该进行运动。

生活方式管理包括糖尿病自我管理教育、医学营养治疗、体育活动、戒烟咨询和社会心理护理等，是糖尿病预防和护理的基石。运动是糖尿病生活方式管理的关键组成部分，随着葡萄糖转运的分子机制被阐明，规律运动在血糖控制中的重要性越来越受到重视。肌肉收缩将葡萄糖转运蛋白（GLUT）移动到肌肉纤维表面，增加了训练过的肌肉纤维中的葡萄糖处理。用一个简单的比喻，经过训练的肌肉可以被看作是从血液中"吸收"葡萄糖的海绵。如果锻炼更大的肌肉群，更大的"海绵"就可以"吸收"多余的肌肉中的血糖。运动还能提高胰岛素敏感性，并有助于减轻体重，这可能可以延迟某些 2 型糖尿病患者的药物治疗；1 型糖尿病患者也可以通过锻炼来改善血糖控制。运动不仅能改善血糖控制，还能减少心血管危险因素，降低大血管并发症的风险，改善健康状况。临床试验已经提供了强有力的证据，证明有氧运动和阻力运动能够降低 2 型糖尿病患者的糖化血红蛋白（反映患者近期血糖总体控制水平的指标）。

康复治疗师的加入有助于加强药物治疗过程中糖尿病患者的参与。治疗师可以询问患者是否已在按常规服用药物。定期服用胰岛素对于防止代谢向酮体生成转变和随后的酮症酸中毒至关重要，尤其是 1 型糖尿病患者。此外，治疗师可以帮助向患者解释，充分控制血糖不仅可以预防急性代谢问题，而且还可以降低神经血管并发症的发生率。康复专家还可帮助患者参与糖尿病的非药物治疗，如可以强调 1 型和 2 型糖尿病患者适当饮食和运动的重要性；治疗师还可以通过教育患者正确的皮肤及足部护理，在预防糖尿病足溃疡和感染方面发挥重要作用。

以下是最有可能影响康复的抗糖尿病药物的不良反应。

1. 低血糖　最常见于使用胰岛素和促胰岛素分泌药物时。使用 GLP-1 受体激动药、DPP-4 抑制剂、普兰林肽和 α-葡萄糖苷酶抑制剂也可能发生低血糖，特别是当这些药物与胰岛素或促胰岛素分泌药物联合使用时。应建议患者准备容易吸收的碳水化合物。诊所健身房应储备葡萄糖或糖果、果汁或（非不含糖）汽水。服用 α-葡萄糖苷酶抑制剂的低血糖患者应给予葡萄糖而非蔗糖。有氧运动前应检查血糖水平，并告知患者运动期间或运动后 24h 内可能发生低血糖。

2. 体重增加　最常见于使用胰岛素和胰岛素促分泌剂时，但也发生在使用噻唑烷二酮类药物时。应鼓励患者强化生活方式管理，强调限制热量摄入和坚持锻炼来控制体重。

3. 胃肠道紊乱　从恶心、呕吐到胀气和腹泻等胃肠道紊乱可能限制参与康复训练。这些不良反应最常见于使用二甲双胍、α-葡萄糖苷酶抑制剂、GLP-1 受体激动药和普兰林肽时。

4. 乳酸性酸中毒　二甲双胍引起乳酸性酸中毒是罕见的，更可能发生在心肺功能不全和酒精中毒的人群中。乳酸性酸中毒的症状包括腹痛、肌肉疼痛、腹泻和异常嗜睡的快速发作。如果怀疑是乳酸性酸中毒，应立即送医。

5. 心血管并发症　噻唑烷二酮类药物可能引起心血管并发症，应监测患者生命体征，并警惕运动不耐受的迹象或症状。

6. 骨密度降低　据报道，使用噻唑烷二酮类药物和 SGLT2 抑制剂可降低骨密度。应强调负重和阻力训练，并特别注意骨折风险的增加。

7. 胰腺炎　据报道，服用 GLP-1 受体激动药的患者可能发生胰腺炎。如果患者持续严重腹痛，应立即就医。

8. 维生素 B$_{12}$ 吸收减少　长期服用二甲双胍可能会导致维生素 B$_{12}$ 的吸收减少。有疑似糖尿病神经病变症状的患者应筛查维生素 B$_{12}$ 缺乏症。

9. 低血压　使用 SGLT2 抑制剂可能导致低血压。为预防晕厥，应协助患者改变体位，并在运动后提供一段冷却期。

 病例分析

　　患者回忆，她在饭前吃了常规剂量的瑞格列奈，午餐以蛋白质为主，饭后步行 800m 到康复门诊。患者在今天的面诊过程中出现的症状性低血糖可能是多种因素的结果。首先，她在过去一个月内几乎每天都积极参与锻炼，提高了对胰岛素的敏感性；其次，她在低碳水餐前服用了短效胰岛素促分泌剂瑞格列奈。在胰岛素敏感性提高的情况下，同时采取胰岛素分泌促进剂和低碳水饮食，步行到诊所，然后又在跑步机上行走，这些因素可能共同导致了低血糖。康复治疗师建议患者在当前血糖控制水平发生变化的情况下，回到医生那里重新评估她使用的药物。

小 结

　　胰腺的胰岛细胞合成并分泌胰岛素和胰高血糖素。这些激素在调节葡萄糖摄取和使用及能量代谢等方面都很重要。糖尿病主要分为两种：1 型，由胰岛素分泌量绝对缺乏引起；2 型，由胰岛素分泌缺陷或胰岛素抵抗引起。

　　1 型糖尿病的治疗需要外源性胰岛素。2 型糖尿病患者可以应用胰岛素或其他抗糖尿病药物治疗，这取决于疾病的严重程度。此外，饮食控制和适当的体力活动可有助于减少治疗药物的用量，并改善患者的总体健康。物理治疗师和职业治疗师在帮助治疗糖尿病并发症和促进患者坚持疾病管理方面发挥着重要作用。治疗师必须认识到这些患者在治疗时可能出现的潜在问题（如低血糖反应），并能在这些问题出现之前给予识别和处理。

第八部分
感染性疾病和肿瘤的药物治疗

本部分主要讨论用于治疗病原微生物、寄生虫引起的感染性疾病和肿瘤疾病的药物。

病原微生物（如细菌、真菌、病毒等）、较大的多细胞寄生虫及肿瘤细胞常可侵害人体组织导致各种疾病的产生。这些疾病可能是轻微的病症，也可能是危及生命的疾病。通常情况下，人体的免疫系统无法应对这些致病性微生物或肿瘤细胞。因此，药物治疗是解决感染性疾病和肿瘤，促进患者康复的重要措施。治疗感染性疾病和肿瘤药物的开发是医学史上最重要的进步之一，这些药物也是最广泛使用的药物之一。

用于治疗感染性疾病和肿瘤的药物有一个共同的目标，即选择性毒性，这意味着它们必须选择性地杀死或抑制某种或某些病原微生物或肿瘤细胞的生长，而不会对宿主（人类）细胞造成过度损害。一般情况下，病原微生物或肿瘤细胞具有独特的结构或生化特征，从而成为药物选择性作用的靶点。例如，能利用病原微生物膜结构、蛋白质合成、特异性细胞代谢等来抑制或杀死病原微生物的药物是有效且安全的。选择性毒性是一个相对概念，因为本部分所讲到的药物都会对人体组织产生一些不良影响，但这些药物对病原微生物或肿瘤细胞的损害作用远大于对人体组织的损害作用。

根据药物抑制或杀灭病原微生物（如细菌、真菌、病毒等）、寄生虫、肿瘤细胞等的不同，可将抗感染药物分为抗菌药物、抗真菌药物、抗病毒药物、抗寄生虫药物、抗肿瘤药物等。

由于感染性疾病和肿瘤是最常见的疾病之一，进行身体康复的患者有可能正在服用一种或多种此类药物。因此，治疗师必须按常规来处理因感染性疾病或肿瘤而接受化疗的患者，如患者可能在关节置换术和其他手术后感染。这些感染必须得到有效治疗，使患者在身体康复过程中不断改善，以实现完全康复。同时，也必须解决呼吸道、肾脏、胃肠道和其他器官或组织的感染，以便患者能够充分参与运动和其他康复干预治疗。

在治疗感染性疾病和肿瘤的同时，药物还会产生不良反应，从而损害神经肌肉骨骼功能和（或）其他生理系统的功能，进而影响患者的康复。因此，康复治疗师需要对患者进行更长期的观察和治疗，解决感染在患者之间的相互传染。因此，感染性疾病和肿瘤的药物治疗与管理应该得到所有康复专家的重视。

第三十一章　抗菌药物

📖 病例

患者，女，56岁，有40年的1型糖尿病病史。2周前，患心肌梗死，住院治疗。患者在此之前的一次门诊伤口检查中发现双脚神经性溃疡。心肌梗死3周后，患者回到门诊进行伤口的第一次治疗。此时，发现右脚溃疡周围的红斑比前次明显增加。伤口组织经过培养发现为金黄色葡萄球菌阳性。随即给患者口服克林霉素进行治疗，1周内伤口愈合，右脚的红斑消退。当康复治疗师再次检查患者伤口时，患者诉说过去几天一直在经历腹部痉挛和频繁的水性腹泻，但未向医生报告这一情况。康复治疗师向患者解释其腹泻可能与使用的抗生素有关，并立即将患者的症状和体征等情况报告给了治疗医生。

二重感染（double infection）指在正常人体的口腔、鼻咽部、消化道等处有多种微生物寄生，相互拮抗而维持相对平衡的共生状态，当长期使用广谱抗菌药物使敏感菌的生长与繁殖受到抑制后，一些不敏感菌（如真菌、耐药菌等）将会乘机大量繁殖，从而引起新的感染，又称菌群交替症。多见于老幼体弱抵抗力低的患者。主要有白色念珠菌引起的鹅口疮、难辨梭菌引起的假膜性肠炎等。

第一节　细菌简介及抗菌活性与抗菌谱

一、细菌简介

（一）结构与功能

细菌是单细胞微生物，直径为1～10μm。细菌与其他微生物的区别在于细菌有细胞壁而没有细胞核。细菌含有合成蛋白质和维持细胞代谢所需的基本亚细胞器，包括核糖体、酶和细胞质储存颗粒等，但细菌必须由某种营养介质来提供代谢底物以维持其功能。因此，细菌会侵入人体组织以获得氨基酸、糖等物质。

（二）致病作用

细菌可通过多种方式对宿主（人体）产生危害。首先，细菌繁殖时会与宿主（人体）细胞竞争必需的营养素；其次，细菌代谢过程中释放的有毒物质可直接伤害宿主（人体）细胞；此外，细菌感染还会引起免疫反应，并和入侵的细菌一起损害宿主（人体）组织。但是并非所有细菌都是有害的。如胃肠道系统中的一些细菌可抑制其他微生物的生长，并帮助消化食物和合成营养素。此外，许多进入体内的细菌可通过正常的免疫反应得到充分的处理。

当患者的免疫系统受损或身体的内源性防御机制无法抵抗感染时，病原菌的入侵会导致严重感染和死亡。在某些情况下，细菌能建立生长区域或菌落，在较长时间内保持无害。然而，当患者遭遇其他疾病时，这些菌落就会开始扩散并威胁患者健康。因此，身体虚弱或有免疫系统缺陷的个体易发生严重的、威胁生命的感染。

（三）命名与分类

细菌通常根据其属和种来命名。例如，大肠埃希菌是指来自埃希菌属大肠杆菌种的细菌。根据这一命名法，属是指具有共同遗传、形态和生化特征的细菌，种通常指物种的某些物理属性、致病性或其他特征。如化脓性链球菌是指来自链球菌属的细菌，通常与化脓或产脓特性有关。

由于细菌属的多样性，常根据细菌细胞的形状和组织学染色等共同特征对细菌进行分类。在本章中，根据表 31-1 中概述的标准对细菌进行分类。

表 31-1　细菌的分类

类型	主要特征	常见示例
革兰阳性杆菌	一般为杆状；用革兰染色处理后颜色保持结晶紫的蓝紫色	炭疽杆菌、破伤风梭菌
革兰阴性杆菌	杆状；用革兰染色处理后不保持蓝紫色的颜色，而呈现复杂的番红或沙黄红色	大肠杆菌、肺炎克雷伯菌、铜绿假单胞菌
革兰阳性球菌	一般为球形或卵球形；用革兰染色处理后保持颜色	金黄色葡萄球菌、肺炎链球菌
革兰阴性球菌	球形或卵球形；用革兰染色处理后不保持颜色	淋病奈瑟菌（淋球菌）、脑膜炎奈瑟菌（脑膜炎球菌）
耐酸杆菌	杆状；着色后即使用酸性脱色剂处理也不易脱色	麻风分枝杆菌、结核分枝杆菌
螺旋体	细长的螺旋形；能够在没有鞭毛的情况下移动（内在运动能力）	莱姆病病原体、梅毒螺旋体（梅毒）
放线菌	革兰染色呈阳性的细丝	以色列放线菌、诺卡菌
支原体	球形；缺乏在大多数细菌中发现的刚性且高度结构化的细胞壁	肺炎支原体
立克次体	小；革兰阴性菌	伤寒立克次体

二、抗菌活性与抗菌谱

抗菌活性是指抗菌药物抑制或杀灭病原微生物的能力。因此，抗菌药物可分为杀菌药和抑菌药。杀菌药通常是指可杀死或破坏细菌结构的药物，而不杀死细菌仅限制细菌生长和增殖的药物被称为抑菌药。此外，一些抗菌药物是杀菌还是抑菌取决于用药剂量。如红霉素在较低剂量下只能抑制细菌生长，而在较高剂量下可杀死细菌。

一些抗菌药物对多种细菌有抑制或杀灭作用，通常称为广谱抗菌药物。如四环素对许多革兰阴性、革兰阳性和其他类型的细菌有效，被认为具有较广抗菌活性谱；而异烟肼仅对引起结核病的芽孢杆菌（即结核分枝杆菌）具有特异性，被认为具有较窄的抗菌活性谱，称为窄谱抗菌药物。因此，抗菌谱是指抗菌药物抑制或杀灭病原微生物的范围，决定了该药物的临床应用范围。不过，其他因素（如患者耐受性、细菌耐药性和医生偏好等）也会影响临床针对特定情况选择特定的抗菌药物。

第二节　抗菌药物的作用机制

如前所述，抗菌药物必须对感染微生物具有选择性毒性，而不会对人体细胞造成过度损害。对细菌产生选择性毒性的药物通常采用图 31-1 所示的机制之一。

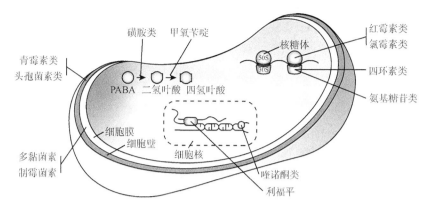

图 31-1　抗菌药物作用于细菌细胞的部位与抗菌机制

这些机制包括以下几种。

（一）抑制细菌细胞壁的合成/功能

青霉素、头孢菌素类等抗菌药物主要通过抑制细菌细胞壁的合成发挥抗菌作用。这些药物之所以具有选择性毒性，是因为细菌细胞质膜外有细胞壁，而哺乳动物的细胞无细胞壁。大多数细菌细胞（支原体属除外）周围存在坚韧的膜状结构（细胞壁），而这种坚韧的结构对维持细菌细胞内的高渗透压至关重要。其与哺乳动物细胞周围相对柔韧的膜结构完全不同。

细菌细胞壁中的蛋白多糖类成分——肽聚糖（在细胞壁内相互交联构成巨大网状分子包围着整个细菌）是细菌细胞壁比较坚韧的主要原因。如果这些肽聚糖不存在，细菌的膜结构将缺乏完整性，进而会导致细菌细胞内功能改变和内环境平衡受损。此外，缺乏足够的膜结构还会引发细菌细胞发生自杀性自溶，同时导致溶酶体释放水解酶分解细胞壁而杀死细菌。因此，导致细菌细胞壁内肽聚糖等物质生成不足的药物可产生选择性杀菌作用。

（二）影响胞浆膜的通透性

部分抗菌药物还可改变细菌胞质膜的通透性，从而破坏细菌细胞内外环境的选择性渗透和分离效果，进而导致细菌的死亡，如多黏菌素类抗生素。这些阳离子化合物可与细菌细胞膜中带负电的磷脂相结合，其对细菌细胞膜的选择性可能是因为细菌磷脂对其的吸引力大于人类细胞膜磷脂的吸引力所致。总之，这些药物可以分解细菌细胞膜的磷脂双层，在细胞膜上形成缝隙和漏洞，从而穿透并破坏细菌细胞膜的结构和完整性，导致细菌迅速死亡。

（三）抑制细菌蛋白质的合成

与大多数生物一样，细菌必须不断合成特定的蛋白质来执行各种细胞功能，如酶反应、膜运输等。部分抗菌药物通过抑制或损害细菌蛋白质的合成来发挥抑制或杀死细菌的作用。这类药物包括氨基糖苷类（如庆大霉素、链霉素等）、大环内酯类（如红霉素、阿奇霉素等）、四环素类（如四环素、多西环素等）、林可霉素类（如林可霉素、克林霉素等）、氯霉素类（如氯霉素、家砜霉素等）药物。

通常，抑制细菌蛋白质合成的药物进入细菌细胞后与特定的核糖体亚单位结合，要么阻碍蛋白质合成，要么导致核糖体误读 mRNA 代码，进而生成无意义或错误的蛋白质，从而损害细菌细胞膜的运输和代谢功能，导致细菌生长迟缓或死亡。由于这些药物对细菌核糖体的亲和力比对人类核糖体的亲和力大得多。因此，它们在治疗细菌感染方面具有相对特异性。

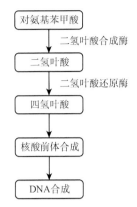

图 31-2　细菌细胞中的叶酸代谢

某些抗菌药物（如磺胺类药物和甲氧苄啶）通过抑制二氢叶酸合成酶和还原酶，从而干扰 DNA 生物合成

（四）抑制细菌 DNA/RNA 的合成和功能

同其他细胞一样，细菌细胞必须复制其遗传物质来维持正常的繁殖和运转，如果不能产生正常的 DNA 和 RNA 将阻止细菌继续生长和繁殖。通过直接或间接干扰敏感菌 DNA 和 RNA 合成、结构和功能而发挥抗菌活性的药物有氟喹诺酮类（如氧氟沙星、环丙沙星等）和利福平等。这些药物之所以能够选择性地损害细菌 DNA/RNA 的功能，是因为它们与细菌遗传物质或细菌 DNA/RNA 合成相关的酶有更大的亲和力。

（五）抑制叶酸的代谢

有些抗菌药物通过抑制叶酸的代谢来抑制细菌核酸的合成。叶酸作为一种酶辅助因子参与多种反应，包括细菌核酸和某些必需氨基酸的合成。这些叶酸辅助因子的合成途径如图 31-2 所示。抗菌药物通过阻断叶酸合成与代谢途径中的特定步骤，从而损害酶辅助因子的生成，并最终阻碍核酸和其他必需代谢物的产生。通过这种机制发挥抗菌作用的药物有磺胺类药物（如磺胺嘧啶、磺胺甲噁唑等）和甲氧苄啶等。

第三节　常用的抗菌药物

因抗菌药物数量巨大，在此部分无法阐述每种抗菌药物的药动学和药理学细节，将主要讨论各抗菌药物的作用机制、临床应用和不良反应等。

一、影响细菌细胞壁合成和功能的抗菌药物

损害细菌细胞壁结构和功能的抗菌药物主要包括青霉素类、头孢菌素类及碳青霉烯类等药物（表 31-2）。

表 31-2　抑制细菌细胞壁合成的抗菌药物

青霉素类	头孢菌素类	头孢克肟	亚胺培南/西司他丁
天然青霉素类	第一代	头孢哌酮	美罗培南
青霉素	头孢羟氨苄	头孢噻肟	其他类
青霉素 V	头孢唑啉	头孢泊肟	杆菌肽
耐酶青霉素类	头孢氨苄	头孢他啶	多黏菌素 E
氯唑西林	第二代	头孢布烯	环丝氨酸
双氯西林	头孢克洛	头孢唑肟	乙胺丁醇
萘夫西林	头孢替坦	头孢曲松	磷霉素
苯唑西林	头孢西丁	第四代	多黏菌素 B
氨基青霉素类	头孢丙烯	头孢匹罗	万古霉素
阿莫西林	头孢呋辛	头孢唑林	青霉素与 β-内酰胺抑制剂联合应用
氨苄西林	第三代	碳青霉烯类	氨苄西林和舒巴坦钠
广谱青霉素类	头孢地尼	氨曲南	哌拉西林和他唑巴坦
哌拉西林	头孢托仑	多利培南	替卡西林和克拉维酸盐
替卡西林		厄他培南	

青霉素类（penicillins）

青霉素，20世纪40年代早期从青霉菌培养液中提取分离得到，是人类发现的第一个抗生素。目前，青霉素类药物按其来源可分为天然青霉素和半合成青霉素。此类药物的化学结构和作用方式相同，且都有一个共同的活性结构——β-内酰胺环，故又称为β-内酰胺类抗生素。

【作用机制】 青霉素等β-内酰胺类药物均是通过与细菌细胞壁合成过程中特定的酶蛋白——青霉素结合蛋白（PBP）结合发挥抗菌作用。PBP具有转肽酶作用，可催化转肽反应，是合成革兰阳性菌细胞壁主要成分——肽聚糖的关键蛋白，可使细菌形成结构坚韧的细胞壁。青霉素等β-内酰胺类药物与细胞膜上的PBP结合后，竞争性地抑制其功能，进而导致细菌细胞壁结构受损。细菌因细胞壁受损，细胞内的高渗透压而肿胀破裂死亡。

【分类与临床应用】 青霉素类抗生素可根据其化学背景、抗菌谱及药动学特征进行分类。天然青霉素（如青霉素和青霉素 V）抗菌谱相对较窄，半合成青霉素（如阿莫西林、氨苄西林等）抗菌谱相对较广。某些细菌含有一种酶，称为青霉素酶或β-内酰胺酶，可破坏天然青霉素和部分半合成青霉素的β-内酰胺环，使这些药物对含有该酶的细菌无效，即产生耐药性。研究人员针对这些细菌开发了抗β-内酰胺酶的半合成青霉素（如苯唑西林、氯唑西林等），以克服耐药性。

【不良反应】 青霉素类抗生素的主要不良反应是过敏反应。通常，青霉素过敏表现为皮疹、荨麻疹、瘙痒和呼吸困难等。在部分患者这些反应很轻微。然而，青霉素超敏反应是很严重的，如过敏性休克可导致严重的支气管痉挛和心力衰竭。与青霉素过敏相关的皮肤反应也会导致严重的后果，甚至危及患者生命，如中毒性表皮坏死和史-约综合征（Stevens-Jonnson syndrome，即重症多形红斑）等。

在长期服用期间，此类药物还可能导致中枢神经系统兴奋（如混乱、幻觉等）和某些血液系统疾病（如溶血性贫血、血小板减少症等）。其他不良反应相对轻微，包括胃肠道反应（如恶心、呕吐、腹泻等）、刺激反应（如疼痛、红肿、硬结等）、高钠及高钾血症等。

头孢菌素类（cephalosporins）

头孢菌素类抗生素与青霉素类药物的化学结构和作用方式相似，且都有一个共同的活性结构——β-内酰胺环，故也被归类为β-内酰胺类抗生素。

【作用机制】 头孢菌素类抗生素的抗菌机制与青霉素类药物相似，通过与细菌细胞膜中的PBP结合，抑制其转肽作用，导致肽聚糖生成不足。

【分类与临床应用】 根据抗菌谱可将头孢菌素类药物分为第一代、第二代、第三代和第四代。第一代头孢菌素通常对革兰阳性球菌有效，也可用于某些革兰阴性菌；第二代头孢菌素对革兰阳性球菌仍有效，且对革兰阴性菌的效果略高于第一代。第三代头孢菌素对多数革兰阴性菌有较好的作用，而对革兰阳性球菌的作用有限。第四代头孢菌素具有此类药物中最广泛的抗菌谱，对革兰阳性菌和革兰阴性菌均有效。

头孢菌素类药物通常作为青霉素类抗生素无效或对其耐受性差的患者的替代药物。部分头孢菌素类药物是尿路感染的首选药物。

【不良反应】 在一些患者中，头孢菌素可能会引起类似于青霉素的过敏反应。两者间常存在交叉过敏现象，即对青霉素类抗生素过敏的患者也会对头孢菌素类药物过敏。其他不良反应主要为胃肠道反应（如胃痉挛、腹泻、恶心和呕吐等）。

碳青霉烯类（carbapenems）

碳青霉烯类是第三类β-内酰胺类抗菌药物，化学结构中亦含有β-内酰胺环，但与青霉素类和头孢菌素类抗生素略有不同。

【作用机制】 碳青霉烯类抗生素的抗菌作用机制类似于其他β-内酰胺类药物，即与PBP结合，从而抑制敏感菌细胞壁的合成。

【临床应用】　与青霉素类和头孢菌素类相比，碳青霉烯类抗生素的抗菌谱更广，对多种需氧革兰阳性菌和革兰阴性菌及部分厌氧菌有抗菌活性。但氨曲南是个例外，它仅对一些革兰阴性杆菌（如产气肠杆菌、铜绿假单胞菌等）引起的严重感染有效，而对革兰阳性菌或厌氧菌无效。另外，亚胺培南通常与西司他丁合用以增加抗菌效果。虽然西司他丁本身没有抗菌作用，但可抑制亚胺培南在肾脏内的代谢失活。

【不良反应】　与其他 β-内酰胺类药物一样，碳青霉烯类抗生素也可引起过敏反应，对易感个体还可能会引起严重的过敏反应。部分药物还会导致中枢神经系统异常（如混乱、震颤、癫痫发作等），尤其是存在癫痫发作障碍病史的患者，或是用药剂量过高时。其他不良反应包括胸痛、胃肠道反应（如恶心、腹泻等）、头痛和发热等。

杆菌肽（bacitracin）

杆菌肽是一类具有相似化学和药理学性质的多肽类抗生素，可通过抑制氨基酸和核酸前体嵌入细菌细胞壁而抑制其合成。此药有广泛的抗菌活性，对许多革兰阳性杆菌和球菌、螺旋体、放线菌等有效，而对革兰阴性杆菌无效。通常用于局部预防和治疗浅表皮肤伤口感染及某些眼科感染。含有杆菌肽的制剂还可能含有其他抗生素（如新霉素、多黏菌素 B 等）。主要不良反应为局部过敏反应（如皮疹、瘙痒等）。

环丝氨酸（cycloserine）

环丝氨酸在结构上与 D-丙氨酸相似，可竞争性地将两个 D-丙氨酸组成的加合物连接构成肽聚糖的酶——丙氨酸消旋酶，干扰肽聚糖合成末段（即结合两个 D-丙氨酸加合物），从而抑制细菌细胞壁的合成。此药虽被认为是一种广谱抗生素，但主要用作结核病治疗的辅助药物。不良反应主要为中枢神经系统毒性，多发生在高剂量长期使用过程中。

乙胺丁醇（ethambutol）

乙胺丁醇通过抑制阿拉伯糖基转移酶Ⅲ，影响分枝杆菌细胞壁关键结构成分（阿拉伯半乳聚糖）的合成，导致细菌由于细胞壁完整性受损而死亡。此药主要对结核分枝杆菌感染有效，是治疗结核病的次要药物。不良反应主要为关节痛、恶心、皮疹和瘙痒，以及中枢神经系统异常（如头晕、迷茫、幻觉）等。

磷霉素（fosfomycin）

磷霉素通过抑制磷酸烯醇丙酮酸合成酶，影响敏感菌关键膜成分的合成，损害细胞壁的完整性，导致细菌死亡。此药对革兰阳性菌和革兰阴性菌均有抗菌活性，主要用于治疗由易感菌引起的尿路感染。此药耐受性良好，但也会引起胃肠道不适（如恶心、腹泻）等不良反应。

多黏菌素 B（polymyxin B）

多黏菌素 B 是一种阳离子化合物，可被细菌细胞膜中带负电荷的磷脂吸引，从而穿透并破坏细胞膜的结构和完整性导致细菌死亡。从本质上讲，多黏菌素起着表面活性剂的作用，可导致磷脂双层的分解，在细菌细胞壁上形成缝隙，从而导致细菌的破坏。此药对许多革兰阴性菌有效，包括大肠杆菌、克雷伯菌和沙门菌等。但全身给药时会产生严重的肾毒性，故主要用于皮肤、眼睛和黏膜等局部或表面感染的治疗；局部应用时不良反应较少，通常与其他抗生素（如杆菌肽、新霉素等）等制成复方制剂应用。

多黏菌素 E（colistin）

多黏菌素 E，也称为黏菌酯或黏菌素，在作用机制和抗菌作用方面与多黏菌素 B 相似。此药主要与其他药物（如新霉素、氢化可的松等）联合使用治疗外耳道局部感染，也可全身应用于对其他药物有耐药性的革兰阴性菌感染。局部用药不良反应较少，全身给药不良反应会增加，甚至出现严重的不良反应（如肾毒性）。

万古霉素（vancomycin）

万古霉素可直接与合成细菌细胞壁的前体物质（如 D-丙氨酸等）结合，阻碍细胞壁的合成而呈现杀菌作用。此药对革兰阳性杆菌和球菌有效，主要作为青霉素的替代品，用于治疗各种感染，包括对青霉素耐药的菌株。主要不良反应为过敏反应（如皮疹等）、口中有苦味或难闻味道、胃肠道反应（如恶心、呕吐等），以及肾毒性和耳毒性等。万古霉素耐药菌的出现引起了人们对此药持续使用的担忧（见"本章第四节抗菌药物的耐药性"）。

β-内酰胺酶抑制剂

青霉素、头孢菌素等 β-内酰胺类抗生素在使用过程中的一个主要问题是部分细菌会产生 β-内酰胺酶。此酶可在药物发挥抗菌作用之前与之结合，将其活性部位（β-内酰胺环）水解破坏，导致药物失去抗菌活性。因此，能产生 β-内酰胺酶的细菌对青霉素等 β-内酰胺类抗生素具有耐药性（见"本章第四节抗菌药物的耐药性"）。

克拉维酸（clavulanate）、舒巴坦（sulbactam）和他唑巴坦（tazobactam）可以抑制 β-内酰胺酶的活性，称为 β-内酰胺酶抑制剂。β-内酰胺酶抑制剂可阻止细菌产生的 β-内酰胺酶水解破坏青霉素或头孢菌素等 β-内酰胺类药物，从而保持药物活性部位的完整及抗菌活性。因此，β-内酰胺酶抑制剂通常与不耐酶的青霉素类或头孢菌素类药物组成复方制剂，用于治疗能产生 β-内酰胺酶的细菌引起的感染。

表 31-2 列出了青霉素和头孢菌素等 β-内酰胺类抗生素与 β-内酰胺酶抑制剂联合应用的一些常见组合。服用这些药物组合时会产生青霉素类药物引起的不良反应（如头痛、胃肠道反应、过敏反应等）。尽管如此，将 β-内酰胺酶抑制剂与青霉素等药物联合使用仍是治疗细菌感染的有效方法，否则这些细菌会对传统疗法产生耐药性。

二、抑制细菌蛋白质合成的抗菌药物

没有适当的蛋白质合成，细菌细胞膜运输和代谢功能将受损，进而会导致细菌生长迟缓或死亡。下面介绍通过抑制或损害细菌蛋白质合成而发挥抗菌作用的药物，包括氨基糖苷类、大环内酯类、四环素类、林可霉素类和氯霉素类等（表 31-3）。

表 31-3 抑制蛋白质合成的抗菌药物

氨基糖苷类	大环内酯类
阿米卡星	阿奇霉素
庆大霉素	克拉霉素
卡那霉素	红霉素
新霉素	其他类
链霉素	氯霉素
妥布霉素	克林霉素
四环素类	乙硫异烟胺
地美环素	林可霉素
多西环素	利奈唑胺
米诺环素	奎奴普汀和达福普汀
四环素	泰利霉素
替加环素*	

*从四环素衍生而来，这种药物在化学上被归类为甘氨酸。

氨基糖苷类（aminoglycosides）

氨基糖苷类抗生素包括链霉素（streptomycin）、庆大霉素（gentamicin）、新霉素（neomycin）等。

【作用机制】　氨基糖苷类抗生素可与细菌核糖体上的靶蛋白不可逆地结合，导致蛋白质合成发生变化（包括核糖体读取 mRNA 遗传密码能力的改变），进而导致控制细胞特定功能（如膜结构和通透性等）的蛋白质合成不当，而缺乏正常蛋白质会导致细菌死亡。

【临床应用】　氨基糖苷类抗生素具有非常广泛的抗菌活性，对多数需氧革兰阴性菌（如大肠杆菌、假单胞菌、沙门菌等）有效，对部分需氧革兰阳性菌（如某些种类葡萄球菌、多数厌氧菌）有抗菌活性。因此，氨基糖苷类抗菌药物可用于治疗各种组织和伤口感染。

【不良反应】　氨基糖苷类抗生素的临床应用受到其毒性（肾毒性和耳毒性）的限制。肾毒性（如血尿、急性肾小管坏死等）是较为常见的严重不良反应，耳毒性（如头晕、耳鸣、耳胀等）也时常发生，且上述毒性在严重情况下不可逆转。肝或肾衰竭患者、老年患者等更易发生毒性反应。因此，服药期间必须定期监测血药浓度水平，以便能及时调整剂量，降低毒性风险。易感个体对此类药物还可能产生超敏反应（如皮疹、瘙痒等）。

大环内酯类（macrolides）

大环内酯类抗生素主要包括红霉素（erythromycin）及其衍生物，如阿奇霉素（azithromycin）、克拉霉素（clarithromycin）等。

【作用机制】　通常氨基酰 tRNA 可将氨基酸带到核糖体并连接在一起形成蛋白质，而大环内酯类药物通过与敏感菌核糖体 50S 亚基的靶位结合，干扰核糖体上氨基酰 tRNA 功能（如红霉素可抑制核糖体结合位点上氨基酰 tRNA 的移动），损害氨基酸传递和多肽链的延长，从而抑制细菌蛋白质合成。此类药物还可通过阻断核糖体上的退出位点（多肽通道）使多肽链在合成后得不到进一步的修饰而抑制蛋白质的合成。

【临床应用】　大环内酯类抗生素具有非常广泛的抗菌活性，对多数革兰阳性菌和部分革兰阴性菌有效。此类药物通常在适当条件下作为主要或替代药物使用，也可作为青霉素类药物过敏患者的替代药物。

大环内酯类抗生素除有抗菌作用外，还具有抗炎作用，从而增强其抗菌作用。特别是在气道炎症相关疾病的治疗中可发挥较好的效果。因此，此类药物适用于治疗囊性纤维化患者的呼吸道感染或与呼吸道组织感染和炎症相关的其他呼吸道疾病等。

【不良反应】　红霉素在杀菌剂量下常可引起胃肠道反应（如胃痉挛、恶心、呕吐、腹泻等）。因此，红霉素通常的给药剂量多为抑菌剂量。新的大环内酯类药物（如克拉霉素、地红霉素）比红霉素更安全，副作用更少。易感个体服用大环内酯类药物会引发不同程度的过敏反应，从轻微的皮疹到急性过敏反应。另外，此类药物会导致部分患者出现肝毒性（如药物性肝炎、肝衰竭等），部分药物（如克拉霉素、红霉素、特利红霉素）还可能导致患者出现心律失常，尤其在患者出现电解质失衡，或有潜在的心律失常，或服用其他会导致心律失常的药物时更易发生。

四环素类（tetracyclines）

四环素类抗生素包括四环素（tetracycline）及其衍生物，如地黄环素（demeclocycline）、米诺环素（minocycline）、替加环素（tigecycline）和多西环素（doxycycline）等。

【作用机制】　四环素类抗生素通过与敏感菌核糖体相应靶点结合，或导致 mRNA 代码的误读，或损害细菌核糖体上肽键的形成，从而抑制蛋白质合成。因此，四环素类药物在防止细菌蛋白质合成方面效果明显。

【临床应用】　四环素类抗生素对多种细菌有抗菌活性，包括多数革兰阳性菌和革兰阴性菌，以及立克次体、螺旋体及其他微生物。由于传统四环素类抗生素耐药菌逐渐增多，使它们作为广谱抗生素应用逐渐减少（见"本章第四节抗菌药物的耐药性"）。而新型四环素类抗生素（如替加环素，一种从米诺环素衍生而来的甘氨酸类药物）对耐药菌仍有抗菌活性。因此，此类药物主要用于治疗衣原体、立克次体、螺旋体等引起的感染，也可作为氯霉素、链霉素、青霉素类抗菌药耐药菌感染的替代药物。

四环素类药物还具有抗感染、神经保护和免疫调节等作用。有关这些作用的确切原因尚不清楚，但这些药物可以保护细胞免受有害酶和自由基的损伤。因此，四环素类药物在细菌感染外的应用（如帕金森病、癌症、酒渣鼻、心血管疾病等）已受到极大的关注。

【不良反应】 四环素类药物主要的不良反应有胃肠道反应（如恶心、呕吐、腹泻等）和过敏反应（如皮疹等），部分患者会出现光敏性皮炎（皮肤对紫外线的敏感性增加）。此类药物还会影响与骨重塑相关的细胞（如成骨细胞、破骨细胞）及其前体，从而影响骨生长。这在一定程度上会损害早产儿的骨形成，但对成年人的骨吸收会产生积极的影响（如稳定类风湿关节炎、骨质疏松和牙周病等疾病的骨丢失）。四环素类药物还会导致牙齿、骨骼和皮肤变色，尤其长期高剂量应用时产生永久性的变化。另外，四环素类药物耐药菌的发展和由此产生的二重感染也是此类药物应用面临的一个严重问题。

氯霉素（chloramphenicol）

氯霉素是一种合成制剂，具有与红霉素相似的抗菌作用，即与细菌核糖体的 50S 亚单位结合并抑制肽键的形成。此药是一种广谱抗生素，对多数革兰阳性菌和革兰阴性菌有抗菌活性。全身用药可用于严重感染（如伤寒、嗜血杆菌引起的骨髓炎、立克次体引起的落基山斑疹热、部分脑膜炎等），局部用药可用于各种皮肤、眼睛和耳部感染。最严重的不良反应是抑制骨髓造血功能，引起再生障碍性贫血，甚至死亡。因此，氯霉素通常不作为首选药物使用，多用于对其他抗菌药物无效的严重感染，或更安全的药物被禁用（如患者对其他药物过敏）时使用。

克林霉素（clindamycin）和林可霉素（lincomycin）

克林霉素是林可霉素的半合成衍生物（7-OH 被 Cl 取代）。两药的结构和功能与红霉素相似，主要通过与敏感菌核糖体 50S 亚基结合，从而抑制蛋白质的合成。两药对大多数革兰阳性菌和部分革兰阴性菌有效。常作为治疗局部和全身感染的替代药物（非主要药物），因为穿透力强，临床作为骨髓炎的首选药。当患者不能耐受青霉素或红霉素时，可以用克林霉素或林可霉素来治疗。不良反应主要为胃肠道反应（如恶心、腹泻、结肠炎等）、过敏反应（从轻度皮疹到过敏性休克）等。

乙硫异烟胺（ethionamide）

乙硫异烟胺可抑制细菌蛋白质的合成，但确切机制尚不清楚，可能是通过与细菌核糖体结合（与本节前面讲到的一些药物类似），也可能是通过其他方式。此药对结核分枝杆菌有效，当首选抗结核药（如异烟肼）无效时，可作为辅助药物。最常见的不良反应为胃肠道反应（如恶心、呕吐等）、中枢神经系统紊乱（如嗜睡、抑郁等），也可能会引起严重的体位性低血压。

利奈唑胺（linezolid）

利奈唑胺通过与细菌核糖体上的特定靶点结合，抑制多数革兰阳性菌（如葡萄球菌、链球菌、肠球菌等）蛋白质的合成。此药通常用于治疗金黄色葡萄球菌或肺炎链球菌引起的肺炎，以及敏感菌引起的皮肤和软组织感染。常见的不良反应为胃肠道反应（如恶心、腹泻等），部分患者长期服药会出现严重的血液系统问题（如贫血、白细胞减少、血小板减少等）。

奎奴普汀-达福普汀（quinupristin and dalfopristin）

奎奴普汀-达福普汀由两种半合成的链阳性菌素组合而成，为复方制剂。它们可与细菌核糖体上不同的靶点结合，共同阻止细菌多肽链形成而抑制蛋白质的合成。此制剂通过静脉注射给药，用于治疗部分革兰阳性菌（如葡萄球菌和某些肠球菌等）引起的感染。主要不良反应为输注部位有疼痛、刺激和血栓性静脉炎等，还会引起肌肉和关节疼痛，以及胃肠道反应（如恶心、呕吐、腹泻等）。

泰利霉素（telithromycin）

泰利霉素是第一个酮内酯类抗菌药物，来源于红霉素，但结构发生了改变，故对部分耐药菌有抗菌活性。此药通过与细菌核糖体上的靶位结合，抑制蛋白质合成。抗菌谱与红霉素相似，但主要用于对其他药物耐药的革兰阴性菌引起的感染。对部分患者可产生严重的肝毒性。因此，用药前应监测服药患者是否有肝炎和肝衰竭迹象（如皮肤或眼睛发黄、腹痛、发热、喉咙痛、不适、虚弱、面部水肿等），易感患者还会出现胃肠道反应（如恶心、呕吐、腹泻等）和心律失常。

三、抑制细菌 DNA/RNA 合成和功能的抗菌药物

有些抗菌药物可以通过直接或间接干扰敏感菌 DNA 和（或）RNA 的结构、合成和功能而发挥抗菌作用，主要有氟喹诺酮类、利福霉素、磺胺类等药物（表 31-4）。

表 31-4　抑制细菌 DNA/RNA 合成和功能的抗菌药物

氟喹诺酮类	磺胺类
贝西沙星	磺胺嘧啶银
环丙沙星	磺胺嘧啶
双氟沙星	磺胺异噁唑
左氧氟沙星	其他类
莫西沙星	氨基水杨酸
诺氟沙星	氯法齐明
氧氟沙星	氨苯砜
利福霉素	甲硝唑
利福布汀	莫匹罗星
利福平	甲氧苄啶
利福喷丁	甲氧苄啶/磺胺甲噁唑

氟喹诺酮类（fluoroquinolones）

氟喹诺酮类抗生素包括环丙沙星（ciprofloxacin）、氧氟沙星（ofloxacin）、左氧氟沙星（levofloxacin）等。

【作用机制】　氟喹诺酮类抗生素可抑制细菌 DNA 回旋酶和拓扑异构酶Ⅳ。DNA 回旋酶能使细菌双链 DNA 形成负超螺旋，以利于 DNA 复制和转录时链的解旋。拓扑异构酶Ⅳ在 DNA 复制后期子代的 DNA 解环链过程中具有重要作用。此类药物通过抑制这些酶导致细菌细胞生长和复制过程中不能合成正常结构和功能的 DNA。

【临床应用】　氟喹诺酮类抗生素对多种革兰阳性和革兰阴性需氧菌有效，尤其适用于大肠杆菌、克雷伯菌、变形杆菌和产气肠杆菌引起的尿路感染。也可用于治疗胃肠道感染、呼吸道感染、骨髓炎和某些性传染疾病（如淋病等）。其中，环丙沙星对炭疽杆菌引起的感染特别有效。

【不良反应】　氟喹诺酮类抗生素主要不良反应为中枢神经系统毒性（如视觉障碍、头痛、头晕）、胃肠道反应（如恶心、呕吐、腹泻）、过敏反应（如皮疹、瘙痒）等。部分药物（如司氟沙星、洛美沙星等）存在光敏性，可增加皮肤对紫外线的敏感性。有些患者可能发生罕见但严重的肾毒性。

此类药物还会导致肌腱疼痛和炎症（肌腱病），严重时甚至出现肌腱断裂。肌腱病最常见于跟腱，但其他肌腱（如髌骨、股四头肌、二头肌、冈上肌、腕伸肌腱等）也会受到影响。虽然肌腱病的总发病率相当低，但如果患者年龄较大，或有肾衰竭，或正在服用糖皮质激素，或有此类药物诱发的腱索病病史，则容易受到影响。所有的氟喹诺酮类抗生素都可能导致肌腱病的发生，其中氧氟

沙星的风险最高。因此，应仔细评估服用氟喹诺酮类抗生素的患者任何的肌腱疼痛症状，在确定肌腱病产生原因之前，不应锻炼受影响的肌腱。如果是氟喹诺酮类抗生素引起的肌腱病，则应停止使用此类药物，并努力保护肌腱免受过度应力，直到其得到完全康复。

利福霉素类（rifamycins）

利福霉素类抗生素主要包括利福平（rifampin）及其类似药物，如利福布汀（rifabutin）、利福喷丁（rifapentine）等。

【作用机制】　利福霉素类抗生素主要通过抑制敏感细菌的 DNA 依赖性 RNA 聚合酶，阻断 RNA 链的合成，影响 DNA 复制而产生抗菌作用。

【临床应用】　利福平对多数革兰阳性菌和革兰阴性菌有效，通常用于治疗结核病和麻风病。治疗麻风病时常与氨苯砜联合应用，治疗结核病时常与异烟肼联合应用，以提高疗效并减少耐药性的产生。还可与红霉素联合应用于军团菌病和部分脑膜炎。利福喷丁主要用于治疗禽分枝杆菌复合体，利福喷丁主要与其他药物联合用于治疗肺结核。

【不良反应】　利福霉素类抗生素常见不良反应主要有胃肠道反应（如恶心、呕吐、胃痉挛等）和过敏反应（如皮疹、发热等），还可导致肝功能紊乱，在肝病患者中可能会引起严重的肝功能异常。

磺胺类（sulfonamides）

磺胺类抗生素主要有磺胺嘧啶（sulfadiazine）、磺胺异噁唑（sulfisoxazole）、磺胺嘧啶银（silver sulfadiazine）等，在结构上与 PABA 相似，可与 PABA 竞争二氢叶酸合成酶，干扰敏感菌的叶酸合成（图 31-2），从而导致细菌核酸合成受损而抑制细菌的生长。此类药物对多种细菌有抗菌活性，包括革兰阳性和革兰阴性杆菌与球菌。全身用药可治疗敏感菌引起的尿路感染和诺卡菌引起的感染，局部用药可治疗阴道感染、眼科疾病和其他局部感染。磺胺嘧啶银（磺胺嘧啶与硝酸银结合形成）常用于烧伤局部控制细菌感染。然而，细菌耐药性的发展限制了此类药物的使用。最常见的不良反应为胃肠道反应、过敏反应及皮肤对紫外线敏感性增加等。在服用治疗全身感染的磺胺类抗生素时，会发生严重的血液系统病症（如粒细胞缺乏症、溶血性贫血等血液失调症）。

甲氧苄啶（trimethoprim）

甲氧苄啶是二氢叶酸还原酶抑制剂，直接干扰叶酸生物合成过程中二氢叶酸向四氢叶酸的转化，导致细菌核酸合成受损而抑制细菌生长（图 31-2）。此药对多种革兰阴性杆菌（如大肠杆菌、肠杆菌、奇异变形杆菌和克雷伯菌等）有效，临床主要用于治疗这些细菌和其他敏感菌引起的尿路感染，常与磺胺甲噁唑联合使用（复方磺胺甲噁唑，通常为磺胺甲噁唑与甲氧苄啶按 5∶1 制成复方制剂）。主要不良反应有头痛、皮疹和瘙痒、食欲下降、口腔异味、胃肠道反应（如恶心、呕吐、腹泻）等，也可导致高钾血症，尤其多见于老年人。

氨基水杨酸（aminosalicylic acid）

氨基水杨酸的作用类似于磺胺类抗生素，主要作为抗结核药异烟肼和利福平的辅助药物。不良反应主要为胃肠道反应、过敏反应、血液失调症（如粒细胞缺乏症、血小板减少症）等。

氯法齐明（clofazimine）

氯法齐明的确切作用机制尚不清楚，目前认为其可直接与敏感菌 DNA 结合，阻止双链 DNA 螺旋解体及 DNA 遗传密码复制，从而阻止细菌进行有丝分裂。此药对麻风分枝杆菌有效，主要作为治疗麻风病（汉森病）的辅助药物。在服用氯法齐明期间，许多患者会出现皮肤从红色到棕黑色的变化（皮肤色素沉着）。这种肤色变化虽然是可逆的，但需要几个月甚至几年的时间才能恢复正常。还可引起腹痛、恶心、呕吐、皮肤粗糙、鳞屑等不良反应。

氨苯砜（dapsone）

氨苯砜是最常用的砜类抗生素，作用机制与磺胺类抗生素相似。此药对麻风分枝杆菌尤其有效，是治疗麻风病的首选药物，常与利福平联合使用。主要不良反应为外周运动无力、超敏反应（如皮疹、瘙痒）、发热、血液失调症（如溶血性贫血）等。

甲硝唑（metronidazole）

甲硝唑的确切作用机制尚不完全清楚，可能是整合到细菌细胞中并发生化学还原反应，还原代谢产物与细菌 DNA 相互作用，使其失去特有的双螺旋结构，进而导致 DNA 分子解体，丧失复制和执行正常遗传功能的能力。这种杀菌效果的具体细节仍有待确定。此药对大多数厌氧菌有效，也可用于治疗由拟杆菌属和梭杆菌属细菌引起的严重感染，还可用于某些原生动物引起的感染。常见不良反应为胃肠道反应（如恶心、腹泻等）、过敏反应（如皮疹等）、中枢神经系统症状（如困惑、头晕、情绪变化等）及周围神经病变（如手足麻木、刺痛等）。

莫匹罗星（mupirocin）

莫匹罗星通过抑制敏感菌中负责氨酰基 tRNA 合成的特定酶而产生抗菌作用。此药局部应用可有效治疗由金黄色葡萄球菌或化脓性链球菌引起的皮肤感染，鼻喷雾给药可治疗金黄色葡萄球菌在鼻黏膜的局部感染。鼻喷雾给药特别适用于从事预防耐药金黄色葡萄球菌暴发的医护人员，避免引起全身感染。无论是皮肤局部用药还是喷鼻局部给药均有良好的耐受性，但使用期间可能会对皮肤产生一些刺激，或出现咳嗽和呼吸道刺激。

四、其他抗菌药物

异烟肼（isoniazid）

异烟肼是用于预防和治疗结核病的首选药物，通常与吡嗪酰胺、利福平和乙胺丁醇等药物联合应用，以获得更好的治疗效果并减少耐药性的产生。此药进入细菌后会被代谢，其代谢产物可抑制与细菌细胞壁和核酸生物合成相关的酶，从而导致细菌的死亡。不良反应除常见的过敏反应外，患者也可能会出现肝炎和周围神经病变等。

孟德立胺（mandelamine）

孟德立胺有独特的抗菌机制，在酸性环境中可分解成甲醛和氨，而甲醛对几乎所有细菌都有杀菌作用，且细菌不会对其产生耐药性。因此，此药治疗尿路感染特别有效，因为酸性尿液有助于在感染部位（即尿路内）释放出甲醛。不良反应较少，但高剂量下会导致胃肠道反应和排尿困难（如血尿或排尿时疼痛）。

呋喃妥因（nitrofurantoin）

呋喃妥因可被细菌酶还原成对细菌细胞有毒的代谢物，该代谢物还可干扰核糖体功能，影响参与能量生成和利用的其他分子，进而抑制细菌的代谢功能，产生抗菌作用。此药主要用于治疗由敏感的革兰阴性菌和革兰阳性菌引起的尿路感染。不良反应为胃肠道反应（如恶心、呕吐、腹泻等）和神经毒性（如头痛、麻木、过度疲劳等），而急性肺炎（表现为咳嗽、寒战、发热和呼吸困难等）也可能在服药后不久发生，这是药物直接化学作用的结果，常在停药后数小时内消失。

吡嗪酰胺（pyrazinamide）

吡嗪酰胺主要作为治疗结核病的辅助药物，对结核分枝杆菌的作用机制尚不完全清楚，当暴露在细菌感染部位或周围的酸性条件下时，会代谢生成有毒代谢物。不良反应为肝毒性和下肢关节疼痛。

达托霉素（daptomycin）

达托霉素（克必星）具有独特的抗菌机制，通过与敏感菌细胞膜结合使膜去极化，而膜极性的丧失会进一步导致细胞功能的普遍抑制，从而引起细菌死亡。此药主要用于由葡萄球菌、链球菌和肠球菌引起的皮肤感染。因拥有独特的抗菌机制，也可用于对传统抗菌药物产生耐药性菌株所引起的感染。不良反应主要为胃肠道反应（如恶心、便秘、腹泻等），高剂量下可能会导致部分患者出现肌病和神经病变。

卷曲霉素（capreomycin）

卷曲霉素主要用作治疗结核病的辅助或替代药物，作用机制尚不清楚，不良反应主要有耳毒性和肾毒性。

第四节　抗菌药物的耐药性

耐药性的产生是抗菌药物临床应用中最严重的问题之一。某些菌株对特定的抗菌药物具有先天的或后天获得的防御机制，从而产生对一种或多种抗菌药物具有耐药性的菌株。这些菌株能够在药物作用下存活，并继续生长，也可繁殖出类似的耐药菌株，从而形成了一个只有耐药菌株才能在药物作用下存活的遗传选择过程。如果其他抗菌药物对该耐药菌株无效，或是对几种抗菌药物发生交叉耐药，这时的耐药菌将变得特别危险，因为它们对抗菌化疗具有了免疫力。

细菌耐药性产生的机制如图 31-3 所示。

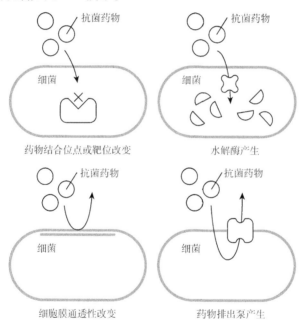

图 31-3　细菌耐药性产生机制

1. 产生灭活酶　一些耐药菌可产生灭活酶来破坏抗菌药物的化学结构，使其失去抗菌活性。如对青霉素和头孢菌素等 β-内酰胺类抗生素耐药的细菌可产生 β-内酰胺酶来水解药物的活性部位——β-内酰胺环，从而使药物对这些细菌引起的感染无效。

2. 改变靶位结构　一些耐药菌可通过影响抗菌药物作用靶位的结构而产生耐药性。如青霉素、氨基糖苷类、万古霉素等药物必须与膜蛋白、细胞内蛋白、核糖体等结合才能发挥抗菌作用。当细菌细胞发生突变，使这些结合位点与相应药物的亲和力降低，可导致药物抗菌活性降低或消失。一些耐药菌可通过抗菌药物结合靶位的基因突变来产生耐药性。如氟喹诺酮类、利福平等抗菌药物通过抑制细菌 DNA/RNA 转录与复制过程中的酶来产生抗菌作用，当某些细菌内的酶基因发生突变，使其对药物的反应性降低，将会导致药物抗菌活性减弱或消失。

3. 降低外膜的通透性或加强主动流出系统 药物穿透细菌细胞膜的能力降低是耐药性产生的原因之一。大多数药物必须首先穿过细胞膜，进入细菌细胞内才可发挥杀菌作用。对药物渗透具有天然或后天抵抗力的耐药菌会使氨基糖苷类等抗菌药物无效，从而导致耐药性的产生。一些细菌会生成药物排出泵，在药物进入细菌细胞前将药物排出，使抗菌药物无效，从而导致耐药性的产生。生成排出泵是细菌对四环素类等抗菌药物产生耐药性的主要方式。

抗菌药物的耐药性通常根据药物名称和相关耐药菌株进行分类。如一些最主要的耐药类型包括耐万古霉素金黄色葡萄球菌（VRSA）、耐甲氧西林金黄色葡萄球菌（MRSA）、耐万古霉素肠球菌（VRE）、耐青霉素肺炎链球菌（PRSP）等。尽管耐药菌可通过名称与抗菌药物相联系，但此耐药菌通常也对其他抗菌药物具有耐药性（称为多重耐药性）。

耐药菌的发展是当代抗菌药物临床应用中一个非常严重的问题。为了限制耐药菌的发展，抗菌药物应谨慎使用，不得过度使用，这一概念通常被称为"抗生素管理"。如对痰、血液或其他体液进行培养和敏感性测试，以识别致病菌。通过测试可以使用更具选择性的抗菌药物。与广谱抗生素相反，使用选择性强的药物能更有效地减少和杀死耐药菌，从而限制耐药性的传播。有选择地使用现有抗菌药物，结合开发克服细菌耐药性的新药，对控制细菌耐药性的发展至关重要。

康复治疗期间特别关注的问题

康复患者会因各种原因服用抗菌药物。服用抗菌药物既可能是预防或治疗与康复需求直接相关的感染（如骨髓炎、严重烧伤、开放性伤口或手术后等），也可能是预防或治疗与其康复需求没有直接关系的感染（如肺炎、尿道感染等）。在临床上有大量的抗菌药物可供使用，而在选择某一特定的药物时需要考虑许多因素，如细菌的种类和对药物的敏感性、感染的组织或器官、感染的严重程度、药物的不良反应等。因此，康复治疗师除应了解抗菌药物的种类和临床应用外，更需要了解抗菌药物的不良反应、耐药性、药物间的相互作用及对康复患者的影响等。

抗菌药物可产生多种不良反应，如青霉素类、头孢菌素类和磺胺类抗菌药物可引起过敏反应（如皮疹、荨麻疹、瘙痒、喘息、紫外线敏感性、发热、关节肿胀等），氨基糖苷类药物及万古霉素可导致肾毒性和耳毒性，许多抗菌药物常见胃肠道反应（如恶心、呕吐、腹泻等）等副作用。康复治疗师如发现康复患者出现过敏反应或毒性症状时，应立即向医疗团队等汇报。抗菌药物的副作用虽通常不会造成严重的后果，但会在康复过程带来许多困扰，从而中断康复治疗，进而导致康复计划的改变。尤其当胃肠道反应等副作用总是发生在一天中特定时间（如清晨、傍晚等）的情况下，值得康复治疗师重点关注。

抗菌药物的耐药菌株日益增多。作为医疗保健专业人员，康复治疗师也应了解抗菌药物耐药性的相关知识，承担防止感染传播的责任，并教育患者每个人都可在限制耐药菌发展中发挥重要作用。提醒患者抗菌药物应谨慎使用，不得过度使用；一旦开始用药，应按照治疗方案完成。还可告知患者应多洗手、对康复设备（如辅助设备、步态带）进行适当消毒或灭菌，必要时（如伤口护理等）采取无菌技术等。而上述措施均可很好地限制感染的传播。

一些抗菌药物可引起显著的药物相互作用，如氯霉素、红霉素、克拉霉素、氟喹诺酮、利福平等。当引起其他药物血药浓度升高时，可能会导致康复患者出现更多的不良反应。当引起其他药物的血药浓度降低时，又可能导致这些药物的疗效减弱。特定康复治疗措施与某些抗菌药物产生相互作用后亦会导致不良反应的出现，如四环素类、磺胺类、氟喹诺酮类抗生素会增加皮肤对紫外线的敏感性，如果治疗师正在进行紫外线治疗，这些问题就很容易出现。因此，治疗师必须特别注意，以确定紫外线照射下精确出现最少红斑的药物剂量，同时还应根据抗菌药物剂量的变化来调整紫外线的治疗。

一些抗菌药物的应用会影响患者的康复过程。如静脉注射头孢菌素和万古霉素可产生静脉炎，引起的疼痛和水肿会限制患者肢体活动；氯霉素、克林霉素、利奈唑胺等可抑制红细胞、白细胞或血小板的生成，导致贫血，从而使运动耐力减弱；氟喹诺酮类药物可能会导致肌腱炎，从而限制关节的活动范围和强度；氨基糖苷类药物、氟喹诺酮类药物及四环素类药物中的多西环素和米诺环素等可引起头晕或眩晕，增加跌倒的风险。因此，康复治疗师应密切监测康复患者的运动不耐受症状。

病例分析

　　康复治疗师认识到患者的腹泻应该是抗菌药物治疗的直接副作用——二重感染。许多抗菌药物在使用中均可导致胃肠不适，其中克林霉素的使用可导致难辨梭菌引起的假膜性肠炎。患者连续几天出现频繁的水样腹泻和腹部痉挛，让康复治疗师担忧患者已出现难辨梭菌感染。由于难辨梭菌感染可导致危及生命的并发症，如脱水等，甚至死亡。因此，康复治疗师需要向医师反映患者的状况，以便在必要时进行紧急随访治疗。

小 结

　　抗菌药物可用于临床各种情况下的感染预防和治疗。一些药物仅对少数细菌有效（窄谱），而另一些药物对多数细菌有抗菌活性（广谱）。抗菌药物或通过阻止细菌细胞壁的合成和功能，或通过抑制细菌蛋白质合成，或通过影响细菌 DNA/RNA 合成和功能，发挥抗菌作用。虽然大多数细菌感染可以用一种或多种药物有效治疗，但耐药菌株的发展仍然是一个严重的问题。康复治疗师会对接受抗菌药物化疗的患者进行常规治疗，以治疗与物理治疗和作业治疗需求直接或间接相关的疾病。治疗师应认识到这些药物可能会出现的不良反应，并了解这些药物如何干扰特定的物理治疗和作业治疗程序。

第三十二章　抗真菌和抗寄生虫药物

病例

（一）患者，男，22岁，大学生足球队队员。某大学足球队康复治疗师在给队员的脚踝贴胶带时，发现该队员的脚趾间红肿发炎。队员报告说红肿和瘙痒在过去几天内出现，并逐渐恶化。康复治疗师怀疑皮肤真菌感染（可能是足癣），并将此信息报告给团队医生。医生让用2%咪康唑（局部抗真菌药）涂抹在患处，每天2次，共计涂抹28天。

（二）患者，女，29岁，曾为篮球运动员，因受伤，1周前进行了左下肢经胫骨截肢手术，手术后4天入院进行康复治疗。入院时，发现患者面部、颈部和左前臂有几处直径达2.5cm的结痂隆起性病变，医生对病变的皮肤进行刮片取样，诊断为皮肤利什曼病。于是每天上午静脉注射葡萄糖酸锑钠进行治疗，疗程为20天，下午进行物理治疗。患者对完全康复非常有信心和动力，每天都参加两次物理治疗。第1周，她达到了残余肢体水肿控制、拉伸、强化和赛前活动的每个治疗目标，治疗取得了显著进步。然而在注射葡萄糖酸锑钠5天后，她的身体功能开始下降，无法完成1h的物理治疗。甚至因为头晕，在进行双杠锻炼时不得不两次停下休息。患者诉说出现严重的臀部和膝盖疼痛，以及臀肌、股四头肌和背部肌肉酸痛。这些症状虽可能与其积极参与康复相关，但康复治疗师也告诉她可能是药物治疗的副作用。同时康复治疗师也告诉患者一旦完成整个疗程的药物治疗后这些症状会消失。而患者觉得药物治疗的副作用比伤口更糟糕，打算放弃药物治疗，以便能更好地进行康复治疗。

足癣（俗称脚气，tinea pedis），为真菌感染所致，往往是先单侧脚发生，数周或数月后会出现对侧感染。水疱症状（深在性小水疱，并可逐渐融合成大疱）主要出现在趾腹和趾侧部（最常见于三四趾间），亦可出现在足底部。其皮肤损害有边界清楚并逐渐向外扩展的特点。随着病情发展或搔抓，可出现糜烂、渗液，甚或引起细菌感染，出现脓疱等。

皮肤利什曼病（cutaneous leishmaniasis）是由于热带利什曼原虫在人体寄生而致。人群普遍易感，但一次感染后可终生免疫。潜伏期是2~8个月，病变常发生在暴露部分的皮肤，病灶为单发或多发。初起时为一红色丘疹，以后逐渐形成表面有干痂覆盖的溃疡，并逐渐扩大，其边缘有一隆起的硬结区；有时数个溃疡可融合成巨大溃疡。可在2~12个月愈合，遗留一个下陷的瘢痕。

除细菌和病毒外，人类还易受真菌、原生动物和蠕虫等寄生物种感染。虽然在多数发达国家，部分类型的寄生虫感染很有限，但寄生虫感染仍是全世界最常见的疾病。这些感染在热带和亚热带环境，以及世界上公共卫生和个人卫生不足的贫困地区尤为普遍。此外，免疫功能低下患者对这些感染的易感性明显增加，如艾滋病（AIDS）患者或器官移植后接受免疫抑制药物治疗的患者。在工业化国家，真菌和寄生虫感染的发病率也一直在增加。因此，对这些感染进行有效的药物治疗仍是全球疾病管理中的一个重要课题。

本章将简要讨论三种寄生物种（真菌、疟原虫和蠕虫）的一般情况及相关感染治疗的主要药物。有些感染非常常见，如引起脚癣等的浅表真菌感染，临床医生会治疗和预防这些感染。而免疫功能低下的患者会发生更严重的真菌和寄生虫感染，在治疗这些严重感染中所使用的药物可能毒性很大，也会产生影响康复程序的不良反应。因此，本章的内容主要是为了使康复治疗师熟悉这些感染，并了解用于这些感染的化疗技术和药物，以及它们的积极和消极作用。

第一节 抗真菌药

真菌是广泛存在于土壤、空气和动植物中的植物状微生物。真菌在自然界中非常丰富（已鉴定出 20 多万种），其中约 200 种可导致人类产生感染性疾病，被称为真菌病。一些真菌感染相对局部或浅表（简称浅部感染），仅影响皮肤和黏膜组织。如导致脚癣等的各种癣菌感染是最常见的皮肤真菌感染，而阴道念珠菌和酵母菌引起的感染是最常见的黏膜真菌感染。另一些真菌感染会侵犯内脏器官或深部组织（简称深部感染），如一些真菌感染可能影响肺部、中枢神经系统及全身其他组织和器官等。

通常，人体正常的免疫系统可以抵抗真菌的入侵，所以真菌感染对人体是相对无害的。然而，有些真菌感染需要药物治疗，特别是在患者的免疫系统受损时。如接受免疫抑制剂治疗或接受其他抗感染药物治疗的患者可能会发展为全身性真菌感染，AIDS 等免疫系统功能低下的患者容易出现严重的真菌感染。真菌感染对于免疫系统功能较强的患者很容易治疗，对于免疫系统功能低下的患者则很难控制，甚至会威胁患者的生命。因此，对于一些高危患者非常需要采用有效的全身抗真菌药进行治疗。

一些抗真菌药可以全身给药（简称为全身抗真菌药）来治疗多个组织中的真菌感染，而另一些抗真菌药因毒性较大，仅限用于皮肤和黏膜等局部的真菌感染（简称为局部抗真菌药）。抗真菌药可通过破坏膜的功能、损害 RNA 和蛋白质的合成、抑制有丝分裂等作用机制来发挥抗真菌作用（图 32-1）。全身抗真菌药和局部抗真菌药的临床应用将在以下内容中有详细讲述。

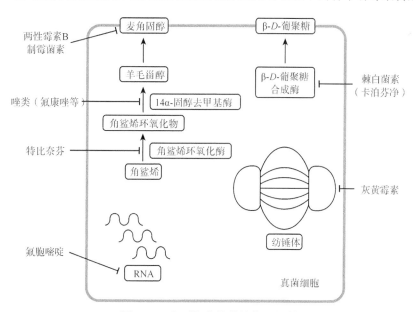

图 32-1　主要抗真菌药的作用机制

两性霉素 B 和制霉菌素与膜甾醇结合，破坏细胞膜的完整性和功能；唑类、特比萘芬等抑制负责膜甾醇合成的酶；棘白菌素类抑制支持细胞膜的 β-D-葡聚糖的合成；氟胞嘧啶转化为 5-氟尿嘧啶（5-FU），然后整合到 RNA 中，从而干扰蛋白质合成；灰黄霉素结合有丝分裂纺锤体阻止细胞分裂

一、全身抗真菌药

全身抗真菌药可通过口服或静脉注射等给药方式治疗机体深部的真菌感染，也可用于治疗皮肤或皮下组织大面积扩散的浅表真菌感染。下面简要介绍这些药物的作用机制、临床应用和不良反应。

两性霉素 B（amphotericin B）

两性霉素 B 是治疗严重全身真菌感染的首选药物之一，为广谱抗真菌药。

【作用机制】 两性霉素 B 通过与敏感真菌细胞膜上的特定甾体样脂质（麦角固醇）结合，导致细胞膜渗透性增加，细胞内重要物质泄漏丢失，发挥抗真菌作用。

【临床应用】 两性霉素 B 通常用于治疗念珠菌、隐球菌等真菌引起的全身感染和脑膜炎，也可用于利什曼病等原生物感染性疾病。通常采用缓慢的静脉注射给药。局部给药可用于治疗由敏感真菌引起的浅部感染。采用两性霉素 B 脂质体制成的新型制剂，通过缓慢静脉滴注可直接向真菌感染部位输送更高剂量的两性霉素 B，从而治疗严重的真菌感染，同时降低此药的肾毒性和其他不良反应。

【不良反应】 两性霉素 B 在严重全身性真菌感染治疗中的应用，因不良反应发生率高而受到限制。大多数患者会出现头痛、发热、肌肉和关节疼痛、肌无力、胃肠道反应（如恶心、呕吐、胃痛或痉挛）等不良反应，部分患者会出现肾毒性，使用此药脂质体制剂可降低肾毒性。当敏感真菌感染（如脑膜炎）威胁到患者生命时，即使不良反应严重也要使用两性霉素 B 进行治疗。

氟康唑（fluconazole）

氟康唑为广谱抗真菌药，是治疗 AIDS 患者隐球菌性脑膜炎的首选药物。

【作用机制】 氟康唑通过抑制真菌细胞中负责合成麦角固醇的酶，导致麦角固醇缺乏，从而致真菌细胞膜功能受损和代谢异常；还可通过破坏细胞膜成分（如三酰甘油和磷脂等），直接破坏真菌细胞膜，导致真菌死亡。

【临床应用】 氟康唑可口服用于治疗由念珠菌引起的全身性和局部性感染，如血液中的扩散性感染，以及口咽部、外阴阴道、指甲/趾甲床（甲真菌病）等浅部感染和骨骼等组织的深部感染，还可用于预防有全身真菌感染风险的早产儿念珠菌感染。此外，此药也可用于治疗隐球菌性脑膜炎等其他真菌感染，对预防 AIDS 患者隐球菌感染的复发也有帮助。其毒性略低于两性霉素 B 等传统抗真菌药，且可口服。因此，临床应用中比两性霉素 B 更具优势。但在治疗重症患者的全身性深部感染方面不如其他抗真菌药有效，所以仅作为预防和治疗单一念珠菌感染的主要药物。在其他真菌（除念珠菌外的真菌）感染或确定感染真菌已对此药产生耐药性的情况下，通常不选用氟康唑。

【不良反应】 氟康唑常见的不良反应为头痛和胃肠道反应（如腹痛、恶心、呕吐）等，肝毒性是其最严重的不良反应。因此，对于肝功能受损的患者，应谨慎使用此药。一些患者也可出现剥脱性皮炎和史-约综合征等严重的皮肤反应。

酮康唑（ketoconazole）

酮康唑为广谱口服抗真菌药。

【作用机制】 酮康唑的作用机制与氟康唑相似，可选择性抑制真菌细胞中合成麦角固醇的酶；较高浓度时还可直接破坏细胞膜，从而导致真菌死亡。

【临床应用】 酮康唑对多种浅部和深部感染有效，但毒性限制了它全身给药的应用。尽管如此，有些患者仍需要口服酮康唑来治疗念珠菌、环球孢子菌、组织胞浆菌等深部真菌引起的肺部和全身感染，以及皮肤、头皮等部位癣菌的感染。此药还可制成外用制剂用于治疗癣菌感染，以及阴道等局限性感染。还可抑制参与类固醇生物合成的酶，高剂量下可用于抑制库欣病患者肾上腺皮质激素的生成。

【不良反应】 酮康唑全身给药时最常见的不良反应为胃肠道反应（如恶心、呕吐、胃痛），也可能出现肝毒性，罕见的情况下会导致严重甚至致命的肝炎。大剂量长期服药可损害睾酮和肾上腺皮质激素的合成，导致出现男性乳房压痛和增大，女性乳房肥大，性欲降低。因此，酮康唑的全身应用在多数情况下会采用伊曲康唑等药物取代。

氟胞嘧啶（flucytosine）

氟胞嘧啶在酶的作用下可进入敏感真菌细胞内，并转化为抗代谢物 5-氟尿嘧啶（5-FU），从而影响真菌 RNA 的合成，进而抑制蛋白质的合成，破坏真菌的正常功能。此药的抗真菌谱局限于念珠菌和隐球菌，全身给药可用于治疗心内膜炎、尿路感染及真菌血症（念珠菌感染期间血液中存在真菌），也可用于治疗隐球菌引起的脑膜炎和严重肺部感染。通常与两性霉素 B 联合应用，可产生协同作用，提供最佳治疗效果，并减少耐药性的产生。不良反应为严重的胃肠道反应（如恶心、呕吐、腹泻、食欲缺乏等）和肝毒性，还能损害骨髓造血功能，导致贫血、白细胞减少等血液障碍。

灰黄霉素（griseofulvin）

灰黄霉素进入敏感真菌细胞后可与细胞分裂过程中的有丝分裂纺锤体结合，影响有丝分裂过程，从而直接抑制细胞的自我复制而产生抗真菌作用。此药可口服给药，用于治疗常见的皮肤真菌感染（俗称癣），如足部真菌感染（足癣）、腹股沟感染（股癣）及皮肤和指甲的类似感染。常见的不良反应为严重的头痛和胃肠道反应（如恶心、呕吐、腹泻等），部分患者可出现过敏反应（如皮疹等），也可能发生皮肤光敏性皮炎（对紫外线的反应增强）。

伊曲康唑（itraconazole）

伊曲康唑是一种唑类抗真菌药，作用机制与氟康唑类似。此药对多数全身性真菌感染有效，可用于治疗肺等组织中芽生菌和组织胞浆菌引起的感染，尤其适用于免疫系统受损的患者；也可作为其他真菌（如曲霉菌、着色霉菌、环球孢子菌、念珠菌等）感染治疗的主要或替代药物。与氟康唑一样，伊曲康唑也可口服，在治疗严重全身感染时亦可静脉注射给药。不良反应为头痛、胃肠道反应（如恶心、呕吐等）和皮疹等。

棘白菌素类（echinocandins）

棘白菌素类是一类相对较新的抗真菌药物，包括阿尼芬净（anidulafungin）、卡泊芬净（caspofungin）和米卡芬净（micafungin）等，通过抑制真菌细胞膜中成分——β-D-葡聚糖生物合成的葡聚糖合成酶，破坏真菌细胞壁的完整性而导致真菌死亡。此类药物静脉注射给药可用于治疗念珠菌引起的严重食管和腹部感染。另外，卡泊芬净还可用于治疗不能耐受两性霉素 B 或氟康唑等药物全身给药的曲霉菌感染。卡泊芬净和米卡芬净不良反应为胃肠道反应（如恶心、呕吐）和头痛，罕见情况下可能会发生严重的过敏反应。阿尼芬净不良反应为腹泻、呼吸困难、低血压和皮肤反应（如皮疹、荨麻疹）等。静脉注射棘白菌素类抗真菌药时，注射部位可能会出现局部刺激症状。

特比萘芬（terbinafine）

特比萘芬可抑制真菌细胞膜中参与麦角醇合成的角鲨烯环氧化酶，影响细胞壁的合成，进而导致细胞膜功能和完整性的丧失；抑制该酶还会使角鲨烯在细胞中累积而损害细胞功能，从而导致真菌死亡。此药是一个广谱抗真菌药，可全身用药治疗趾/指甲的各种真菌感染（甲真菌病）；也可用于体癣、头癣（头皮癣）和股癣等癣菌感染的治疗（通常在采用局部治疗无效时使用）；还可加入面霜中局部使用治疗各种癣菌感染（如足癣、花斑癣等）。全身给药可导致过敏反应（如皮疹、瘙痒）和胃肠道反应（如恶心、呕吐和腹泻），也可引起味觉改变或丧失（会在停药后持续数周）；局部给药通常耐受性良好，但当出现局部刺激症状（如瘙痒、发红、脱皮等）时应停用。

伏立康唑（voriconazole）

伏立康唑在化学结构和作用机制上与氟康唑相似。此药是广谱抗真菌药，全身用药可治疗曲霉菌、尖端赛多孢子菌和镰刀菌等引起的严重真菌感染。常见不良反应为皮疹和视力障碍（如视物模糊、看到亮点等），但一般维持时间较短，反应较轻。敏感体质患者可能会出现肝毒性和心律失常等严重不良反应。

二、局部抗真菌药

有些抗真菌药因毒性太大而无法全身应用，但可以局部用于皮肤真菌感染（皮肤癣菌病，包括足癣和股癣等）的治疗，也可以局部应用于口腔、咽部和阴道黏膜等部位念珠菌感染的治疗。下面简要介绍主要的局部抗真菌药。

（一）局部唑类抗真菌药

局部唑类抗真菌药包括克霉唑（clotrimazole）、咪康唑（miconazole）等，与全身性唑类抗真菌药有共同的化学结构和抗真菌谱，作用机制亦相似。此类药物因毒性太大，无法全身给药，只能局部应用。尽管如此，这些药物在控制皮肤和黏膜组织等部位的真菌感染上仍很有价值。如克霉唑（clotrimazole）、咪康唑（miconazole）、布康唑（butoconazole）、特康唑（terconazole）和噻康唑（tioconazole）等药物可制成乳膏、软膏和栓剂等，用于治疗阴道念珠菌感染；益康唑（econazole）、奥昔康唑（oxiconazole）和舒康唑（sulconazole）等可制成乳膏、溶液或粉剂等，用于脚癣和股癣等癣菌感染的治疗；一些药物还可制成含片或糖浆剂等，局部给药治疗免疫系统受损患者的口腔念珠菌感染。因此，这些药物对治疗不同情况下发生的局部真菌感染是有益的。这类药物局部应用时不良反应相对较少，可能会出现局部灼伤、皮肤或黏膜刺激等反应。如果吞服其含片可能会引起胃肠道反应（如痉挛、腹泻、呕吐等）。

（二）其他局部抗真菌药

其他局部抗真菌药有制霉菌素（nystatin）、萘替芬（naftifine）、布替萘芬（butenafine）、环吡咯（ciclopirox）和甲苯磺酸酯（tolnaftate）等。

制霉菌素的抗真菌作用机制与两性霉素 B 相似，也同样为广谱抗真菌药。因在胃肠道不被吸收，此药不可用于全身感染的治疗。而外用制剂可用于皮肤、口咽或阴道等部位念珠菌感染的治疗。采取口咽等局部给药，在 AIDS 等免疫缺陷患者念珠菌感染的治疗中尤为重要。其局部应用耐受性良好，通过黏膜全身吸收后可导致胃肠道反应（如恶心、呕吐、腹泻等），但轻微且短暂。

萘替芬和布替萘芬通过抑制角鲨烯环氧化酶影响麦角固醇的合成，导致真菌膜完整性丧失而死亡。两药可局部用于治疗浅表性癣菌感染（如足癣和股癣等）。两者局部应用时安全性较好，仅部分患者会出现局部灼伤和皮肤刺激等反应。

环吡咯可通过抑制细胞内运输和信号传导等损害真菌细胞中 DNA、RNA 及蛋白质的合成。甲苯磺酸酯可抑制真菌细胞体的生长，但确切机制尚不清楚。两药的临床应用和不良反应与萘替芬和布替萘芬一致。

第二节　抗原生动物药

原生动物是动物界最低等的单细胞生物。自然界中存在数千种原生动物，其中部分寄生于人体的原生动物会对人体健康构成严重的威胁。

疟原虫是寄生于人体感染后引起疟疾（世界上广泛流行的寄生虫病之一）的原生动物。目前主要有四种疟原虫：三日疟原虫、恶性疟原虫、间日疟原虫和卵形疟原虫，分别可引起三日疟、恶性疟、间日疟和卵形疟。虽然疟疾在某些地区已基本消除，但仍然是世界上许多地区的主要健康问题。生活在这些地区及前往疟疾流行地区的人必须经常接受抗疟治疗。因此，预防和治疗疟疾的药物极其重要。

除疟原虫感染引起的疟疾外，原生动物还可引发其他的严重感染，如各种原生动物引起的严重肠道感染（如痢疾等），尤其是受污染食品和饮用水普遍存在的地区。原生动物还可能导致肝、心、肺、脑等组织器官发生感染，尤其免疫系统受损的人更容易发生肠道和肠外感染。

一、抗疟药（antimalarial agents）

氯喹（chloroquine）

氯喹是主要的抗疟药物之一，可以口服，为疟疾的治疗提供了一种安全、有效和相对廉价的方法，也可作为前往疟疾流行地区人们的预防用药。

【作用机制】　氯喹的确切机制尚不清楚，可能是通过大量进入亚细胞液泡内，提高其 pH 而损害疟原虫的代谢和消化功能，并进一步抑制疟原虫消化宿主红细胞中血红蛋白的能力。血红蛋白消化受损导致有毒血红素副产物在疟原虫体内积累，随后导致疟原虫死亡。氯喹也可直接与疟原虫的 DNA 结合，抑制 DNA/RNA 功能和随后的蛋白质合成，进一步促进疟原虫死亡。

【临床应用】　氯喹对各种疟原虫红内期无性体有良好的杀灭作用，是临床上使用最广泛的抗疟药。然而，此药在许多疟疾流行地区已经出现了明显的耐药性，针对其耐药菌株（如阿米巴疟原虫），必须使用其他抗疟药物（如奎宁或青蒿素衍生物）。氯喹也可用于治疗疟疾以外的疾病，如阿米巴原虫感染、类风湿关节炎和系统性红斑狼疮等。此药还可与碘喹啉或依美汀一起用于治疗阿米巴原虫引起的肝脏和心包感染。

【不良反应】　氯喹在低剂量下不良反应轻微，主要有胃肠道反应（如恶心、呕吐、胃痉挛、腹泻等）、行为和情绪变化（如易怒、困惑、紧张、抑郁等）、皮肤疾病（如皮疹、瘙痒、变色）等。最严重的不良反应为对视网膜的毒性和随后的视觉障碍，不过在相对较低的剂量短期使用，此种不良反应发生率极低。

青蒿素衍生物（artemisinin derivatives）

青蒿素衍生物是一种天然存在的化合物，对多种引起疟疾的原生动物有效。这类药物由母体化合物（青蒿素）及几种合成衍生物（如青蒿琥酯、蒿甲醚和双氢青蒿素等）组成，统称为青蒿素衍生物。

【作用机制】　关于青蒿素衍生物影响原生动物的确切方式仍存在相当大的争议，可能是通过疟原虫体内发生的两个步骤起作用：第一步，药物被疟原虫体内的血红素或二价铁离子催化裂解形成高度活化的自由基；第二步，自由基与疟原虫体内的蛋白质（包括线粒体酶和离子转运蛋白）发生反应并使其破坏，从而导致细胞功能的丧失及疟原虫的死亡。

【临床应用】　青蒿素衍生物单独使用不能完全消除寄生的疟原虫，当其与"伙伴"药物（如甲氟喹、哌喹、羽扇豆碱或乙胺嘧啶/磺胺多辛）联合应用时抗疟效果大大增强。该联合用药法被称为青蒿素联合疗法，是全世界治疗疟疾的主要方法之一。然而，一些地区已经开始出现对青蒿素衍生物及联合疗法的耐药现象。如果耐药现象继续发展，该联合疗法也将会无效。当前，青蒿素联合疗法仍然是医生治疗疟疾的常用方法。研究人员正在继续努力开发新的青蒿素衍生物，并探索阻止或克服耐药性的药物组合。

【不良反应】　青蒿素衍生物及其在联合疗法中的应用均有较好的安全性。有人担心此类药物可能有神经毒性，但关于神经毒性及相关不良反应的许多信息都是从动物的研究中获得的，而对此类药物毒性的大规模人体研究未发现相应的神经毒性，但有时很难将药物的副作用与严重疟疾的症状区分开来。因此，需继续努力明确其用于长期控制疟疾时可能会出现的不良反应，以及在儿童和孕妇等特定人群中使用时的安全水平。

羟基氯喹（hydroxychloroquine）

羟基氯喹是氯喹的羟基衍生物，在临床应用、作用机制和不良反应等方面与氯喹相似。与氯喹相比，此药没有任何明显的治疗优势，但在某些氯喹治疗效果欠佳的患者可以用其替代。

甲氟喹（mefloquine）

甲氟喹已成为最重要的抗疟药物之一，确切作用机制尚不清楚，具有类似于氯喹的抗疟作用，即抑制疟原虫消化和利用血红蛋白，从而导致血红蛋白副产物在虫体内累积到毒性水平后导致其死亡。此药是预防和治疗对氯喹、奎宁等传统抗疟药物具有耐药性疟疾的重要药物，也是预防疟疾的首选药物，尤其是在氯喹出现耐药的地区。可单独使用，也可与青蒿素衍生物等其他抗疟药物联合使用，以获得更好的治疗效果。在预防疟疾感染的中等剂量下使用，安全且耐受性良好；在治疗感染的较高剂量下使用，会出现头晕、头痛、发热、关节和肌肉疼痛、胃肠道反应（如腹痛、恶心、呕吐、腹泻）等不良反应。不过，这些不良反应很难与疟疾自身相关的症状区分开来。中枢神经系统的不良反应虽很罕见，但长期高剂量使用时可能会引起精神错乱、癫痫等。

伯氨喹（primaquine）

伯氨喹可能是通过损害敏感疟原虫的 DNA 功能而产生抗疟作用，但具体作用机制尚不清楚。此药可口服，用于治疗部分疟疾的复发，尤其是在疟疾急性或严重恶化，或其他药物（如氯喹、甲苯喹等）无效时使用；还可完全根除疟原虫感染，以及预防长期接触疟疾患者的人员感染。主要不良反应为胃肠道反应（如恶心、呕吐、腹痛等）、头痛和视觉障碍等。在葡萄糖-6-磷酸脱氢酶缺乏的患者可能会发生急性溶血性贫血。因此，应确定患者是否缺乏该酶，并考虑是否使用其他替代药物进行治疗。

乙胺嘧啶（pyrimethamine）

乙胺嘧啶可通过抑制二氢叶酸还原酶干扰敏感原生动物体内叶酸的合成，进而损害核酸和蛋白质的合成而产生抗疟作用。此药单独应用，治疗和预防疟疾的效果较差，与抗菌药物磺胺多辛联合应用后抗疟效果显著提高，已被用于预防或治疗氯喹耐药性疟疾。然而，疟原虫对乙胺嘧啶/磺胺多辛的耐药性不断增加，甚至发展到某些地区治疗无效。但是非洲部分地区的孕妇仍可以间歇性服用两药进行治疗和预防，这既可降低母亲感染疟疾的风险，又可提高新生儿的出生体重和婴儿存活率。两药还可与青蒿素衍生物等抗疟药联合应用于疟疾的治疗。乙胺嘧啶与其他磺胺类药物（如氨苯砜、磺胺嘧啶、磺胺甲噁唑等）联合应用可治疗弓形虫感染及肺孢子虫肺炎引起的真菌感染。

乙胺嘧啶/磺胺多辛联用的不良反应发生率和严重程度与治疗剂量及持续时间相关。当长期大剂量给药时，易发生毒性反应，同时出现胃肠道反应（如呕吐、胃痉挛、食欲缺乏）、血液失调症（如粒细胞缺乏症、白细胞减少症、血小板减少症）、中枢神经系统异常（如震颤、共济失调、癫痫发作）及超敏反应（如皮疹、过敏反应、肝功能障碍）等不良反应。

奎宁（quinine）

奎宁是最古老的抗疟药之一，早在 17 世纪人们已从某些南美树木的树皮中获取，具有与氯喹类似的抗疟作用，但确切作用机制尚不清楚。此药虽是预防和治疗疟疾的主要药物，但因毒性较大，生产成本较高，使用较少，已被更新更安全的药物所取代，如甲氟喹和青蒿素衍生物等。主要用于治疗对其他药物耐药的严重疟疾（可口服硫酸奎宁或缓慢静脉输注盐酸奎宁）。不良反应涉及多个主要器官与系统，如中枢神经系统（如头痛、视觉障碍、耳鸣）、胃肠系统（如恶心、呕吐、腹痛）

和心血管系统（如心律失常）等，部分患者还可能会出现过敏反应、血液疾病、肝功能障碍和低血糖等。

二、用于治疗肠道和其他组织原生动物感染的药物

阿托伐醌（atovaquone）

阿托伐醌可选择性地抑制敏感微生物的电子传递，减少微生物 ATP 的生成，并干扰核酸的合成，从而导致寄生虫死亡。此药主要用于治疗弓形虫感染和免疫功能低下肺孢子虫肺炎患者的真菌感染。阿托伐醌并不是治疗肺孢子虫感染的主要药物，仅适用于不能耐受磺胺甲噁唑和甲氧苄啶或喷他脒等药物的患者。也可用于预防和治疗部分疟疾病例，与普谷胺联合使用可增强抗疟作用。不良反应主要为发热、皮疹、咳嗽、头痛和胃肠道反应（如恶心、呕吐、腹泻）等。

双碘喹啉（iodoquinol）

双碘喹啉杀灭阿米巴原虫的作用机制尚不清楚。此药可口服用于治疗肠道内的原生动物感染，也可与甲硝唑联合使用杀灭肠外的原生动物，以确保消灭全身寄生虫。由于其毒性较大，已被更安全的帕罗莫霉素等药物代替。长时间大剂量给药会导致视神经和周围神经病变（神经毒性），还可能出现肌肉无力和共济失调等。也可引起胃肠道反应（如恶心、呕吐、抽筋）、皮肤反应（如皮疹、瘙痒、变色）等，但相对轻微且短暂。

甲硝唑（metronidazole）和替硝唑（tinidazole）

甲硝唑的确切作用机制尚不清楚，可能是在寄生细胞内被还原，生成的代谢物可损害核酸和 DNA 合成。此药可口服给药，也可静脉注射给药，对多数原生动物感染有效。既是治疗肠道和肠外组织原生动物感染的主要药物，也是治疗贾第鞭毛虫引起的肠道感染、阿米巴病痢疾和阿米巴肝脓肿的首选药物，还是治疗滴虫病的主要药物。甲硝唑还具有杀菌作用，可用于某些革兰阴性菌感染。其主要不良反应为胃肠道反应（如恶心、呕吐、腹泻、胃痛、口腔异味等）、过敏反应、周围神经病变、血液系统异常、泌尿生殖系统反应等，但发生率相对较低。

替硝唑在结构和功能上与甲硝唑相似，可用于甲硝唑不能耐受或无效的患者。

硝唑尼特（nitazoxanide）

硝唑尼特可通过抑制敏感原生动物的电子传递而抑制这些寄生虫的能量代谢，从而产生抗感染作用；还可能具有其他抗原虫的作用，尚待确定。此药主要用于治疗肠道隐孢子虫和贾第虫感染引起的腹泻。硝唑尼特可口服给药，已被批准用于成人和 1 岁以上的儿童。其耐受性良好，可引起胃肠道反应（如呕吐、腹泻）和头痛，但这些不良反应也可能是由于肠道感染而非药物本身所致。

巴龙霉素（paromomycin）

巴龙霉素是一种氨基糖苷类抗菌药物，主要用于治疗轻中度肠道感染（阿米巴病）。此药可选择性作用于肠腔内的原生动物，并通过直接毒性作用将其消灭。在治疗更严重的原生动物感染期间，巴龙霉素可作为其他治疗阿米巴病药物的辅助药物，也可作为部分细菌或蠕虫感染的辅助药物。由于其基本不从肠道吸收，所以不良反应较少，主要会引起胃肠道反应（如恶心、呕吐、腹痛）等。

喷他脒（pentamidine）

喷他脒抗寄生虫的机制尚不清楚，可能是以不同的方式影响不同的寄生虫，主要有抑制敏感寄生虫蛋白质和核酸的合成、细胞代谢和氧化磷酸化等。此药对几种肠外寄生虫感染有效，包括部分

锥虫（非洲昏睡病）和利什曼原虫引起的内脏感染。喷他脒通常作为治疗上述感染的次要药物，仅在主要药物不可用或耐受性差时使用。喷他脒在预防或治疗免疫缺陷的 HIV 感染和 AIDS 患者的肺孢子虫感染上也很有效，治疗时常采用缓慢静脉注射的方式给药，也可通过吸入给药来预防免疫功能低下患者的感染。其不良反应有低血压、低血糖、胃肠道窘迫、血液失调症（如白细胞减少症、血小板减少症等）及注射部位的局部疼痛和压痛等；吸入给药可显著减少上述不良反应。全身给药时可引起肾毒性，部分患者的肾功能可能会明显受损，停药后通常会恢复正常。喷他脒还可能导致胰腺炎（尚不确定，也可能是由于潜在的 HIV 感染或用于治疗 HIV 的其他药物所致）。

三、其他抗原生动物药

还有几种药物可用于治疗由各种原生动物引起的肠道和肠外感染，如美拉肿醇（melarsoprol）、硝呋替莫（nifurtimox）、葡萄糖酸锑钠（sodium stibogluconate）和苏拉明（suramin）等。它们的使用和分布与前面讲述的抗原生动物药有很大不同，主要用来治疗一些较为严重或罕见的原生动物感染。因为这些药物有较多的不良反应，故仅用于危及生命的严重感染。

第三节 驱 虫 药

蠕虫感染是各种类型蠕虫寄生于人体而引起的传染性疾病。蠕虫可通过各种途径进入人体，但多数是通过受污染的食物和水，以卵的形式被摄入体内。一旦进入体内，卵就会孵化，成虫最终会寄居在人体组织中，尤其是消化道，某些蠕虫（如吸虫等）还可能滞留在肝门静脉等血管中。根据种类的不同，成虫的长度可能在几毫米到几米之间。成虫从宿主身上窃取营养，如果数量过多，可能会阻塞肠腔或其他管道。

下面简要介绍主要驱虫剂的基本药理作用和不良反应。

阿苯达唑（albendazole）

阿苯达唑是治疗绦虫幼虫感染的主要药物，作用于寄生虫的肠道细胞，并抑制葡萄糖摄取和糖原储存，导致能量不足、细胞内成分退化，最终引起寄生虫的死亡。绦虫幼虫感染常会引起肝、肺等组织出现囊肿（包虫病），此药可作为手术切除这些囊肿的辅助治疗手段。如果这些囊肿不能手术切除，此药可作为主要治疗手段。另外，此药对许多胃肠道蛔虫和钩虫也有效。如果其他驱虫药对治疗这些感染无效，通常作为辅助药物使用。用于胃肠道或其他组织感染的短期治疗耐受性良好，长期治疗包虫病等疾病时可能会导致肝功能异常（如血清转氨酶活性升高）。因此，如果患者长期使用阿苯达唑，应定期监测肝功能，以防止肝毒性。

乙胺嗪（diethylcarbamazine）

乙胺嗪可用于治疗淋巴管和结缔组织的蛔虫感染（如蛔虫病、盘尾丝虫病和班氏丝虫病等）。此药可杀灭未成熟蛔虫（微丝蚴），并促进机体免疫系统对微丝蚴的破坏；对某些蛔虫的成虫也有效，但抗成熟线虫的作用机制尚不清楚。不良反应有头痛、虚弱和食欲缺乏等，有时也会发生较严重的发热、急性炎症等（可能是由即将死亡的蛔虫释放的抗原物质引起，而非药物本身引起）。

伊维菌素（ivermectin）

伊维菌素是治疗盘尾丝虫病的主要药物，通过与细胞膜的氯离子通道结合，增加细胞膜对氯离子的通透性，引起神经和肌肉组织的超极化，从而导致寄生虫瘫痪和死亡。此药可用于治疗丝虫病侵袭眼部组织导致的失明（河盲），也可用于其他组织（如淋巴管、皮肤）的丝虫感染，还是治疗肠线虫病（如类圆线虫病）的辅助药物。在轻中度感染的短期使用中耐受性良好，应用于较严重的感染可能会引起淋巴腺肿胀或压痛、发热、皮疹、瘙痒、关节和肌肉疼痛（可能是由感染性寄生虫的死亡而非药物本身引起）。

甲苯咪唑（mebendazole）

甲苯咪唑对多数蛔虫和部分寄生于人类的绦虫有效，作用机制类似于阿苯达唑。此药是一种相对安全的药物，仅有一些轻微的胃肠道反应。

吡喹酮（praziquantel）

吡喹酮是最常用和最重要的驱虫剂之一，是治疗所有吸虫感染和几种常见绦虫感染的首选药物。此药的确切作用机制尚不清楚，可能是通过刺激寄生虫的肌肉收缩，导致蠕虫痉挛性瘫痪。在较高浓度下，这种药物会引起蠕虫体壁的破坏性变化，从而使宿主防御机制（如酶、吞噬细胞）摧毁寄生虫。主要不良反应为胃肠道反应（如腹痛、恶心、呕吐）、中枢神经系统反应（如头痛、头晕）和轻度肝毒性。这些不良反应通常在药物疗程相对较短时可耐受。

双羟萘酸噻嘧啶（pyrantel pamoate）

双羟萘酸噻嘧啶通过刺激乙酰胆碱的释放并抑制神经肌肉接头处乙酰胆碱的分解，进而产生长时间的肌肉兴奋和收缩状态，导致蠕虫痉挛性瘫痪，从消化道排出。此药常用于几种蛔虫和蛲虫感染的治疗。耐受性良好，只是偶尔会出现轻微胃肠道反应。

噻菌灵（thiabendazole）

噻菌灵的驱虫机制尚不完全清楚，可能是选择性地抑制敏感寄生虫的某些关键代谢酶。此药用于治疗旋毛虫病等蛔虫感染有较好疗效，但近年来其使用有所减少，转而使用毒性较小的药物（如甲苯咪唑等）。最常见的不良反应为胃肠道反应（如恶心、呕吐、食欲缺乏）、过敏反应（如皮疹、瘙痒、发冷）等。

康复治疗期间特别关注的问题

服用抗真菌药的康复患者是非常常见的，如运动员使用局部抗真菌软膏治疗脚癣、AIDS 患者静脉注射抗真菌药治疗全身性真菌感染等。而疟疾和利什曼病等在国内已很少见到，但在疟疾流行地区，许多人在康复的同时需要接受活动性疟疾的化学预防或治疗。而许多患寄生虫感染性疾病晚期的患者不适合进行康复治疗，需要先进行寄生虫感染的控制，然后再进行康复。对相关药物不良影响的了解，可让康复治疗师优化康复治疗方案（如强度和时间等）。

病例分析

（一）从事运动康复的治疗师会经常使用局部抗真菌药治疗皮肤癣菌感染（如足癣、股癣等）。康复治疗师和教练应确保患者按医嘱正确使用药物。康复治疗师还可指导运动员如何防止团队成员间的传播（如不要共用毛巾和梳子等），从而防止感染的传播。

（二）康复治疗师将患者的相关症状及对康复的影响向医生进行了汇报。医生认为超过一半的患者静脉注射葡萄糖酸锑钠后会出现疲劳、关节痛和肌痛等症状，仅小部分患者需要中断药物治疗，因这些副作用是可逆的。因此，应与患者进一步沟通，使其明白继续进行药物治疗的益处，以及不进行治疗可能会留下大而难看的瘢痕。如果出现局部皮肤感染可扩散到口腔或鼻，将会导致瘢痕而受损。另外，应尽可能将康复治疗时间安排在远离静脉注射药物的时间，并确定改变药物治疗时间是否会减轻康复治疗期间的症状。同时也告知患者药物治疗最长期限为 20 天，这些痛苦的症状不会持续干扰她的长期康复目标。

◎ 小 结

　　本章介绍了三种用于治疗人类特定微生物感染的药物：抗真菌药用于治疗由真菌引起的局部或全身感染；抗疟原虫药用于预防和治疗原生动物感染（如疟疾、痢疾等）；驱虫药用于防治寄生虫（如绦虫、蛔虫等）对人体肠道等组织的感染。这些药物是全球范围内控制感染和改善健康最重要的一些药物。其中一些药物对治疗 AIDS 患者和其他免疫系统受损患者的真菌和原生动物感染有效。康复治疗师可能参与治疗服用这些药物的特定患者群体，包括 AIDS 患者和感染流行区域的患者。

第三十三章　抗病毒的药物治疗

图 病　例

李某，男，44 岁，HIV 感染已有 10 年。在最近的一次就诊中，出现高血糖和血脂异常。在过去几年中患者体重一直保持稳定，但看起来患者的腿变得更细，腰变得更粗了。患者采用的抗逆转录病毒治疗方案包括两种核苷类逆转录酶抑制剂、一种非核苷类逆转录酶抑制剂、一种蛋白酶抑制剂。该治疗方案治疗效果理想，患者体内病毒复制稳定，医生目前不愿意更改用药方案。主治医师建议患者采用康复治疗，以非药物方法治疗高血糖、血脂异常和向心性肥胖，并评估其疗效。

病毒是一类体积最小的原始微生物，结构和增殖方式都与细菌不同，包括 DNA 及 RNA 病毒。在化学治疗方面，病毒是一个独特的问题。这些微生物完全依赖于代谢功能宿主（人类）细胞的功能，从而复制更多病毒。病毒性传染病发病率高，传播速度快，对人类健康构成巨大的威胁。尽管目前大量的抗病毒药物和疫苗在临床投入使用，但目前只有少量抗病毒药物能够选择性杀灭病毒，并且不对人体产生严重的不良反应，尤其是应对各种新型病毒及病毒突变，病毒可以通过突变来获得对药物的耐药性。因此，抗病毒药物和疫苗将有助于消除病毒感染疾病对人类健康造成的严重威胁，研制相关药物和治疗方案是摆在我们面前艰巨的任务。

病毒寄生在宿主细胞内，依赖于宿主细胞的酶系统合成自身的核酸和蛋白质生长繁殖。药物在对病毒产生作用的同时，也可能杀伤宿主的正常细胞，因此抗病毒药物的应用受到了一定的限制。

与其他微生物相比，病毒在结构和功能上独特。病毒由病毒 DNA 或 RNA 的核心组成，核酸由蛋白质壳或衣壳包围。这种包裹核酸的衣壳，称为核衣壳。不同病毒的核衣壳的形状和大小会有所不同。在一些病毒中，核衣壳也被病毒膜或包膜包围，该膜由从脂质双层向外延伸的糖蛋白组成。病毒不包含自我复制或合成蛋白质和其他大分子所需的任何细胞成分，如核糖体、内质网等。为了自我复制，病毒必须依靠宿主细胞的生化机制，通过侵入宿主细胞，控制细胞的代谢功能，并利用其大分子合成装置来制造新的病毒（图 33-1）。接下来是病毒复制过程中的特定步骤。

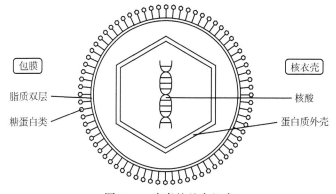

图 33-1　病毒的基本组成

大多数细胞器相对缺乏（核糖体、内质网等）

　　病毒首先吸附于宿主细胞膜上的受体，继而穿透细胞，在细胞内脱去蛋白质外壳，释放出感染性核酸，并进行核酸的复制、转录和蛋白质合成，合成的核酸与蛋白质装配成子代病毒颗粒，以各种形式自细胞释放，再感染新的细胞，此过程为病毒的一个繁殖周期。

　　病毒复制的基本过程见图33-2。

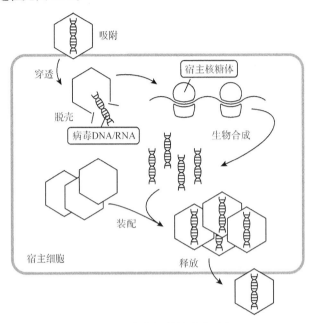

图 33-2　病毒复制的基本过程

　　许多病毒通过对细胞核的直接作用来控制宿主细胞，将其遗传物质整合到受感染细胞的遗传基因中，进而合成产生更多病毒 DNA 或 RNA 复制的酶，并最终形成新病毒包膜结构性蛋白。因此，病毒是通过利用宿主细胞的生物合成机制及细胞的结构成分和营养物质（氨基酸、核酸等）来实现自我复制。此外，病毒会导致受感染的细胞丧失功能，无法进行其正常的生理活动。

　　组装成熟的病毒通过胞吐作用从宿主细胞中释放出来，在某些情况下，宿主细胞结构可能相对完整，也可能被裂解破坏。宿主细胞的裂解导致病毒的释放和细胞的死亡，并可能刺激炎症介质（前列腺素、激肽等）的产生，从而产生超敏反应。

　　康复治疗师将经常治疗处于病毒感染活动阶段的患者，以及患有病毒性疾病后遗症（如胃肠炎、脑炎和流感）的患者。这些患者身体可能虚弱，康复治疗师可在抗病毒治疗期间和之后帮助患者维持和恢复力量、机体功能，如脊髓灰质炎病毒可能对神经肌肉功能产生破坏。目前抗病毒药物和疫苗在控制甚至根除某些病毒感染方面作用显著，是药理学中发展最迅速的领域之一。但仍有大量病毒感染性疾病难以彻底治愈，且该类药物对宿主的正常细胞也会产生较广泛影响，从而产生一系列不良反应，因此康复治疗师需要了解该领域的发展，掌握相关药物治疗和病毒感染的预防知识，针对病毒感染患者在治疗过程中一定要密切关注抗病毒药物应用的限制及合理应用，并向患者提供积极正确的康复指导建议。

第一节　常用的抗病毒药物

　　根据抗病毒药物的主要用途不同，可分为治疗疱疹病毒、流感病毒和呼吸道病毒、肝炎病毒及HIV 等感染的抗病毒药物。

而药物抗病毒的主要作用机制包括：①竞争细胞表面的受体，阻止病毒的吸附，如肝素或带阴离子电荷的多糖。②阻碍病毒穿入和脱壳，如金刚烷胺能抑制 A 型流感病毒的脱壳和病毒核酸到宿主胞质而发挥作用。③阻碍病毒生物合成，如碘苷抑制胸腺嘧啶核苷酸合成酶、阿糖腺苷干扰 DNA 聚合酶，阻碍 DNA 的合成。阿昔洛韦可被由病毒基因编码的酶（如胸苷激酶）磷酸化，与病毒 DNA 聚合酶结合，阻止病毒 DNA 的合成。④增强宿主抗病毒能力，如干扰素能激活宿主细胞的某些酶，降解病毒的 mRNA，抑制蛋白质的合成、翻译和装配。

一、抗疱疹病毒药物

阿昔洛韦（aciclovir，ACV，无环鸟苷）和伐昔洛韦（valacyclovir）

阿昔洛韦为核苷类抗 DNA 病毒药物，是目前最有效的抗疱疹病毒（HSV）感染药物之一。伐昔洛韦是阿昔洛韦的前体或"前体药物"，当口服给药时，伐昔洛韦在肠道和肝脏中转化为阿昔洛韦。

【药理作用与机制】 阿昔洛韦与伐昔洛韦均在细胞内被 HSV 的特异性胸苷激酶磷酸化，生成三磷酸型，一方面竞争性抑制病毒 DNA 多聚酶，另一方面也可掺入病毒 DNA 中，与 DNA 末端连接，从而抑制病毒 DNA 合成。阿昔洛韦的抗病毒特异性是由于其对病毒 DNA 聚合酶的亲和力更高，而对人体正常细胞中的类似酶亲和力低，故磷酸化的阿昔洛韦在感染病毒的细胞内特异性分布，因此对病毒复制有高度选择性抑制作用，对宿主细胞影响较少。

【临床应用】 阿昔洛韦是治疗 HSV 感染的首选药，特别是单纯疱疹 I 型和 II 型感染。阿昔洛韦对水痘-带状疱疹病毒和 EB 病毒也有效，可用于治疗带状疱疹、水痘及 EB 病毒感染引起的单核细胞增多症。阿昔洛韦一般情况下以乳膏用于治疗皮肤和黏膜感染，对于严重的急性感染也可以采用口服或静脉注射全身给药。当口服给药时，伐昔洛韦在肠道和肝脏中转化为阿昔洛韦，因为伐昔洛韦比阿昔洛韦更容易从胃肠道吸收，因此血药浓度更高，口服伐昔洛韦比阿昔洛韦的治疗效果更加显著。

【不良反应】 局部应用阿昔洛韦可能产生皮肤和黏膜组织的局部刺激；静脉滴注偶有血尿素氮及肌酐水平升高，肾功能减退者慎用。静脉注射后部分患者可发生静脉炎。长期全身给药阿昔洛韦或伐昔洛韦可能引起头痛、头晕、皮疹和胃肠道问题（如恶心、呕吐、腹泻）。

更昔洛韦（ganciclovir）

更昔洛韦对 HSV 及水痘-带状疱疹病毒的抑制作用与阿昔洛韦相似，但对巨细胞病毒（CMV）的作用更显著，主要治疗 AIDS 患者的 CMV 感染，采用静脉滴注给药，包括 CMV 视网膜炎、多发性神经炎和其他全身性 CMV 感染。主要不良反应为骨髓抑制（如贫血、粒细胞减少症、血小板减少症）；也可引起胃肠道紊乱（如恶心、胃口丧失）和中枢神经系统紊乱（如情绪改变、紧张、震颤、癫痫发作）。

碘苷（idoxuridine，IDUR）

碘苷为碘化胸苷嘧啶衍生物。可抑制单纯疱疹病毒和水痘-带状疱疹病毒，其作用机制是取代病毒 DNA 前体胸腺嘧啶，将异常的嘧啶掺入新合成的子代病毒 DNA，从而干扰病毒的复制。

本药全身应用会对宿主有严重毒性反应，目前仅限于局部给药，滴眼治疗人类疱疹病毒浅层角膜炎有效。不良反应有眼部刺痛、眼睑水肿，偶见过敏反应。

阿糖腺苷（vidarabine，Ara-A）

阿糖腺苷为嘌呤核苷的衍生物，具有广谱抗病毒活性，在细胞内磷酸化为三磷酸阿糖腺苷，后者通过抑制 DNA 聚合酶，抑制病毒 DNA 的合成。对 HSV 聚合酶的抑制作用大于对正常细胞 DNA

聚合酶的抑制作用，故治疗浓度对宿主细胞毒性较低。

临床上用于治疗 HSV 脑炎、新生儿 HSV 感染及免疫缺陷患者的水痘-带状疱疹感染，但因为安全性问题，目前多数已被阿昔洛韦替代。局部用药可治疗 HSV 角膜炎。

不良反应有消化道症状；可出现头痛、震颤、共济失调和幻觉；偶有肌痛、血小板减少和皮疹。具有致畸胎或致突变作用，孕妇及婴儿禁用。

膦甲酸盐（phosphonoformate，PFA）

膦甲酸盐可竞争性地抑制人类疱疹病毒和巨细胞病毒 DNA 多聚酶，以及流感病毒 RNA 多聚酶，也可非竞争性地抑制 HIV 逆转录酶等，从而抑制病毒生长。由于膦甲酸盐对病毒 DNA 多聚酶更具选择性，不依赖被病毒胸苷激酶等酶磷酸化（激活），对缺乏胸苷激酶的病毒株也具有抑制作用，感染阿昔洛韦或更昔洛韦耐药的特定病毒患者可使用膦甲酸盐。主要用于治疗 AIDS 患者的 CMV 视网膜炎，还有助于控制包括严重的巨细胞病毒感染（如肺炎、胃肠道感染）和一些疱疹病毒感染（如单纯疱疹、水痘-带状疱疹）。膦甲酸盐主要的不良反应是剂量依赖性的肾毒性，可引起急性肾小管坏死，用药期间应密切监测肾功能和电解质，不可与两性霉素 B 或环孢素合用，以免引起严重肾毒性。还包括血象异常（如贫血、粒细胞瘤、白细胞减少症）、胃肠道紊乱（如痉挛、恶心、呕吐）和中枢神经系统毒性（如意识模糊、头晕、癫痫发作）。

二、抗流感病毒和呼吸道病毒药物

奥司他韦（oseltamivir）和扎那米韦（zanamivir）

奥司他韦和扎那米韦抑制流感病毒生物合成和释放的神经氨酸酶，从而抑制病毒复制的关键步骤，并降低病毒感染呼吸道细胞的能力。对甲型和乙型流感病毒有效。药物在症状首次出现后 48h 内施用，可以缩短流感症状的持续时间和降低其严重程度。也可以预防性服用，以降低患流感的风险。口服奥司他韦可引起胃肠道紊乱（如恶心、呕吐）和中枢神经系统反应（如意识模糊、谵妄和诱发癫痫）。扎那米韦可引起类似的中枢神经系统问题。扎那米韦通过吸入给药可诱发支气管痉挛，对哮喘、慢性阻塞性肺疾病等患者应该避免使用。

金刚烷胺（amantadine）

金刚烷胺作用于病毒复制早期，干扰病毒进入细胞，阻止病毒脱壳及核酸的释出，也可改变血凝素的构型而抑制病毒装配，对病毒复制的早期和晚期具有双重抑制作用。可用于预防和治疗甲型流感，对乙型流感则无效。对于无并发症的患者，口服本药后使排毒量减少，症状减轻，病程缩短。应在发病后 24～48h 服用，否则将无效。近年来流感病毒株对其耐药性明显，疗效有所下降。常见不良反应有中枢神经系统症状，如意识模糊、注意力不集中、情绪改变、紧张、头晕和头晕目眩，一般停药后多立即消失，但在老年患者中可能比较明显。过量的金刚烷胺可能会增加中枢神经系统症状的严重程度，可能导致癫痫发作，肾功能减退者慎用。并且有致畸作用，孕妇应慎用。

帕克洛韦（paxlovid）

帕克洛韦是由奈玛特韦和利托那韦两种药物组成的复方抗病毒药物。奈玛特韦是一种新冠病毒 3CL 蛋白酶的拟肽类抑制剂，抑制新冠病毒 3CL 蛋白酶可使其无法处理多蛋白前体，从而阻止病毒复制。利托那韦是一种抗 HIV 的蛋白酶抑制剂，本身不具备抑制新冠病毒的活性，但其抑制 CYP3A 介导的奈玛特韦代谢，从而升高奈玛特韦血药浓度。帕克洛韦可用于治疗新冠病毒感染发病 5 天以内的轻型和普通型且伴有进展为重型高风险因素的成人和青少年（12～17 岁），不用于新冠病毒感染的预防。常见的不良反应为腹泻和味觉异常。同时不得与高度依赖 CYP3A 药物联用，如他汀类等，可导致药物血药浓度升高。也不得与 CYP3A 强诱导剂联用，如苯妥英钠和卡马西平等，会导致药物代谢速度加快，影响药效。重度肝肾功能不良者慎用。

阿兹夫定（azvudine）

阿兹夫定是我国第一个拥有完全自主知识产权治疗新冠感染的小分子药物。阿兹夫定是一种广谱 RNA 病毒抑制剂，通过宿主磷酸激酶催化转化为活性化合物——核苷三磷酸，病毒 RNA 合成时嵌入到病毒 RNA 中，导致病毒 RNA 链合成终止，抑制病毒复制。此外，阿兹夫定还可抑制病毒 RNA 依赖性 RNA 聚合酶，导致病毒在逆转录过程中终止，从而抑制病毒复制。阿兹夫定进入机体后，在胸腺上分布最多，可增强机体免疫功能。阿兹夫定片适用于普通型新冠感染成年患者，疗程至多不超过 14 天，需尽早使用，但不能起到预防新冠感染的作用。常见不良反应为头晕、恶心、腹泻等，重度肝肾功能不良者慎用，存在遗传性和生殖毒性，孕妇和哺乳期妇女慎用。

三、广谱抗病毒药物

利巴韦林（ribavirin，RBV）

利巴韦林抗病毒谱较广，对甲或乙型流感病毒、副流感病毒、呼吸道合胞病毒、沙粒病毒、副黏液病毒、麻疹病毒、肝炎病毒、乙型脑炎病毒、流行性出血热病毒、腺病毒等多种病毒有抑制作用。本药抑制多种 RNA、DNA 病毒的复制；也可抑制病毒 mRNA 的合成。但对细胞核酸合成也有一定作用，因此选择性不强。

气雾吸入用于治疗幼儿呼吸道合胞病毒肺炎和支气管炎；还可治疗 HSV 角膜炎、结膜炎、口腔炎、带状疱疹病毒感染；对免疫缺陷患者的副黏液病毒和麻疹病毒感染有效；对急性甲型肝炎有一定疗效；能改善流行性出血热的症状和缩短疗程。口服或静脉给药时，部分患者可有头痛、腹泻、乏力和血清胆红素增加。大量长期使用可致贫血、白细胞减少。孕妇禁用。

干扰素（interferon，IFN）

干扰素是一组产生血清学和生理效应的蛋白质，具有非特异性抗病毒活性，能使机体抵抗来自各种病毒的感染。干扰素还能产生抗肿瘤和调节免疫作用。干扰素分为三大类，包括 I 型干扰素（含有 α 和 β 干扰素）、II 型（γ）干扰素和 III 型（λ）干扰素。目前临床所用的 IFN 有以下几种：①单一亚型干扰素 IFN-α-2a、IFN-α-2b、IFN-α-2c 等。②复合干扰素（consensus interferon，CIFN），是一种以基因工程技术合成的新型干扰素，目前用于丙型肝炎的抗病毒治疗。③长效干扰素（PEG-IFN），是第二代干扰素，系 IFN-α 与惰性分子聚乙烯二醇（PEG）的结合物，分子量增大，半衰期较长，每周只注射一次，目前也主要用于治疗慢性丙型肝炎。

【作用机制】　各种细胞表面都存在 IFN 受体，IFN 与同种细胞受体结合后，经细胞内途径激活干扰素刺激基因（ISG），诱导体内产生一类抗病毒的糖蛋白物质，最终使病毒 RNA 降解或最终抑制病毒蛋白翻译，从而使细胞在数分钟内形成抗病毒状态。干扰素有三种（α、β、γ），分别由人体白细胞、纤维母细胞及致敏淋巴细胞产生，目前使用基因工程制得的干扰素作为治疗药物。

【临床应用】　干扰素具有广谱抗病毒活性，临床主要用于急性病毒感染性疾病如流感、病毒性心肌炎、流行性腮腺炎、乙型脑炎等和慢性病毒性感染如慢性活动性肝炎、CMV 感染等。干扰素 α 治疗慢性肝炎效果较好，与利巴韦林联合应用较单用效果更好。另外，干扰素还广泛用于肿瘤的治疗。

【不良反应】　全身用药最常见的不良反应为一过性发热、恶心、呕吐、倦怠等流感样反应，偶有骨髓抑制、肝功能障碍，但停药后可消退。

转移因子（transfer factor）

转移因子是从健康人白细胞提取出的一种核苷肽，无抗原性。可以将供体细胞的免疫信息转移给未致敏的受体细胞，从而使受体细胞获得供体样的特异性和非特异性细胞免疫功能，其作用可以持续 6 个月。本药还可以起到佐剂作用。临床用于先天性和获得性免疫缺陷病、病毒感染、霉菌感染和肿瘤等的辅助治疗。

胸腺素 C，（thymosin C）

胸腺素 C 为一组免疫活性肽，可诱导 T 细胞分化成熟，并调节其功能。临床用于慢性肝炎、AIDS，以及其他病毒感染和肿瘤的治疗或辅助治疗。

四、抗肝炎病毒药

病毒性肝炎是一种世界性常见病，是当今国际公认的治疗学难题，肝炎病毒被分为五型：甲、乙、丙、丁、戊型。西方国家以丙型肝炎为最多，我国主要流行乙型肝炎。世界卫生组织已把乙型肝炎列为世界第九大死因，目前除丙型肝炎外，其他病毒性肝炎还未有特效药。急性肝炎一般需使用抗病毒药物，尤其是甲型肝炎和戊型肝炎，两者都不会转为慢性，只需一般和对症治疗即可，对重型肝炎一般也不需要使用抗病毒药物，特别是干扰素，因为它可加重病情。所以抗病毒治疗的主要对象仅为慢性病毒性乙型肝炎和丙型肝炎。临床上广谱抗病毒性肝炎的药物主要有干扰素、利巴韦林等，治疗乙型肝炎的核苷类似物，如拉米夫定；特异性靶向 HCV 抗病毒药，如索非布韦。

阿德福韦（adefovir）

阿德福韦是一种无环腺嘌呤核苷同系物，口服后被体内酯酶水解，释放出阿德福韦而起作用。阿德福韦在细胞内被磷酸激酶转化为具有抗病毒活性的二磷酸盐，通过对天然底物二脱氧腺苷三磷酸的竞争作用，抑制 HBV DNA 多聚酶，并吸收及渗入病毒 DNA，中止 DNA 链的延长，从而抑制HBV 的复制，促进 ALT 恢复，改善肝组织炎症、坏死和纤维化。阿德福韦二磷酸盐能迅速进入宿主细胞，乙型肝炎病毒对本品不易产生耐药性，与拉米夫定无交叉耐药性。本品联合拉米夫定用于治疗慢性乙型肝炎患者特别是对拉米夫定耐药的患者。

恩替卡韦（entecavir）

恩替卡韦为鸟嘌呤核酸同系物，用于治疗慢性乙型肝炎。其在肝细胞内转化为三磷酸恩替卡韦，对 HBV DNA 聚合酶和反转录酶有明显抑制作用，其抑制乙型肝炎病毒的作用较拉米夫定强 30～1000 倍。连续服用 2 年或以上可增加 HBeAg 血清转换率和使 HBsAg 消失。

博赛匹韦（boceprevir）

博赛匹韦是第一代直接作用于丙型肝炎病毒的药物。它可以直接作用于 HCV 复制的关键酶——NS3 丝氨酸蛋白酶从而有效地抑制病毒复制；此外，博赛匹韦还能通过抑制 NS3 丝氨酸蛋白酶提高宿主细胞对聚乙二醇干扰素的敏感度。因此，博赛匹韦具有直接抑制病毒复制和修复干扰素活性的双重作用。

特拉匹韦（telaprevir）

特拉匹韦是一种可逆性的 HCV 基因 1 型 NS3/4A 蛋白酶抑制剂，能直接攻击 HCV 阻断其复制。特拉匹韦能呈浓度和时间依赖性地降低 HCV 的 RNA 和蛋白数量。与干扰素和利巴韦林联合使用，可有效抑制 HCV 病毒的复制，用于慢性丙型肝炎的治疗。

索非布韦（sofosbuvir）

索非布韦是第一个针对 HCV NS5B 蛋白的核苷抑制剂。HCV NS5B 蛋白是一种 RNA 依赖的RNA 聚合酶，HCV 从单链病毒 RNA 合成双链 RNA 的关键酶。索非布韦是一种核苷酸前药，在细胞内代谢形成的活性尿苷三磷酸类似物，它通过 NS5B 聚合酶可插入 HCV 的 RNA，从而导致 HCV

基因组复制终止。索非布韦联合利巴韦林用于治疗基因 2 型和 3 型慢性丙型肝炎成人患者，索非布韦联合 PEG-IFN-α 和利巴韦林，则可用于基因 1 型和 4 型慢性丙型肝炎成人患者。不良反应常见头痛、疲乏、恶心、失眠和中性粒细胞减少。

维帕他韦（velpatasvir）

维帕他韦是 HCV 感染患者的泛基因型 NS5A 抑制剂，对所有基因型 HCV 及常见的 NS5A 突变和耐药性突变均有良好的体外抗病毒活性。临床上维帕他韦与 NS5B 抑制剂索磷布韦联合使用，也可与索磷布韦和 NS3/4A 抑制剂伏西瑞韦联合，用于治疗感染基因 1～6 型丙型肝炎病毒的成人患者，可单用于没有肝硬化或代偿性肝硬化患者，也可与利巴韦林联用治疗伴有失代偿性肝硬化患者。常见不良反应为头痛、疲劳和恶心等，具有潜在生殖系统毒性，不建议孕妇和哺乳期妇女使用。

干扰素（interferon，IFN）

干扰素在临床上主要用于治疗乙型肝炎、丙型肝炎和丁型肝炎。与利巴韦林联合应用较单用效果更好。

拉米夫定（lamivudine）

拉米夫定除用于 HIV 治疗外，也能抑制 HBV 的复制，有效治疗慢性 HBV 感染，成为目前治疗 HBV 感染最有效的药物之一。

五、抗 HIV 病毒药物

HIV 是一种逆转录病毒（retrovirus），主要有两型：HIV-1 和 HIV-2。一旦 HIV 进入 CD4 细胞，病毒 RNA 即被用作模板，在逆转录酶（reverse transcriptase，RNA 依赖性 DNA 多聚酶）催化下产生互补双螺旋 DNA，然后病毒 DNA 进入宿主细胞核，并在 HIV 整合酶（integrase）催化下插入人宿主基因组。最后，病毒 DNA 被转录和翻译成一种称为多聚蛋白的大分子非功能多肽，其再经 HIV 蛋白酶裂解成小分子功能蛋白（图 33-3）。

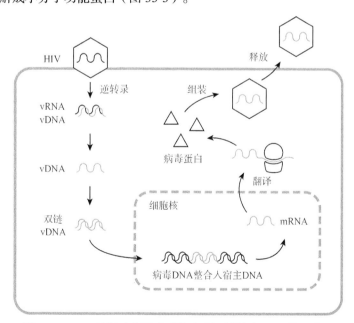

图 33-3　HIV 复制示意图及逆转录酶抑制剂（RTI）作用位点

当前抗 HIV 药主要通过抑制逆转录酶或 HIV 蛋白酶发挥作用，包括核苷类逆转录酶抑制剂（nucleoside reverse transcriptase inhibitor，NRTI）、非核苷类逆转录酶抑制剂（non-nucleoside reverse transcriptase inhibitor，NNRTI）和蛋白酶抑制剂（protease inhibitor，PI）3 类。

（一）核苷类逆转录酶抑制剂

此类药物能抑制将病毒 RNA 转化为病毒 DNA 所需的逆转录酶来抑制 HIV 复制。首先 NRTI 进入病毒感染的细胞，被宿主细胞胸苷酸激酶磷酸化为三磷酸代谢物，与相应的内源性核苷酸三磷酸盐竞争逆转录酶，这种竞争减慢了逆转录酶的速度，并被插入病毒 DNA，导致 DNA 链合成终止；也可抑制宿主 DNA 多聚酶而表现细胞毒作用。常用药物有齐多夫定、拉米夫定、去羟肌苷、扎西他滨、司他夫定等。

齐多夫定（zidovudine，ZDV）

齐多夫定为脱氧胸苷衍生物，是第一个上市的抗 HIV 药，也是治疗 AIDS 的首选药。

【体内过程】　本品吸收迅速，口服吸收率为 65%，成人口服 20mg，可广泛分布到大多数组织和体液中。主要在肝脏与葡糖醛酸结合后，约 18%原型药物经肾脏排泄，半衰期为 1h。部分肝代谢物有毒性。

【临床应用】　本品为治疗 HIV 感染的首选药，既有抗 HIV-1 活性，也有抗 HIV-2 活性，可减轻或缓解 AIDS 相关症状。同时可阻断 HIV 母婴传播途径，需从怀孕第 14 周给药到第 34 周。为增强疗效、防止或延缓耐药性产生，临床上须与其他抗 HIV 药合用，常与拉米夫定或去羟肌苷合用，但不能与司他夫定合用，因为两者互相拮抗，治疗无效者可改用去羟肌苷。

【不良反应】　最常见骨髓抑制、贫血或中性粒细胞减少症；也可引起胃肠道不适、头痛；大剂量时还有一定中枢神经、骨骼肌和心脏毒性。肝功能不全患者服用后更易发生毒性反应。

拉米夫定（lamivudine）

拉米夫定是一种胞嘧啶核苷衍生物，能抑制乙肝病毒和 HIV 的逆转录酶的活性，而不干扰正常细胞脱氧核苷的代谢。临床上用于乙型肝炎病毒复制的慢性乙型肝炎及 AIDS 的辅助治疗。常见的不良反应有上呼吸道感染样症状、头痛、恶心、身体不适、腹痛和腹泻，症状一般较轻并可自行缓解。

去羟肌苷（didanosine）

去羟肌苷作用机制与 ZDV 相似。临床上用于治疗 HIV-1 感染 AIDS，应在用餐 30min 以前或在用餐 2h 以后服用。可与其他抗病毒药物联合使用。最严重不良反应是胰腺炎，其他的不良反应还有乳酸性酸中毒、脂肪变性、重度肝大、视网膜病变和视神经炎。

扎西他滨（zalcitabine）

扎西他滨是 HIV 逆转录酶抑制剂，为胞嘧啶核苷类似物，有对抗 HIV-1 和 HIV-2 的活性，竞争性地抑制 HIV 逆转录酶，从而终止病毒 DNA 的延伸。用于对齐多夫定无效的 AIDS 患者的治疗，或与齐多夫定合用治疗晚期 HIV 感染，疗效增加且不增加副作用。

司他夫定（stavudine）

司他夫定为脱氧胸苷衍生物，对 HIV-1 和 HIV-2 均有抗病毒活性。用于不能耐受齐多夫定或对齐多夫定反应不佳的 HIV 感染患者。

（二）非核苷类逆转录酶抑制剂

非核苷类逆转录酶抑制剂（NNRTI）包括地拉韦定（delavirdine）、奈韦拉平（nevirapine）和依非韦仑（efavirenz）。此类药物的特点有：①不需细胞内磷酸化代谢激活，可直接结合到逆转录酶并抑制逆转录酶的活性，与 NRTI 结合点不同，故与 NRTI 和 PI 合用可协同起效；②仅对 HIV-1 有效，对 HIV-2 无效；③均可口服给药，且有较好的口服生物利用度，在体内经肝药酶 CYP3A 代谢形成羟化代谢产物，主要经尿排泄，对肝药酶有抑制作用，易引起药物相互作用；④可有效预防 HIV 从感染孕妇到胎儿的子宫转移发生率，也可治疗分娩后 3 天内的新生儿 HIV 感染，但单用易出现耐药性，且本类药物间有交叉耐药现象。

奈韦拉平（nevirapine）

奈韦拉平能特异性抑制 HIV-1 逆转录酶，对 HIV-2 转录酶和动物细胞 DNA 聚合酶无抑制作用。

【体内过程】 本品口服吸收率＞90%，口服单剂 200mg，半衰期为 4h。经肝代谢，具有肝药酶诱导作用，代谢物通过肾排泄。

【临床应用】 本品常与其他抗逆转录病毒药物合用于治疗 HIV-1 成人和儿童患者。可以与齐多夫定和双脱氧胞苷联合治疗 HIV-1 成年患者，发挥协同作用。

【不良反应】 皮疹是 NNRTI 类药物最常见的不良反应，还包括发热、疲劳、头痛、失眠、恶心等。

（三）HIV 蛋白酶抑制药

蛋白酶抑制剂（PI）包括利托那韦、奈非那韦（nelfinavir）、沙奎那韦（saquinavir）等。在 HIV 增殖周期后期，基因产物被翻译成蛋白前体，形成无感染性的未成熟病毒颗粒，HIV 编码的蛋白酶能催化此蛋白前体裂解，形成最终结构蛋白而使病毒成熟。因此，蛋白酶是 HIV 复制过程中产生成熟感染性病毒所必需的，抑制此蛋白酶则可阻止前体蛋白裂解，导致未成熟的非感染性病毒颗粒堆积，进而产生抗病毒作用。可有效对抗 HIV，与 NRTI 或 NNRTI 联合用药可显著减少 AIDS 患者病毒量并减慢其临床发展。

利托那韦（ritonavir）

利托那韦为 HIV-1 和 HIV-2 天冬氨酸蛋白酶的口服有效抑制剂，对齐多夫定敏感的和齐多夫定与沙奎那韦耐药的 HIV 株一般均有效。单用病毒易产生耐药性，比非核苷酸类起效速度慢，可与抗逆转录病毒制剂（如核苷和非核苷类反转录酶抑制剂）合用产生协同作用，干扰病毒复制的晚期，用于治疗晚期或非进行性的 AIDS。常见不良反应主要是胃肠道反应，包括恶心、呕吐、腹泻、腹痛、厌食、味觉异常。此外还有头痛、血管扩张、血脂升高、肝功能下降和尿酸升高。不良反应在治疗开始 2～4 周最显著，因为在此时期内药物血浓度高。本药物还对细胞色素 P_{450} 系同工酶 CYP3A 具有强力抑制作用，CYP2D6 也能被抑制。因此，利托那韦与通过这些酶介导的药物合用会发生相互作用，导致药物代谢速度减慢，增加药物的血药浓度。目前利用此原理，临床上也可与奈玛特韦组合使用，减慢奈玛特韦在体内代谢速度，用于治疗新冠感染。

（四）新型抗 HIV 药物

整合酶抑制剂（integrase inhibitor）是 HIV 整合酶的链转移抑制剂。整合酶催化 HIV 病毒 DNA 链转移进入宿主细胞基因组，是 HIV 复制的关键步骤之一，也是治疗 AIDS 的天然靶标。目前临床常用的是拉替拉韦（raltegravir）。拉替拉韦可抑制 HIV 整合酶的催化活性，抑制整合酶可防止感染早期 HIV 基因组共价插入或整合到宿主细胞基因组上。整合失败的 HIV 基因组无法引导生成新的感染性病毒颗粒，因此抑制整合可预防病毒感染的传播。临床上此类药可以与其他抗逆转录病毒药物联合使用，用于治疗 HIV-1 感染，且联合使用时治疗效果更显著。

马拉韦罗（maraviroc）是新的一类抗 HIV 进入细胞的抑制剂（entry inhibitor），属于小分子 CCR5 拮抗药，可阻断宿主 CD4 细胞上的 CCR5 蛋白，它在 HIV-1 病毒进入 T 细胞前将其阻止在细胞膜外面，而不像其他抗病毒药作用于细胞内的病毒。

HIV 融合酶抑制剂（fusion inhibitors）作用在 HIV 感染的早期阶段，能够阻止 HIV 与靶细胞的融合，目前临床常用的药物是恩夫韦肽（enfuvirtide）（图 33-4）。此类药物的作用机制主要是通过阻断 HIV 的黏附融合而达到阻止 HIV 感染的目的。恩夫韦肽为 HIV-1 跨膜融合蛋白 GP41 内高度保守序列衍生而来的一种合成肽类物质，它可与病毒包膜糖蛋白的 GP41 亚单位上的第一个七肽重复结构（HR1）相结合，以阻止病毒与细胞膜融合所必需的构象改变，可防止病毒融合进入细胞内。

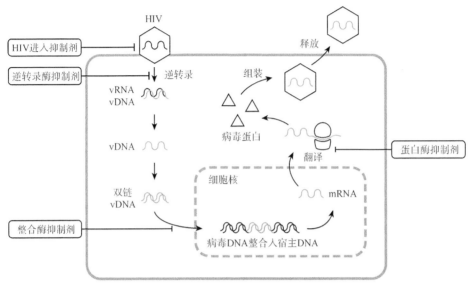

图 33-4　一线抗 HIV 药物作用机制

由于单独使用某一种抗 HIV 病毒药物都容易产生耐药性，随着抗 HIV 药物的数量稳步增长，临床治疗 HIV 感染的策略仍在探索中。1995 年后著名华裔科学家何大一教授提出"高效抗逆转录病毒治疗"（highly active anti-retroviral therapy，HAART），俗称"鸡尾酒疗法"（cocktail therapy），即使用高效抗逆转录病毒治疗，几种抗 HIV 药物通常同时施用，以提供对 HIV 复制和增殖的最佳抑制。HAART 通常包括同时使用至少三种抗 HIV 药物。用于 HIV 感染初始治疗的典型 HAART 策略包括使用两种 NRTI 药物和一种 NNRTI 药物。随着新药上市或现有策略出现问题，HAART 治疗方案正在不断修订。通过 HAART 治疗，病毒载量在许多情况下可以降低到无法检测的水平，但这并不意味着 HIV 感染者已经治愈，病毒可能是被隔离到 T 细胞和其他组织中而无法在血液中检测。尽管如此，HAART 方案可以防止 HIV 感染的进展，并通过增加功能性 CD4 淋巴细胞的数量来帮助维持免疫功能，大幅降低 AIDS 发病率及 HIV 感染者临床相关风险发生（感染减少、癌症减少、生存期延长）。HAART 疗法对大部分感染 HIV 患者有效，可以用于 AIDS 的长期管理，减缓病程发展和恶化，是当前最成功的 HIV 治疗方案。

随着临床 HIV 感染治疗方案的发展，很大一部分 HIV 感染患者通过临床治疗可以有效抑制病毒在体内复制，要经过数年甚至长达 10 年或更长的潜伏期后才会发展成 AIDS。因此康复治疗师应紧跟临床策略进展，掌握相关药物作用特点，为 HIV 感染患者提供康复治疗期间的临床指导。尤其是如果 HIV 感染不能得到有效控制，机体免疫力就可能极度下降会出现多种病原体感染，称为机会性感染，是 AIDS 患者死亡的主要原因。预防机会性感染的最佳方法是成功实施或恢复 HAART 策略，促进 T 淋巴细胞存活，维持免疫功能。同时应该注意早期识别感染症状并正确使用抗菌药物。

第二节 抗病毒药物的发展

（一）基因治疗在抗病毒治疗中的应用

基因治疗（gene therapy）是指通过基因转移或基因修饰的方法，将具有表达功能的基因导入相关细胞和组织中，使转录和翻译的产物发挥治疗作用的一种治疗方法。包括：①干扰素基因治疗，即用合适的载体把干扰素的基因导入体内特异的组织，可克服干扰素半衰期短且血药浓度不稳定的缺点，可在病毒感染部位产生恒定的浓度，而且可大大减少其副作用。②反义策略，即利用寡核苷酸与互补的 RNA 序列结合以抑制蛋白质的合成或病毒 RNA 复制的方法。常用的反义核苷酸是一短的 RNA 或 DNA 片段，通常是 2～12 个核苷酸。反义寡核苷酸是人工合成特异序列的 RNA 分子，使其选择性地抑制病毒的 mRNA，进而抑制病毒的复制，从而起到抗病毒的作用。③RNA 干扰（RNA interference，RNAi），是双链 RNA（dsRNA）诱导与之同源的 mRNA 降解，从而导致基因沉默的现象或机制，RNAi 是一种在进化上保守的抗病毒机制，可引起生物细胞内特异序列基因的沉默现象。许多病毒的基因组都是 RNA，即使是 DNA 病毒在它的生活周期中也会产生双链 RNA，这就使 RNA 干扰在细胞内发挥抗病毒作用成为可能。RNAi 介导的病毒抑制效应可以在不改变病毒感染细胞基因表达的前提下实现。但当前基因治疗总体上效果不够理想，主要困难是难以转移足够的基因到靶细胞并使其表达。基因载体作为外来抗原可激活机体的免疫应答，其安全性问题是值得考虑的。

（二）疫苗的应用

健康人通过接种疫苗获得对病毒感染的免疫力。疫苗作为抗原，诱导机体免疫系统产生病毒特异性抗体，选择性杀灭入侵的病毒从而预防感染。同时，疫苗不会引起病理性的病毒感染，因为大多数疫苗接种都是注射少量经修饰的病毒，保留了抗原特性，但缺乏感染能力。当前疫苗种类包括减毒活疫苗、灭活疫苗、抗毒素、亚单位疫苗（含多肽疫苗）、载体疫苗、核酸疫苗等。总的来说，开发预防感染的病毒疫苗比开发抗病毒药物更容易。因为目前只有有限数量的药物能够在不损害宿主细胞的情况下选择性地抑制病毒，因此发展及使用抗病毒疫苗，使宿主对特定病毒感染产生免疫力是更实用的临床策略。从近百年来的历史情况来看，病毒疫苗在人类控制病毒性疾病过程中的作用远大于抗病毒药物的使用，创造了消灭天花和控制脊髓灰质炎、麻疹等传染病的奇迹。目前疫苗还可用于预防多种严重的病毒感染，包括狂犬病、腮腺炎、风疹、甲型和乙型肝炎及流感。但疫苗也有一些不尽如人意的地方，首先，有些疫苗只是部分有效，在接种疫苗的个体中病毒感染仍占很大比例。其他疫苗，尤其是灭活疫苗，通常需要定期重新接种（增强剂），以帮助维持抗病毒免疫。其次，某些类型的病毒仍然缺乏有效的疫苗，如 HIV、冠状病毒、流感病毒等，均有较强的抗原变异特性，以至于无法掌握什么样的抗原才能诱导相对有效的免疫应答。因此，现有疫苗的改进和新疫苗的开发仍然是抗病毒治疗的两个重要方面。

康复治疗期间特别关注的问题

新型抗病毒药物的开发和临床应用显著改善了慢性病毒感染患者的生活质量和寿命。由于病毒感染的特点和抗病毒药物的广泛不良反应，患者在治疗过程中难以避免受到药物不良反应的影响，程度从轻微到危及生命。因此在治疗过程中，需要适时调整康复治疗的时间和目标，以解决一些不良反应。例如，如果患者表现出药物不良反应的严重程度或发病率增加，则可以指示患者在给药前进行康复训练，此时血浆药物浓度水平处于最低水平，并且训练项目应可减少相关不良反应发生。以下是对与抗病毒药物相关的不良反应的总结，以及在康复治疗过程中的潜在解决方案。

（1）恶心、呕吐和腹泻：是所有药物类别导致的常见胃肠道表现。患者可能无法参加预定的项目并实现治疗目标。调整治疗时间，对应胃肠道表现减轻的时间。

（2）皮疹：对不同药物类别的个别抗病毒药物有不利影响。皮疹虽然轻微，但可能发展成表皮坏死，增加感染风险。某些抗病毒药物也会增加皮肤超敏反应的风险。康复治疗师如观察到皮疹，应指示患者尽早联系主治医师解决。

（3）服用抗病毒药物可能会增加心绞痛、心肌梗死和心律失常的发病率。这些不良反应可能是某些药物对心脏功能的直接结果。此外，绝大部分的抗逆转录病毒药物都可能引起代谢功能紊乱，导致高血糖、高脂血症和脂肪再分布。在治疗期间应监测随机血糖水平和心脏功能。实施相应的长期康复训练计划可以改善血脂和血糖水平，并降低相关的发病率和死亡率。

（4）某些抗病毒药物可能会引起胰岛素抵抗，诱发糖尿病。患者应监测血糖水平。康复治疗师制订出适当的定期锻炼计划，以提高胰岛素敏感性。

（5）肌痛、关节痛和虚弱：可能会限制患者对治疗的参与。当存在这些不良反应时，应调整康复治疗目标和干预措施。

（6）抑郁症、精神病和幻觉：可能会改变患者的就诊率和治疗依从性。如果治疗目标不能改变以适应，治疗疗程可能需要停止，直到这些问题得到解决。同时应加强与患者主治医师咨询沟通以解决上述问题。

（7）个别抗病毒药物可能产生震颤、癫痫发作、意识模糊、谵妄和失眠等中枢神经系统不良反应，这些问题会对患者参与康复训练的能力产生负面影响。这些问题应与患者的主治医师进行沟通并解决。

（8）某些特定病毒感染（如 HIV）或某些特定抗病毒药物可能会增加患者感染风险。如果感染严重，康复治疗可能必须立刻改变或停止，直到感染问题得到解决。同时，应加强与患者主治医师进行咨询沟通，以确定适当的康复治疗方案。

（9）手脚周围神经病变：可能是某些抗病毒药物的直接不良反应，也可能是某些抗病毒药物引起的高血糖或其他代谢紊乱造成的。康复治疗师应为周围感觉神经病患者提供恰当的足部护理指南。如果还存在外周肌无力，患者可能需要适当的矫形器或其他非卧床辅助工具。如果周围神经病变是新发或进展的，还应将评估报告提交给主治医师。

（10）扎那米韦可能引起支气管刺激，加剧哮喘或阻塞性气道疾病的患者的肺功能障碍。一旦出现相关问题，康复治疗方案和目标需要改变，以解决呼吸困难。

（11）上述一种或多种不良反应可引起患者跌倒风险增加。治疗师应与患者讨论并开始适当的预防处置跌倒风险的指导。

康复治疗师应紧跟病毒感染预防及治疗临床策略进展，为患者提供康复治疗期间的临床指导，尤其是针对 AIDS 患者。病毒感染患者可能会产生肌肉疼痛等症状，特别是慢性 HIV 感染和某些抗病毒药物都会产生神经肌肉问题。神经肌肉损伤可发生在 HIV 感染的任何阶段，但在晚期 HIV 感染病例或该疾病发展为 AIDS 时问题显得尤其突出。因此，治疗师可以通过按摩和各种物理疗法来帮助患者减轻疼痛，并可以实施有氧和阻力运动计划来维持肌肉力量和功能。合理实施康复治疗干预措施对维持、提升患者生活质量非常重要。

 病例分析

康复治疗师为患者制订了有氧和渐进式阻力运动计划。运动计划包括 40min 的中等强度有氧运动和 20min 的阻力训练，每周 3～4 次。阻力训练主要集中在下肢的大型肌肉群上。在随访中，康复治疗师在检查基本体征的同时适当地推进了锻炼，以确保训练进展在患者的身体接受范围内。患者一直严格遵循锻炼计划 6 个月。结果非常理想，患者现在的腰围恢复正常，腿部变粗且更有力量。并且在患者主治医师重新评估时，患者的代谢特征也显著改善：总胆固醇降低，HDL-C 升高，空腹血糖降低，血压降低。

毫无疑问，抗逆转录病毒疗法延长了 HIV 感染者的寿命并改善了其生活质量。随着 AIDS 患者寿命的延长，由于药物影响，常见的心血管和代谢疾病等不良反应出现。在 HAART 方案中的蛋白酶抑制剂通常与血脂异常、胰岛素抵抗和脂肪再分布有关。对于成年 AIDS 患者来说，包括有氧运动和阻力训练至少 20min，每周 3 次，至少 5 周的运动方案是安全的，并能改善机体的相应功能。具体而言，阻力训练和有氧运动已被证明可以帮助 AIDS 患者减轻体重，抑制向心性肥胖，降低血脂。这有助于预防或减轻潜在的心血管和代谢并发症。同时还建议患者戒烟和减少脂肪摄入。

◎ 小 结

在化学治疗方面，病毒是一个独特的问题。这些微生物完全依赖于代谢功能宿主（人类）细胞的功能，从而复制更多病毒。因此，目前只有少量抗病毒药物能够选择性杀灭病毒，并且不产生对人体的严重不良反应。病毒可以通过突变来获得对药物的耐药性。发展及使用抗病毒疫苗，使宿主对特定病毒感染产生免疫力是更实用的临床策略。未来新的抗病毒药物和疫苗的研制，将有助于消除病毒感染疾病对人类健康造成的严重威胁。

第三十四章　抗恶性肿瘤的药物治疗

📖 病 例

　　孙某，男，42 岁，被诊断患有慢性粒细胞白血病（CML）。过去 3 个月，每天都在服用酪氨酸激酶抑制剂伊马替尼。患者主治医师在评估中发现患者对化疗药物反应不佳，于是决定增加伊马替尼的剂量。几周后，患者开始出现明显的肌肉疼痛和呼吸困难。某日，患者呼吸困难症状加重，被送入急诊救治，同时对患者的症状进行重新评估后，建议进行康复训练治疗。康复治疗师审查完患者的病历，并与患者主治医师讨论后，决定将康复治疗评估推迟。

　　癌症是全球主要死因之一，每年我国新发癌症患者近 450 万，死亡人数超过 300 万。吸烟是多种癌症的诱发原因。同时随着人口老龄化，癌症发病率随着年龄的增长而上升。自 20 世纪 90 年代初以来，整体癌症死亡率逐年下降，这一趋势突显了在治疗癌症方面取得的进展。康复治疗师很可能接诊住院治疗的癌症患者，更有可能在门诊治疗癌症康复期患者。患者可能会针对癌症治疗的不良反应寻求康复治疗，如切除淋巴结后继发的淋巴水肿。更常见的是，患者寻求通过康复治疗改善长期化疗所引起的不良反应。例如，睾丸癌患者可能产生与博来霉素相关的肺毒性导致呼吸困难。慢性粒细胞白血病（chronic myelogenous leukemia，CML）缓解期的患者可能患有继发于特定化疗方案的周围神经病变。康复治疗师必须认识到，许多化疗药物的长期毒性通常是不可逆的。因此，对于博来霉素治疗的患者，必须调整有氧运动计划并评估肺损伤对训练的影响。同样，周围神经病变患者的平衡训练和降低跌倒风险的策略可能需要强调增强视觉和前庭系统。本章的主要目标是让康复治疗师广泛了解不同的化疗方式、抗癌药物的基本机制、联合化疗策略及化疗药物的一般不良反应。

　　恶性肿瘤常称癌症，是严重威胁人类健康的常见多发的慢性病。目前治疗恶性肿瘤的方法包括外科手术、放射治疗、化学治疗和免疫治疗。化学治疗有别于适合肿瘤局部治疗的外科手术、放射治疗，强调全身治疗，对已播散、转移的晚期恶性肿瘤亦具有治疗作用。应用抗肿瘤药物在肿瘤的综合治疗中占有极为重要的地位，虽然传统细胞毒类抗肿瘤药物在目前的肿瘤化学治疗中仍起主导作用，而以分子靶向药物为代表的新型抗肿瘤药物治疗手段已取得突破性进展，并明显减少了不良反应及耐药性的发生。临床康复治疗中经常会接诊癌症化疗患者，而抗肿瘤药物的毒性作用往往直接影响物理治疗和作业治疗的程序过程，因此，理解相关药物的治疗作用及潜在副作用更有利于临床康复治疗工作的展开。

第一节　抗肿瘤药物的基本作用及药物分类

　　抗肿瘤药物作用于细胞周期的不同阶段，主要影响生物大分子的生化过程，导致细胞内重要遗传物质及蛋白质代谢障碍，阻止细胞分裂增殖。在机体免疫系统的共同参与下，最终杀伤、消灭肿瘤细胞。

一、根据对生物大分子的作用分类

1. 影响核酸（DNA、RNA）生物合成的药物　分为：①阻止嘧啶类核苷酸形成的抗代谢药，如 5-氟尿嘧啶等。②阻止嘌呤类核苷酸形成的抗代谢药，如 6-巯嘌呤等。③抑制二氢叶酸还原酶的药物，如甲氨蝶呤等。④抑制 DNA 多聚酶的药物，如阿糖胞苷。⑤抑制核苷酸还原酶的药物，如羟基脲。

2. 直接破坏 DNA 并阻止其复制的药物　有烷化剂、丝裂霉素 C、博来霉素等。

3. 干扰转录过程阻止 RNA 合成的药物　有多种抗癌抗生素，如放线菌素 D 及蒽环类的柔红霉素、多柔比星等。

4. 影响蛋白质合成的药物　这类药物作用于蛋白质合成的不同环节：①影响纺锤丝的形成，纺锤丝是一种微管结构，由微管蛋白的亚单位聚合而成。长春碱类和鬼臼毒素类属本类药物。②干扰核蛋白体功能的药物，如三尖杉酯碱。③干扰氨基酸供应的药物，如 L-门冬酰胺酶。

5. 影响激素平衡发挥抗癌作用的药物　有肾上腺皮质激素、雄激素、雌激素等。

二、根据对细胞增殖动力学的影响分类

肿瘤组织主要由增殖细胞群和非增殖细胞（G_0）群组成（图 34-1）。前者分为 4 个时期：DNA 合成前期（G_1 期）、DNA 合成期（S 期）、DNA 合成后期（G_2 期）和有丝分裂期（M 期）。非增殖细胞群主要是静止期（G_0 期）细胞，G_0 期细胞有增殖能力，但暂不进行分裂，当周期中细胞被药物大量杀灭时，G_0 期细胞即可进入增殖期，是肿瘤复发的根源。

1. 细胞周期非特异性药物（cell cycle nonspecific agents，CCNSA）　主要杀灭增殖期其至包括 G_0 期细胞，如烷化剂、抗肿瘤抗生素等。

2. 细胞周期特异性药物（cell cycle specific agents，CCSA）　是指仅对增殖周期某些时相敏感，对 G_0 期细胞不敏感的药物，如作用于 S 期细胞的抗代谢药物，作用于 M 期的长春碱类药物，作用于 G_2 期和 M 期的紫杉醇。

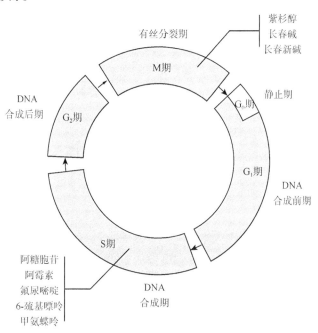

图 34-1　细胞周期的各个阶段

第二节 常用的抗肿瘤药物

一、影响核酸生物合成的药物

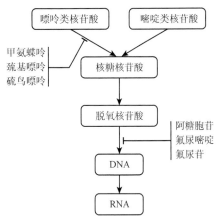

图 34-2 抗代谢药物的作用机制

影响核酸生物合成的药物又称抗代谢药物，是模拟正常代谢物质，如叶酸、嘌呤碱、嘧啶碱等的化学结构所合成的类似物，与有关代谢物质发生特异性的拮抗作用，从而干扰核酸，尤其是 DNA 的生物合成，阻止瘤细胞的分裂繁殖。它们是细胞周期特异性药物，主要作用于 S 期（图 34-2）。

5-氟尿嘧啶（5-fluorouracil，5-FU）

5-氟尿嘧啶是尿嘧啶 5 位的氢被氟取代的衍生物，是抗嘧啶药。

【体内过程】 本品口服吸收不规则，常静脉给药。分布于全身体液，肿瘤组织中的浓度较高，易进入脑脊液内。由肝代谢灭活，变为 CO_2 和尿素分别由肺和尿排出。

【药理作用】 本品在细胞内转变为 5-氟尿嘧啶脱氧核苷酸（5F-dUMP）而抑制脱氧胸苷酸合成酶，阻止脱氧尿苷酸（dUMP）甲基化为脱氧胸苷酸（dTMP），从而影响 DNA 的合成。另外，5-FU 在体内转化为 5-氟尿嘧啶核苷（5-FUR）后，也能掺入 RNA 中干扰蛋白质合成，故对其他各期细胞也有作用。

【临床应用】 本品对多种肿瘤有效，特别是对消化道癌症和乳腺癌疗效较好；对卵巢癌、宫颈癌、绒毛膜上皮癌、膀胱癌等也有效。

【不良反应】 本品主要不良反应为胃肠道反应，重者出现严重便血、骨髓抑制、脱发、共济失调等。因刺激性可致静脉炎或动脉内膜炎。偶见肝、肾功能损害。

6-巯基嘌呤（6-mercaptopurine，6-MP）

6-巯基嘌呤是腺嘌呤 6 位上的—NH_2 被—SH 所取代的衍生物，为抗嘌呤药。

【体内过程】 本品口服吸收良好。分布到各组织，部分在肝内经黄嘌呤氧化酶催化为无效的硫尿酸（6-thiouric acid）与原型物一起由尿排泄。静脉注射的 $t_{1/2}$ 约为 90min。抗痛风药别嘌醇可干扰 6-MP 变为硫尿酸，故能增强 6-MP 的抗肿瘤作用及毒性，合用时应注意减量。

【药理作用】 本品在体内先经酶催化变成硫代肌苷酸，它能阻止肌苷酸转变为腺苷酸和鸟苷酸，干扰嘌呤代谢、阻碍核酸合成，对 S 期细胞及其他期细胞有效。肿瘤细胞对 6-MP 可产生耐药性，因耐药性细胞中 6-MP 不易转变成硫代肌苷酸或产生后迅速降解之故。

【临床应用】 本品对儿童急性淋巴细胞白血病疗效好，因起效慢，多作维持药用。大剂量用于治疗绒毛膜上皮癌有一定疗效。

【不良反应】 本品不良反应多见胃肠道反应和骨髓抑制；少数患者可出现黄疸和肝功能障碍。偶见高尿酸血症。

甲氨蝶呤（methotrexate，MTX）

甲氨蝶呤又名氨甲蝶呤（amethopterin），化学结构与叶酸相似，是抗叶酸药。

【体内过程】 本品口服吸收良好。1h 内血中浓度达峰值，3～7h 后已不能测到。与血浆蛋白结合率为 50%；$t_{1/2}$ 约为 2h。由尿中排出的原型约 50%；少量通过胆道从粪排出。不易透过血脑屏障。

【药理作用】 甲氨蝶呤对二氢叶酸还原酶有强大而持久的抑制作用，使 5,10-甲基四氢叶酸不足，脱氧胸苷酸（dTMP）合成受阻，影响 DNA 合成；也可阻止嘌呤核苷酸的合成，因为嘌呤环上的第 2 和 8 碳原子是由 FH4 携带的一碳基团所供给，故能干扰 RNA 和蛋白质的合成。

【临床应用】　本品用于儿童急性白血病和绒毛膜上皮癌。甲酰四氢叶酸能拮抗 MTX 治疗中的毒性反应，现主张先用大剂量 MTX（$3.5 \sim 8g/m^2$），以后再用甲酰四氢叶酸作为救援剂，以保护骨髓正常细胞，对成骨肉瘤等有良效。

【不良反应】　本品不良反应较多。可致口腔及胃肠道黏膜损害，如口腔炎、胃炎、腹泻、便血甚至死亡。骨髓抑制可致白细胞、血小板减少以至全血象下降。也有脱发、皮炎等。孕妇可致畸胎、死胎。大剂量长期用药可致肝、肾损害。

近年发现癌细胞可对 MTX 产生耐药性，主要是基因扩增产生更多二氢叶酸还原酶所致，也与 MTX 进入细胞减少等有关。

阿糖胞苷（cytarabine，AraC）

【体内过程】　本品不稳定，口服易破坏。静脉注射 20min 后多数患者血中已测不到。主要在肝中被胞苷酸脱氨酶催化为无活性的阿糖尿苷，迅速由尿排出。

【药理作用】　阿糖胞苷在体内经脱氧胞苷激酶催化成二或三磷酸胞苷，进而抑制 DNA 多聚酶的活性而影响 DNA 合成；也可掺入 DNA 中干扰其复制，使细胞死亡。S 期细胞对之最敏感，属周期特异性药物。

【临床应用】　本品是治疗成人急性粒细胞或单核细胞白血病的有效药物。对实体瘤单独应用疗效不满意。

【不良反应】　本品对骨髓的抑制可引起白细胞及血小板减少。久用后胃肠道反应明显。对肝功能有一定影响，出现转氨酶升高。

二、直接破坏 DNA 并阻止其复制的药物

（一）烷化剂

烷化剂（alkylating agents）又称烃化剂，是一类化学性质很活泼的化合物。它们具有活泼的烷化基团，能与细胞中 DNA 或蛋白质中的氨基、巯基、羟基和磷酸基等起作用，常可形成交叉联结或引起脱嘌呤作用，使 DNA 链断裂，在下一次复制时，又可使核苷酸编码错误，造成 DNA 结构和功能的损害，重者可致细胞死亡（图 34-3）。

氮芥（nitrogen mustard，HN₂）

氮芥是最早应用的烷化剂，选择性低，局部刺激性强，必须静脉注射。作用迅速而短暂，但对骨髓等抑制的后果却较久。目前主要利用其速效的特点，用作纵隔压迫症状明显的淋巴瘤的化学治疗，以及区域动脉内给药或半身化疗（压迫主动脉阻断下身循环），治疗头颈部等肿瘤，以提高肿瘤局部的药物浓度和减少毒性反应。可有恶心、呕吐、眩晕、视力减退、脱发、黄疸、月经失调和皮疹等不良反应。

环磷酰胺（cyclophosphamide，CTX）

环磷酰胺为氮芥与磷酰胺基结合而成的化合物。

【体内过程】　本品口服吸收良好，1h 后血中药物

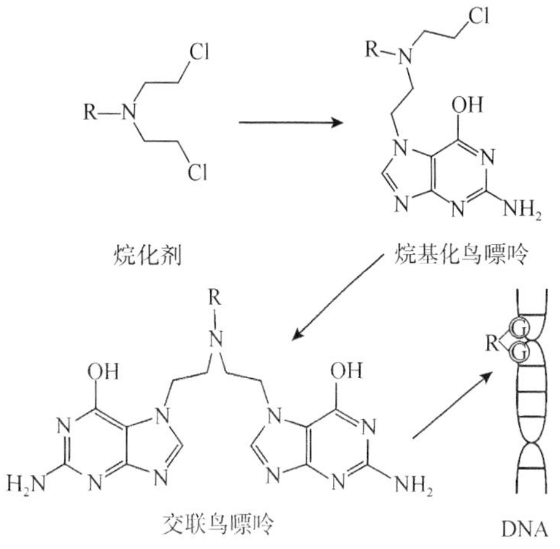

图 34-3　烷化剂的作用机制

烷化剂（R）导致鸟嘌呤核苷酸的烷基化在 DNA 链中，然后进行交叉链接形成为两个烷基化鸟嘌呤之间，从而形成牢固的结合，最终抑制 DNA 的功能和复制

达峰浓度，17%～31%的药物以原型由粪排出。30%以活性形式由尿排出，对肾和膀胱有刺激性。静脉注射 6～8mg/kg 后，$t_{1/2}$ 约为 6.5h。在肝及肝癌组织中分布较多。

【药理作用】　环磷酰胺在体外无活性，在体内经肝细胞色素 P_{450} 氧化、裂环生成中间产物醛磷酰胺（alcophosphamide），它在肿瘤细胞内分解出有强效的磷酰胺氮芥（phosphoramide mustard），才与 DNA 发生烷化，形成交叉联结，抑制肿瘤细胞的生长繁殖。环磷酰胺抗瘤谱较广，对淋巴瘤疗效显著。对多发性骨髓瘤、急性淋巴细胞白血病、卵巢癌、乳腺癌等也有效。

【不良反应】　环磷酰胺可口服或注射；呕吐、恶心反应较轻，静脉注射大剂量时仍多见；脱发发生率较其他烷化剂高 30%～60%，多发生于服药 3～4 周后；抑制骨髓，对粒细胞的影响更明显；刺激膀胱黏膜可致血尿、蛋白尿；偶可影响肝功能，导致黄疸；还可致凝血酶原减少；久用可致闭经或精子减少。

噻替派（triethylene thiophosphoramide，TSPA）

噻替派结构中含三个乙撑亚胺基，能形成有活性的碳三离子与细胞内 DNA 的碱基结合，影响瘤细胞的分裂。其选择性较高，抗瘤谱较广，主要用于乳腺癌、卵巢癌、肝癌和黑色素瘤等，对骨髓有抑制作用，引起白细胞和血小板减少，但较氮芥轻。胃肠道反应少见，局部刺激小，可作静脉注射、肌内注射及动脉内给药与胸（腹）腔内给药。

白消安（busulfan）

白消安又名马利兰（myleran），属磺酸酯类，在体内解离后起烷化作用。小剂量即可明显抑制粒细胞生成，对慢性粒细胞白血病疗效显著。剂量提高可抑制全血象。对慢性粒细胞白血病急性病变及急性白血病无效。对其他肿瘤疗效不明显。口服吸收良好，静脉注射后 2～3min 90%的药物自血中消失。绝大部分代谢成甲烷磺酸由尿排出。本药的胃肠道反应少，对骨髓有抑制作用。久用可致闭经或睾丸萎缩，偶见出血、再生障碍性贫血及肺纤维化等严重反应。

（二）抗生素类

丝裂霉素 C（mitomycin C，MMC）

【药理作用】　丝裂霉素 C 化学结构中有乙撑亚胺及氨甲酰酯基团，具有烷化作用。能与 DNA 的双链交叉联结。可抑制 DNA 复制，也能使部分 DNA 断裂。属周期非特异性药物。注射后迅速由血浆消失，经肾排泄。

【不良反应】　骨髓抑制以白细胞和血小板下降最明显，也常有恶心、呕吐、腹泻等症状。注射局部刺激性较大。偶见心脏毒性。

【临床应用】　本品抗瘤谱广，可用于胃癌、肺癌、乳腺癌、慢性粒细胞白血病、淋巴瘤等。

博来霉素（bleomycin，BLM）

博来霉素为多种糖肽抗生素的混合物。

【体内过程】　本品给药后广泛分布到各组织，以肺及鳞癌细胞较多，在该处不易被灭活，而其他组织的水解酶能使之迅速灭活。主要由肾排泄。

【药理作用】　本品能与铜或铁离子络合，使氧分子转成氧自由基，从而使 DNA 单链断裂，阻止 DNA 复制，干扰细胞分裂繁殖。属周期非特异性药物，作用于 G_2 及 M 期，并延缓 S/G_2 边界期及 G_2 期时间。

【临床应用】　本品主要用于鳞状上皮癌（头、颈、口腔、食管、阴茎、外阴、宫颈等处的癌）。与顺铂及长春碱合用治疗睾丸癌，可达根治效果。也用于淋巴瘤的联合治疗。

【不良反应】　本品对骨髓和免疫的抑制及肠胃道反应均不严重；约有 1/3 的患者用药后可有发热、脱发等。少数患者可有皮肤色素沉着。最严重的是肺纤维化，与剂量有关。

铂类抗癌药

顺铂（cisplatin，DDP）在体内与 DNA 上的核碱鸟嘌呤、腺嘌呤和胞嘧啶形成 DNA 单链内两点的交叉联结，也可能形成双链间的交叉联结，从而破坏 DNA 的结构和功能。对 RNA 和蛋白质合成的抑制作用较弱，属周期非特异性药物。在体内主要聚积于肝、肾及膀胱。血浆蛋白结合率约为90%，1h 后残留在血浆中的铂不足 10%，主要以原型经肾排泄，排泄较慢。主要不良反应为肾毒性，呕吐、恶心发生率较高，还能致听力减退及神经症状。顺铂抗瘤谱广。对睾丸肿瘤与 BLM 及长春碱联合化疗，可以根治；对卵巢癌、肺癌、鼻咽癌、淋巴瘤、膀胱癌等也有效。

卡铂（carboplatin）的抗癌作用与顺铂相似，但其不良反应不同，主要是骨髓抑制。

奥沙利铂（oxaliplatin）为第 3 代铂类抗癌药，与其他铂类药作用相同，与 5-FU 联合应用具有协同作用，与顺铂之间无交叉耐药性。主要不良反应为外周神经毒性，主要表现为感觉迟钝、感觉异常，胃肠道和血液系统反应相对轻微，无肾毒性和脱发。

三、干扰转录过程阻止 RNA 合成的药物

放线菌素 D（dactinomycin，DACT）

放线菌素 D 属于多肽类抗生素。

【体内过程】　本品口服疗效差。静脉注射后 2min 内迅速分布到组织内。肝、肾中药物浓度较高。24h 内有 10%～20% 由尿中排出，50%～90% 由胆汁排泄。

【药理作用】　放线菌素 D 能嵌入到 DNA 双螺旋链中相邻的鸟嘌呤和胞嘧啶（G-C）碱基对之间，与 DNA 结合成复合体，阻碍 RNA 多聚酶的功能，阻止 RNA 特别是 mRNA 的合成，从而抑制蛋白质合成最终导致肿瘤细胞生长受限。属周期非特异性药物，但对 G_1 期作用较强，且可阻止 G_1 向 S 期的转变。

【临床应用】　本品抗瘤谱较窄，对葡萄胎、绒毛膜上皮癌、淋巴瘤、肾母细胞瘤、横纹肌肉瘤及神经母细胞瘤等的疗效较好。

【不良反应】　恶心、呕吐、口腔炎常见。骨髓抑制先呈血小板减少，后即出现全血细胞减少。有局部刺激作用，可致疼痛和脉管炎。还可致脱发、皮炎、畸胎等。

四、影响蛋白质合成的药物

长春碱类

此类药物主要有长春碱（vinblastine，VLB）及长春新碱（vincristine，VCR），它们为夹竹桃科长春花（*Vinca rosea*）植物所含的生物碱。

【药理作用】　此类药物可使细胞有丝分裂停止于中期。对肿瘤细胞有丝分裂的抑制作用，VLB 较 VCR 强，但后者的作用不可逆。作用机制在于药物与纺锤丝微管蛋白结合，使其变性，从而影响微管装配和纺锤丝的形成，是作用于 M 期的药物。

【临床应用】　VLB 主要用于急性淋巴细胞白血病、霍奇金淋巴瘤及绒毛膜上皮癌。VCR 对小儿急性淋巴细胞白血病疗效较好，起效较快，常与泼尼松合用。

【不良反应】　VLB 可引起骨髓抑制、白细胞及血小板减少。也有脱发、恶心等。偶有外周神经症状。静脉注射因刺激导致血栓性静脉炎。VCR 主要引起神经症状，表现为指/趾麻木、腱反射迟钝、外周神经炎等。

紫杉醇类

紫杉醇（paclitaxel）是由短叶紫杉或我国红豆杉的树皮中提取的有效成分。多西他赛（docetaxel）

是从植物 *Taxas bacata* 提取物巴卡丁（baccatin）半合成获得，化学结构与紫杉醇相似，水溶性较高。紫杉醇类药物作用机制特殊，通过促进微管聚合，同时抑制微管的解聚，从而使纺锤体失去正常功能，抑制细胞的有丝分裂，不易产生耐药性。临床上对卵巢癌和乳腺癌疗效突出，对肺癌、食管癌、大肠癌、黑色素瘤、头颈部癌、淋巴瘤、脑瘤也有一定疗效。主要不良反应包括骨髓抑制、神经毒性、心脏毒性和过敏反应。

鬼臼毒素类

鬼臼毒素（podophyllotoxin）是植物西藏鬼臼（*podophyllus emodii Wall*）的有效成分，经改造半合成又得依托泊苷（etoposide，VP16）。鬼臼毒素能与微管蛋白相结合而破坏纺锤丝的形成。但VP16 则不同，它能干扰 DNA 拓扑异构酶，阻止 DNA 复制。临床上常与顺铂联合用于治疗肺癌及睾丸肿瘤，也用于淋巴瘤。主要不良反应包括骨髓抑制及胃肠道反应。

三尖杉酯碱（harringtonine）

三尖杉酯碱从三尖杉属植物中提取而得。其作用机制是抑制蛋白质合成的起始阶段，使核蛋白体分解，但对 mRNA 或 tRNA 与核蛋白体的结合并无抑制作用。临床用于治疗急性粒细胞白血病和急性单核细胞白血病。主要不良反应包括白细胞减少、胃肠道反应、心悸、心肌缺血等。

L-门冬酰胺酶（*L*-asparaginase）

L-门冬酰胺是肿瘤生长的必需氨基酸，但某些肿瘤细胞不能自行合成，需从细胞外摄取。*L*-门冬酰胺酶可水解血清中门冬酰胺从而抑制肿瘤生长，而正常细胞能合成门冬酰胺，受影响较少。主要用于急性淋巴细胞白血病，但长期使用易出现耐药。常见的不良反应有胃肠道反应、出血及精神异常，偶见过敏反应，使用前应作皮试。

五、激 素 类

乳腺癌、前列腺癌、甲状腺癌、宫颈癌、卵巢肿瘤及睾丸肿瘤等均与相应的激素失调有关，因此应用某些激素或其拮抗药，改变失调状态，可以抑制这些肿瘤生长，且无骨髓抑制等不良反应。但激素作用广泛，若使用不当，也会导致严重不良反应。

肾上腺皮质激素

肾上腺皮质激素能抑制淋巴组织，使淋巴细胞溶解。对急性淋巴细胞白血病及淋巴瘤的疗效较好，起效快但短暂，且易产生耐药性。对慢性淋巴细胞白血病除减低淋巴细胞数目外，还可缓解并发的自身免疫性贫血。但对其他肿瘤无效，可能因为其抑制免疫功能而助长肿瘤生长。仅在肿瘤引起的发热不退、毒血症时可少量短期应用以改善症状（应合用抗癌药及抗菌药物）。常用的有泼尼松、泼尼松龙、地塞米松等。

雌 激 素

雌激素用于前列腺癌治疗，因可抑制下丘脑及垂体，减低促间质细胞激素的分泌，从而减少睾丸间质细胞分泌睾酮；减少肾上腺皮质分泌雄激素；还用于绝经 7 年以上的乳腺癌而有内脏或软组织转移者。

雄 激 素

雄激素对晚期乳腺癌，尤其是骨转移者效佳；可抑制促卵泡激素的分泌，能抑制乳腺促进激素（或催乳素）的分泌，抑制乳腺癌生长。长期使用可产生男性化副作用。

他莫昔芬（tamoxifen）

他莫昔芬为抗雌激素药，可拮抗乳腺癌生长依赖的雌激素的作用。临床主要用于治疗晚期乳腺癌，与雄激素的疗效相当，但无后者的男性化副作用。

氨鲁米特（aminoglutethimide）

氨鲁米特为催眠药格鲁米特的衍生物，具有抑制肾上腺皮质激素合成及阻断雄激素转化为雌激素的作用。可用于绝经后晚期乳腺癌。

六、分子靶向抗肿瘤药物

传统肿瘤化疗存在两大障碍，即毒性反应和耐药性。随着分子生物学和精准医学的发展，分子靶向治疗特异性地干预调节肿瘤细胞生物学行为的信号通路，从而抑制肿瘤的发展，同时弥补了传统化疗药物选择性差和易耐药的缺陷。

分子靶向药物主要针对恶性肿瘤病理生理发生、发展的关键靶点进行治疗干预。虽然分子靶向药物针对某些肿瘤疗效突出，并且耐受性较好、毒性反应较轻，但目前还不能完全取代传统的细胞毒类抗肿瘤药物。肿瘤细胞的药物靶标分子在治疗前、后的表达和突变状况往往决定分子靶向药物的疗效和疾病预后，对此类药物的应用更强调个体化治疗。

（一）单克隆抗体类

利妥昔单抗（rituximab）

利妥昔单抗是针对 B 细胞分化抗原（CD20）的人鼠嵌合型单克隆抗体。CD20 抗原位于 B 淋巴细胞表面，但在造血干细胞、正常血细胞或其他正常组织中不存在。利妥昔单抗可与 CD20 特异性结合导致 B 淋巴细胞溶解，从而抑制 B 淋巴细胞增殖，诱导成熟 B 淋巴细胞凋亡。临床用于治疗非霍奇金淋巴瘤（non-Hodgkin lymphoma，NH）。主要不良反应为发热、寒战、恶心、呕吐等。

阿仑珠单抗（alemtuzumab）

阿仑珠单抗是抗 CD52 的人源化抗体，通过与含 CD52 的肿瘤细胞结合，临床用于治疗慢性淋巴细胞白血病（chronic lymphocytic leukemia，CLL）。主要不良反应有寒战、发热、恶心、呕吐、感染等。

替伊莫单抗（ibritumomab）

替伊莫单抗为同位素标记的抗 CD20 鼠单克隆抗体。通过单克隆抗体对肿瘤细胞的靶向作用将同位素富集在肿瘤部位，杀伤肿瘤细胞。临床用于复发或难治性 B 淋巴细胞非霍奇金淋巴瘤的治疗。主要不良反应有血象异常、恶心、腹痛、咳嗽、腹泻等。

托西莫单抗（tositumomab）

托西莫单抗是 PI 标记的抗 CD20 鼠单克隆抗体，通过抗体靶向放射性杀伤癌细胞。临床主要用于非霍奇金淋巴瘤。主要不良反应包括血象异常、发热、寒战、恶心、低血压等。

曲妥珠单抗（trastuzumab）

曲妥珠单抗为表皮生长因子受体（epidermal growth factor receptor，EGFR）重组人单克隆抗体，选择性地结合人类表皮生长因子受体 2（HER-2）的细胞外区域，抑制 HER-2 过度表达的肿瘤细胞增殖。临床单用或者与紫杉类联合治疗 HER-2 高表达的转移性乳腺癌。主要不良反应为头痛、腹泻、恶心和寒战。

西妥昔单抗（cetuximab）和帕尼单抗（panitumumab）

西妥昔单抗和帕尼单抗选择性抑制 EGFR 的 HER-1 结合区域，从而抑制肿瘤增殖。主要用于转移性结直肠癌和头颈部肿瘤。

贝伐珠单抗（bevacizumab）

贝伐珠单抗为作用于血管内皮细胞生长因子的单克隆抗体，可选择性地与人血管内皮生长因子（vascular endothelial growth factor，VEGF）结合，抑制肿瘤血管生成。临床用于转移性结直肠癌、晚期非小细胞肺癌、转移性肾癌和恶性胶质瘤的治疗。不良反应主要为高血压、心肌梗死、脑梗死、蛋白尿、胃肠穿孔及阻碍伤口愈合等。

（二）小分子靶向抗肿瘤药

1. 单靶点的抗肿瘤小分子化合物

伊马替尼（imatinib）、达沙替尼（dasatinib）和尼罗替尼（nilotinib）

伊马替尼、达沙替尼和尼罗替尼为蛋白酪氨酸激酶 BCR-ABL 抑制药。慢性粒细胞白血病是因为持续激活的突变的 BCR-ABL 酪氨酸激酶引起粒细胞异常增殖所导致。此类药物与 BCR-ABL 酪氨酸激酶 ATP 位点结合、抑制 BCR-ABL 阳性细胞的增殖并诱导其凋亡。此外，伊马替尼对 c-Kit 受体酪氨酸激酶也具有抑制作用，可用于治疗胃肠道间质瘤。不良反应主要包括消化道症状、水肿、肌肉疼痛及头痛乏力等，严重情况下可引起血液系统毒性和肝损伤。

吉非替尼（gefitinib）和厄洛替尼（erlotinib）

吉非替尼和厄洛替尼为 EGFR 酪氨酸激酶抑制药，阻断 EGFR 的激酶活性及其下游信号通路，抑制肿瘤细胞增殖。主要治疗晚期或转移的非小细胞肺癌。主要不良反应包括腹泻、恶心、呕吐等消化道症状，以及丘疹、瘙痒等皮肤症状。

埃克替尼（icotinib）

埃克替尼为第二代 EGFR 酪氨酸激酶抑制药，适应证和不良反应与吉非替尼和厄洛替尼类似。

奥希替尼（osimertinib）

奥希替尼是第三代高效选择性的 EGFR 抑制药，适用于既往经吉非替尼和厄洛替尼等第一代 EGFR 酪氨酸激酶抑制药耐药后的局部晚期或转移性非小细胞肺癌。

坦罗莫司（temsirolimus）和依维莫司（everolimus）

坦罗莫司和依维莫司为丝/苏氨酸蛋白激酶 mTOR 的抑制药，阻断 PI3K-Akt-mTOR 信号通路和其他由 mTOR 介导的信号传导过程，抑制细胞周期进程和新生血管形成，促进细胞凋亡。临床用于晚期肾细胞癌的治疗。

硼替佐米（bortezomib）

硼替佐米是一种硼酸盐，属可逆性糜蛋白酶和胰蛋白酶抑制药，可阻断其降解泛蛋白过程。临床用于多发性骨髓瘤和套细胞淋巴瘤的治疗。主要不良反应包括乏力、腹泻、恶心、呕吐、发热、血小板减少等。

2. 多靶点抗肿瘤的小分子化合物

索拉非尼（sorafenib）

索拉非尼可通过阻断 Raf-MEK-ERK 信号传导通路，直接抑制肿瘤生长；又可通过阻断血管内皮生长因子受体（vascular endothelial growth factor receptor，VEGFR）和血小板衍生生长因子受体（platelet-derived growth factor receptor，PDGFR）途径，抑制肿瘤血管的形成，间接抑制肿瘤细胞的生长。临床用于治疗肝癌和肾癌。不良反应包括疲乏、体重减轻、皮疹、脱发、腹泻、恶心、腹痛等。

舒尼替尼（sunitinib）

舒尼替尼为 VEGFR 和 PDGFR 阻断药，抑制肿瘤血管生成。临床用于治疗晚期肾癌、胃肠道间质瘤和晚期胰腺癌。不良反应包括疲乏、发热、腹泻、恶心、黏膜炎、高血压、皮疹等。

克唑替尼（crizotinib）

克唑替尼可抑制人肝细胞生长因子受体（c-MET）、间变性淋巴瘤激酶（AK）和 ROS1 等多个蛋白激酶靶点，用于治疗 ALK 阳性的局部晚期和转移的非小细胞肺癌。不良反应主要有肝功能异常、视觉异常（闪光、视物模糊、重影）、神经麻痹、头晕、疲倦、水肿、肠胃不适（恶心、呕吐、腹泻、便秘、食管咽喉不适）、味觉减退、皮疹等。

阿昔替尼（axitinib）

阿昔替尼为 c-Kit、PDGFR 和 VBGFR 多靶点酪氨酸激酶抑制药。临床用于治疗进展期肾癌成人患者。不良反应主要有高血压、血栓栓塞、出血、心力衰竭、胃肠穿孔和瘘管形成、甲状腺功能不全、肝肾损害和生殖毒性等。

帕唑帕尼（pazopanib）

帕唑帕尼为 VEGFR、PDGFR 和 c-Kit 多靶点酪氨酸激酶抑制药，抑制肿瘤血管生成。临床用于治疗晚期软组织肉瘤患者。不良反应包括腹泻、高血压、毛发颜色变化（脱色素）、恶心、厌食和呕吐等。

凡德他尼（vandetanib）

凡德他尼是一种口服小分子 EGFR、VEGFR 和 RET 多靶点酪氨酸激酶及丝氨酸/苏氨酸激酶抑制药。适用于治疗不能切除、局部晚期或有症状进展的髓样甲状腺癌。不良反应包括腹泻、皮疹、痤疮、恶心、高血压、头痛、上呼吸道感染等。

拉帕替尼（lapatinib）

拉帕替尼是小分子靶向双重酪氨酸激酶抑制药，可同时阻断 ErbB1/EGFR 和 ErbB2/HER2 的酪氨酸激酶活性，抑制肿瘤增殖和转移。临床用于晚期和转移性乳腺肿瘤。不良反应主要是胃肠道反应，包括恶心、腹泻、口腔炎和消化不良等，还有皮肤干燥、皮疹、背痛、呼吸困难及失眠等。

（三）其他

维 A 酸（tretinoin）

维 A 酸包括全反式维 A 酸（all-trans retinoic acid，ATRA）、13-顺式维 A 酸（13-CRA）和 9-顺式维 A 酸（9-CRA）。全反式维 A 酸能够调变（modulation）和降解急性早幼粒细胞白血病（acute promyelocytic leukemia，APL）的 RARα 结构域，诱导白血病细胞分化成熟、凋亡。全反式维 A 酸对急性早幼粒细胞白血病疗效确切，但单用短期内容易复发，与亚砷酸药物联合用药可获得较好疗效。

亚砷酸（arsenious acid，As_2O_3，三氧化二砷）

亚砷酸通过降解 PML/RARα 融合蛋白中的 PML 结构域、下调 bcl-2 基因表达等选择性诱导白血病细胞凋亡。亚砷酸主要用于治疗急性早幼粒细胞白血病（M3 型），有效率可达 91% 以上，是治疗 M3 型白血病的一线用药，急性早幼粒细胞白血病成为第一种基本可以被治愈的急性髓细胞白血病。亚砷酸引起的出血和骨髓抑制较少，不引起重要脏器的毒性，安全性较高。

七、肿瘤免疫治疗药物

近年来肿瘤免疫治疗药物发展迅速，主要是通过免疫原理，激发和增强机体抗肿瘤免疫应答，协同机体免疫系统高效杀伤肿瘤细胞。如细胞毒性 T 淋巴细胞相关抗原-4（cytotoxic T lymphocyte-associated antigen-4，CTLA-4）、程序性细胞死亡蛋白-1（programmed death-1，PD-1）及其配体（programmed death ligand 1，PD-L1）等，通过激活患者自身免疫系统中的 T 细胞来消灭肿瘤细胞；还有一类是通过表达嵌合抗原受体的自体 T 细胞疗法（chimeric antigen receptor T-cell therapy，CAR-T），运用患者自体 T 细胞进行个性化治疗。

伊匹单抗（ipilimumab）

伊匹单抗是人源 CTLA-4 单克隆抗体，适用于治疗不可切除的或转移黑色素瘤。最常见不良反应是疲乏、腹泻、瘙痒和皮疹，还可因为免疫介导导致结肠炎、肝炎、神经病变和内分泌病变等，可根据情况给予糖皮质激素干预。

尼伏单抗（nivolumab）

尼伏单抗是针对程序性死亡受体-1（PD-1）的单克隆抗体，通过阻断 PD-1 及其配体 PD-L1 和 PD-L2 间相互作用，从而阻断 PD-1 通路介导的免疫抑制反应，提高肿瘤细胞的免疫原性。用于治疗黑色素瘤、非小细胞肺癌。最常见的不良反应是皮疹，免疫介导的不良反应包括肺炎、肝炎、肾炎和肾功能不全、甲状腺功能减退和亢进、生殖毒性等，治疗过程中需监测肝肾、甲状腺功能变化。妊娠期、哺乳期妇女禁用。

派姆单抗（pembrolizumab）

派姆单抗是人源化 PD-1 单克隆抗体，适用于不可切除或转移性黑色素瘤的治疗。常见不良反应和尼伏单抗类似，可根据情况给予皮质激素。

阿替珠单抗（atezolizumab）和度伐单抗（durvalumab）

阿替珠单抗和度伐单抗是 PD-L1 单克隆抗体，用于治疗有局部晚期或转移性尿路上皮癌。最常见的不良反应为疲劳、食欲减退、恶心、尿路感染、发热和便秘。

重组人白介素-2（recombinant human interleukin-2，hIL-2）

重组人白介素-2 是人源化基因重组产品，为非糖基化蛋白，生物活性与天然白介素-2（interleukin-2，IL-2）相同，是 T 细胞生长因子，其药理作用在于增强免疫应答。适用于治疗肾细胞癌、黑色素瘤、乳腺癌、膀胱癌、肝癌、直肠癌和肺癌，控制癌性胸腹水，增强手术、放疗及化疗后的肿瘤患者机体免疫功能。常见不良反应有发热、寒战、肌肉酸痛，还可出现恶心、呕吐、皮疹、类感冒症状，皮下注射者可出现红肿、硬结、疼痛，所有不良反应停药后一般可自行恢复。

第三节　联合应用抗肿瘤药物的原则

抗肿瘤药物通过抑制癌细胞的过度增殖而发挥作用。为了快速复制，癌细胞必须合成大量的 DNA 和 RNA，并持续进行有丝分裂。癌症化疗在减少甚至治愈许多肿瘤方面作用明确。与正常细胞相比，抗肿瘤药物对癌细胞的影响更大。但在化疗过程中，正常细胞也会受到影响，导致药物不良反应的发生率很高。目前，靶向抗肿瘤药物通过直接靶向癌细胞或增强生物免疫反应抑制体内肿瘤细胞增殖，提高抗肿瘤药物的疗效和安全性。康复治疗师应该意识到传统化疗方案的缺陷，并根据患者情况建议调整化疗方案，缓解患者不良反应。根据抗肿瘤药物的作用机制和细胞增殖动力学，设计出联合用药方案，可以提高疗效、延缓耐药性的产生，避免毒性增加。联合用药有先后使用的序贯疗法，也有同时应用的联合疗法。一般原则如下。

1. 根据细胞增殖动力学规律　增长缓慢的实体瘤，其 G_0 期细胞较多，一般先用周期非特异性药物，杀灭增殖期及部分 G_0 期细胞，使瘤体缩小而驱动 G_0 期细胞进入增殖周期。继用周期特异性药物杀死。相反，对生长比率高的肿瘤如急性白血病，则先用杀灭 S 期或 M 期的周期特异性药物，以后再用周期非特异性药物杀灭其他各期细胞。待 G_0 期细胞进入周期时，可重复上述疗程。此外，瘤细胞群中的细胞往往处于不同时期，若将作用于不同时期的药物联合应用，可发挥分别打击各期细胞的效果。

2. 从抗肿瘤药物的作用机制考虑　不同作用机制的抗肿瘤药物合用可能增强疗效，如甲氨蝶呤和巯嘌呤的合用。

3. 从药物的毒性考虑　多数抗肿瘤药物均可抑制骨髓，而泼尼松、长春新碱、博来霉素的骨髓抑制作用较少，可合用以降低毒性并提高疗效。

4. 从抗瘤谱考虑　胃肠道腺癌宜用氟尿嘧啶、噻替派、环磷酰胺、丝裂霉素等。鳞癌可用博来霉素和甲氨蝶呤等。肉瘤可用环磷酰胺、顺铂、多柔比星等。

5. 给药方法　一般均采用机体能耐受的最大剂量，大剂量间歇用药法往往较小剂量连续法的效果好，特别是针对病期较早、健康状况较好的肿瘤患者应用环磷酰胺、多柔比星、甲氨蝶呤等时。因为前者杀灭瘤细胞数更多；而且间歇用药也有利于造血系统等正常组织的修复与补充，有利于提高机体的抗瘤能力及减少耐药性。

抗肿瘤药物通常会产生一些严重的毒性作用，包括胃肠道、血液系统和神经系统不良反应。从康复治疗方面来说，药物不良反应可能会导致患者和治疗师产生负面情绪，失去治疗信心和积极性。康复治疗师必须清楚认识化疗药物的不良反应，关注患者在化疗过程中的化疗进展、耐药性及不良反应，为患者提供心理支持，明确药物的安全性，并根据情况调整其康复治疗方案，并鼓励患者积极参与化疗和康复治疗。同时，治疗师还可能参与减少癌症引起的严重疼痛的治疗。治疗师可以使用经皮神经电疗法刺激（TENS）或其他物理方法来减轻疼痛。另外，按摩等身体干预措施也可以帮助减轻癌症化疗患者的疼痛和焦虑。这些方法可减少患者对止痛药的需求，从而减少止痛药引起的不良反应和与抗肿瘤药物的相互作用。总之，康复治疗师在改善化疗患者治疗效果和心理支持方面发挥至关重要的作用。

康复治疗期间特别关注的问题

在过去 10 年中，将康复治疗整合到癌症整体治疗方案中越来越多。研究表明，康复训练可使参与者受益，无论患者的癌症类型、性别或年龄。康复计划有助于维持心血管和肺功能，改善患者生活质量，并改善与癌症相关的疲劳，这些是癌症或癌症治疗的常见副作用。

癌症相关的疲劳可能会在强度和持续时间上波动，但其特征是极度疲劳不会随着休息而减轻。癌症相关疲劳的产生可能有多种原因，包括肿瘤细胞和免疫细胞释放的内源性细胞因子、贫血、放疗、化疗和功能失调。如果可以确定继发原因（如贫血），那么通常对其进行治疗（如通过输血或药物来增加红细胞的形成）。然而，在大多数情况下，与癌症相关的疲劳并不容易治疗。

建议癌症患者在住院治疗期间纳入正式的有氧运动计划。通过参加步行计划可改善化疗或放疗患者的生活质量和癌症相关疲劳症状，提高有氧运动能力。一般采用中等强度[年龄预测心率最大值的 50%～70%，或 org 量表评分的感知劳累（rating of perceived exertion，RPE）12～13 的步行]进行干预。应鼓励患者每天步行，目标是在癌症治疗期间每周至少步行 60min。

康复治疗师应询问患者目前是否正在接受或者曾经接受过癌症化疗。在门诊康复骨科筛查时，可能存在将转移性骨病变错误评估成直接肌肉骨骼损伤的可能性。治疗师还必须向癌症康复患者询问以前的抗癌治疗方案，特别关注有可能诱发长期并发症的药物或干预措施（如放射）。癌症化疗的最终目标是能够靶向杀伤癌细胞，但当前大多数抗癌药物具有广泛的细胞毒作用，常见不良反应将在下文讨论。

（1）恶心和呕吐、疲劳和骨髓抑制：几乎是抗癌药物的普遍不良反应。如果这些问题很严重（尤其是恶心和呕吐），则可能需要推迟康复治疗干预。对于疲劳，康复治疗师应该鼓励患者，即使在化疗期间参加有氧运动计划也将有利于身体和心理健康。为了规定安全和适当的运动强度，康复治疗师必须确定患者的血液学指标（如血红蛋白、血小板计数）是否高于临界水平。由于接受肿瘤治疗的患者往往免疫功能低下，应该强调感染风险并实施预防应对措施。如果康复治疗师患病，不应该与免疫功能低下的肿瘤患者一起工作。

（2）肺纤维化（或间质性肺疾病）：是一种公认的迟发性毒性，与几种化疗药物相关，尤其是环磷酰胺、甲氨蝶呤、白消安、卡莫司汀、博来霉素和西妥昔单抗。肺损伤是不可逆的，患者可能在休息或劳累时出现呼吸困难。康复治疗师应密切监测呼吸频率、脉搏、血氧饱和度和活动期间感知劳累的评级。必须适当调整运动强度，以防止氧饱和度下降。如果患者在休息或运动时饱和度降低，则必须将此信息转发患者主治医生，以确定是否需要及何时需要补充氧气。

（3）某些化疗药物可诱发感觉周围神经病变，表现为疼痛、感觉异常或手足感觉减退。症状的严重程度和持续时间各不相同。有时症状在化疗停止后的几个月内停止，有时症状可能持续数年或无限期。

（4）心脏相关不良反应：与蒽环类药物、紫杉醇、酪氨酸激酶抑制剂和 VEGF 抑制剂有关。因此使用这些药物的患者特别需要监测活动期间的血流动力学。对于服用酪氨酸激酶抑制剂的患者，还可能会发生液体潴留。如果发现新发或加重的呼吸困难，应将此信息转达给患者主治医师。在某些情况下，呼吸困难可能是由于胸膜积液或心包积液所致。

治疗师应尽可能多地参与治疗，在治疗过程中应该考虑化疗药物的不良反应，并鼓励退缩的患者积极参与治疗。治疗师应该为患者提供心理支持，有利于帮助患者接受抗肿瘤药物治疗，可以让患者放心使用药物。化疗带来的不良反应和身体不适通常是暂时的，结束化疗一段时间后身体可以逐渐恢复正常，一般不会造成不可逆损伤。治疗师还能帮助患者解决肿瘤相关的其他问题。特别是，减少晚期癌症带来的疼痛。治疗师可以使用经皮神经电疗法刺激（transcutaneous electrical nerve therapy stimulation，TENS）或其他非药物治疗手段来减轻患者疼痛。另外，按摩等身体干预措施也有助于减轻患者疼痛和焦虑。而这些措施可减少止痛药的用量，从而减少止痛药造成额外不良反应及与化疗药物之间的相互作用。

 病例分析

由于伊马替尼疗效突出和毒性轻微，该药已成为 CML 的临床首选药。但是，临床上仍有些患者对该药敏感性低。这种情况下，可增加伊马替尼剂量或改用另一种酪氨酸激酶抑制剂。患者的主治医生选择增加伊马替尼剂量。伊马替尼的常见不良反应包括肌肉疼痛和液体潴留。有时，液体潴留可导致胸腔积液或肺水肿，导致呼吸困难。医师怀疑患者目前的症状可能是过去几周伊马替尼剂量增加所致，故决定停用伊马替尼，确定患者呼吸困难的病因，并评估患者采用其他 CML 治疗方案。通过与康复治疗师沟通，决定推迟康复治疗评估，直到体内大部分伊马替尼将被消除（伊马替尼活性代谢物的半衰期为 40h），至少患者有一些症状可能得到改善。

◎ 小 结

传统抗肿瘤药物通常通过损伤 DNA 来抑制癌细胞的增殖或限制癌细胞有丝分裂过程，从而抑制癌细胞过度生长。因为癌细胞为了快速复制必须合成大量的 DNA 并持续进行有丝分裂，所以癌细胞往往在一定程度上更容易受到抗肿瘤药物的影响。但正常细胞也会受到抗肿瘤药物的影响，从而导致严重的不良反应。传统化疗对多数肿瘤疾病是有效的，但仍对一部分肿瘤疗效较差。目前，靶向抗肿瘤药物或免疫治疗方案，可提高对这些肿瘤治疗的疗效和安全性。治疗师应关注患者在化疗过程中的化疗进展、耐药性及不良反应，并根据情况调整其康复治疗方案。

第三十五章　免疫调节的药物治疗

病　例

　　赵某,男,66岁,在过去10年内有3次心肌梗死病史。发病期间,患者射血分数低于40%,并且表现为运动功能受限,可持续工作量下降不到5个代谢当量(MET)。经过评估患者需进行心脏移植,并参加了心脏移植前康复训练,以防止功能进一步下降。2个月前,患者接受了心脏移植手术。移植后使用的免疫抑制药物包括口服环孢素、霉酚酸酯和泼尼松。此外,患者还同时服用其他药物来维持心血管功能并改善血脂。手术后18天,心血管医师对患者进行了有限压力测试,以确定患者是否适宜为期12周的心脏康复计划。第21天,患者开始在跑步机上行走,在康复治疗师的监督和监测下进行有氧训练。5min的低强度热身之后,以RPE 11进行20min,然后进行5min的放松运动。到第28天,患者已经发展到持续35min的有氧运动,RPE为13。在移植后42天,阻力训练被纳入该计划,交替进行上下半身锻炼,并在运动之间步行2min,以防止低血压。移植后48天,患者自述有胸痛和疲劳感。康复治疗师注意到患者的血压很低,还观察到患者的脚肿胀。治疗师将此告知患者的主治医师。不久之后,患者被诊断为排斥反应诱发的冠状动脉血管炎。用药方案调整为继续使用环孢素和霉酚酸酯,停用泼尼松,同时静脉给予抗胸腺肽和甲泼尼龙。

　　虽然免疫抑制剂显著降低了与器官移植相关疾病的发病率和死亡率,但与这些药物的不良反应可能会限制移植后的康复率或生活质量。除了引起器官功能障碍外,这些药物对肌肉骨骼功能也有显著的负面影响。泼尼松龙等糖皮质激素可引起肌肉萎缩和骨质疏松。钙调磷酸酶拮抗药如环孢素会降低骨骼肌中氧化酶的浓度,从而降低有氧能力。

　　在移植之前,制订康复计划可以减缓肺、心血管和骨骼肌功能的下降。移植后,患者参与康复计划中可以降低发病率和死亡率。心脏移植患者移植后立即开始有氧运动和阻力训练的康复计划,长期结果接近年龄匹配标准功能参数的95%。即使在移植后5年,移植后立即开始的为期1年的康复计划也能改善心血管和骨骼肌功能。而移植后制订患者康复计划内容与外科手术类型、个体既往功能状态、药物治疗方案和特定器官移植有关。例如,某些心脏移植患者的心脏电位时相变化和正性肌力对运动康复训练反应有限。这一方面可能是由于器官受到非神经调控支配,另一方面也可能是由于免疫抑制剂和其他药物对心血管系统的影响。这些患者需要延长热身活动与阻力运动之间的间隔时间,以及更长的训练后放松运动时间以防止低血压。

　　免疫系统由参与免疫反应的各种器官、组织和细胞构成,如胸腺、淋巴结、脾、扁桃体及分布在全身体液和组织中的淋巴细胞和浆细胞等。主要具有免疫防护(抗病原体侵袭)、免疫稳定(消除损伤、衰老细胞)和免疫监视(清除突变细胞)三大功能。

　　免疫系统的功能通过免疫应答反应体现。广义上免疫应答包括特异性和非特异性免疫应答过程。特异性免疫应答的过程可分为感应阶段、增殖分化阶段和效应阶段。巨噬细胞吞噬和处理抗原,并将这些抗原呈递给T淋巴细胞。巨噬细胞也通过刺激释放IL-1激活T细胞。T细胞合成并释放细胞因子包括IL-2、干扰素-γ(IFN-γ),以及其他因子。这些介质激活B细胞并使B细胞分化成浆细胞产生多种免疫球蛋白（IgG、IgM、IgA、IgD、IgE）等抗体。同时 T 细胞释放的细胞因子也刺激其他免疫系统细胞的活性，如自然杀伤（NK）细胞、其他细胞毒性淋巴细胞和其他巨噬细胞（图35-1）。活化 T 细胞或抗体再次接触抗原，可产生细胞免疫或体液免疫效应。活化 T 细胞再次接触抗原时，有直接杀伤或释放多种细胞因子等免疫活性物质，使抗原所在细胞被破坏或发生异体器官移植的排斥反应等，称为细胞免疫。抗体与抗原结合，直接或在补体协同下破坏抗原，称为体液免疫。不论细胞免疫或体液免疫，其最终效果都是消除抗原，保护机体。

　　免疫治疗药物主要包括免疫抑制药（immunosuppressive drugs）和免疫增强药（immunopotentiating drugs）。它们通过影响免疫应答和免疫病理反应而调节机体免疫功能，达到防治疾病的目的。

　　物理治疗师和作业治疗师经常参与接受器官移植、皮肤移植或类似患者的康复治疗。康复治疗师还需治疗患有影响肌肉骨骼系统的自身免疫病或免疫缺陷突发症患者。而这些患者都可能正在服用免疫调节药物。因此，本章将为治疗师提供这类药物的相关药理学知识，以及这类药物的治疗作用和不良反应会如何影响身体康复。

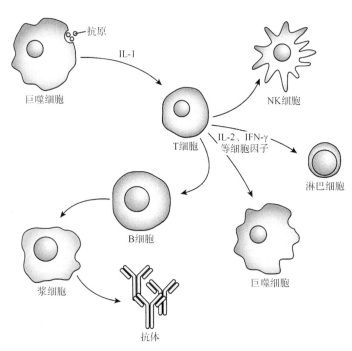

图 35-1　获得性免疫应答反应中关键细胞和细胞因子示意图

第一节　免疫抑制药

　　免疫抑制药是一类非特异性地抑制机体免疫功能的药物，可用于抑制对机体不利的免疫反应，主要包括环孢素、肾上腺皮质激素类、烷化剂和抗代谢药等。临床主要用于器官移植和自身免疫病。前者用其抑制受者免疫系统产生的对外来组织正常的免疫反应——排斥反应；后者用其缓解机体对自身组织异常的免疫反应。

　　这类药物大部分都缺乏选择性和特异性，在抑制免疫病理反应的同时，也抑制正常免疫反应，对细胞免疫和体液免疫也缺少选择性，导致此类药物易发生比较严重的不良反应。主要有以下几种：①诱发感染：药物使正常免疫反应也受抑制，从而导致细菌、病毒、真菌等病原微生物感染及各种罕见的机会性感染的危险增加；②诱发肿瘤：长期应用免疫抑制药可使机体免疫监视功能削弱，使淋巴瘤和其他恶性肿瘤的发生率增加，尤以器官移植患者为多见；③导致骨髓抑制和生殖毒性。以细胞毒类药物如烷化剂、抗代谢药最为严重，这些药物对骨髓、性腺、胃肠道黏膜上皮细胞等快速增殖的细胞毒性大。妊娠期用药可致胎儿畸形。

环孢素 A（cyclosporin A，CSA）

环孢素 A 为真菌代谢产物中提取的一种由 11 个氨基酸组成的中性环多肽，中性，可溶于乙醇，不溶于水。现在可以人工全合成。

【药理作用】　环孢素选择性作用于 T 细胞的活化初期。免疫抑制作用强而毒性小，选择性较高，一般剂量对 B 淋巴细胞无明显影响。环孢素可与 T 淋巴细胞受体——亲环蛋白（cyclophilin）结合形成复合物，此复合物可抑制 Ca^{2+} 依赖性的丝氨酸/苏氨酸磷酸酶活性，阻断细胞浆调节蛋白的去磷酸化，从而抑制 T 细胞活化及细胞因子如 IL-2 的基因表达。它的另一个重要作用是抑制淋巴细胞生成干扰素。对网状内皮系统吞噬细胞无影响。因而不同于细胞毒类药物的作用，不显著影响机体的一般防御能力。

【临床应用】

（1）器官移植　抑制器官和组织移植后的排斥反应，为首选药物。在肾移植和骨髓抑制上用得多，还用于心、肝、肺、胰、皮肤、角膜等移植。对肾移植的疗效佳。

（2）自身免疫病　其他药物无效的难治性自身免疫病。其中对 1 型糖尿病、眼色素层炎、牛皮癣、类风湿关节炎和肾病综合征效果较好；对重症肌无力、系统性红斑狼疮和原发性胆汁性肝硬化效果较差。

【不良反应】　不良反应发生率较高，其严重程度、持续时间均与剂量和血药浓度相关，多为可逆性的。

（1）肾毒性　常见，可能是因本品减少肾内舒血管物质合成，增加缩血管物质合成，使肾单位皮质血流重新分布，导致肾小管受损。在治疗量时，肾损害多是可逆的，减量即减轻。急性者在数天后出现，表现为肾血流量减少和肾小球滤过率降低。慢性毒性表现为肾功能逐渐减退，甚至慢性肾衰竭。应控制用药量，每日不超过 17mg/kg 为宜，用药期间监测肾功能，并可用甘露醇等预防。

（2）肝毒性　多见于用药早期，与剂量有关。大部分患者在减量后得到改善。

（3）其他　神经系统毒性也常见，表现为惊厥、癫痫发作、精神错乱等。此外有继发感染、多毛症、恶心、厌食、牙龈增生等，长期用药者淋巴肉瘤发生率增高。

硫唑嘌呤（imuran）

硫唑嘌呤是一种细胞毒类药物，在结构和功能上与某些抗癌药物（如巯基嘌呤）相似。

【药理作用】　其机制尚不清楚，可能是干扰了细胞中的 DNA 合成，因为硫唑嘌呤在结构上与嘌呤相似，作为一种伪递质，与天然底物发生竞争，减缓和破坏 DNA 的合成，最终抑制淋巴细胞和其他免疫相关的关键细胞成分的合成与复制，限制抗体的生成。

【临床应用】　硫唑嘌呤主要用于预防移植器官的排斥反应，特别是肾脏移植。也可用来治疗其他多种免疫病，如关节炎、系统性红斑狼疮、皮肌炎、炎症性哮喘、重症肌无力和溃疡性结肠炎。

【不良反应】　硫唑嘌呤的主要副作用与抑制骨髓功能有关，包括白细胞减少症、巨幼红细胞贫血。还有可能发生皮疹和胃肠道不适，在较高剂量时也可发生肝功能障碍。

吗替麦考酚酯（mycophenolate mofetil）

吗替麦考酚酯主要用于预防或治疗心脏和肾脏移植后的器官排斥反应。通常是与其他免疫抑制剂（环孢素、糖皮质激素）联合使用。霉酚酸酯特异性抑制单磷酸肌苷脱氢酶，这种酶负责合成 T 细胞和 B 细胞中的 DNA 前体物质，从而抑制淋巴细胞的复制和增殖，从而削弱了免疫反应。此药还通过抑制淋巴细胞对血管内皮的募集和黏附作用，从而降低淋巴细胞迁移能力，减少对免疫应答组织部位的浸润。主要的不良反应为血液系统反应（如贫血、白细胞减少症、中性粒细胞减少症）和胃肠道问题（如腹痛、恶心、呕吐、烧心、腹泻、便秘）。还可能产生胸痛、咳嗽、呼吸困难、肌肉疼痛和心血管反应（如高血压和心律失常）。

西罗莫司（rapamune）

西罗莫司是哺乳动物雷帕霉素靶蛋白（mammalian target of rapamycin，mTOR）抑制剂。mTOR是细胞生长和增殖的重要调节因子，mTOR信号途径调控异常与细胞增殖密切相关。

【药理作用】　西罗莫司与其他免疫增强剂（如环孢素、他克莫司）不同，不直接干扰细胞因子生产，而是通过抑制mTOR的功能，抑制T细胞和B细胞的生长和增殖信号通路，使细胞分裂停止在一个有丝分裂 G_1 阶段，减少了免疫细胞对移植组织的攻击。

【临床应用】　西罗莫司被用于防止实体器官移植（肾脏、心脏等）患者的器官排斥反应，特别是针对肾脏移植，既可以防止器官排斥，又不会对肾小球滤过和肾功能产生不利影响，因此肾功能不全的患者优先使用这类药物，而非肾毒性药物（如环孢素、他克莫司）。mTOR抑制剂通常与糖皮质激素或其他免疫抑制剂联合应用，效果更佳。西罗莫司还能够抑制血管平滑肌的增殖，因此被放置在心血管介入支架中，药物从支架上缓慢释放，以减少血管栓塞和免疫反应。

【不良反应】　西罗莫司及其类似物可能导致血脂紊乱，包括高胆固醇血症和高三酰甘油血症，还可能产生血液疾病（如贫血、白细胞减少症、血小板减少症）、腹泻、皮疹、关节和肌肉疼痛及高血压。

沙利度胺（thalidomide）

沙利度胺目前作为一种免疫抑制剂用于治疗系统性红斑狼疮和骨髓移植后的排斥反应。沙利度胺通过调节基因，减少 TNF-α 的表达，减少对中性粒细胞和其他免疫细胞的激活作用，从而降低免疫反应的严重程度。但此药妊娠期间用药会导致妇女生殖毒性，出现出生缺陷，孕妇禁用。由于沙利度胺的潜在不良反应，其衍生物来那度胺和泊马度胺已经被开发出来，但这些衍生物的安全性仍有待确定。

第二节　免疫增强药

免疫增强药又称免疫兴奋药，具有双向调节作用，根据机体免疫功能状态，使过高或过低的免疫功能恢复到正常水平。临床主要用其免疫增强作用，治疗免疫缺陷病、慢性难治性感染和肿瘤等。免疫增强药主要来源于基因重组、化学合成、微生物等。

干扰素（interferon，IFN）

干扰素属于一类小分子糖蛋白。根据细胞来源和抗原特异性不同，可分为 α、β、γ 三种类型。干扰素-α 有 20 多种亚型，干扰素-β 有 2 种亚型，干扰素-γ 只有 1 种亚型。现已主要通过基因工程技术生产。

【体内过程】　IFN 口服无效，可通过皮下或肌内注射吸收，一般采用肌内注射。肌内注射 10^6U后，5~8h 可达峰值（100U/ml），若每隔 12h 肌内注射一次，则可维持该水平。静脉注射后可迅速从血中消除，其 $t_{1/2}$ 为 2~4h。人类 IFN-α 与 IFN-γ 的药动学相似，但肌内注射 IFN-β 后的血药浓度较低。IFN 不易透过血-脑脊液屏障，在某些体液（如唾液、血清、尿液）内很易失活。IFN-α、IFN-β分别在肾和肝内代谢。IFN 尚可抑制细胞色素 P_{450}，故与化疗药物配伍用药时应谨慎。

【药理作用】

（1）抗病毒　广谱：对已知 RNA 病毒、DNA 病毒几乎都能抑制，对寄生于细胞内的衣原体、原虫等也有作用。干扰素主要通过与细胞表面受体结合，激活细胞内抗病毒蛋白基因，使细胞合成多种抗病毒蛋白，切断病毒 mRNA，抑制病毒的蛋白质合成，从而抑制病毒繁殖。干扰素还能使细胞抑制病毒的脱壳、DNA 复制及 mRNA 转录，但不影响宿主细胞 mRNA 与核糖体的结合，因此对人体毒性小。IFN-α、IFN-β 的抗病毒作用比 IFN-γ 强。

（2）抑制增殖　抑制细胞生长、胸腺嘧啶转运、DNA 和蛋白质合成。对肿瘤细胞的抑制作用比正常细胞大 500～1000 倍。

（3）调节免疫　①增强 NK 细胞活性，杀伤癌变细胞和病毒感染细胞；②促进抗体形成；③增强淋巴细胞表面组织相容性抗原和 Fc 受体的表达；④激活单核巨噬细胞的吞噬功能；⑤诱导 IL、TNF、集落刺激因子（CSF）等细胞因子产生，协同进行免疫调节。其免疫调节作用可因给药时间和剂量不同而异。三型 IFN 中以 IFN-γ 的免疫调节作用最强。

（4）抗肿瘤　通过直接抑制肿瘤细胞生长，抑制肿瘤病毒的繁殖，抑制癌基因（c-fos）的表达，激活抗肿瘤免疫功能等作用产生综合性抗肿瘤效应。IFN-α 有广谱抗恶性肿瘤活性。

【临床应用】

（1）病毒性疾病　用于乙型肝炎、丙型肝炎、丁型肝炎、水痘、带状疱疹、扁平湿疣、尖锐湿疣、巨细胞病毒感染、病毒性角膜炎及流感。IFN-α 还可用于 AIDS、AIDS 相关综合征。

（2）肿瘤　IFN-α 对血源性恶性肿瘤疗效较好，是治疗多毛细胞白血病的首选药，有效率为80%，对慢性白血病的有效率也有 48%。对成骨肉瘤、喉乳头状瘤、淋巴瘤、成胶质细胞瘤、多发性骨髓瘤、肾瘤、恶性黑色素瘤、卵巢瘤、乳腺瘤、血管瘤、鼻咽瘤、宫颈癌、肺癌、皮肤癌等实体瘤，也均有较好疗效。三型 IFN 之间有协同作用，与抗癌药之间也有协同作用。

【不良反应】　本品不良反应因给药途径、制剂纯度和种类、疗程长短而有差异。应用早期出现发热、寒战、畏寒、出汗、心动过速、头痛、肌痛、关节痛、疲乏、恶心、呕吐、腹泻等流感样症状。大剂量可引起白细胞减少、血小板减少、心悸、低血压、心肌梗死、甲状腺功能异常、血清转氨酶升高、肾病综合征、精神错乱、癫痫发作、间质性肺炎等。

免疫球蛋白（immunoglobulin）

【药理作用】　免疫球蛋白模拟了内源性免疫球蛋白的正常作用，直接充当对抗病原体的抗体，还可以调节 T 淋巴细胞、巨噬细胞和其他免疫系统细胞的活性来维持免疫功能。

【临床应用】　免疫球蛋白是通过从捐献人的血中提取免疫球蛋白而制备的。含有所有亚类的免疫球蛋白（Ig），但主要由 IgG 组成。免疫球蛋白通过静脉注射来提高某些疾病患者的免疫功能，包括原发性免疫缺陷综合征（先天性丙种球蛋白血症、普通变异性免疫缺陷和严重合并性免疫缺陷）、特发性血小板减少性紫癜、川崎病、慢性淋巴细胞白血病和其他潜在的免疫球蛋白指标低下的疾病。

【不良反应】　免疫球蛋白可能引起关节和肌肉疼痛、头疼、全身不适和胃肠功能紊乱（恶心、呕吐）。少数人群可能产生过敏反应，包括过敏性休克。由于免疫球蛋白是从人血中获得的，因此还必须注意防止传播感染者的肝炎病毒和 HIV。

在过去的几十年中，对正常和疾病状态下免疫系统如何运作的认识，都有显著的增加，已经有了可以缓和免疫系统影响的药物。在某些临床情况下，免疫抑制剂是防止组织排斥的主要手段。而目前器官移植的成功很大程度上是由于合理使用了免疫抑制药物。免疫抑制剂对一些自身免疫病也有利，可以减轻症状，甚至可能逆转某些疾病的后遗症，如风湿性关节炎。同时，也有一些药物可以增强或刺激机体的免疫功能。免疫增强剂的使用，可以在诸如癌症和某些免疫功能低下的状态下增强机体的免疫反应。然而，免疫调节药物也会导致机体免疫功能的不稳定，产生严重的不良反应。随着对这些问题的认识加深及新型药物的研制，这类药物在调节免疫功能的能力方面更具选择性，可以在不引起免疫系统的普遍抑制或激活的情况下，改善患者的病程并降低毒副作用的发生。

康复治疗期间特别关注的问题

器官移植和相关药物治疗与后期的康复治疗的联系越来越密切。产生这种影响的原因是多方面的。首先，临床上接受器官和干细胞移植的患者数量逐年上升。因此，在临床上，康复治疗师将在康复治疗过程中更频繁地与患者互动。康复治疗师甚至可能会因为治疗一些与移植无关的功能障碍而接触到器官移植患者。然而，器官移植病史将对患者评估和治疗结果产生重大影响。其次，康复治疗师应该专门针对患者移植前和移植后调整康复计划。因此，康复治疗师不仅需要认识到康复干预措施的积极作用，还需要认识到移植患者可能出现的一些问题及其药物治疗方案的影响。

以下是对康复治疗结果有显著影响的药物不良反应。

1）在某种程度上，免疫抑制剂都会增加感染风险。感染可能是局部的（如呼吸道或皮肤），但也有可能出现严重危及生命的全身性细菌、病毒或真菌机会性感染。故在康复训练过程中应特别注意预防和控制感染措施，同时合理安排患者训练日程包括避免训练时人员拥挤和在患者或治疗师生病时重新安排。

2）这些药物中有许多会导致骨髓抑制，可降低造血功能，导致白细胞减少、贫血和血小板减少。康复治疗师应在治疗前检查血液学指标。白细胞减少可能是上述感染风险增加的潜在机制。贫血可能导致血液携氧能力下降，应减少有氧干预和目标，并密切监测血红蛋白和血细胞比容水平。血小板减少症可能会增加出血风险，应监测患者是否出现出血症状，包括但不限于严重瘀伤、长时间流鼻血、牙龈出血、咳血、尿液或粪便隐血或关节积血。

3）由于这些药物会降低机体免疫功能，因此长期使用会导致癌症风险增加，包括卡波西肉瘤、淋巴瘤等。由于其中一些癌症有皮肤表现，临床治疗师应特别注意异常的皮肤病变，如果发现新的皮肤结节增生，建议患者联系专业医师咨询并随访。

4）心血管相关不良反应（包括心律失常、深静脉血栓形成、肺栓塞）是与几种药物相关的重大风险。芬戈莫德会增加心律失常风险，以至于在开始用药后需要进行心血管相关体征监测，并评估出现运动不耐受时的体征和症状。沙利度胺会增加深静脉血栓形成和肺栓塞的风险，康复治疗师应警惕识别这些疾病的早期表现，在非紧急情况下，应联系专业医生进行处置。

5）沙利度胺易发生周围感觉神经和运动神经病变。康复治疗师应定期进行感觉和运动筛查，以检测外周神经病变。如果观察到，应立即联系专业医师进行处置，因为早期识别可能有助于防止进一步的运动或感觉损伤。如果药物的益处大于风险不能停药，或者患者已经出现神经病变，则应将降低跌倒风险的策略纳入康复治疗计划中。

6）西罗莫司和依维莫司等 mTOR 抑制剂可导致伤口愈合延迟，外皮伤口愈合变慢可能导致感染风险增高。此外，肌肉拉伤和韧带扭伤也会修复得更慢。在进行有氧运动或阻力训练计划时，应考虑这些因素，适时调整训练计划和强度。

康复治疗师经常参与接受过心脏、肝脏、肾脏和其他器官移植患者的康复工作。治疗师还经常处理接受过自体移植的患者，如治疗烧伤的皮肤移植及治疗某些癌症。所有这些患者都可能正在服用药物来预防组织排异。治疗师还需要处理有自身免疫病患者的康复问题。许多自身免疫病攻击结缔组织，如类风湿关节炎、皮肌炎和系统性红斑狼疮。而这类患者往往会出现肌肉疼痛萎缩和骨骼损伤等问题。因此，许多接受康复治疗的患者都经常使用免疫调节药物。免疫抑制剂能减缓或阻止自身免疫病的发展，就能对康复产生积极影响。例如，一个患有类风湿关节炎的患者，如果使用免疫抑制剂能减缓病程发展，患者将能更好地参与康复训练，减少对关节和其他组织的损害。同样，免疫刺激剂将有助于防止感染，保持健康，能更积极地参与锻炼和其他康复干预措施。但这类药物也会对康复产生负面影响，因为其具有较明显的不良反应，特别是免疫抑制剂。这类药品通常以大剂量使用，可能产生对肌肉骨骼系统、中枢神经系统、其他器官和组织的严重毒性反应。特别是糖皮质激素会对骨骼、肌肉产生分解作用。环孢素和他克莫司具有神经毒性，可能引起周围神经病变和中枢神经系统相关的疾病，产生平衡和姿势方面的问题。因此，康复专家可以通过康复治疗减轻其中一些不良反应。治疗师可以建立加强调节性运动，以减轻药物对肌肉、骨骼和其他组织的影响，以维持正常心血管功能。与周围神经病变有关的问题，如疼痛和无力，可能采用经皮电神经刺激（TENS）和其他电刺激疗法。平衡和步态训练可以帮助患者克服中枢神经系统毒性和前庭问题。因此，治疗师可以根据需要实施具体的策略，以帮助患者应对与免疫调节剂有关的药物不良反应。

病例分析

　　患者因为排斥反应诱发冠状动脉血管炎，通过治疗病情可以得到有效控制，并重新返回Ⅱ期心脏康复治疗，则应根据患者的运动耐受程度显著降低有氧运动强度。同时，所有阻力训练都应该终止。原因有两个：首先，在糖皮质激素（甲泼尼龙）的推注给药期间冠状动脉风险事件的发生可能性增加；其次，阻力训练对肌肉和骨骼的潜在益处，会因为糖皮质激素对肌肉和骨骼的不良反应而无法体现，甚至出现负面影响。当患者度过急性排斥阶段后，可再重新回到当初制订的有氧运动目标并开始阻力训练。

小　结

　　在过去的几十年中，对正常和疾病状态下免疫系统如何运作的认识，都有显著的增加，已经有了可以缓和免疫系统影响的药物。在某些临床情况下，免疫抑制剂是防止组织排斥的主要手段。而目前器官移植成功很大程度上是由于合理使用了免疫抑制剂。免疫抑制剂对一些自身免疫病也有利，可以减轻症状，甚至可能逆转某些疾病的后遗症，如风湿性关节炎。同时，也有一些药物可以增强或刺激机体的免疫功能。免疫增强剂的使用，可以在诸如癌症和某些免疫功能低下的状态下增强机体的免疫反应。然而，免疫调节药物也会导致机体免疫功能的不稳定，产生严重的不良反应。随着对这些问题的认识加深及新型药物的研制，这类药物在调节免疫功能的能力方面更具选择性，可以在不引起免疫系统普遍抑制或激活的情况下，缩短患者的病程并降低毒副作用的发生。

参考书目及文献

李俊. 2018. 临床药理学[M]. 第 6 版. 北京：人民卫生出版社.

孙建宁. 2016. 药理学[M]. 第 4 版. 北京：中国中医药出版社.

杨宝峰. 2018. 药理学[M]. 第 9 版. 北京：人民卫生出版社.

曾小峰，田新平，李梦涛. 2021. 中国类风湿关节炎发展报告 2020[M]. 沈阳：辽宁科学技术出版社.

张硕峰，方晓艳. 2021. 药理学[M]. 第 5 版. 北京：中国中医药出版社.

中华医学会风湿病学分会. 2018. 2018 中国类风湿关节炎诊疗指南[J]. 中华内科杂志，57（4）：242-251.

Barbara Gladson. 2011. Pharmacology for rehabilitation professionals[M]. 2nd. St. Louis：Saunders.

Charles D. Ciccone. 2016. Pharmacology in Rehabilitation[M]. 5th. Philadelphia：F. A. Davis Company.

Erin E Jobst，Peter C Panus，Marieke Kruidering-Hall. 2020. Pharmacology for the Physical Therapist[M]. 2nd. New York：McGraw-Hill Education.

Lynette L Carl，Joseph A Gallo，Peter R Johnson. 2014. Practical Pharmacology in Rehabilitation：effect of medication on therapy[M]. Champaign：Human Kinetics.

附 录

病例分析及问题

第六章 镇静催眠药和抗焦虑药

病例分析

李某，男，34岁，因车祸脊柱骨折脱位，诊断为完全性截瘫，行手术治疗。术后1个月，他被转移到一家康复机构，开始进行物理治疗和作业治疗的强化项目，包括强化和活动范围训练，以及轮椅移动、转移和日常生活活动方面的训练。然而患者抱怨睡眠困难。医生开具处方：氟西泮，30mg，每晚睡前口服。

药物治疗的问题/影响：在他的日常康复方案中，治疗师注意到患者的表现和注意力水平在上午的治疗中明显较差。他昏昏欲睡，说话含糊不清。这些症状的严重程度远大于一些患者早上醒来时出现的正常缓慢启动。治疗师还发现，当在上午进行日常活动训练和移动训练时，患者执行情况都很差。

问题：

1. 患者在上午的康复训练中表现不佳的最可能原因是什么？

镇静催眠药（氟西泮）产生了类似宿醉的不良反应，这影响患者在日常活动中的认知能力。氟西泮是一种苯二氮䓬类药物，半衰期为2.3h，作用时间为7～8h。然而，在肝脏中的代谢物仍有活性，半衰期为30～200h。这些活性代谢物的镇静作用一直持续到第二天早上。

2. 可能的解决方案是什么？

治疗师可以保留清晨的伸展活动，需要更多耐心学习和理解的活动可以在上午晚些时候或下午进行。宿醉样问题可以通过调整药物改善，如唑吡坦，睡前给药10mg。唑吡坦的半衰期为2.5h，作用时间为6～8h，由于唑吡坦未被代谢为活性代谢物，因此宿醉的副作用较小。

第七章 治疗情感性精神障碍的药物

病例分析

李某，71岁，退休药剂师，以失语伴右侧肢体活动不利为主诉入院。CT提示左侧大脑中动脉梗死，诊断为"脑梗死；右侧偏瘫"。既往高血压病史，服用β受体阻断药数年。入院后进行对症保守治疗，病情稳定。

入院后第三天，康复治疗师会诊，制订作业治疗和言语治疗方案。康复治疗后，患者右侧开始恢复运动功能，平衡和大运动技能增加，直至他可以在最小辅助下从轮椅转移到床上，并开始步态训练。李某能够理解言语指令，但仍言语含糊。住院期间，表现出严重抑郁。并影响到与康复和护理人员的合作。开具处方：丙咪嗪，一次75mg，一日2次。

问题/药物信息：丙咪嗪是一种三环类抗抑郁药，已知这些药物在治疗的初始阶段可产生体位性低血压。由于患者表达性失语，他很难告诉治疗师感觉头晕或昏厥。此外，如果体位变化期间血压下降，心脏 β 受体阻断药将减弱任何代偿性的心排血量增加。

问题：

1. 治疗师如何在康复疗程中降低体位性低血压的风险？

为了缓解体位性低血压，治疗师可以在开始使用丙咪嗪后将患者安置在倾斜台上，并定期监测血压。治疗师可以让患者在倾斜台上进行上肢促进活动。第二天可以使用双杠恢复行走活动。当患者站在栏杆内时，治疗师仔细观察患者是否有头晕或晕厥（即面色苍白、无法按照指示操作）。接下来一天，可以进行行走训练，但要让患者的轮椅靠近患者，以防患者晕倒。

2. 在开始服用这种抗抑郁药后，临床医生是否会注意到患者情绪立即好转？

当患者开始服用丙咪嗪时，他的情绪不太可能立即改善。抗抑郁药通常至少需要 1~2 周才能开始发挥有益作用，并且可能需要长达 6 周才能达到峰值效果。此外，临床医生应警惕在初始治疗期间抑郁或其他不良行为的恶化。

第八章　抗精神分裂症药

病例分析

李某，女，63 岁，多年来一直间歇性接受抗精神分裂症药治疗。7 个月前因急性发作住院治疗，此后接受氟哌啶醇（维持剂量，25mg/d）治疗。同时患有双手类风湿关节炎，接受门诊治疗，考虑进行掌指关节置换手术。目前的治疗包括温和的热量和积极的活动范围练习，每周 3 次。

问题/药物信息：在物理治疗过程中，治疗师注意到患者双上肢扭动姿势的开始和缓慢进行性增加，还观察到她的口腔和面部的异常运动，包括咀嚼样的下颌运动和伸舌。

问题：

1. 为什么抗精神分裂症药会引起这些异常运动？

抗精神分裂症药能阻断边缘系统的多巴胺受体，但也可能减少基底神经节和控制运动的中枢神经系统其他区域的多巴胺，这些异常运动被归类为锥体外系反应。

2. 这些症状可能表明什么特定的运动障碍？

患者面部、下巴和舌头周围的外部运动可能表明一种特殊的锥体外系反应，称为迟发性运动障碍。

3. 为什么尽快解决这种情况至关重要？

迟发性运动障碍在某些患者中是不可逆的，因此治疗师应在观察到这些症状后立即通知医师。在这种情况下，药物治疗逐渐从氟哌啶醇转为氯氮平，450mg/d。氯氮平被归类为非典型抗精神分裂症药，与氟哌啶醇等传统药物相比，极少引起迟发性运动障碍。

第九章　抗 癫 痫 药

病例分析

患者，男，43 岁，货运工人。儿童期被诊断为全身强直阵挛性癫痫，多年来其癫痫发作用药物得到理想的控制。近半年来，服用卡马西平 800mg/d（一次 200mg，4 次/日）。1 个月前开始头晕、视物模糊，故将用量减至 600mg/d（一次 200mg，3 次/日）并饭后服用。另外，还服用抗高血压药物（赖诺普利，10mg/d）和降胆固醇药物（辛伐他汀，20mg/d）。2 周前，他在工作中背部受伤，于物理治疗中被评估为患有急性腰骶骨劳损。他每天作为门诊患者参加物理治疗。治疗包括热疗、超声波和手法治疗，他还接受了适当的身体力学和提升技术的指导。其间继续工作，但他避免重物相关操作。下午 5 点左右，他在下班回家的路上参加治疗。

问题/药物信息：患者到达理疗中心后，俯卧在治疗台上，热敷包放在他的下背部。加热后开始入睡。治疗 5min 后，癫痫发作。由于进行了全面的初步评价，治疗师了解到他的癫痫状况，并在癫痫发作期间保护免受伤害。患者恢复意识，安静休息，直至感觉能回家。未观察到癫痫发作的长期影响。

问题：

1. 哪些因素促成了患者的癫痫发作？

癫痫发作可能是由多种因素促成的，包括最近药物剂量的减少及他即将结束给药间隔的事实（他当天的第二次服用药物在午餐后，并将在回家吃晚饭后第三次服用药物）。他在治疗过程中很累，睡着了，这可能是一个原因。他后来报告说，当癫痫发作时，往往是在他睡觉的时候。

2. 如果在康复期间发生癫痫发作，可以采取哪些预防措施来防止再次癫痫发作和防止受伤？

为了防止患者在治疗期间癫痫发作的复发，康复训练应该安排在当天的早些时候，如上班前。此外，他应该在物理治疗前大约 1h 第一次服用药物。采取的其他预防措施包括不要让患者在危险的位置无人照管。如治疗应该在宽而低的垫子或台面上进行，而不是在高而窄的垫子或台面上。

第十章　抗帕金森病药

病例分析

金某，女，68 岁，7 年前被诊断为帕金森病，口服多巴胺受体激动药（罗匹尼罗，0.25mg，每日 3 次）治疗。大约 3 年后，运动迟缓和肌肉强直等症状加重，遂遵医嘱进行左旋多巴与卡比多巴联合治疗，左旋多巴初始剂量为 400mg/d。4 年来，维持左旋多巴治疗，仅对剂量进行轻微调整。1 年来，其爱人注意到她的活动能力出现下降，便将左旋多巴的剂量逐渐增加到 600mg/d，另外，还注意到她每天早上习惯用牛奶来送服药物。金某为了保持肌肉骨骼灵活性、姿势和平衡，以维持日常活动，还搭配了每周 3 次的物理治疗。

治疗师在几次治疗以后观察到患者有时能够积极地参与治疗计划，有时几乎不动，不能正常锻炼和步态活动，这种情况发生得并不规律。同时患者表示，未进行康复治疗时也会发生这些运动障碍。

问题：

1. 在使用抗帕金森病药物治疗期间，患者反应不佳的可能原因有哪些？

患者反应不佳的可能原因是在早餐中服用了早晨剂量，牛奶中包含大量蛋白质。左旋多巴来源于一种氨基酸（酪氨酸），在被胃肠道吸收时必须与其他氨基酸竞争。如果患者早餐中含有大量蛋白质，左旋多巴必须等到膳食蛋白质中的氨基酸被吸收后才会被吸收。

2. 如何提高患者对药物治疗的反应性？

这个问题可以通过让患者在早上服用主要含有碳水化合物的清淡早餐来解决（左旋多巴会导致胃肠道不适，因此患者可能无法空腹服用这种药物）。一些专家建议将此药与苏打饼干和姜茶一起服用（因为它可以安定胃部）。左旋多巴可以与果汁一起服用，但这对一些患者来说可能不是一个好的选择，因为果汁通常是酸性的，会增加胃部不适。患者应在餐前 1h 或餐后 1.5h 服用这些药物，还应鼓励患者每天在同一时间服用抗帕金森病药物，以帮助对这些药物提供更一致和可预测的反应。

第十一章　全身麻醉药

病例分析

陈某，男，75 岁，在家中摔倒，左髋突然剧痛。无法行走，被送往附近的一家医院，X 线检查显示左髋关节撞击性骨折。入院时患者神志清醒且方向定位准确。患者有动脉硬化和糖尿病病史，并通过多种药物治疗。患者相对肥胖，双髋关节均存在骨关节炎。入院后 2 天，在全身麻醉下进行全髋关节置换术。术前肌内注射哌替啶（度冷丁），全身麻醉采用静脉注射硫喷妥钠，吸入七氟烷维持。手术成功，于术后第二天在患者床边行物理治疗。

药物治疗的问题：在最初的治疗阶段，物理治疗师发现患者重度昏睡和头晕。对最近发生的事件感到很混乱，无法执行大部分指令。显然，她正在经历一些全身麻醉的后遗效应。

问题：

1. 考虑到这个患者的混乱感，物理治疗师如何才能安全地开始康复？

如果患者无法理解部分指示，尝试步行活动可能是不安全的。治疗师可能要将初始疗程限制为双下肢的被动和主动辅助训练。

2. 有什么干预措施可以帮助患者克服麻醉后遗效应？

在患者遵循指令的能力范围内，应鼓励主动进行上肢锻炼。这些练习可以帮助患者提高新陈代谢和加快麻醉药物排泄。还应将患者安排在呼吸练习计划中，促进麻醉剂的排泄以维持呼吸功能并预防黏液在气道中的蓄积。随着患者的精神状态逐渐好转，治疗师可以在双杠中开始部分负重，并借助该设备发展为具有独立行走目标的步行者。

第十二章　局部麻醉药

病例分析

檀某，女，61 岁，有慢性阻塞性肺疾病病史。采用吸入长效支气管扩张药（沙美特罗）和抗炎类固醇（氟替卡松）的组合药物进行治疗。同时还在家中接受理疗师的治疗，以改善呼吸功能，减少疲劳，提高肺功能。最近檀某在侧胸出现了伴疼痛的起疱皮疹，被诊断为带状疱疹。皮疹逐渐消退，但由于带状疱疹后遗神经痛，剧烈的刺痛感并未消失。咨询医师后，给她开具了一种含 5%利多卡因的利多皮姆贴片，贴片被贴在痛处的皮肤上。

药物治疗的问题/影响：檀某咨询医师是否也可以在疼痛的地方贴上加热垫帮助止痛。她始终贴着贴片，只有在更换贴片的时候才撕下来。

问题：

1. 关于能否在利多卡因贴片上加热，医师应该怎样回答这位患者？

治疗师应强调绝不应在利多卡因贴片上或附近加热。必须告知患者，热量会增强利多卡因通过皮肤的吸收，而利多卡因吸收进入体循环会对心脏和中枢神经系统产生严重的不良影响。

2. 对檀某使用和更换贴片的方法有什么建议？

治疗师还可以提醒患者，利多卡因贴片只能用于完整和未破损的皮肤，并且贴片通常每天佩戴不超过 12h。当然，治疗师应该鼓励患者联系她的医师，询问有关使用此贴片的任何问题。

第十三章　骨骼肌松弛药

病例分析

丹某，男，28 岁，曾遭遇车祸，L_2 脊柱水平以下完全截瘫。1 年的康复过程中，他逐渐可以自理，开始在双杠上行走，并挂着拐杖，同时佩戴临时长腿支架，并安装了永久性腿部矫形器。大约 2 年后，他的下肢强直状态加剧，以至于穿衣和自我护理困难。此外，患者戴上长腿支架的能力经常因下肢强直而受影响，遂遵医嘱开始口服巴氯芬，开始口服剂量为 15mg/d，日剂量逐渐增加，直到 60mg/d。尽管剂量越来越高，但患者的强直只得到了部分控制，在睡眠、洗澡和穿衣等日常生活活动中仍有问题。

药物治疗的问题/影响：医师想进一步增加口服剂量至 80mg/d，但治疗师担心这会造成镇静和认知障碍。但巴氯芬对非痉挛性肌肉同样会产生影响，患者已经注意到他的手臂和上肢躯干有些无力。更高的剂量可能会导致额外的运动损伤，使其移动和行走能力受影响。

问题：

1. 巴氯芬是如何起作用的，为什么口服巴氯芬会影响患者的非痉挛性肌肉？

巴氯芬模拟 GABA 的作用，GABA 是中枢神经系统中的一种抑制性神经递质。这种效果对痉挛患者很有帮助，因为巴氯芬可以减少支配痉挛肌肉的脊髓神经元的活动。然而，这种药物的作用不能区分影响痉挛和非痉挛的神经元。

药物会通过体循环到达脊髓，抑制支配丹某手臂和上躯干的神经元及影响下肢痉挛肌肉的神经元。口服巴氯芬在较高剂量时会到达大脑，导致镇静和认知障碍。

2. 是否有另一种给药方法，可以更好地将其作用集中在痉挛的下肢肌肉上，而对患者的躯干和上肢影响较小？

鞘内给药是巴氯芬的另一种给药方法。鞘内途径将药物置于脊髓周围的中间（蛛网膜）和内部（软脑膜）脑膜层之间的蛛网膜下腔。因此，药物更直接地输送到特定脊髓水平周围的区域，而不是进入体循环，最终到达身体的所有组织，包括整个脊髓和大脑。鞘内注射巴氯芬可以更有选择性地减少痉挛，镇静和降低非痉挛肌肉的力量的副作用更少。

3. 治疗师与医师和患者讨论如何调整给药方案？

治疗师应与医师协商并讨论随口服巴氯芬剂量增加可能发生的随意肌力量下降和潜在的功能丧失。可以将鞘内注射巴氯芬作为替代治疗。如果鞘内注射巴氯芬可行，医师和治疗师应与患者讨论该程序并解释试验性注射通常用于在手术植入泵和导管以将药物输送到蛛网膜下腔之前评估疗效。在丹某的案例中，他同意进行鞘内巴氯芬试验，最终他接受了一个植入左下腹部的巴氯芬泵；药物通过一根小导管进入 L_2 水平的蛛网膜下腔。初始输注速度为 150μg/d，逐渐增加到 600μg/d，以达到最佳的抗痉挛效果，对非痉挛性肌肉和认知的影响最小。

第十四章　阿片类镇痛药

病例分析

患者，女，45 岁，约 6 个月前遭遇车祸，身体多处轻伤。受伤 2 个月后开始出现逐渐加重的右肩疼痛，而后按照"滑囊炎"使用抗炎药物治疗。而后她的肩膀活动开始逐渐受限，并且肩关节的运动引起了相当严重的疼痛。医师对她的情况进行了重新评估，并诊断为粘连性肩关节囊炎收住入院。而后在全身麻醉下进行了手法复位，麻醉恢复后给予每 4h 口服 75mg 哌替啶（度冷丁）缓解疼痛。术后当天下午开始物理治疗，以一定活动范围内的被动性练习来保持复位治疗关节活动性效果。

问题：

1. 治疗师应该在什么时候安排康复治疗，使哌替啶达到最佳效果？

治疗师应尝试在给药后大约 1h 时治疗该患者。哌替啶的镇痛效应通常在口服给药约 1h 达到峰值，其作用可持续 2~4h。因此，在给药后 1h 安排康复治疗可利用药物的最佳镇痛效应，同时在治疗后还能继续维持几小时。

2. 考虑到哌替啶可能引起的不良反应，治疗师在治疗中应该采用哪些预防措施？

根据哌替啶的不良反应，考虑采取的预防措施应主要关注其引起的头晕、镇静、低血压和呼吸抑制等。

1）因为患者可能会在麻醉药和阿片类镇痛药的联合作用下感到头晕，所以在条件允许的情况下，最初的治疗应尽可能安排在患者的床边。如果需要到康复科进行治疗，最好使用担架或平车运送患者，以防止由药物对前庭功能的直接影响或由体位性低血压间接引起的头晕发作。

2）治疗师同样应注意患者是否出现呼吸抑制的迹象，包括呼吸频率下降、气促（呼吸困难）、皮肤和黏膜呈蓝色（发绀）等。在理想情况下，应使用脉搏血氧计持续监测血氧饱和度，若出现明显呼吸抑制应立即向临床医师报告。

第十五章　非甾体抗炎药

病例分析

患者，男，38 岁，因右肩疼痛就诊。其职业为木匠，近期因建造新房而一直长时间工作。经检查后诊断为右侧肩峰下滑囊炎，给予物理治疗，并启动了热、超声和康复锻炼计划处理。在病史采集过程中，治疗师询问患者是否正在服用治疗滑囊炎的药物。患者陈述医师曾建议他根据需要服用阿司匹林或布洛芬来帮助缓解疼痛。当被问及他是否这样做时，患者说他已自行在药店购买了"止痛药"，并在他因肩膀疼痛而睡不着时服用过两次。但经进一步核实，得知其购买并服用的药物为对乙酰氨基酚。

问题：

1. 对乙酰氨基酚与阿司匹林和布洛芬等 NSAID 有何区别？为什么这种区别在该患者的情况下很重要？

阿司匹林、布洛芬等 NSAID 可减轻疼痛和炎症，降低发热者体温（解热作用），并抑制血小板活性（抗凝作用）。但对乙酰氨基酚只有解热和镇痛作用，缺乏明显的抗炎或抗凝作用。由于该患者的疼痛与肩峰下滑囊炎有关，在这种情况下，使用阿司匹林、布洛芬等具有镇痛和抗炎双重作用的 NSAID 更能使其获益。

2. 在使用药物缓解疼痛方面，治疗师应该给予患者的建议是什么？

治疗师应向患者解释对乙酰氨基酚和其他 NSAID 之间的区别，并指出对乙酰氨基酚没有明显的抗炎作用。治疗师还应该咨询患者的医师，以确认其是否需要使用 NSAID。若医师建议患者应服用非处方 NSAID，治疗师应提醒患者按医师推荐剂量定期服用，以帮助缓解滑囊内的炎症与疼痛。最后，治疗师还应提醒患者，如果发现任何与 NSAID 相关的不良反应，包括胃肠道不适和过敏反应等，均应联系医师。

第十六章　类风湿关节炎和骨关节炎的治疗药物

病例分析

患者，女，75 岁，几年前被诊断患有 RA。目前，她每周在门诊接受 3 次手腕和手部运动的物理治疗，并在夜间佩戴双手静息夹板以防止关节畸形。居家期间按照康复指导家庭锻炼计划保持双上肢的关节活动。该患者的用药史最初为 NSAID，先用阿司匹林，后来改用布洛芬。随着病情的进展，她还接受了糖皮质激素泼尼松治疗。NSAID、糖皮质激素和物理治疗结合的方案有效缓解了患者的关节疼痛和僵硬。然而，在为患者准备石蜡治疗时，治疗师注意到她的手和手腕部的皮肤很薄，很容易擦伤。同样地，即使考虑到其本身的高龄状态，她的骨骼肌也比预期的要弱，而且躯干和四肢的骨骼肌出现了明显萎缩。

问题：

1. 造成该患者皮肤变化和骨骼肌萎缩的原因是什么？

该患者肌肉萎缩和皮肤变化主要是由泼尼松引起的，泼尼松是一种糖皮质激素药物，这类药物的主要不良反应包括对肌肉、皮肤、骨骼和其他组织中胶原蛋白的分解作用。因此，该患者皮肤和骨骼肌的变化符合这种不良反应的表现。此外，由于关节炎对活动的影响，其久坐不动的生活方式也可能引起肌肉萎缩。同时，她的骨密度也可能出现了明显的下降，可通过特定的骨密度检查确证。

2. 该患者的治疗可以考虑改用什么药物以延缓 RA 的进展？

可考虑改用 bDMARD 如依那西普或阿达木单抗等治疗，这些生物制剂可抑制 RA 中 TNF-α 等炎症介质而对 RA 的自身免疫反应提供更特异性的抑制作用。并且，这些药物通常不会引起与糖皮质激素类似的分解代谢效应，因此对患者皮肤、肌肉、骨骼和其他关节组织不会产生不利影响。

3. 对于该患者肌肉萎缩和力量减弱的情况，治疗师需要如何处理？

可制订一个逐步加强的下床活动方案，有助于在一定程度上恢复患者的肌肉力量、肌肉质量和骨密度。治疗师应该根据患者目前的力量和功能水平对活动方案进行设计并谨慎推进，以避免进一步损害她虚弱的皮肤和肌肉骨骼结构。例如，可以水上活动作为方案的起点，随着她的力量的提升和药物对关节炎的控制，再逐渐过渡到地面活动。

第十七章　患者自控镇痛

病例分析

患者，男，61 岁，右膝患有严重骨关节炎，在接受一个疗程的保守治疗后未见明显好转，入院接受全膝关节置换术。手术过程顺利，术后采用由一个与静脉注射导管连接的外部注射泵组成的 PCA 系统进行疼痛管理，给予的镇痛药物为 10mg/ml 的哌替啶（度冷丁）。医生设置的 PCA 的参数为手术结束时给予负荷剂量 10mg，PCA 需求剂量 1ml（10mg），锁定间隔为 10min。术后当天下午在患者床边开始接受物理治疗时，治疗师发现患者睡着并难以唤醒。治疗师很担心，因为患者对任何命令都没有反应，且他的呼吸显得浅而慢，皮肤和黏膜的颜色有发绀的迹象。治疗师注意到他的心电监护仪上显示血氧饱和度为 86%，远低于正常值（95%～100%）。一般情况当血氧饱和度低于90%时心电监护仪会发出警报，但该警报器已被关闭。治疗师立即通知护士，护士指出是 PCA 装置给予了过量的药物导致了患者的无反应性和呼吸抑制，并实施干预停止了 PCA 给药。

问题：

1. 该患者在接受 PCA 治疗时出现呼吸抑制的原因是什么？

由于该患者正以 PCA 方式给予阿片类药物哌替啶，使用过量而抑制了患者呼吸频率和呼吸深度。阿片类药物对呼吸中枢具有抑制作用，同时可降低呼吸中枢对 CO_2 的敏感性，从而在过量时产生严重的呼吸抑制效应，这种效应通常是阿片类药物过量致死的主要原因。

2. 在本例中观察到的明显服药过量的可能原因是什么？

这种过量的一个可能原因是 PCA 设备编程错误，或是因为注射泵机械故障，从而给予了比预期更多的药物。第二个原因可能是，PCA 泵被患者以外的人激活了，特别是在患者不知情或睡着了的情况下。如部分患者家属可能会在患者睡着时启动 PCA 泵，以避免患者被痛醒。在这些情况下，高剂量对患者产生镇静作用而使其保持睡眠和不动，这同时也减少了药物的清除，从而进一步使阿片类药物在血液中蓄积。

第二十一章　抗高血压药

病例分析

患者，男，65 岁。因车祸致右髋臀部肿痛伴活动受限 3h 入院治疗。行骨盆正侧位放射学检查显示"右侧骨盆骨折"。进一步的检查未发现其他明显内脏损害。入院时骨盆骨折稳定，未采用内固定位。

既往高血压病史 11 年，服用呋塞米（160mg/d）、美托洛尔（200mg/d）、肼屈嗪（200mg/d），血压控制良好。此外，服用阿司匹林（81mg/d）预防心肌梗死，瑞舒伐他汀钙片（20mg/d）降低血浆胆固醇，唑吡坦片（10mg/次）临睡前用于睡眠障碍。

治疗方案：留院观察，嘱卧床休息，物理治疗师会诊。物理治疗师会诊后建议使用水疗进行一个渐进式的行走计划（水疗提供的浮力允许逐渐增加负重，同时保护断裂部位）。

为了防止患者体温过低，水疗池中的水温通常保持在 35℃。治疗师需要考虑将患者浸在池中会导致过度的周围血管舒张。

问题：

1. 药物方案和水疗池引起的血管舒张的结合会如何影响患者的心血管系统？

因为患者服用的是一种血管舒张药物（肼屈嗪），热池和血管舒张药物因为能显著降低总外周阻力，可能会引起严重的低血压。此外，由于该患者正在服用选择性 β 受体拮抗药（美托洛尔），他的心脏将不能及时增加心排血量来抵消外周阻力的降低。

2. 水疗阶段，治疗师应该采取什么预防措施，以避免心血管系统的不良反应？

当患者在泳池里时，治疗师应经常、定期地监测心率和血压。在这种情况下，当患者在池里走动时，他的血压确实下降了，但并没有达到一个值得关注的程度，因为他的腿部肌肉收缩促进了静脉回流，而水的浮力降低了重力对下肢静脉淤积的影响。事实上，只有在水疗结束时，当患者走出泳池，低血压才成为一个潜在的问题。由于温水的作用，患者周围血管仍在舒张，但他不再有肌肉收缩和水浮力来帮助维持血压。

为了防止患者在疗程结束时出现低血压，治疗师应让患者走出泳池后，立即仰卧在担架上。此外，迅速用毛巾擦干患者的腿部，腿部放置血管支持袜。这些措施将使患者在康复过程中进展良好，减少不良事件发生。

第二十二章　抗心绞痛药

病例分析

李某，男，70 岁。既往 2 型糖尿病病史 10 余年，口服降糖药物和胰岛素治疗，近 10 年来，2型糖尿病逐渐恶化。既往稳定型心绞痛病史 2 年，使用硝酸甘油治疗。自述在心绞痛急性发作时自行舌下含服硝酸甘油片（0.4mg）。最近，患者因左脚坏疽性病变入院治疗。因保守治疗无效进行了左膝盖以下截肢。截肢后，患者接受物理治疗，以进行强化康复和术前评估。

药物影响：术后第二天，治疗师制订了一项全身调理和强化计划。第三天，治疗师将患者带到理疗科进行更密集的活动，包括双杠站立活动。患者坐轮椅来到科室，并立即自述胸痛，但没有携带硝酸甘油片。

问题：

1. 在心绞痛发作期间，治疗师应该立即采取什么措施？

治疗师应立即联系护理人员，将患者的药物立即送往理疗部门。在等待硝酸甘油到达的同时，应监测患者的生命体征，让其仰卧在垫子上。当硝酸甘油送达时，应在患者保持仰卧的同时给予舌下给药。如果他的胸痛在 5min 后仍未缓解，应舌下再次给药。如果再过 5min（第一片后 10min）仍有心绞痛，则可舌下给予第三片药物。如果给第三片药后 5min 心绞痛发作仍未缓解，患者可能心脏病发作，治疗师应请求紧急医疗护理。

2. 为什么他在开始运动或其他康复运动之前会出现心绞痛？

患者因被送到理疗部门治疗而产生担忧，从而引发心绞痛发作。而他的药物没有随身携带引发了更加焦虑的情绪，加剧了心绞痛。

3. 如何防止类似情况再次出现？

为了防止这种情况再次发生，治疗师应联系护理人员，要求患者随身携带药物进行物理治疗。如果患者出现心绞痛，应立即将其置于仰卧位，并舌下给药。让患者仰卧有助于预防硝酸甘油可能引起的体位性低血压。

第二十三章　治疗充血性心力衰竭的药物

病例分析

李某，女，60 岁，长期患有心肌炎引起的充血性心力衰竭。几年来，她使用强心苷（地高辛，0.5mg/d）治疗。脚踝肿胀，有喘不过气来的症状，但她仍然保持着正常的生活方式和爱好。最近，她出现了身体虚弱和共济失调，主要影响了她的右侧。检查显示她曾患中风，在家进行物理治疗，以促进其中风的恢复。治疗师每周进行三次治疗性锻炼和功能训练。

药物影响：治疗师最初发现李某虽然有一些虚弱和运动技能下降，但还是比较清醒，动作连贯，并愿意治疗。完全康复的预后似乎不错。在前两个疗程中，患者的乐观情绪给治疗师留下了深刻的印象。然而，在第一周结束时，治疗师注意到患者的行为发生了明显变化。表现为困倦、嗜睡。她的家人证实，她时常感到恶心，并失去了食欲。治疗师最初怀疑她可能再次中风。然而，体检并没有显示力量或协调能力的下降。

问题：

1. 李某的药物治疗方案会导致她目前的症状吗？

因为患者仍在服用洋地黄治疗心力衰竭，而这些症状与洋地黄的不良反应一致，所以此治疗方案会导致她目前的症状。

2. 为什么症状在此时开始出现？

中风改变了洋地黄的代谢和排泄速度，使药物在患者体内累积。药代动力学的改变是中风后患者活动能力和活动水平降低引起的。

3. 治疗师应该做什么？

治疗师应立即通知医师患者状态的变化。因为出现了洋地黄的毒性反应可以减少洋地黄的剂量，并添加利尿药来治疗充血性心力衰竭。

第二十四章　凝血障碍及高脂血症的药物治疗

病例分析

李某是一位肥胖的 47 岁女性，因从二楼窗户跌落导致 L_1～L_2 椎骨发生压缩性骨折。遂入院就诊，入院后患者病情稳定，并对其进行了手术治疗。因受伤最终导致该患者脊髓部分横断，双下肢运动和感觉功能减弱。于是对其进行了康复治疗，包括物理治疗和作业治疗。治疗开始进展顺利，但后来出现呼吸急促和右胸剧烈疼痛，收缩压下降（＜90mmHg）的症状。肺血管造影检查提示大规模肺栓塞。发病原因是该患者下肢产生了深静脉血栓，静脉血栓形成的大面积栓塞导致了肺梗死。

药物治疗： 由于广泛性肺梗死和持续低血压，医师给患者使用了纤维蛋白溶解药来溶解血栓。方案为静脉注射阿替普酶（alteplase），2h 内缓慢静脉推注 100mg。为了防止进一步的血栓栓塞，推注阿替普酶后再推注肝素。每天皮下注射一次低分子肝素[依诺肝素（enoxaparin），1.5mg/kg]。在肝素治疗期间，为防止自发性出血的发生，定期监测凝血时间。肝素治疗 7 天后，口服华法林，并调整剂量，直到每天服用 5mg。在患者住院期间及出院后，继续口服华法林。

问题：

1. 用于缓解血栓栓塞的药物对患者的身体康复有什么影响？

用于治疗血栓栓塞的药物极大地促进了患者的康复。溶栓剂（阿替普酶）的使用使患者能够在肺栓塞后 2 天内恢复正常的康复过程。药物的使用有助于患者进行下一步的物理治疗和作业治疗，使患者更快地恢复治疗。

2. 给患者服用溶栓药和抗凝药物时应考虑哪些预防措施？

应定期评估血压，尤其是溶栓（阿替普酶）治疗后的头几天。如果患者长期服用抗凝药物（肝素、华法林），治疗师应注意过度出血的迹象，如皮肤瘀伤、流鼻血、牙龈出血和血尿。必须谨慎使用可能增加出血的物理干预措施，如胸部叩诊、关节松动、局部加热和伤口护理。

第二十五章　治疗呼吸系统疾病的药物

病例分析

王某，男，63 岁，有长期慢性阻塞性肺疾病、高血压病史和长期吸烟史。12 年前，被诊断出患有肺气肿。多年来一直咳嗽，每天都会产生大量痰液。近 5 年，患者呼吸短促、喘息和支气管痉挛症状逐渐加重。医生建议戒烟，但该患者无法戒烟。为了缓解支气管痉挛，患者通过干粉吸入器（一次 18μg）自行吸入抗胆碱药噻托溴铵，1 次/天；β_2 受体激动药沙丁胺醇（一次 90μg），2 次/天，同时服用利尿剂和血管紧张素转换酶（ACE）抑制剂来控制高血压。2 天前，患者因左臂和左腿无力、不协调入院就诊。检查结果表明脑血管意外发生。物理治疗师对患者进行了被动和主动训练，以促进其运动功能的恢复。患者同时还接受了呼吸治疗，包括通过雾化器给予 5ml 的 20%乙酰半胱氨酸，3 次/天。患者在支气管痉挛发作时继续自行吸入 β_2 受体激动药。

问题：

尽管进行了呼吸治疗，但患者气道中开始积聚支气管分泌物。患者接受了深呼吸和咳嗽练习。然而，没有进行体位引流以排痰。

1. 除此以外，还可采用哪些物理干预以补充药物治疗？

除了神经肌肉促进活动外，物理治疗师还应考虑胸部物理治疗计划，包括体位引流和深呼吸练习。

2. 何时进行这些物理干预，让作用于肺部的药物充分发挥治疗作用？

理想情况下，胸部理疗技术应在药物达到峰值效果时进行。例如，物理治疗干预可以与呼吸治疗相协调，以便患者在开始胸部物理治疗前 5～10min 接受溶黏剂（乙酰半胱氨酸）治疗。此外，理疗师可以让患者在胸部治疗前约 1h 自行施用一定剂量的吸入式 β_2 支气管扩张剂，从而使支气管扩张剂产生最大的气道扩张，并使支气管分泌物得到最佳清除。在这种情况下，治疗师实施了这些额外的物理干预，在出院到扩展护理设施之前，在运动康复方面取得了相当大的进展，没有任何进一步的呼吸问题。

第二十六章 治疗消化系统疾病的药物

病例分析

患者，男，48 岁，有长期背痛病史。其因 $L_5 \sim S_1$ 椎间盘突出反复发作坐骨神经痛，经常服用布洛芬（400mg）以缓解背痛。患者经常久坐不动，长期食用高脂肪、低纤维的饮食，患有反酸、消化不良，故常服含有氢氧化镁、氢氧化铝和西米西酮的抗酸制剂。尽管患者进行了多次理疗，背痛仍没有改善，近期因便秘排便用力时疼痛加剧。

问题：

1. 患者目前的行为是如何导致便秘的？

此患者正在服用两种可能导致便秘的非处方药。抗酸产品中含有铝，铝通常会导致便秘，镁则会导致腹泻。虽然这两种效应经常相互平衡，但便秘效应在此患者中可能更为主要。同样，布洛芬可能会导致一些人便秘，因为这种药物抑制调节胃肠运动的前列腺素。他的不良饮食和缺乏锻炼也可能导致胃肠运动减少和便秘。

2. 治疗师应提供哪些建议以减少便秘和背痛加剧的发生？

理疗师应咨询患者的医师，并讨论在腰痛急性发作期间使用散装泻药的简短试验是否有帮助。治疗师还应向患者解释，排便时的紧张加剧了他的背部问题。在这种情况下，医师建议他服用散装泻药，以避免在治疗急性背痛时便秘和劳累。他的背痛大幅度改善，并且没有因排便时的紧张而进一步恶化。然而，治疗师应该警告患者，在长期使用过程中可能会出现泻药依赖。为了防止这个问题再次发生，应该鼓励患者摄入高纤维饮食和足量的水以防止便秘。定期锻炼同样可以改善胃肠功能，并可纳入旨在治疗背痛的方案。最后，应告知患者频繁或长期使用抗酸产品通常没有益处；患者应咨询其医师，以获得治疗和预防胃酸过多的更有效的药理学方法。

第二十七章 肾上腺皮质激素类药物

病例分析

患者，女，58 岁，有类风湿关节炎病史，多关节受累，尤其是膝盖。非甾体抗炎药治疗期间，有效控制了关节疼痛、肿胀和炎症症状。药物治疗的同时进行物理治疗，包括热疗、超声、加强双膝活动等。后来，病情恶化，开始出现双膝屈曲挛缩，有严重的炎症反应，双膝关节注射甲泼尼龙进行治疗（注射到膝），同时建议患者每天继续进行物理治疗。

糖皮质激素可显著减轻双膝肿胀和炎症。康复治疗师考虑让患者进行积极的拉伸活动，以改善膝关节屈曲挛缩和恢复正常的活动范围。

问题：

1. 糖皮质激素对关节组织有什么不良反应？

由于抑制胶原蛋白形成，糖皮质激素可以削弱韧带、肌腱和其他支撑结构。这种分解代谢的影响可以是实质性的关节内注射后，因为药物是局限在关节内。

2. 单次注射甲泼尼龙可维持多长时间？

糖皮质激素是高度脂溶性的，因此可以在脂肪和其他关节内及关节周围组织中局部保留。因此，即使注射一次糖皮质激素，也能在一段时间内持续对膝关节结构产生分解代谢作用。

3. 治疗师如何在不损伤关节的情况下增加患者关节活动？

治疗师应给予低强度、长时间的拉伸力量，以减轻膝关节屈曲挛缩，而不会损伤已衰弱的膝关节肌肉、肌腱和韧带。在最初的拉伸过程中应该格外小心，至少在治疗师了解到糖皮质激素注射对患者膝盖的影响程度之前。需要时还应使用物理、药物、按摩和其他手工技术，以帮助实现膝关节的完全主动和被动伸展。随着药物发挥抗炎作用，患者有望开始逐步加强治疗方案。加强膝关节周围的肌肉将有助于抵消部分分解代谢对肌腱组织的影响，从而进一步减少这些组织受伤的机会。

第二十八章　雄激素和雌激素类药物

病例分析

患者，女，32 岁，在一次车祸中颈部受伤。门诊接受物理治疗，以治疗颈部疼痛、颈椎活动受限和颈源性头痛。患者服用了口服肌肉松弛药（卡立普多）用于颈部疼痛，并根据需要治疗师给予对乙酰氨基酚进行治疗。在初次的检查/评估中，治疗师询问了患者其他用药情况，了解到患者连续 11 年服用了一种含雌激素（炔雌醇，0.05mg）和黄体酮（孕酮，0.5mg）的口服避孕药。该患者还曾有吸烟史。

患者的颈部疼痛和颈椎功能在稳步改善，但在开始治疗大约 2 周后（即第 4 次治疗期间），患者自述头痛加重。进一步检查，患者右小腿钝痛和紧绷，主被动踝关节背屈加重，小腿略肿，触诊有触痛。同时，患者自述前两天晚上睡觉时腿有抽筋情况。

问题：

1. 对于这个患者最近的症状，治疗师应该关注什么？

因为患者正在服用口服避孕药，同时也是一个吸烟者，治疗师应该担心她可能有深静脉血栓（因为患者小腿有触痛、肿胀和抽筋），她的头痛加重可能与此无关，但也可能是由避孕和吸烟共同作用导致的血压升高引起的。

2. 对于这些问题，治疗师应该做些什么？

治疗师应立即联系患者的医师，并说明患者可能有深静脉血栓。还应监测血压和脉搏，同时应立即将患者转到当地医院作进一步评估。静脉容积描记显示一个大的深静脉血栓，开始在小腿，但已延伸到近端腘静脉，患者被送进医院开始抗凝治疗。

3. 在这种情况下可以考虑哪些额外的医疗干预措施？

患者可立即皮下注射低分子肝素（依诺肝素），穿分级压缩丝袜，以降低血栓栓塞性疾病的风险。停用口服避孕药，戒烟。出院后，医嘱继续皮下注射低分子肝素，大约 10 天后，改为口服抗凝剂（华法林）。恢复物理治疗门诊，康复治疗颈部问题。

第二十九章　甲状腺和甲状旁腺药物：影响骨质矿化的药物

病例分析

患者，女，74 岁，因长期不良饮食致全身骨骼脱矿质引起骨软化症。患者摄入的总热量及膳食中钙、维生素 D 的含量均较低，且患者大部分时间都待在室内，缺乏阳光照射，故患者服用钙补充剂和维生素 D 进行治疗。然而，服药过程中偶致腹泻，致使患者拒绝继续服药。最近，患者因不慎摔倒致股骨颈骨折。遂入院就诊，行骨折切开复位和内固定术。并接受物理治疗，进行强化和负重前活动。

在术后期间，重新补钙和维生素 D 以促进骨形成。患者很快开始出现腹泻，因胃肠道反应是维生素 D 常见的不良反应故停用维生素 D。而维生素 D 的代谢会加速肠道对钙的吸收，故应和钙剂联合应用。但该患者无法耐受维生素 D 或其代谢产物，抑或是对这类化合物过敏，而无法继续应用。

问题：

1. 哪种物理因素可能有助于刺激患者产生维生素 D？

紫外线照射可以帮助该患者产生内源性维生素 D。

2. 这种物理制剂是如何影响骨代谢的？

紫外线催化类胆固醇前体（7-脱氢胆固醇）转化为维生素 D_3，在皮肤内部。然后，维生素 D_3 在肾脏和其他组织中转化，形成特定的维生素 D 代谢物（即 1, 25-二羟基维生素 D），促进肠道钙吸收。

3. 治疗师如何将物理治疗纳入该患者的综合治疗？

治疗师应与医师协商对该患者进行紫外线治疗的可能性。如果有必要，治疗师可以在治疗方案中加入治疗性紫外线辐射方案。首先必须确定适当的紫外线照射剂量，然后每天进行全身照射。在该例患者中，紫外线治疗在患者住院期间持续进行，在出院时，骨折部位的骨痂形成良好。

第三十章 糖尿病的药物治疗

病例分析

患者，女，18 岁，6 年前因病毒感染开始出现糖代谢问题，随后被诊断为 1 型糖尿病。给予胰岛素治疗和饮食控制，病情得到了有效控制。该患者曾是高中足球队的一员，喜爱运动，现为大一学生，目前开始与大学足球队进行季前训练。作为团队运动教练的物理治疗师了解到她的病情。

运动产生胰岛素样作用；可通过加速外周组织对葡萄糖的摄取和利用，减少血糖来源，降低血糖。运动和胰岛素的降血糖作用会叠加导致严重的低血糖反应。因此，在剧烈活动时，需减少胰岛素的用量。

问题：

1. 治疗师应向患者提供哪些关于监测和调整血糖水平的指导？

治疗师应提醒患者在每次训练前后监测血糖水平，并相应调整胰岛素剂量。在一些初始练习期间，还应在练习期间监测血糖，以确保胰岛素剂量足够。

2. 治疗师在练习期间应采取哪些预防措施？

在练习日，应将胰岛素注射到腹部部位，而不是运动肌肉（大腿）周围，以防止胰岛素从注射部位被过快吸收。治疗师还应提醒患者在每次训练前吃一顿清淡的饭，并确保在训练后再次进食。治疗师应在练习场上保持葡萄糖片和果汁的供应。必须定期询问患者，以寻找低血糖的早期迹象（混乱、恶心等），并在适当时鼓励摄入碳水化合物。

3. 治疗师如何帮助预防练习后可能出现的任何问题？

治疗师应指派一名队友在训练后 1h 内检查患者，以确保没有明显的低血糖延迟效应。在这种情况下，这些预防措施使患者能够成功地完成季前训练，并在整个足球赛季中没有发生任何严重事故。

第三十一章 抗 菌 药 物

病例分析

患者，女，40 岁，计算机分析师和跑步爱好者。每周通常跑 15～20km。最近，出现尿频及排尿时有烧灼感，经医师确认后为尿路感染。口服环丙沙星治疗（每 12h 120mg，持续 3 天）。几天后，患者出现左跟腱疼痛和僵硬。为了准备半程马拉松，一直在逐渐增加每周的里程数，并认为肌腱疼痛与训练的增加有关。随后一位理疗师为患者进行了诊断，了解到患者曾发生过跑步损伤及左跟肌腱病。于是理疗师对患者的情况进行了评估，包括服药情况。而患者提到最近服用环丙沙星治疗尿路感染。

问题：治疗师为什么担心是环丙沙星对患者跟腱产生了影响？在这种情况下，治疗师应该怎么做？

环丙沙星为氟喹诺酮类药物，可导致肌腱疼痛和炎症（肌腱病），严重时甚至出现肌腱断裂，常见于跟腱。治疗师应建议患者停止使用该药物，并努力保护肌腱免受过度应力，直到其得到完全康复。

第三十二章 抗真菌和抗寄生虫药物

病例分析

简要病史：一位与某大学足球队合作的理疗师在给一名队员的脚踝贴胶带时，发现该队员的脚趾间红肿发炎。运动员报告说红肿和瘙痒在过去几天内出现，并逐渐恶化。治疗师怀疑皮肤真菌感染（可能是足癣），并将此信息报告给团队医生。

药物治疗：医生开了一种含有 2% 咪康唑的局部抗真菌药，并指示运动员在接下来的 28 天内，每天 2 次将该药涂抹在患处。

问题：关于服用抗真菌药物，治疗师可以给运动员提供哪些额外的指导？为减少队员间的相互感染，治疗师可以做些什么？

根据需要选用全身或局部抗真菌药；遵照医嘱服药，服药时注意剂量及其引起的不良反应。注意个人卫生，不共用卫生用品。

第三十三章　抗病毒的药物治疗

病例分析

周某，男，28 岁，确诊为感染 HIV 后，接受了抗逆转录病毒临床治疗方案，包括两种逆转录酶抑制剂（齐多夫定，600mg/d 和双羟嘧啶，400mg/d）和一种蛋白酶抑制剂（茚地那韦，2400mg/d）。通过该方案治疗，患者在近一次检查中，在血液中的 HIV 病毒载量已经无法检测到。但医师告知患者并未治愈，病毒仍在体内，但患者依从性较差，经常不按计划服药。最近，患者体内 HIV 扩散并出现免疫功能抑制，合并机会性感染。患者因卡氏肺囊虫病而出现发热合并呼吸道感染。入院接受了喷他脒和 TMP+SMZ 的联合治疗。患者表现出肌肉无力合并双下肢烧灼痛。患者虚弱和疼痛可能源于 HIV 感染或其他机会性感染引起的周围神经炎。咨询康复理疗部门如何缓解神经性疼痛和功能障碍。

问题：

1. 治疗师如何干预以减轻患者的疼痛并提高其功能能力？

治疗师可以沿着受影响的神经通路启动经皮神经电刺激（TENS）程序，并指导患者使用 TENS 装置，测量强度和其他参数，同时根据患者的耐受性进行调整。治疗师也可考虑其他措施，例如，冷氦激光有助于减轻疼痛，增强受影响更严重的部位的神经功能。同时可能需要使用拐杖或助行器等辅助设备，以提高步行时的安全性，并降低摔倒的风险。应尽可能进行强化训练，以保持肌肉的力量和功能。针对这名患者，在不使用药物（止痛药）的情况下，物理治疗（TENS、激光）和运动训练有助于暂时减轻疼痛并维持功能。

2. 鉴于该患者缺乏对抗 HIV 药物的依从性，该病例的可能结果是什么？

由于这名患者缺乏对抗 HIV 药物的依从性，HIV 使患者的淋巴细胞功能降低到危及生命。免疫功能缺陷引起严重的呼吸道感染。而周围神经病变的使患者身体虚弱，无法行走或参与其他功能活动。如果情况无法得到改善，淋巴细胞水平继续下降，患者最终可能死于呼吸衰竭。

第三十四章　抗恶性肿瘤的药物治疗

病例分析

王某，女，57 岁，1 年前被诊断为转移性乳腺癌，并行改良乳腺癌根治术后接受化疗。近期，患者出现腰骶部疼痛，入院就诊，CT 结果显示肿瘤转移性浸润腰椎骨骼。入院后，接受了一个疗程的放射治疗。目前化疗方案由多柔比星和他莫昔芬组成。同时给予可待因和阿司匹林控制疼痛。随后，患者出现胃肠道反应，如恶心、呕吐、食欲缺乏和上腹部疼痛等。然而，患者拒绝其他替代药物方案，持续的恶心和食欲缺乏使理疗师很难让她参与全身康复项目。

问题：

1. 为什么该药物疗法会导致患者出现胃肠道反应？

抗肿瘤药物会抑制癌细胞的分裂，但同时也会影响正常细胞的生长和功能，尤其是胃肠道上皮细胞。因此，胃肠道不良反应在多柔比星类药物中非常常见；阿片类药物和阿司匹林也会引起类似反应。因此，患者的胃肠道不良反应可能是由止痛药和抗代谢、抗肿瘤药所引起。

2. 治疗师如何干预以帮助患者减轻疼痛，并减少对止痛药的需求？

治疗师可考虑局部热敷和 TENS 等非药物方法来减轻腰骶部疼痛，减少患者对于药物的需求和相关的胃肠道不良反应，从而保证患者能够在住院期间积极参与康复计划。

第三十五章　免疫调节的药物治疗

病例分析

张某，男，47 岁，由于肾功能衰退，最终发展成肾衰竭。前期通过人工的肾脏透析进行维持治疗，后进行了肾移植。为防止器官排斥反应，预防性接受了免疫抑制剂治疗，采用了三种不同的免疫抑制剂。在移植时，开始使用环孢素，剂量为每天 10mg/kg。15 天后，剂量减少到每天 8mg/kg，并在接下来的 2 个月中逐渐减少，直到维持剂量为 4mg/kg。在手术后，口服甲泼尼龙，持续时间为 3 个月，前 1 个月为 12mg/d，此后为 8mg/d。同时移植后口服 2mg/d 西罗莫司。物理治疗开始于重症监护室（ICU）转院后 1 天，以增加力量和促进手术恢复。康复专家指出，大剂量的甲泼尼龙正在被使用以防止排斥反应，这是一种糖皮质激素制剂，会使肌肉萎缩和骨质疏松，可能会影响该患者的康复。

问题：

1. 治疗师可以采取哪些干预措施来帮助抵消糖皮质激素的分解代谢效应？

治疗师应该意识到，强化和负重锻炼可以帮助抵消长期服用糖皮质激素时经常出现的肌肉和骨骼的破坏。因此，治疗师应该在患者清醒和恢复运动能力后，立即在 ICU 开始温和的训练。接下来可以使用手动阻力，逐步增加强化运动，并应使用各种重量和运动器械纳入患者耐受的强化方案。治疗师还应在患者能够忍受站立时立即开始负重活动。患者应逐步在水平面上走更长的距离，并在允许的情况下开始爬楼梯。

2. 如何将该患者的初始康复课程转变为长期锻炼计划？

治疗师应与患者及其家人密切合作，确保在家中继续进行强化训练和渐进式健身计划。应该鼓励患者每天散步，并且可以继续进行有监督的力量训练计划。在这种情况下，如果患者没有遇到任何与组织排斥有关的问题，就能够恢复正常生活。